乳腺癌病例集锦 2017

主　编　陆劲松　胡夕春

中华医学电子音像出版社
CHINESE MEDICAL MULTIMEDIA PRESS
北　京

图书在版编目（CIP）数据

乳腺癌病例集锦. 2017 / 陆劲松，胡夕春主编. —北京：中华医学电子音像出版社，2017.7

ISBN 978-7-83005-143-3

Ⅰ. ①乳… Ⅱ. ①陆… ②胡… Ⅲ. ①乳腺癌—病案 Ⅳ. ①R737.9

中国版本图书馆 CIP 数据核字（2017）第 145852 号

网址：www.cma-cmc.com.cn（出版物查询、网上书店）

乳腺癌病例集锦 2017

RUXIAN AI BINGLI JIJIN 2017

主　　编：陆劲松　胡夕春
策划编辑：冯晓冬　史仲静
责任编辑：史仲静　王翠棉　宋　玥
文字编辑：王翠棉　宋　玥
校　　对：刘　丹
责任印刷：李振坤
出版发行：中华医学电子音像出版社
通信地址：北京市东城区东四西大街 42 号中华医学会 121 室
邮　　编：100710
E-mail：cma-cmc@cma.org.cn
购书热线：010-85158550
经　　销：新华书店
印　　刷：北京虎彩文化传播有限公司
开　　本：889mm×1194mm　1/16
印　　张：29
字　　数：670 千字
版　　次：2017 年 7 月第 1 版　　2017 年 7 月第 1 次印刷
定　　价：70.00 元

《乳腺癌病例集锦2017》
编委会

王晓稼	浙江省肿瘤医院
王海波	青岛大学附属医院
王理伟	上海交通大学医学院附属仁济医院
王雅杰	上海长海医院
王碧芸	复旦大学附属肿瘤医院
邓甬川	浙江大学医学院附属第二医院
叶 明	上海交通大学医学院附属仁济医院
白永瑞	上海交通大学医学院附属仁济医院
成 芳	上海交通大学医学院附属仁济医院
吕志栋	青岛大学附属医院
刘 健	福建省肿瘤医院
刘 强	上海交通大学医学院附属仁济医院
刘莉萍	湖南省肿瘤医院
刘晓安	南京医科大学第一附属医院
许双塔	福建医科大学附属第二医院
孙 涛	辽宁省肿瘤医院
李 曼	大连医科大学附属第二医院
李 晶	湖南省肿瘤医院
李小燕	山东大学齐鲁医院
李亚芬	上海交通大学医学院附属瑞金医院
李兴睿	华中科技大学同济医学院附属同济医院
杨小红	湖南省肿瘤医院
杨子昂	复旦大学附属中山医院
杨其峰	山东大学齐鲁医院
吴克瑾	复旦大学附属妇产科医院
何海飞	浙江大学医学院附属第二医院
汪 洁	复旦大学附属华山医院
宋传贵	福建省医科大学附属协和医院
张 宁	山东大学齐鲁医院
张 庆	上海交通大学医学院附属仁济医院
张 剑	复旦大学附属肿瘤医院
张凤春	上海交通大学医学院附属苏州九龙医院
张建国	哈尔滨医科大学附属第二医院
张雪晴	上海交通大学医学院附属仁济医院
陈 波	中国医科大学附属第一医院
陈 洁	上海交通大学医学院附属仁济医院
陈占红	浙江省肿瘤医院
陈凌翔	江苏省肿瘤医院
林玉梅	吉林大学中日联谊医院

林海平　　上海交通大学医学院附属仁济医院
欧江华　　新疆医科大学附属肿瘤医院
欧阳取长　湖南省肿瘤医院
金　锋　　中国医科大学附属第一医院
周力恒　　上海交通大学医学院附属仁济医院
周美琪　　浙江大学医学院附属第二医院
郑唯强　　上海长海医院
赵　晖　　上海市第六人民医院
郝春芳　　天津医科大学肿瘤医院
姚艺玮　　安徽省立医院
莫雪莉　　北京大学首钢医院
徐正阳　　宁波大学医学院附属鄞州医院
徐迎春　　上海交通大学医学院附属仁济医院
殷文瑾　　上海交通大学医学院附属仁济医院
郭巨江　　厦门市妇幼保健院
龚益平　　湖北省肿瘤医院
葛　睿　　复旦大学附属华东医院
谢华英　　上海交通大学医学院附属仁济医院
潘跃银　　安徽省立医院
薛晓红　　上海岳阳医院

内容提要

　　本书编委会在全国范围内收集了大量乳腺癌典型病例，分设典型病例——专家点评篇及典型病例——重点解析篇。典型病例——专家点评篇诚邀乳腺外科、肿瘤内科、放疗科、影像科、病理科等科室的知名专家对病例进行多层次、多维度剖析；典型病例——重点解析篇对病例的诊疗经过、治疗方案的选择、治疗效果及预后情况进行了详细的阐述，力求将完整信息展现给读者。本书旨在通过对典型病例的分析及点评，让读者有最大的获益。

序 言

在全球范围内，乳腺癌依旧高居女性恶性肿瘤之首；不久前我国首个大规模乳腺癌流行病学调研结果公布，乳腺癌不仅发病早、确诊晚、预后差，而且年轻患者的比例高达7%，成为名副其实的红颜杀手，这些触目惊心的数据更让广大乳腺癌临床工作者须倍加努力。令人欣喜的是，随着乳腺癌基础和临床研究的不断深入，规范化治疗不断地推广、更新，无论早期乳腺癌还是晚期乳腺癌患者的预后都有了极大改善，临床实践中多学科协同合作为乳腺癌规范化、科学化和精准化治疗提供了探索的最佳平台，有助于基础研究、临床试验及转化研究的开展，使我们对乳腺癌的认识取得了巨大的进步。

多学科综合讨论模式诞生已久，在诸多疾病的临床实践中展现了极佳的效果，在乳腺癌领域里多学科综合讨论更显得活跃和热烈。上海交通大学医学院附属仁济医院乳腺外科自2013年组建新团队以来，率先规范开展多学科综合讨论至今已有百余场，为各期乳腺癌患者提供治疗推荐，在提供更全面、更规范的诊治方案的同时，也建立了极佳的医、教、研综合平台。经验的积累使协作日趋成熟。我们深深地体会到，患者作为一个整体，往往合并其他肿瘤或非肿瘤疾病，阻碍或影响乳腺癌的治疗，故多学科综合讨论模式能最大程度整合多个学科的诊疗理念和技术优势。此外，大医学领域已不仅仅局限在肿瘤领域，乳腺癌多学科治疗还包括大内科、大外科、神经科、骨科等大医学领域的多学科通力协作，帮助医师切实遵循循证医学证据、兼顾局部治疗与全身治疗、平衡规范化治疗与个体化治疗，从而更好地为每例乳腺癌患者提供最佳诊疗方案，实现乳腺癌全程管理诊疗模式的个体化、科学化与规范化。

好的诊疗经验还需要好的教学模式来进行推广，以惠及更多业内的医务人员。基于问题为导向的学习方法，即PBL教学模式已经在医学教育中得到广泛应用。在国外很多医学院，如加拿大渥太华医学院已全面采用PBL教学模式教学，除了理论知识的授课外更强调学生进行分组讨论。老师会给出源于真实世界的模拟病例，从问诊开始倡导学生自己提出问题，自己查找准备资料，自己做ppt课堂演讲，在解决问题的过程中更加主动地掌握好理论知识。在临床实践中，引入PBL教学模式以"病例为先导，以问题为基础"的启发式教育，同目前肿瘤治疗的多学科综合讨论的思维模式有着诸多的契合点，能充分调动学习者的学习热情，从而使学习者更好地掌握获取新知识的能力，正所谓"授人以鱼不如授人以渔"。

本系列丛书，每年一版，至今已是第3版了，前2版都受到了广大临床读者的高度认可和好评。新版继续秉承上述理念，收集了全国兄弟医院内大量真实的具有代表性的乳腺癌病例，邀请国内知名医院的乳腺外科、肿瘤内科、放疗科、影像诊断科等多学科专家对病例进行全方位的剖析，并将PBL和多学科综合讨论诊治模式巧妙地结合。每一个具有代表性的病例后都附有相应的指南背景和目前的循证来源，为策略制订提供权威意见。并在文末给出该病例所涉及关键点的提示，简明扼要。大量的病例阅读和分析对于我们认识乳腺癌的本质规律、了解个体化的特殊性，短时间内提高我们的临床实践水平大有裨益。编者欲通过本书的解析，突出乳腺癌多学科综合讨论诊疗模式的重要性，将病例的诊治经过、策略选择、疗效评估、预后情况等清晰、全面、真实地展现给读者，在为读者送去一份乳腺癌相关的理论知识大餐外，学习目前临床相关的诊治思路及如何选择治疗策略，从而做到触类旁通。

在我们编写本书的过程中，受到了来自国内各地同道的积极支持和帮助。在此，我们表示诚挚的感谢！由于医学实践不断进步，尤其是乳腺癌的临床与基础研究日新月异，进展迅猛，治疗指南的更新周期很短，故以目前最新的知识与标准来衡量，由于客观条件的限制，有些病例可能存在这样或那样的瑕疵，但正因为如此，我们才能看到临床医学点滴进步的不易，才能从中总结经验、吸取教训。本书收录的每个病例，都试图帮助临床医师理清乳腺癌诊治的规律，拓展临床思路，把握好疾病诊治规范和患者个体化要求之间的平衡，从而推动每位乳腺癌工作者临床实战水平的提高，切实提高患者的预后。

我们在本书的编写中邀请了众多优秀的专家，结合自身临床经验来参与病例点评。在规范化的基础上，更注重实用性和先进性。本书中各位专家的精彩点评无一不融汇着他们丰富的临床经验与智慧，相信会使广大读者受益匪浅。但受限于篇幅和时间，难免会有错漏之处，希望广大同道海涵。我们期待诸位同道们在临床实践中，灵活参考本书内容，并结合自身实践经验，服务广大患者。

临床实践和医学基础研究互为表里。若不融会贯通，仅依样画瓢，那也仅是医学"熟练工"的水平；而医学理论脱离临床实践，则如无源之水，终将被时代所淘汰。本书试图在临床实践方面为医师搭建一个实战演练的平台，然而医学的基础理论和临床研究进展迅猛，如何能使广大同道在短时间内系统掌握近一年来的重要临床及其转化性研究呢？作为本书的姊妹篇——《乳腺癌临床与转化性研究进展2017》就应运而生了。我们诚邀了国内活跃在乳腺癌一线的知名专家共同撰写。该书着重关注乳腺癌前沿理论进展、重大临床试验结果以及权威专家解读，是提高乳腺癌相关理论知识的重要工具书。与本书配合阅读，能够帮助读者将临床实践和医学理论有机结合，有力推动乳腺癌诊疗过程中的临床思维能力与水平。

在这个新知识、新方法层出不穷的年代，如何碰撞出专业思维的火花，只有不断学习，积累探索，努力参与总结医疗实践才能更好地服务于乳腺癌患者。希望本书的付梓，能够尽上自己的一份绵薄之力。

陆劲松　胡夕春
2017 年 7 月于上海

目　录

第一篇　典型病例——专家点评

第二篇　典型病例——重点解析

第一篇

典型病例
——专家点评

病例 1　乳腺癌软组织转移内分泌治疗中

徐正阳*

宁波大学医学院附属鄞州医院

【病史及治疗】

➢ 患者女性，48 岁，体力状态（performance status，PS）评分 0 分。

➢ 2009-01 患者无意中发现右侧乳腺肿块，行右侧乳腺癌改良根治术，术后病理提示右侧乳腺浸润性导管癌-非特殊类型（3.0 cm×2.0 cm），周围乳腺组织提示为导管内癌，乳头、皮肤及基底切缘未见癌组织侵犯；送检前哨淋巴结 3 枚、胸肌间纤维脂肪组织及自检腋窝淋巴结 14 枚均未见癌转移。诊断为右侧乳腺癌术后（$T_2N_0M_0$，Luminal 型）。

➢ 术后给予 FEC 方案（F，氟尿嘧啶；E，表柔比星；C，环磷酰胺）6 个疗程治疗。他莫昔芬 10 mg，每天 2 次，服用 3 个月后自行停止，术后未行放疗。

【辅助检查】

免疫组织化学提示癌细胞雌激素受体（estrogen receptor，ER）（2+）、孕激素受体（progesterone receptor，PR）（2+）、CerbB-2（+~2+）、P53（2+）、Ki-67 阳性率（10%）、Pgp（-）。

【病史及治疗续一】

➢ 2013-11 患者出现背部和胸前不适，进行性加重。在外院诊治，2013-11-28 行胸部计算机体层摄影术（computed tomography，CT）扫描（图 1-1）发现，胸骨中下段及胸椎骨质破坏伴软组织形成，右侧乳腺术后改变。为进一步治疗转来宁波大学医学院附属鄞州医院。

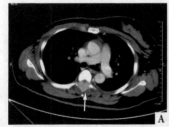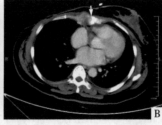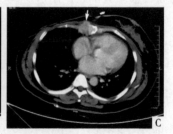

图 1-1　2013-11-28 胸部 CT

注：A. 胸椎骨质破坏伴软组织形成（图中箭头所示）；B. 胸骨中下段骨质破坏（图中箭头所示）；C. 胸骨中下段骨质破坏伴软组织形成（图中箭头所示）

---

* 为通信作者，邮箱：525507887@qq.com

➢ 2013-12-05 行胸骨旁肿块穿刺活检术，术后病理示胸骨肿块低分化癌组织浸润，考虑乳腺来源。免疫组织化学示 ER（80%）、PR（60%）、CerbB-2（+）、P53（2+）、Ki-67 阳性率（5%）。

➢ 多学科讨论：乳腺外科认为患者出现胸骨、椎体转移，为远处转移，没有局部手术指征，关于椎体转移是否会出现瘫痪，可参考骨科意见。骨科认为患者是乳腺癌晚期，目前出现多处骨转移，第 5 胸椎转移主要在椎体附件如棘突、椎弓根，目前对椎体承重影响不大，也未出现下肢运动受限症状，可暂不行手术治疗。放疗科认为患者胸骨右侧肿块侵犯胸骨，局部有疼痛症状，第 5 胸椎肿瘤转移虽然是椎体附件，但仍属于承重骨，有姑息放射治疗的适应证，而且放疗的不良反应可控。肿瘤内科认为患者为 Luminal A 型晚期乳腺癌，出现软组织和骨转移，无病间期 4 年余，转移部位都能行放射治疗，建议一线内分泌治疗联合双膦酸盐修复骨质治疗，患者年轻，尚未达到绝经标准，需行卵巢功能抑制或者卵巢切除。

➢ 2013-12-11 行第 4~6 胸椎放疗，DT 40 Gy/20 次、胸骨部位调强放疗，DT 60 Gy/30 次；戈舍瑞林（诺雷得）3.6 mg，每 4 周 1 次，去势治疗；口服他莫昔芬 10 mg，每天 2 次，内分泌治疗；唑来膦酸 4 mg，每 4 周 1 次，修复骨质。

➢ 2014-03-17 胸部 CT 扫描（图 1-2）示部分缓解。

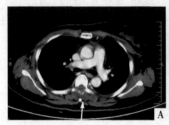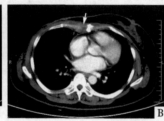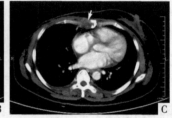

图 1-2　2014-03-17 胸部 CT

注：A. 胸椎骨质破坏好转（图中箭头所示）；B. 胸骨中下段骨质破坏（图中箭头所示）；C. 胸骨中下段骨质破坏伴软组织形成（图中箭头所示）

【辅助检查】

➢ 骨发射型计算机体层成像（emission computed tomography，ECT）示胸椎、胸骨放射性浓聚，考虑肿瘤转移。腹部超声示肝、脾、胰、双肾、后腹膜未见明显异常。颅脑磁共振成像（magnetic resonance imaging，MRI）未见明显异常信号影。

➢ 2014-03-17 胸部 CT（图 1-2）示胸骨中下段及胸椎骨质破坏伴软组织形成，与 2013-11-28 的胸部 CT 比较明显好转；右侧乳腺术后改变。

【病史及治疗续二】

➢ 继续戈舍瑞林（诺雷得）3.6 mg，每 4 周 1 次；他莫昔芬 10 mg，每天 2 次，内分泌治疗；唑来膦酸 4 mg，修复骨质。胸部 CT 扫描（图 1-3）示部分缓解。

【辅助检查】

➢ 2014-05-13 胸部 CT 扫描（图 1-3）示右侧乳腺术后改变，右肺斑片影，胸骨体密度不均，考虑放疗后改变。

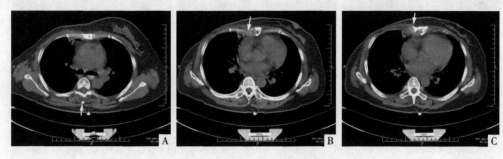

图1-3 2014-05-13 胸部CT

注：A. 胸椎骨质破坏明显好转（图中箭头所示）；B. 胸骨中下段骨质密度不均（图中箭头所示）；C. 胸骨中下段骨质破坏伴软组织形成（图中箭头所示）

【病史及治疗续三】

➢ 继续戈舍瑞林（诺雷得）3.6 mg，每4周1次；他莫昔芬10 mg，每天2次，内分泌治疗；唑来膦酸4 mg，每4周1次，修复骨质。胸部CT扫描（图1-4）示部分缓解。

【辅助检查】

➢ 2014-10-31胸部CT扫描（图1-4）示右侧乳腺术后改变，右肺斑片影，胸骨中下段及胸椎骨质密度不均，考虑放疗后改变。疗效评价部分缓解。

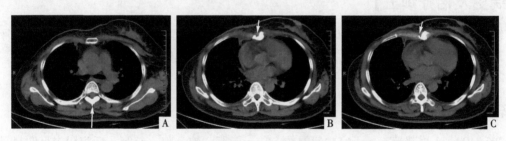

图1-4 2014-10-31 胸部CT

注：A. 胸椎骨质不均，放疗后改变（图中箭头所示）；B. 胸骨中下段骨质密度不均（图中箭头所示）；C. 胸骨中下段骨质密度不均（图中箭头所示）

【病史及治疗续四】

➢ 继续戈舍瑞林（诺雷得）3.6 mg，每4周1次、他莫昔芬10 mg，每天2次，内分泌治疗；唑来膦酸4 mg，每4周1次，修复骨质。2015-02-08、2015-06-06胸部CT扫描（图1-5，图1-6）示部分缓解。

【辅助检查】

➢ 2015-02-28、2015-06-06胸部CT扫描（图1-5，图1-6）示右侧乳腺术后改变，右肺斑片影，胸骨中下段及胸椎骨质密度不均。

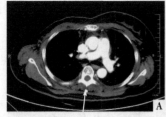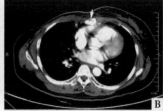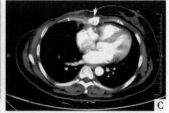

图 1-5　2015-02-28 胸部 CT

注：A. 胸椎骨质不均（图中箭头所示）；B. 胸骨中下段骨质密度不均（图中箭头所示）；C. 胸骨中下段骨质密度不均（图中箭头所示）

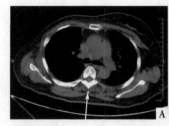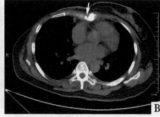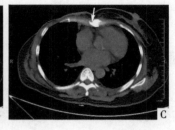

图 1-6　2015-06-06 胸部 CT

注：A. 胸椎骨质不均（图中箭头所示）；B. 胸骨中下段骨质密度不均（图中箭头所示）；C. 胸骨中下段骨质密度不均（图中箭头所示）

【病史及治疗续五】

➤ 继续戈舍瑞林（诺雷得）3.6 mg，每4周1次；唑来膦酸4 mg，每4周1次，修复骨质。

➤ 2015-09-17 行子宫内膜诊断性刮宫，病理提示子宫内膜组织。

➤ 2015-09-22 停止他莫昔芬，改用芳香化酶抑制药内分泌治疗。疗效评价部分缓解。

【辅助检查】

➤ 2015-09-15 腹部超声示子宫内膜厚约 11 mm，肝、脾、胰、双肾、后腹膜未见明显异常。

➤ 2015-09-19 胸部 CT 扫描（图 1-7）示右侧乳腺术后改变，右肺条索影，胸骨中下段及胸椎骨质密度异常。

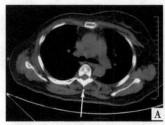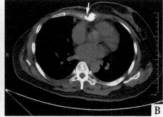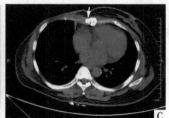

图 1-7　2015-09-19 胸部 CT

注：A. 胸椎骨质密度异常（图中箭头所示）；B. 胸骨中下段骨质密度不均（图中箭头所示）；C. 胸骨中下段骨质密度异常（图中箭头所示）

【病史及治疗续六】

➢ 继续戈舍瑞林（诺雷得）3.6 mg，每4周1次，联合芳香化酶抑制药内分泌治疗；唑来膦酸4 mg，每4周1次，修复骨质已经有2年，改为唑来膦酸4 mg，每12周1次。胸部CT扫描（图1-8）示部分缓解。

【辅助检查】

➢ 2015-12-20胸部CT扫描（图1-8）示右侧乳腺术后改变，右肺条索影，胸骨中下段及胸椎骨质密度异常。

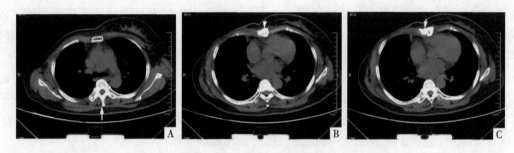

图1-8　2015-12-20胸部CT

注：A. 胸椎骨质密度异常（图中箭头所示）；B. 胸骨中下段骨质密度不均（图中箭头所示）；C. 胸骨中下段骨质密度异常（图中箭头所示）

【病史及治疗续七】

➢ 继续戈舍瑞林（诺雷得）3.6 mg，每4周1次，联合芳香化酶抑制药内分泌治疗；唑来膦酸4 mg，每12周1次。胸部CT扫描（图1-9）示部分缓解。

【辅助检查】

➢ 2016-03-19胸部CT扫描（图1-9）示右侧乳腺术后改变，右肺条索影，胸骨中下段及胸椎骨质密度异常。

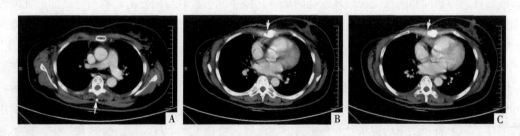

图1-9　2016-03-19胸部CT

注：A. 胸椎骨质密度异常（图中箭头所示）；B. 胸骨中下段骨质密度不均（图中箭头所示）；C. 胸骨中下段骨质密度异常（图中箭头所示）

【病史及治疗续八】

➤ 目前患者一般情况良好，无特殊不适。体格检查：双侧锁骨上、腋窝未扪及增大的淋巴结，右侧乳腺术后缺如，胸骨中下段压痛不明显，双肺呼吸音清，胸椎无压痛，双下肢活动自如。

➤ 继续戈舍瑞林（诺雷得）3.6 mg，每 4 周 1 次，联合芳香化酶抑制药内分泌治疗；唑来膦酸 4 mg，每 12 周 1 次治疗中。

【专家点评】

无内脏危象或内分泌抵抗的晚期乳腺癌，一线首选内分泌治疗，晚期内分泌治疗方案可选择：非甾体类/甾体类芳香化酶抑制药、氟维司群、依西美坦+依维莫司、palbociclib+来曲唑、他莫昔芬或托瑞米芬、甲地孕酮、甲睾酮、炔雌醇等。在内分泌解救治疗的选择中尽量不重复使用辅助治疗或一线治疗用过的药物，本病例使用他莫昔芬仅 3 个月，无病生存期（disease free survival，DFS）接近 5 年，无法判断其敏感性，因此，可以在一线内分泌治疗中优选芳香化酶抑制药或氟维司群。

无症状子宫内膜增厚定义为无出血的绝经后女性超声发现子宫内膜厚度>5 mm。目前的超声文献建议，绝经后无症状子宫内膜增厚在 8~11 mm 不属于异常。但对于激素治疗的女性的子宫内膜正常值有所争议，研究表明正常值波动于 5.4~10.8 mm。本病例子宫内膜厚度 11 mm，未达到处理标准，且无不规则出血等症状，因此无须进行刮宫处理和换药。

乳腺癌骨转移，如果预期的生存期≥3 个月，且肌酐低于 255.2 μmol/L（3.0 mg/dl），在处理病情所需的化疗或激素治疗的同时，应及时给予双膦酸盐治疗。长期使用双膦酸盐联合治疗时应每天补充钙和维生素 D，剂量为钙 1200~1500 mg/d、维生素 D_3 400~800 U。临床对于乳腺癌骨转移患者推荐使用双膦酸盐 2 年，3~4 周给药 1 次，双膦酸盐用于转移性乳腺癌已有用药 2 年以上的安全性数据，但是临床实践中应该鼓励在安全、有效的情况下持续应用。

（辽宁省肿瘤医院　孙　涛）

患者为绝经前 $T_2N_0M_0$、Luminal 型、HER-2（-）乳腺癌患者，术后行 FEC 方案化疗并他莫昔芬 3 个月辅助内分泌治疗，DFS 4 年 10 个月，符合 Luminal 型乳腺癌复发转移特点。初次疾病进展表现为多发骨转移，胸骨局部有软组织结节形成，可作为疗效评估靶病灶。根据进展期乳腺癌（advanced breast cancer，ABC）2/3 指南、《中国晚期乳腺癌临床诊疗专家共识 2016》及《中国乳腺癌内分泌治疗专家共识（2015 年版）》，对于激素受体阳性、HER-2（-）转移性乳腺癌，病变局限在乳腺、骨和软组织以及无症状、肿瘤负荷不大的内脏转移患者，可以优先选择内分泌治疗。绝经前乳腺癌患者复发转移后，首选卵巢抑制药（戈舍瑞林或亮丙瑞林）或手术去势联合内分泌药物治疗，如果辅助治疗中未使用他莫昔芬或者已中断他莫昔芬治疗超过 12 个月，可选择他莫昔芬联合卵巢抑制药或去势。本患者在一线药物去势联合他莫昔芬治疗后达部分缓解，且无进展生存期（progression-free-survival，PFS）长达 21 个月，因子宫内膜增生停药。上述专家共识进一步指出对于既往内分泌治疗有效（至进展时间>6 个月）的患者，无论患者是否绝经，后续内分泌治疗仍然有可能控制肿瘤进展，疾病进展后可以换用不同作用机制的其他内分泌药物治疗。连续三线内分泌治疗无效通常提示内分泌耐药，应该换用细胞毒药物治疗。该患者在换用药物联合芳香化酶抑制药后病情稳定 6 个月，目前持续有效中。提示对于激素受体阳性复发转移性乳腺癌患者，特别是骨及软组织转移者，首先选择内分泌治疗，一线内分泌治疗有效的患者，疾病进展后可以换用不同作用机制的其他内分泌药物治疗。

（上海交通大学医学院附属仁济医院　徐迎春
上海交通大学医学院附属苏州九龙医院　张凤春）

【循证背景】

1. ZOOM 试验 该试验入组已接受唑来膦酸标准治疗 1 年的伴有骨转移的乳腺癌患者，接受每 12 周 4 mg 和每 4 周 4 mg 唑来膦酸治疗的患者分别为 209 例和 216 例。所有患者在入组前均已接受 9～12 次输注治疗。结果显示在骨骼并发症发病率方面，两组差异无统计学意义；平均年骨骼事件与试验时间之比分别为 0.26 和 0.22（$P>0.05$）；发生骨相关事件（skeletal-related events，SREs）患者的比例也相似，分别为 14.8% 和 15.3%（$P>0.05$）。此外，两种给药方案均具有良好耐受性，不良事件发生率相似。该研究表明，伴有骨转移的乳腺癌患者接受唑来膦酸每 4 周 4 mg 治疗 1 年后，继续应用唑来膦酸每 12 周给药法在疗效上不劣于每 4 周给药法。

2. OPTIMIZE-2 试验 该试验是一项随机、双盲、多中心的临床试验，试验设计与 ZOOM 试验相似，该试验证明了在接受双膦酸盐静脉注射治疗 ≥1 年的患者中，继续给予唑来膦酸每 12 周 4 mg 治疗 1 年的效果及安全性不劣于每 4 周 4 mg 组。

（辽宁省肿瘤医院　孙　涛）

【指南背景】

1. 2016 版美国国家综合癌症网络指南 无内脏危象或内分泌抵抗的晚期乳腺癌，一线首选内分泌治疗，其治疗方案可选择：非甾体类/甾体类芳香化酶抑制药、氟维司群、依西美坦+依维莫司、palbociclib+来曲唑、他莫昔芬或托瑞米芬、甲地孕酮、甲睾酮、炔雌醇等。

2.《中国晚期乳腺癌诊治专家共识（2015 版）》 复发转移性乳腺癌选择治疗方案，要考虑患者肿瘤组织的激素受体状况（ER/PR）、HER-2 状态、年龄、月经状态及疾病进展是否缓慢。原则上疾病进展缓慢的激素反应性乳腺癌患者可以首选内分泌治疗。他莫昔芬辅助治疗失败的绝经后患者可选芳香化酶抑制药或氟维司群。

3.《早期激素受体阳性乳腺癌患者应用选择性雌激素受体调节剂类药物辅助治疗的长期管理中国专家共识》 选择性雌激素受体调节药（selective estrogen receptor modulator，SERM）类药物长期应用的子宫内膜癌风险近年来受到了较多关注，但实际上，子宫内膜癌的风险非常低，发生率仅有 2‰～3‰，相对其获益来说，风险的权重很小。无症状子宫内膜增厚定义为无出血的绝经后女性超声发现子宫内膜厚度>5 mm。目前的超声文献建议，绝经后无症状子宫内膜增厚在 8～11 mm 不属于异常。但对于激素治疗的女性的子宫内膜正常值有所争议，研究表明正常值波动于 5.4～10.8 mm。

4.《乳腺癌骨转移和骨相关疾病临床诊疗专家共识（2014 版）》 临床对于乳腺癌骨转移患者推荐使用 2 年，3～4 周给药 1 次，双膦酸盐用于转移性乳腺癌已有用药 2 年以上的安全性数据，但是临床实践中应该鼓励在安全、有效的情况下持续应用。

（辽宁省肿瘤医院　孙　涛）

【核心体会】

仅软组织和骨转移的晚期乳腺癌患者，可从内分泌解救治疗中长期获益，应合理管理内分泌治疗的不良反应。

（辽宁省肿瘤医院　孙　涛）

对于激素受体阳性复发转移性乳腺癌患者，特别是骨及软组织转移者，首先选择内分泌治疗，一线内分泌治疗有效的患者，疾病进展后可以换用不同作用机制的其他内分泌药物治疗。

（上海交通大学医学院附属仁济医院　徐迎春
上海交通大学医学院附属苏州九龙医院　张凤春）

参 考 文 献

［1］ Gradishar WJ, Anderson BO, Balassanian R, et al. NCCN guidelines insights breast cancer, Version 1. 2016. J Natl Compr Canc Netwk, 2015, 13（12）：1475-1485.

［2］ 徐兵河. 中国晚期乳腺癌诊治专家共识（2015 版）. 北京：人民卫生出版社，2015.

［3］ Amadori D, Aglietta M, Alessi B, et al. Efficacy and safety of 12-weekly versus 4-weekly zoledronic acid for prolonged treatment of patients with bone metastases from breast cancer（ZOOM）：a phase 3, open-label, randomised, non-inferiority trial. Lancet Oncol, 2013, 14（7）：663-670.

［4］ Klijn JG, Blamey RW, Boccardo F, et al. Combined tamoxifen and luteinizing hormone-releasing hormone（LHRH）agonist versus LHRH agonist alone in premenopausal advanced breast cancer：a meta-analysis of four randomized trials. J Clin Oncol, 2001, 19（2）：343-353.

［5］ 中国乳腺癌内分泌治疗专家共识专家组. 中国乳腺癌内分泌治疗专家共识（2015 年版）. 中国癌症杂志，2015, 25（9）：755-760.

病例 2　乳腺癌肺转移内分泌治疗中

徐正阳*

宁波大学医学院附属鄞州医院

【病史及治疗】

➤ 患者女性，40 岁，体力状态（performance status，PS）评分 0 分。

➤ 2005-09-20 行左侧乳腺癌改良根治术，术后给予 CAF 方案（C，环磷酰胺；A，多柔比星；F，氟尿嘧啶）化疗 6 个疗程。化疗完成后，行左侧胸壁、左侧锁骨上区辅助放疗。他莫昔芬内分泌治疗中。

➤ 术后病理示左侧乳腺浸润性小叶癌，大小为 2.5 cm×2.0 cm×1.5 cm，腋窝淋巴结（2 枚/18 枚）见癌转移。免疫组织化学示雌激素受体（estrogen receptor，ER）（2+）、孕激素受体（progesterone receptor，PR）（+）、CerbB-2（−）、PCNA 灶性（+）、P53（2+）。

【辅助检查】

➤ 2008-10-28 正电子发射计算机断层显像示左侧乳腺癌术后，术区未见明确复发灶，左侧附件见局灶性脱氧葡萄糖代谢增高灶，考虑生理性摄取；右肺横斜裂胸膜结节灶，脱氧葡萄糖代谢未见增高，考虑良性结节。

➤ 2008-12-23 胸部计算机体层摄影术（computed tomography，CT）扫描（图 2-1）示右肺上叶小结节。

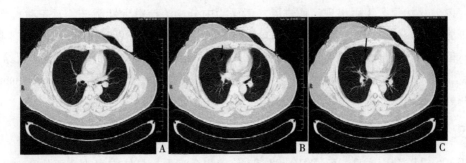

图 2-1　2008-12-23 胸部 CT

注：A. 胸部 CT 肺窗未见异常；B. 右肺上叶小结节（图中箭头所示）；C. 右肺上叶小结节影（图中箭头所示）

* 为通信作者，邮箱：525507887@qq.com

➤ 2010-05-25 随访胸部 CT 扫描（图 2-2）发现右肺上叶结节较前有所增大。

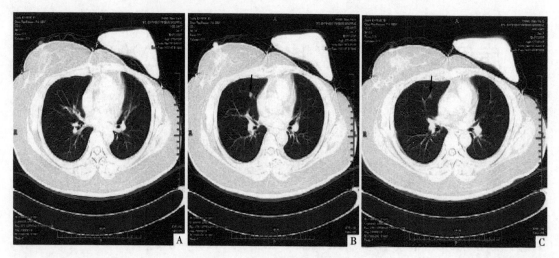

图 2-2 2010-05-25 胸部 CT

注：A. 胸部 CT 肺窗未见异常；B. 右肺上叶结节，较前有所增大（图中箭头所示）；C. 右肺上叶小结节（图中箭头所示）

【病史及治疗续一】

➤ 2010-06-11 胸腔镜下行右肺肿块切除术。术后病理示（右肺上叶肿块）低分化腺癌，侵犯血管。结合临床及免疫组织化学考虑转移性乳腺癌，ER（2+）、PR（3+）、CerbB-2（-）、P120（2+）、细胞角蛋白（cytokeratin，CK）（pan）（3+）、CK5/6（-）、E-钙黏连蛋白（E-cadherin，E-cad）（3+）、囊泡病液体蛋白-15（gross cystic disease fluid protein 15，GCDFP-15）（+）、Ki-67 阳性率（60%）、癌胚抗原（carcino-embryonie antige，CEA）（+）。

【本阶段小结】

患者他莫昔芬治疗 3 年余出现疾病进展，根据进展期乳腺癌（advanced breast cancer，ABC）2 国际共识，内分泌治疗 2 年后出现疾病进展，考虑为内分泌治疗继发性耐药。对于激素受体（+）、人类上皮细胞生长因子受体 2（human epiderma growth factor receptor 2，HER-2）（-）乳腺癌患者，出现无症状的内脏转移情况下，ABC2 国际共识中明确指出对于绝经前的患者应该建议给予卵巢功能抑制药联合内分泌药物治疗，但是 2015 版美国国家综合癌症网络（National Comprehensive Cancer Network，NCCN）指南指出内分泌治疗中出现疾病进展可以考虑开始化疗。

【病史及治疗续二】

➤ 2010-06-24、2010-07-15、2010-08-04 化疗 3 个疗程，具体方案为多西他赛 120 mg，第 1 天+卡培他滨（希罗达）3.0 g 口服，分 2 次服用，第 1~14 天，每 3 周 1 次，过程顺利，第 3 次化疗后出现Ⅲ度骨髓抑制。

➤ 2010-08-24 复查胸部 CT 扫描（图 2-3）示左侧乳腺术后缺如，右上肺手术后改变。疗效评价部分缓解。

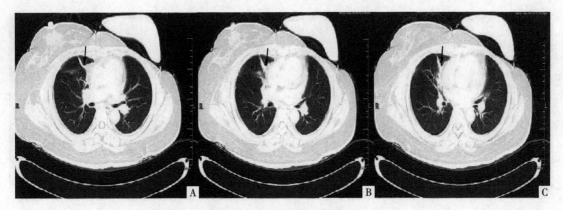

图 2-3　2010-08-24 胸部 CT

注：A. 右上肺手术后改变（图中箭头所示）；B. 右上肺手术后改变（图中箭头所示）；C. 右上肺手术后改变（图中箭头所示）

➢ 2010-09-03、2010-09-29、2010-10-21 化疗 4~6 个疗程，具体方案为多西他赛 100 mg，第 1 天+卡培他滨（希罗达）3.0 g 口服，分 2 次服用，第 1~14 天，每 3 周 1 次。

➢ 2010-10-19 6 个疗程化疗后复查胸部 CT 扫描（图 2-4）示左侧乳腺术后缺如，右上肺手术后改变，余肺部未见异常。疗效评价部分缓解。

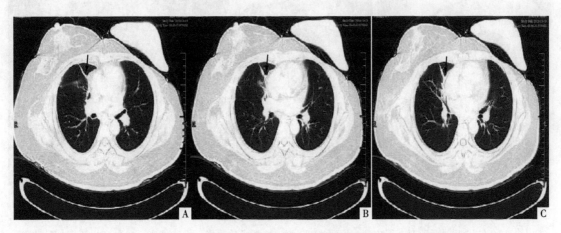

图 2-4　2010-10-19 胸部 CT

注：A. 右上肺手术后改变（图中箭头所示）；B. 右上肺手术后改变（图中箭头所示）；C. 右上肺手术后改变（图中箭头所示）

【病史及治疗续三】

➢ 2010-10-23 开始内分泌治疗（戈舍瑞林+阿那曲唑）。

➢ 2011-01-07 内分泌治疗 3 个月后复查，胸部 CT 扫描（图 2-5）示左侧乳腺术后缺如，右上肺手术后改变。余肺部未见异常。疗效评价部分缓解。

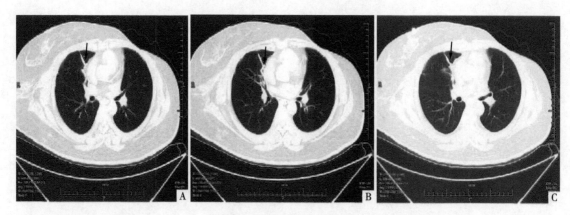

图 2-5　2011-01-07 胸部 CT

注：A. 右上肺手术后改变（图中箭头所示）；B. 右上肺手术后改变（图中箭头所示）；C. 右上肺手术后改变（图中箭头所示）

➤ 继续内分泌治疗（戈舍瑞林+阿那曲唑）。2012-01-05 内分泌治疗 15 个月后复查胸部 CT 扫描（图 2-6）示左侧乳腺术后缺如，右上肺手术后改变，与 2011-01-07 胸部 CT 相似，余肺部未见异常病灶。疗效评价部分缓解。

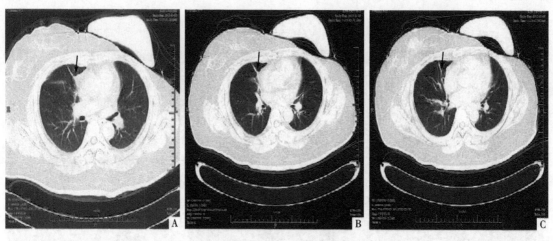

图 2-6　2012-01-05 胸部 CT

注：A. 右上肺手术后改变（图中箭头所示）；B. 右上肺手术后改变（图中箭头所示）；C. 右上肺手术后改变（图中箭头所示）

➤ 继续内分泌治疗（戈舍瑞林+阿那曲唑）。2013-05-16 内分泌治疗 31 个月后复查胸部 CT 扫描（图 2-7）示左侧乳腺术后缺如，右上肺手术后改变，与 2012-01-05 胸部 CT 相似，余肺部未见异常病灶。疗效评价部分缓解。

➤ 继续内分泌治疗（戈舍瑞林+阿那曲唑）。2014-05-23 内分泌治疗 43 个月后复查胸部 CT 扫描（图 2-8）示右上肺手术后改变，左侧乳腺术后缺如，余肺部未见异常病灶。疗效评价部分缓解。

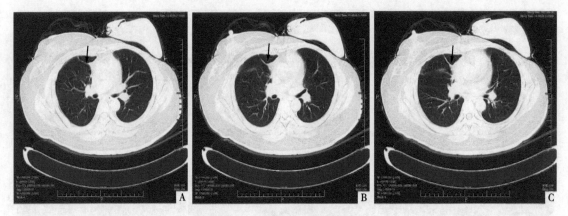

图2-7 2013-05-16 胸部CT

注：A. 右上肺手术后改变（图中箭头所示）；B. 右上肺手术后改变（图中箭头所示）；C. 右上肺手术后改变（图中箭头所示）

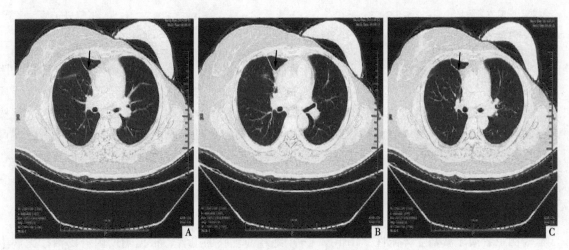

图2-8 2014-05-23 胸部CT

注：A. 右上肺手术后改变（图中箭头所示）；B. 右上肺手术后改变（图中箭头所示）；C. 右上肺手术后改变（图中箭头所示）

➤ 继续内分泌治疗（戈舍瑞林+阿那曲唑）。2015-10-29内分泌治疗60个月后复查胸部CT扫描（图2-9）示左侧乳腺术后缺如，右上肺手术后改变，余肺部未见异常病灶。疗效评价部分缓解。

➤ 患者最近随访，PS评分为0分，肺部病灶术后稳定，其他部位未发现新发病灶，继续内分泌治疗中。

【专家点评】

该患者为Luminal型浸润性小叶癌，首次出现可疑转移病灶在术后3年余，为肺部单发小结节，临床诊断困难，选择原方案继续治疗17个月后可疑的病灶略有增大，经微创手术切除病理证实肺转移，Luminal B型。术后给予多西他赛联合卡培他滨化疗6个疗程后改为戈舍瑞林+阿那曲

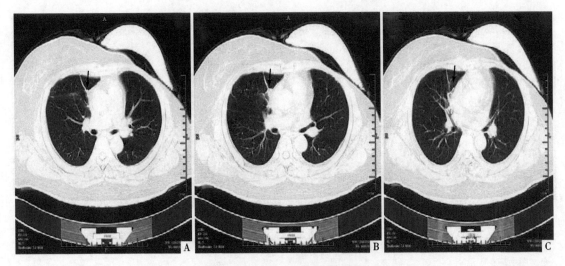

图2-9　2015-10-29胸部CT

注：A. 右上肺手术后改变（图中箭头所示）；B. 右上肺手术后改变（图中箭头所示）；C. 右上肺手术后改变（图中箭头所示）

唑内分泌治疗，获得长期疾病控制，再次无病生存期超过5年。该患者激素受体阳性、HER-2阴性，Luminal型，他莫昔芬治疗近5年，微小孤立转移灶，病灶切除后再次获得无病状态，无疾病快速进展，可首选内分泌治疗。绝经前转移性乳腺癌内分泌治疗原则首选卵巢功能抑制药，再按照绝经后转移性乳腺癌选择内分泌药物联合治疗。有待商榷之处：多西他赛联合卡培他滨方案可用于转移性乳腺癌一线解救化疗，有效控制后可选择在4~6个疗程后改为单药卡培他滨维持。在转移灶切除术后无病状态时难以评价疗效，且部分缓解的评价欠妥。

（天津医科大学肿瘤医院　郝春芳）

本病例患者属于激素受体阳性、HER-2（-）绝经前乳腺癌患者，根据辅助内分泌治疗无病生存期（disease free survival，DFS）获益3年，在无症状内脏转移情况下建议首选内分泌治疗。在连续3次内分泌治疗失败后，建议转换为化疗。基于乳腺癌肺寡转移已经切除，尽量避免不必要的强烈化疗。因此，本病例晚期一线治疗可继续采用内分泌治疗，首选卵巢功能抑制药+芳香化酶抑制药或氟维司群。对于曾接受抗雌激素药物治疗并且用药时间不超过1年的绝经后乳腺癌复发患者，有证据支持使用芳香化酶抑制药作为一线治疗方案。

RECIST1.1版本关于评价标准的描述如下。目标病灶评价的完全缓解指所有目标病灶消失；部分缓解指基线病灶长径总和缩小≥30%；疾病进展指基线病灶长径总和增加≥20%或出现新病灶；病情稳定指基线病灶长径总和有缩小但未达部分缓解或有增加但未达疾病进展。非目标病灶评价的完全缓解指所有非目标病灶消失和肿瘤标志物水平正常；病情稳定指1个或多个非目标病灶和（或）肿瘤标志物高于正常持续存在；疾病进展指出现1个或多个新病灶和（或）存在非目标病灶进展。本病例在切除肺部结节后，无论是原发乳腺癌病灶还是肺部转移病灶均已经消失，因此疗效评价应为完全缓解，而不是部分缓解。

（辽宁省肿瘤医院　孙　涛）

【循证背景】

1. 多西他赛联合卡培他滨的关键Ⅲ期注册临床研究 （*n*=511） 16 个国家 75 个中心入组 511 例转移性乳腺癌患者。入选标准为局部晚期和（或）转移性乳腺癌女性、≥18 岁、有可测量病灶、不可切除、既往蒽环类治疗失败。多西他赛联合卡培他滨显著提高客观缓解率，显著延长无进展生存期和总生存期。

2. SWOG 0226 （*n*=704） 阿那曲唑联合氟维司群对比阿那曲唑单药，明显延长绝经后 ER（+)转移性乳腺癌患者无进展生存期（中位无进展生存期 15 个月比 13.5 个月，总生存期分别为 47.7 个月和 41.3 个月）。但亚组分析提示无病间期较长及未经他莫昔芬治疗患者获益明显。

【指南背景】

1. 2017 版美国国家综合癌症网络指南 转移性乳腺癌治疗目标是延长生存、提高生活质量。因此，治疗相关毒性最小的方案为优选。合理的选择内分泌治疗会优于毒性较大的化疗。激素受体阳性、HER-2（-）转移性乳腺癌首选内分泌治疗。内分泌治疗停药 12 个月内进展的绝经前患者，优选卵巢功能抑制药联合绝经后可选药物。

2. 进展期乳腺癌 3 指南 即使存在内脏转移，内分泌治疗仍是激素受体阳性患者的首选方案，除非有内脏危象或有内分泌抵抗的证据。对于绝经前女性，根据之前辅助内分泌治疗的类型和疗程，加入的内分泌药物可以是芳香化酶抑制药或他莫昔芬。选择芳香化酶抑制药时必须进行卵巢功能抑制/卵巢去势。绝经后患者非甾体类芳香化酶抑制药联合氟维司群对比单药芳香化酶抑制药在 2 个研究中得出了不同的结论。亚组分析提示联合内分泌治疗获益限于之前没有接受辅助内分泌治疗的患者。多数专家不推荐联合应用。对于绝经前/围绝经期/绝经后患者，palbociclib 联合氟维司群治疗既往内分泌治疗发生进展患者能显著延长无进展生存期，同时改善生活质量，总生存期相关数据尚未成熟，绝经前或围绝经期患者使用该方案时需同时接受黄体激素释放激素类似物。

3.《中国晚期乳腺癌诊治专家共识 2016》 对于激素受体阳性、HER-2（-）的转移性乳腺癌，病变局限在乳腺、骨和软组织及无症状、肿瘤负荷不大的内脏转移患者，可以优先选择内分泌治疗。但对于内分泌治疗耐药、肿瘤快速进展、内脏广泛转移或症状明显，需要快速减轻肿瘤负荷的患者应该先给予化疗等更有效的治疗。

（天津医科大学肿瘤医院　郝春芳）

1. 2016 版美国国家综合癌症网络指南 无内脏危象或内分泌抵抗的晚期乳腺癌，一线治疗首选内分泌治疗，连续 3 次内分泌治疗失败转换成化疗；其晚期内分泌治疗方案可选择非甾体类/甾体类芳香化酶抑制药、氟维司群、依西美坦+依维莫司、palbociclib+来曲唑、他莫昔芬或托瑞米芬、甲地孕酮、甲睾酮、炔雌醇等。

2.《中国晚期乳腺癌诊治专家共识（2015 版）》 他莫昔芬辅助治疗失败的绝经后患者可选芳香化酶抑制药或氟维司群。

（辽宁省肿瘤医院　孙　涛）

【核心体会】

激素受体阳性、HER-2（-）转移性乳腺癌在单纯骨、软组织转移、无症状内脏转移、无疾病快速进展时推荐首选内分泌治疗。

（天津医科大学肿瘤医院　郝春芳）

无症状内脏转移的激素受体阳性晚期乳腺癌患者，他莫昔芬辅助治疗失败的绝经前患者首选戈舍瑞林联合芳香化酶抑制药或氟维司群。

（辽宁省肿瘤医院　孙　涛）

参 考 文 献

［1］Gradishar WJ, Anderson BO, Balassanian R, et al. NCCN guidelines insights breast cancer, Version 1. 2016. J Natl Compr Canc Netwk, 2015, 13（12）：1475-1485.

［2］Cardoso F, Costa A, Senkus E, et al. 3rd ESO-ESMO international consensus guidelines for advanced breast cancer（ABC 3）. Ann Oncol, 2017, 28（1）：16-33.

［3］徐兵河，江泽飞，胡夕春，等. 中国晚期乳腺癌临床诊疗专家共识 2016. 中华医学杂志, 2016, 96（22）：1719-1727.

［4］O´Shaughnessy J, Miles D, Vukelja S, et al. Superior survival with capecitabine plus docetaxel combination therapy in anthracycline-pretreated patients with advanced breast cancer：phase Ⅲ trial results. J Clin Oncol, 2002, 20（12）：2812-2823.

［5］Mehta RS, Barlow WE, Albain KS, et al. Combination anastrozole and fulvestrant in metastatic breast cancer. N Engl J Med, 2012, 367（5）：435-444.

［6］徐兵河. 中国晚期乳腺癌诊治专家共识（2015 版）. 北京：人民卫生出版社, 2015.

病例 3 乳腺癌术后肺转移化疗维持中

徐正阳[*]

宁波大学医学院附属鄞州医院

【病史及治疗】

➤ 患者女性，68 岁，体力状态（performance status，PS）评分 1 分。

➤ 2006-09 无意中发现左侧乳腺肿块，大小为 2.0 cm×2.0 cm，位于乳头正上方，能移动，边界光滑，无红肿，无疼痛。

➤ 2006-09-13 在外院行左侧乳腺肿块切除术+术中冷冻+左侧乳腺癌改良根治术术后病理示左侧乳腺浸润性导管癌，伴中央坏死囊性变，大小为 1.8 cm×2.0 cm×1.6 cm，腋窝淋巴结（0 枚/19 枚）未见癌转移。免疫组织化学示雌激素受体（estrogen receptor，ER）（+/-）、孕激素受体（progesterone receptor，PR）（-）、CerbB-2（-）、Topo 2（+）、P53（+）、PgP（-）。诊断为左侧乳腺癌改良根治术后（$pT_1N_0M_0$）。术后行 CMF 方案（C，环磷酰胺；M，甲氨蝶呤；F，氟尿嘧啶）化疗 6 个疗程，化疗完成后行他莫昔芬内分泌治疗 5 年。

➤ 2013-09-18 因"发现右侧腋窝肿块 2 周"就诊于宁波市某医院，于 2013-09-20 行右侧腋窝淋巴结清扫术，术后病理示右侧腋窝淋巴结（5 枚/10 枚）见癌转移，ER（-）、PR（-），CerbB-2（-）。术后行表柔比星+环磷酰胺化疗 6 个疗程，末次化疗时间为 2014-02-25。化疗后行中药治疗。

➤ 2014-10-02 患者出现胸部疼痛来院诊治，行胸部增强计算机体层摄影术（computed tomography，CT）示（图 3-1）左侧乳腺术后改变；两肺多发结节，考虑转移瘤；右侧腋窝多发增大淋巴结；胸骨骨质密度不均（患者在 CT 增强造影剂注射后出现变态反应）。

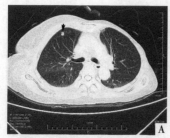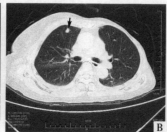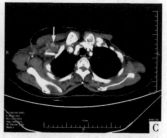

图 3-1 2014-10-02 胸部 CT

注：A. 右肺结节灶，考虑转移瘤（图中箭头所示）；B. 右肺结节灶，考虑转移瘤（图中箭头所示）；C. 右侧腋窝多发增大淋巴结（图中箭头所示）

* 为通信作者，邮箱：525507887@qq.com

【辅助检查】

> 2014-10-03 行右侧腋窝淋巴结穿刺，病理报告示右侧腋窝淋巴结找到癌细胞。

> 骨发射型计算机体层成像（emission computed tomography，ECT）示全身骨骼显像示未见明显转移灶。颅脑磁共振成像（magnetic resonance imaging，MRI）未见异常信号。腹部超声示肝、胆、脾、胰未见明显异常。

【病史及治疗续一】

> 2014-10-05、2014-10-26、2014-11-16 给予多西他赛 110 mg，第 1 天，21 天 1 个疗程，化疗 3 个疗程，化疗中出现Ⅲ度骨髓抑制，过程顺利。复查胸部 CT（图 3-2）示部分缓解。

【辅助检查】

> 2014-11-27 胸部 CT 示左侧乳腺术后改变，两肺斑点状影，胸骨骨质密度不均（图 3-2）。

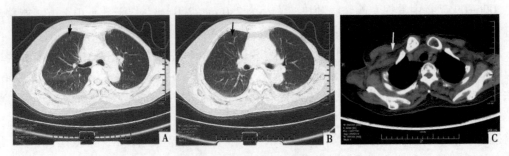

图 3-2　2014-11-27 胸部 CT

注：A. 右肺斑点状影，考虑化疗后肿瘤缩小改变（图中箭头所示）；B. 右肺斑点状影，考虑化疗后肿瘤缩小改变（图中箭头所示）；C. 右侧腋窝增大淋巴结化疗后消失（图中箭头所示）

【病史及治疗续二】

> 2014-12-08、2014-12-30、2015-01-21 继续给予多西他赛 110 mg，第 1 天，21 天 1 个疗程，化疗 3 个疗程，出现Ⅲ度骨髓抑制，经对症处理好转。胸部 CT（图 3-3）示部分缓解。

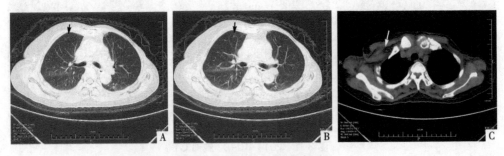

图 3-3　2015-01-28 胸部 CT

注：A. 右肺斑点状影，考虑化疗后肿瘤退缩改变（图中箭头所示）；B. 右肺斑点状影，考虑化疗后肿瘤退缩改变（图中箭头所示）；C. 右侧腋窝增大淋巴结化疗后消失（图中箭头所示）

【辅助检查】

➤ 2015-01-28 胸部 CT 示左侧乳腺术后改变，两肺斑点状影，胸骨骨质密度不均（图 3-3）。

【病史及治疗续三】

➤ 2015-02-11、2015-03-04 采用卡培他滨（希罗达）1500 mg，每天 2 次，21 天 1 个疗程，维持治疗，2 个月后复查。胸部 CT（图 3-4）示部分缓解。

【辅助检查】

➤ 2015-03-18 胸部 CT 示左侧乳腺术后改变，胸骨骨质密度不均，如图 3-4。

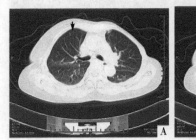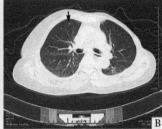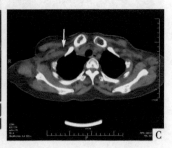

图 3-4　2015-03-18 胸部 CT

注：A. 右肺未见异常；B. 右肺似见斑点状影，考虑化疗后肿瘤退缩改变（图中箭头所示）；C. 右侧腋窝增大淋巴结化疗后消失（图中箭头所示）

【病史及治疗续四】

➤ 2015-03-25、2015-04-15、2015-05-06、2015-05-27 继续进行维持治疗，具体方案为卡培他滨（希罗达）1500 mg，每天 2 次，21 天 1 个疗程。卡培他滨维持治疗 3 个月后复查。胸部 CT（图 3-5）示部分缓解。

【辅助检查】

➤ 2015-06-04 胸部 CT 示左侧乳腺术后改变，胸骨骨质密度不均（图 3-5）。

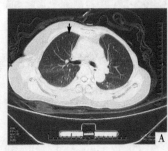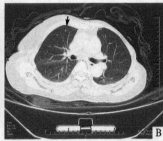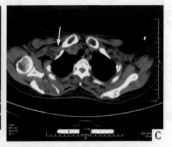

图 3-5　2015-03-18 胸部 CT

注：A. 双肺未见异常，右肺转移灶化疗后消失（图中箭头所示）；B. 双肺未见异常，右肺转移灶化疗后消失（图中箭头所示）；C. 右侧腋窝未见异常（图中箭头所示）

【病史及治疗续五】

➢ 2015-06-17、2015-07-08、2015-07-29、2015-08-19 继续进行维持治疗，具体方案为卡培他滨（希罗达）1500 mg，每天 2 次，21 天 1 个疗程，（卡培他滨维持治疗 6 个月后）复查。出现 II 度手足综合征，经口服维生素 B_6，金银花水足浴，外用凡士林软膏后好转。胸部 CT（图 3-6）示部分缓解。

【辅助检查】

➢ 2015-09-03 胸部 CT 示左侧乳腺术后改变，胸骨骨质密度不均（图 3-6）。

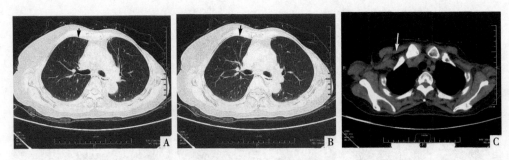

图 3-6　2015-09-03 胸部 CT

注：A. 双肺未见异常，右肺转移灶化疗后消失（图中箭头所示）；B. 双肺未见异常，右肺转移灶化疗后消失（图中箭头所示）；C. 右侧腋窝未见异常（图中箭头所示）

【病史及治疗续六】

➢ 继续行卡培他滨（希罗达）1500 mg，每天 2 次，21 天 1 个疗程。卡培他滨维持治疗 12 个月后复查。胸部 CT（图 3-7）示部分缓解。

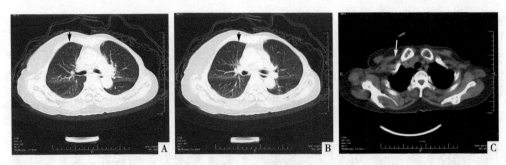

图 3-7　2016-02-04 胸部 CT

注：A. 双肺未见异常，右肺转移灶化疗后消失（图中箭头所示）；B. 双肺未见异常，右肺转移灶化疗后消失（图中箭头所示）；C. 右侧腋窝未见异常（图中箭头所示）

【辅助检查】

➢ 2016-02-04 胸部 CT 示左侧乳腺术后改变，胸骨骨质密度不均（图 3-7）。

【病史及治疗续七】

➢ 继续卡培他滨（希罗达）1500 mg，每天 2 次，21 天 1 个疗程，维持治疗中。

【专家点评】

1. 该病例的重要知识点有两个。①多年后对侧腋窝淋巴结转移癌是原发乳腺癌转移到对侧腋窝还是第二原发的隐匿性乳腺癌？②三阴性乳腺癌的维持治疗。

患者 7 年前左侧乳腺癌术后，分期是 $pT_1N_0M_0$。免疫组织化学示 ER（+/-）、PR（-）、CerbB-2（-），7 年后因右侧腋窝淋巴结增大就诊，腋窝淋巴结清扫术后病理示转移癌，ER（-）、PR（-）、CerbB-2（-），与 7 年前术后病理基本相似，从两次病理的免疫组织化学上不能分辨是左侧乳腺癌转移还是对侧第二原发乳腺癌。临床上确实有只出现腋窝转移而无原发肿瘤的隐匿性乳腺癌，但发生率极低，Memorial Sloan-Kettering 癌症中心曾报道过 0.35% 的发生率。通常乳腺癌的淋巴道扩散不会呈跳跃式，其转移主要是经同侧腋窝淋巴结或乳房内侧淋巴结到同侧锁骨上淋巴结或对侧锁骨上淋巴结，但当乳房内侧淋巴干受阻时，也会通过逆行途径转移到对侧腋窝或腹股沟淋巴结。因此，这例患者左侧乳腺癌术后化疗后，右侧腋窝淋巴结转移的概率要比诊断双侧原发性乳腺癌的可能性大，同意鄞州医院的诊断意见。诊断一旦清楚，治疗原则就容易把握了。

2. 该病例另一个重要知识点，就是随访截止到 2016-02-04，三阴性乳腺癌在解救化疗后给予卡培他滨维持治疗共获得了近 15 个月的无进展生存期（progression-free-survival，PFS）。在晚期乳腺癌的全程管理治疗模式中，维持治疗占重要地位，尤其对于没有靶向和内分泌治疗的三阴性乳腺癌。经过最佳一线治疗获得缓解的患者应该考虑合理的维持治疗。一线选用单药的，可以继续该药治疗至疾病进展；一线治疗选用联合化疗的，如果因为不良反应不能继续联合化疗，可以考虑原联合方案中的一种单药进行维持治疗，以尽量延长疾病控制时间。早年，紫杉醇和脂质体的多柔比星都做过维持治疗的临床研究，因为不能延长 PFS 或使用不耐受未能推广，而卡培他滨是维持化疗的理想药物，单药治疗有效、相对低毒，并且口服使用便于长期维持。

（江苏省肿瘤医院　陈凌翔）

该病例为老年乳腺癌，因原发灶 ER（+/-），化疗后给予他莫昔芬辅助内分泌治疗。术后 7 年首次出现对侧腋窝淋巴结转移。行右侧腋窝淋巴结清扫术，病理诊断淋巴结转移，三阴性分型。病例中建议完善对侧乳腺检查，排除右侧乳腺癌原发可能。含蒽环类化疗停药 7 个月后疾病进展，诊断肺转移、右侧腋窝淋巴结转移。此时患者近 80 岁高龄，对于肿瘤负荷小的无症状老年三阴性乳腺癌，根据疾病特点，合理选择单药化疗。鉴于静脉化疗不适宜长期用药，及时改为卡培他滨维持治疗，获得长期疾病控制。目前建议三阴性乳腺癌完善 BRCA 基因检测，可辅助指导治疗。有待商榷之处：①根据病史，原主诉"乳腺癌肺转移 9 年，化疗维持"中肺转移时长不准确，在病例汇报中需要分开描述；②患者于 2014-10-03 再行右侧腋窝淋巴结穿刺，但未行免疫组织化学检查，建议完善。

（天津医科大学肿瘤医院　郝春芳）

【循证背景】

TNT 试验（$n=376$）是一项比较卡铂与多西他赛治疗转移性或局部晚期三阴性乳腺癌或 *BRCA* 基因突变乳腺癌患者的Ⅲ期随机对照临床研究。对于未经选择的转移性三阴性乳腺癌，卡铂对比多西他赛没有显示更佳的疗效。*BRCA1/2* 突变携带者卡铂的缓解率显著优于多西他赛。*BRCA1/2* 突变携带者卡铂较多西他赛显著延长 PFS。

【核心体会】

转移性乳腺癌合理选择单药化疗及维持化疗：疾病进展缓慢、肿瘤负荷小、一般情况差、老年患者，均可考虑单药化疗。老年乳腺癌需要重视整体治疗风险获益评估，个体化治疗。

（天津医科大学肿瘤医院　郝春芳）

不管是同时性还是异时性双侧乳腺癌，区分另一侧为原发灶还是转移灶是非常困难的，临床上并没有严格的标准；区分另一侧只有腋窝淋巴结转移病灶是原来对侧乳腺癌转移还是第二原发的隐匿性乳腺癌伴同侧腋窝淋巴结转移，同样非常困难，不同的组织学类型、免疫组织化学分型可以帮助鉴别。三阴性乳腺癌化疗有效后的维持治疗至关重要。

（江苏省肿瘤医院　陈凌翔）

参 考 文 献

［1］Cardoso F, Costa A, Senkus E, et al. 3rd ESO-ESMO international consensus guidelines for advanced breast cancer (ABC 3). Ann Oncol, 2017, 28 (1)：16-33.

［2］徐兵河，江泽飞，胡夕春，等. 中国晚期乳腺癌临床诊疗专家共识 2016. 中华医学杂志，2016, 96 (22)：1719-1727.

［3］Biganzoli L, Wildiers H, Oakman C, et al. Management of elderly patients with breast cancer：updated recommendations of the International Society of Geriatric Oncology (SIOG) and European Society of Breast Cancer Specialists (EUSOMA). Lancet Oncol, 2012, 13 (4)：148-160.

［4］Seong MW, Kim KH, Chung IY, et al. A multi-institutional study on the association between BRCA1/BRCA2 mutational status and triple-negative breast cancer in familial breast cancer patients. Breast Cancer Res Treat, 2014, 146 (1)：63-69.

病例4 年轻乳腺癌患者肺、胸膜转移

刘莉萍* 田 璨

中南大学湘雅医学院附属肿瘤医院 湖南省肿瘤医院

【病史及治疗】

➢ 患者女性,现年37岁,已婚已育。无家族史,无不良嗜好。

➢ 患者2007-01发现右乳腺肿块,2011-09产后哺乳时发现右腋窝肿块,2012-11上旬发现右侧乳头稍凹陷,乳头固定,2012-12-31确诊为乳腺癌。穿刺活检示浸润性癌,雌激素受体(estrogen receptor,ER)(2+)、孕激素受体(progesterone receptor,PR)(2+)、人类上皮细胞生长因子受体2(human epiderma growth factor receptor 2,HER-2)(2+),因标本量少,无法行荧光原位杂交(fluorescence in situ hybridization,FISH)检测。左、右腋窝肿块穿刺涂片倾向于转移性癌。胸部计算机体层摄影术(computed tomography,CT)示双肺内致密影,转移瘤待排。

➢ 4个疗程TEC方案(T,多西他赛;E,表柔比星;C,环磷酰胺)新辅助化疗后行"右侧乳腺全乳切除术+右侧腋窝淋巴结切除术",术后2个疗程TEC方案化疗,化疗后行放疗、靶向治疗,放疗后行"双侧卵巢切除术",术后阿那曲唑内分泌治疗,同时联合曲妥珠单抗靶向治疗。

➢ 2013-01-02至03-14 TEC方案新辅助化疗,具体为多西他赛100 mg,表柔比星110 mg,环磷酰胺0.8 g。

➢ 2013-04-12右侧乳腺全乳切除术+右侧腋窝淋巴结切除术;术后病理示右侧乳腺可见较多癌组织残存,肿块大小1.5 cm×1.2 cm×2.0 cm;腋窝淋巴结(10枚/12枚)可见癌转移,胸肌间为纤维脂肪肌肉组织;基底切缘可见癌侵犯;皮肤切缘、乳头未见癌侵犯。免疫组织化学示HER-2(3+)、ER(2+)、PR(+)、Ki-67阳性率(>60%)。

➢ 2013-04-24至2013-05-17术后给予TEC方案化疗,具体为多西他赛100 mg,表柔比星110 mg,环磷酰胺0.8 g。

➢ 2013-05-20起曲妥珠单抗靶向治疗。

➢ 2013-05-30至2013-07-16行右侧胸壁、锁骨上下区及左侧腋窝放疗。

➢ 2013-08-07腹腔镜下双侧附件切除术。

➢ 2013-08起阿那曲唑内分泌治疗;每6个月给予唑来膦酸治疗1次,以预防骨相关事件发生。每3~4个月门诊随访1次。

➢ 2014-12-04复查胸部CT示双肺多发结节同前,右侧胸腔积液较前增多。

➢ 2014-12-16胸腔置管引流术,共引流血性胸腔积液3310 ml,胸腔积液涂片找到癌细胞,胸腔内共灌注顺铂120 mg、香菇多糖2 mg,胸腔积液得到控制。

---

* 为通信作者,邮箱:ping_er_liu@126.com

➢ 2014-12-19 至 2015-04-28 NXH 方案（N，长春瑞滨；X，卡培他滨；H，曲妥珠单抗）化疗 6 个疗程，具体为长春瑞滨 40 mg，第 1、8 天+卡培他滨 1.5 g，每天 2 次，第 1~14 天+曲妥珠单抗 6 mg/kg，第 1 天，21 天 1 个疗程。疗效评估为部分缓解。

➢ 2015-05-07 至今 X+H 方案（卡培他滨+曲妥珠单抗）（卡培他滨 1.5 g，每天 2 次，第 1~14 天；曲妥珠单抗 6 mg/kg，第 1 天，21 天 1 个疗程）维持治疗 1 年余。疗效评估病情稳定（stable disease，SD）。

【辅助检查】

➢ 2012-12-28 胸部 CT 示双肺内致密影，考虑炎性病变，转移瘤待排。

➢ 2013-04-01 胸部 CT 示双肺内斑片影较前无明显变化。

➢ 2013-07-31 胸部 CT（图 4-1）示双肺内斑片影同前。

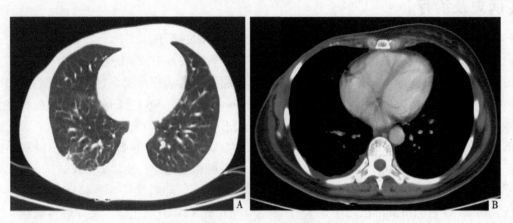

图 4-1　2013-07-31 放疗后胸部 CT

注：A. 肺窗成像；B. 纵隔窗成像

➢ 2014-12-04 第 1 次进展，胸部 CT（图 4-2）示双肺多发结节同前，考虑转移瘤可能性大；右侧胸腔积液较前增多，并右肺膨胀不全，其内炎性病灶大致同前。

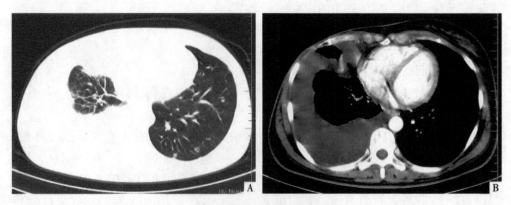

图 4-2　2014-12-04 胸部 CT

注：A. 肺窗成像；B. 纵隔窗成像，右侧胸腔积液

➢ 2015-01-18 化疗 2 个疗程后，胸部 CT（图 4-3）示双肺多发结节大致同前；右肺复张，右侧胸腔积液较前明显减少。

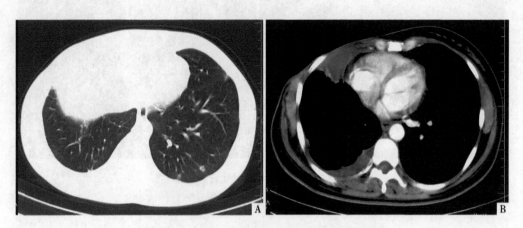

图 4-3　2015-01-29 2 个疗程化疗后胸部 CT
注：A. 肺窗成像；B. 纵隔窗成像，右侧胸腔积液减少

➢ 2015-03-18 化疗 4 个疗程后，病情稳定。

➢ 2015-05-06 维持化疗前，胸部 CT（图 4-4）示双肺多发结节大致同前；右侧胸腔积液大致同前。

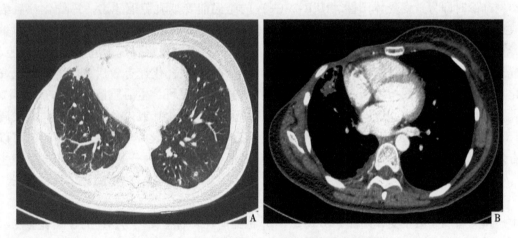

图 4-4　2015-0-06 6 个疗程化疗后胸部 CT
注：A. 肺窗成像；B. 纵隔窗成像，右侧胸腔积液减少

➢ 2015-06-18、2015-06-29、2015-09-10、2015-12-18 多次复查 CT、彩色超声提示病情稳定。

➢ 2016-03-21 胸部 CT（图 4-5）示双肺多发结节大致同前；右侧胸腔积液大致同前。

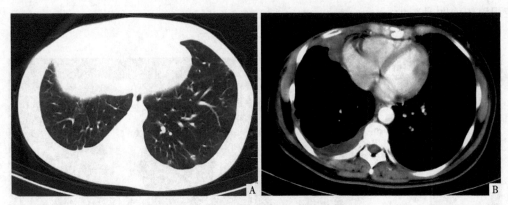

图 4-5　2016-03-21 维持化疗后胸部 CT

注：A. 肺窗成像；B. 纵隔窗成像

【本阶段小结】

本患者属激素受体阳性、HER-2（＋）的转移性乳腺癌患者，初治即为Ⅳ期，接受化疗、手术及放疗后，病情控制良好，肿瘤负荷轻，卵巢去势基础上选择芳香化酶抑制药联合曲妥珠单抗靶向治疗。疾病再次进展后，选择化疗联合曲妥珠单抗靶向治疗，持续获益。

【专家点评】

本例确诊时即为激素受体阳性、HER-2（＋）的绝经前晚期乳腺癌患者。一线化疗后给予手术、放疗等综合治疗，在治疗有效、肿瘤控制后，给予曲妥珠单抗靶向治疗，同时给予卵巢去势联合芳香化酶抑制药维持治疗。16 个月后患者再次出现疾病进展，表现为胸膜转移、胸腔积液，在持续的曲妥珠单抗抗 HER-2 治疗同时，选择 X-based 方案联合化疗有效后，保留卡培他滨进行维持化疗，维持治疗时间持续了 11 个月，患者对不良反应耐受可，生活质量良好。在 HER-2（＋）晚期乳腺癌患者的治疗中，应该以抗 HER-2 治疗为基础，联合化疗或内分泌治疗，同时强调持续抗 HER-2 治疗。持续的抗 HER-2 治疗可使患者生存获益，在联合化疗快速控制病情后，可以选择既往有效的化疗药物维持治疗，激素受体阳性的患者还可选择联合内分泌维持治疗。

（湖南省肿瘤医院　欧阳取长）

本病例患者属于激素受体阳性、HER-2（＋）绝经前乳腺癌患者，初诊即为Ⅳ期乳腺癌。应对转移病灶进行活检以确定诊断，至少重新评估一次转移病灶的生物标志物，根据不同转移部位（如双肺多个结节），技术上的考虑需要多学科探讨。目前发现，Ⅳ期乳腺癌患者原发灶的切除与延长生存期无关，骨相关疾病的患者可能除外。但仍可考虑在某些患者中进行原发灶的切除，尤其是为了提高生活质量。

ER（＋）、HER-2（＋）晚期乳腺癌患者选择化疗联合抗 HER-2 治疗作为一线治疗，如果临床获益，停用化疗后，可应用内分泌治疗联合抗 HER-2 治疗作为维持治疗。之前未接受过抗 HER-2 治疗的 HER-2（＋）乳腺癌患者，化疗联合曲妥珠单抗和帕妥珠单抗应作为一线治疗的重要选择。疾病进展后，应使用曲妥珠单抗-DM1 方案，争取更大的总生存获益，如果无法获得总生存获益，曲妥珠单抗联合另一个作用机制的化疗药物或曲妥珠单抗联合拉帕替尼也是部分患者的合理选择。

（辽宁省肿瘤医院　孙　涛）

该病例的治疗亮点在曲妥珠单抗一线治疗后肿瘤进展，再次选用曲妥珠单抗治疗后仍然获得了长时间的肿瘤缓解（无进展生存期长达 14 个月）。这符合持续抗 HER-2 治疗的指南推荐原则。

该病例另一治疗亮点是准确运用了维持治疗的方法：一线化疗后使用曲妥珠单抗+内分泌治疗维持，二线化疗后使用 X+H 方案维持。这样的治疗选择既有利于疗效的长时间维持，又最大程度地保证了患者的生活质量，是晚期乳腺癌治疗原则的很好体现。

稍感遗憾的是，该例初始诊断时的分期交代不十分清楚，如该患者初诊时已确诊肺转移，并确定临床分期为Ⅳ期，那么初始化疗严格意义上不应称为新辅助化疗，化疗后手术只是姑息手术，术后是否需要行胸壁、锁骨上及腋窝的根治性放疗也值得商榷。

（中国医学科学院肿瘤医院　王佳玉）

【循证背景】

1. CLEOPATRA 研究（$n=808$）　该研究纳入 HER-2（+）晚期乳腺癌患者，随机分为两组，分别接受帕妥珠单抗+曲妥珠单抗+多西他赛、曲妥珠单抗+多西他赛+安慰剂治疗。最终结果显示在标准一线治疗方案中增加帕妥珠单抗显著延长中位总生存期（median overall survival，mOS）达 15.7 个月，在晚期乳腺癌中，56.5 个月的总生存期是前所未有的，证实了帕妥珠单抗方案是 HER-2（+）转移性乳腺癌患者的一线标准治疗方案。

2. EMILIA 试验（$n=991$）　该试验将接受过曲妥珠单抗+一种紫杉类药物治疗的 HER-2（+）晚期乳腺癌患者，随机分为两组，分别接受曲妥珠单抗-DM1（曲妥珠单抗和细胞毒药物的结合体）或是拉帕替尼+卡培他滨治疗。最终结果显示曲妥珠单抗-DM1 在无进展生存期和总生存率方面都优于拉帕替尼+卡培他滨，并且具有统计学意义。

3. HERMINE 试验（$n=623$）　该试验将 HER-2（+）转移性乳腺癌患者随机分为 4 组，即曲妥珠单抗一线治疗组、曲妥珠单抗二线治疗组、曲妥珠单抗三线治疗组、未知既往治疗组。随访 7 年后最终结果显示 HER-2（+）转移性乳腺癌患者疾病进展后继续曲妥珠单抗治疗可获得显著长期生存获益。

4. GBG-26 研究（$n=156$）　该研究将 HER-2（+）转移性乳腺癌患者随机分为卡培他滨单药组、卡培他滨联合曲妥珠单抗组。中位随访 15.6 个月结果显示，卡培他滨联合曲妥珠单抗方案较卡培他滨单药方案明显延长至疾病进展时间（time to progression，TTP），具有统计学意义。随访 20.7 个月结果显示，两组间中位总生存期比较无统计学意义，但持续抗 HER-2 治疗的患者较三线未继续抗 HER-2 治疗的患者生存期长，且具有统计学意义。

5. TAnDEM 研究（$n=207$）　该研究将激素受体阳性、HER-2（+）转移性乳腺癌患者随机分为阿那曲唑联合曲妥珠单抗组（即联合组）、阿那曲唑单药组（即单药组）。结果显示，联合组无进展生存期长于单药组，并且具有统计学意义。

（湖南省肿瘤医院　欧阳取长）

【指南背景】

1. 2016 版美国国家综合癌症网络 指南　对于 HER-2（+）转移性乳腺癌患者，一线治疗推荐使用帕妥珠单抗+曲妥珠单抗+多西他赛（Ⅰ类）或帕妥珠单抗+曲妥珠单抗+紫杉醇，若之前接受过曲妥珠单抗治疗，则推荐使用曲妥珠单抗-DM1，其他备选方案有曲妥珠单抗联合化疗，如紫杉类、长春瑞滨或卡培他滨等；激素受体阳性、HER-2（+）乳腺癌患者，应给予芳香化酶抑制药治疗联合靶向治疗。

2.《人表皮生长因子受体 2 阳性乳腺癌临床诊疗专家共识 2016》 HER-2（+）、ER 和（或）PR（+）复发转移性乳腺癌，优先考虑曲妥珠单抗联合化疗，化疗达到病情稳定的患者，化疗停止后，可考虑使用 HER-2 靶向治疗联合芳香化酶抑制药维持治疗；部分不适合化疗或进展缓慢的患者如果考虑联合内分泌治疗，可在 HER-2 靶向治疗的基础上联合芳香化酶抑制药治疗。

3.《中国晚期乳腺癌诊治专家共识（2015 版）》 对于 HER-2（+）转移性乳腺癌者，除非存在禁忌证，都应尽早开始抗 HER-2 治疗。对于 ER（+）和（或）HER-2（+）进展期乳腺癌，抗 HER-2 治疗联合内分泌治疗显示出明确的无进展生存期获益。持续抑制 HER-2 通路可带来生存益，因此，抗 HER-2 治疗失败后，也应继续抗 HER-2 治疗。

4. 进展期乳腺癌 2 指南 对于 HER-2（+）转移性乳腺癌患者若接受过曲妥珠单抗治疗，则优选曲妥珠单抗-DM1，且应继续抗 HER-2 治疗。

（湖南省肿瘤医院　欧阳取长）

【核心提示】

对于激素受体阳性、HER-2（+）转移性乳腺癌患者，一线治疗首选化疗联合曲妥珠单抗靶向治疗，疾病控制后，可选择芳香化酶抑制药联合靶向治疗。疾病再次进展后，在持续抗 HER-2 治疗基础上联合新的化疗药物，临床获益后，选择单药化疗联合靶向药物的维持治疗，使患者持续获益。

（湖南省肿瘤医院　欧阳取长）

参 考 文 献

［1］Gradishar WJ, Anderson BO, Balassanian R, et al. NCCN guidelines insights breast cancer, Version 1. 2016. J Natl Compr Canc Netwk, 2015, 13（12）：1475-1485.

［2］江泽飞，邵志敏，徐兵河. 人表皮生长因子受体 2 阳性乳腺癌临床诊疗专家共识 2016. 中华肿瘤杂志，2016，96（14）：1091-1095.

［3］Cardoso F, Costa A, Norton L, et al. ESO-ESMO 2nd international consensus guidelines for advanced breast cancer（ABC2）. Breast, 2014, 23（5）：489-502.

［4］Swain S, Baselga J, Miles D, et al. Incidence of central nervous system metastases in patients with HER2-positive metastatic breast cancer treated with pertuzumab, trastuzumab, and docetaxel：results from the randomized phase Ⅲ study CLEOPATRA. Ann Oncol, 2014, 25（6）：1116-1121.

［5］Verma S, Miles D, Gianni L, et al. Trastuzumab emtansine for HER2-positive advanced breast cancer. N Engl J Med, 2012, 367（19）：1783-1791.

［6］Extra JM, Antoine EC, Vincent-Salomon A, et al. Efficacy of trastuzumab in routine clinical practice and after progression for metastatic breast cancer patients：the observational Hermine study. Oncol, 2010, 15（8）：799-809.

［7］von Minckwitz G, Schwedler K, Schmidt M, et al. Trastuzumab beyond progression：overall survival analysis of the GBG 26/BIG 3-05 phase Ⅲ study in HER2-positive breast cancer. Eur J Can, 2011, 47（15）：2273-2281.

［8］Kaufman B, Mackey JR, Clemens MR, et al. Trastuzumab plus anastrozole versus anastrozole alone for the treatment of postmenopausal women with human epidermal growth factor receptor 2-positive, hormone receptor-positive metastatic breast cancer：Results from the randomized phase Ⅲ TAnDEM study. J Clin Oncol, 2009, 27（33）：5529-5537.

病例5 左侧乳腺癌骨、软组织转移

刘莉萍* 田璨

中南大学湘雅医学院附属肿瘤医院 湖南省肿瘤医院

【病史及治疗】

➤ 患者女性，现年54岁，48岁绝经，已婚已育。家族史无特殊，无不良嗜好。

➤ 2008年发现左侧乳腺结节，未治。

➤ 2011-12因左侧乳腺胀痛就诊于当地医院。

➤ 2011-12-20行左侧乳腺癌改良根治术，术后病理回报示左侧乳腺为浸润性导管癌，乳头及大导管有癌浸润，胸肌无浸润，腋窝淋巴结（5枚/9枚）见癌转移。未行免疫组织化学。术后6个疗程CMF方案（C，环磷酰胺；M，甲氨蝶呤；F，氟尿嘧啶）化疗，未行放疗及内分泌治疗。

➤ 2013-01发现左侧腋窝近左胸壁处皮下肿块，约黄豆粒大小，2个月内肿块迅速增大，2013-03再次就诊于外院，行左胸壁肿块切除术，术后病理示左胸壁转移性癌，考虑乳腺来源，术后未行进一步治疗。

➤ 2013-07患者出现腰部胀痛，伴间断性右下肢麻木及牵拉痛。以"腰椎间盘突出"治疗，无效。

➤ 2014-02扪及左侧腋窝区、左侧腋窝近左胸壁处皮下结节。

➤ 2014-05肿块逐渐增大至3 cm×3 cm。

➤ 2014-06首次就诊于我院，行左胸壁肿块穿刺，找到转移性癌细胞。我院病理会诊示左侧乳腺浸润性导管癌Ⅱ~Ⅲ级，累及乳头至表皮层；左腋窝淋巴结（5枚/9枚）见癌转移。雌激素受体（estrogen receptor，ER）（约60%）、孕激素受体（progesterone receptor，PR）（约60%）、人类上皮细胞生长因子受体2（human epiderma growth factor receptor 2，HER-2）（−）、Ki-67阳性率（<10%）。胸部计算机体层摄影术（computed tomography，CT）及腰部磁共振成像（magnetic resonance imaging，MRI）提示全身多处骨质破坏，考虑骨转移瘤。

➤ 2014-06-23至10-23给予TE方案（T，多西他赛；E，表柔比星）化疗6个疗程，具体为多西他赛110 mg，表柔比星120 mg，21天1次。胸壁结节较前明显缩小，疼痛消失，疗效评估部分缓解。每21~28天给予唑来膦酸抗骨转移治疗。

➤ 2014-08-08 2个疗程化疗后，彩色超声提示胸壁结节明显缩小，患者未复查胸部CT；2014-09-25 4个疗程化疗后患者疼痛明显缓解，未复查腰部MRI。

➤ 2014-11-10腹腔镜下行"双侧附件切除术"。

➤ 2014-11-21至今，氟维司群内分泌治疗，首剂500 mg，第0、14、28天，以后500 mg每

* 为通信作者，邮箱：ping_er_liu@126.com

28天1次。

【辅助检查】

➤ 2014-06-19胸部CT（图5-1）示左侧胸壁及左侧腋窝多个软组织结节，大者2.5 cm×1.8 cm；胸骨、部分胸椎、右侧肩胛骨、右侧锁骨及右侧肱骨头、右侧额骨骨质破坏，考虑骨转移瘤可能性大。

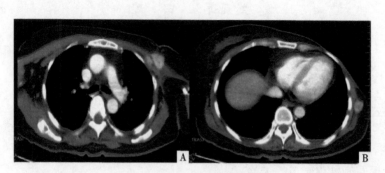

图5-1　2014-06-19胸部CT

注：A. 左侧胸壁结节；B. 左侧腋窝结节

➤ 2014-06-21骨盆、腰椎MRI（图5-2）示骨盆、双侧股骨上段和胸、腰、骶椎多发骨质破坏并第3腰椎病理性骨折，结合病史考虑骨转移。

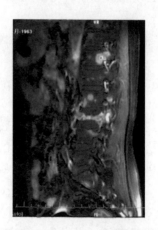

图5-2　2014-06-21腰椎MRI

➤ 2014-08-08骨盆、腰椎MRI（图5-3）示骨转移病灶稳定。

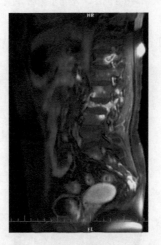

图 5-3　2014-08-08 腰椎 MRI

➤ 2014-09-25 胸部 CT（图 5-4）示左侧胸壁、左侧腋窝多发软组织结节较前缩小，大者 1.7 cm×1.3 cm，骨转移灶大致同前。

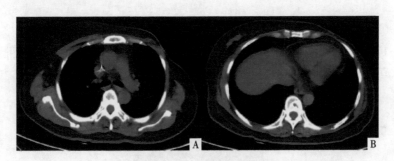

图 5-4　2014-09-25 胸部 CT

注：A. 左侧胸壁结节，较前缩小；B. 左侧腋窝结节，较前缩小

➤ 2014-11-19 骨盆、腰椎 MRI（图 5-5）示骨盆、双侧股骨上段和胸、腰、骶椎多发骨质破坏同前。

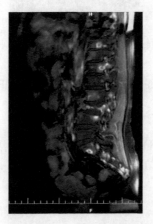

图 5-5　2014-11-19 腰椎 MRI

➢ 2014-11-21 胸部 CT 示胸骨、部分胸椎、右侧肩胛骨、右侧锁骨及右侧肱骨头多发骨转移瘤大致同前。

➢ 2015-05-08 骨盆、腰椎 MRI（图 5-6）示骨转移病灶稳定。

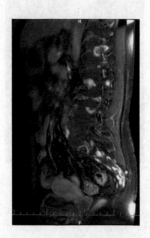

图 5-6　2015-05-08 腰椎 MRI

➢ 2015-05-07 颅脑、胸部 CT 示右额骨骨质破坏，考虑骨转移瘤可能性大，余稳定。

➢ 2015-12-17 骨盆、腰椎 MRI（图 5-7）示骨盆诸骨、双侧股骨上段、胸椎、腰椎、骶椎多发骨转移瘤部分范围较前增大，余稳定。

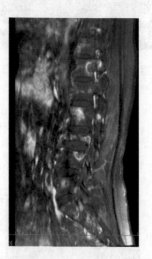

图 5-7　2015-12-17 腰椎 MRI

➢ 2015-12-18 胸部 CT（图 5-8）示胸壁结节稳定，无增大。

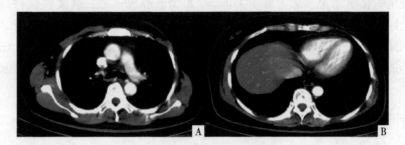

图 5-8　2015-12-18 胸部 CT

注：A. 左侧胸壁结节；B. 左侧腋窝结节

➢ 2016-04-22 骨盆、腰椎 MRI（图 5-9）示骨转移病灶稳定。

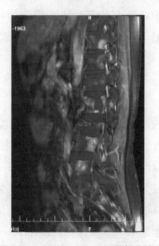

图 5-9　2016-04-22 腰椎 MRI

➢ 2016-04-22 胸部 CT（图 5-10）示胸壁结节稳定，无增大。

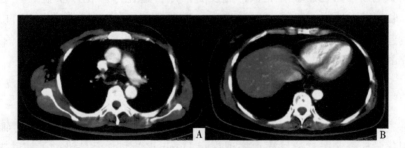

图 5-10　2016-04-22 胸部 CT

注：A. 左侧胸壁结节；B. 左侧腋窝结节

【本阶段小结】

本患者属多次复发、难治性病例。既往患者术后辅助治疗及复发后一线治疗不规范，根据会诊胸壁病灶免疫组织化学结果，患者属于 Luminal A 型乳腺癌；第二次复发转移后，虽然考虑为 Luminal A 型患者，但是由于全身肿瘤负荷大，骨转移灶疼痛明显，仍可首选化疗，迅速降低肿瘤负荷，缓解临床症状；对于绝经后 Luminal A 型患者，内分泌治疗敏感，因此，在一线化疗获益后，选择氟维司群内分泌治疗，使患者得到长期获益。氟维司群是复发、难治的激素依赖型乳腺癌推荐药物。

【专家点评】

本例是 1 例激素受体阳性、HER-2（-）的 Luminal A 型转移性乳腺癌患者，辅助治疗阶段治疗不规范，无病生存 2 年出现伴有疼痛的骨转移，并出现胸壁多发转移结节，全身肿瘤负荷较重，一线治疗选择化疗快速控制肿瘤，病情稳定后，给予内分泌维持治疗。患者化疗后行卵巢去势术，绝经后晚期乳腺癌患者一线内分泌治疗可以选择芳香化酶抑制药、CDK4/6 抑制药联合芳香化酶抑制药、氟维司群等药物。FIRST 和 FALCON 的研究结果，巩固了氟维司群 500 mg 在一线内分泌治疗中的地位。该患者选择氟维司群 500 mg 治疗，肿瘤稳定时间长（无进展生存期>17 个月），症状明显改善。乳腺癌合并骨转移瘤患者以全身治疗为主，骨调节药（双膦酸盐）可以预防和治疗骨相关事件，联合这两种治疗方法，使患者得到更大的获益。

（湖南省肿瘤医院　欧阳取长）

本病例患者首次手术即存在 4 枚以上淋巴结转移，应完善免疫组织化学检查。本病例根据淋巴结转移状态属于高危患者，化疗方案应选择包括蒽环和紫杉类药物的方案，应进行术后辅助规范放疗等。第二次胸壁复发穿刺活检时分子分型虽为 Luminal A 型，但结合病史并不典型。因此，对于乳腺癌手术组织和第一次胸壁复发组织应该同步进行免疫组织化学检测，明确诊断，甚至可以采用 PAM50 等进行内在分子分型确认，揭示病情发展内在原因。如果仍属于 Luminal A 型乳腺癌患者，仅骨和软组织转移，可以考虑直接进行内分泌治疗。

无内脏危象或内分泌抵抗的晚期乳腺癌，一线治疗首选内分泌治疗，晚期内分泌治疗方案可选择非甾体类/甾体类芳香化酶抑制药、氟维司群、依西美坦+依维莫司、palbociclib+来曲唑、他莫昔芬或托瑞米芬、甲地孕酮、甲睾酮、炔雌醇等。本患者是典型的激素受体阳性、HER-2（-）绝经后乳腺癌患者，术后辅助治疗及复发转移后一线治疗均不规范。复发后病情进展迅速，肿瘤负荷重，疼痛症状明显，为迅速缓解症状，复发后治疗首选化疗。化疗获益后，更换氟维司群一线内分泌治疗，临床获益明显。氟维司群治疗后，患者已获得长达 17 个月以上的无进展生存期，生活质量明显改善。因此，对于激素受体阳性、HER-2（-）转移性乳腺癌患者，氟维司群可作为一线内分泌治疗的有效选择。

（辽宁省肿瘤医院　孙　涛）

显然，该患者在辅助治疗阶段存在诸多不妥：肿瘤分期较晚（T_xN_2）但未行辅助放疗；原发灶未行免疫组织化学检查，虽然复发病灶病理提示 Luminal A 型，但是错过了辅助内分泌治疗的最佳时间。术后 2 年内出现复发转移，就诊湖南省肿瘤医院后的治疗可圈可点：选择一线化疗时考虑到了患者的肿瘤负荷和需要迅速缓解的临床症状。选择一线氟维司群内分泌治疗时充分运用了最新的临床研究证据，并取得了较长时间的肿瘤缓解。

（中国医学科学院肿瘤医院　王佳玉）

【循证背景】

1. FIRST 研究（$n=205$） 对比了氟维司群 500 mg 和阿那曲唑作为激素受体阳性在绝经后晚期乳腺癌患者一线治疗的疗效。初步分析显示，氟维司群 500 mg 对比阿那曲唑临床获益率（主要终点）相似，但至疾病进展时间（time to progression，TTP；次要终点）显著延长；截止 2014-07（2006-02-06 招募到第 1 例患者），有 33 例/205 例（16.1%）的患者尚生存，137 例/205 例（66.8%）的患者已经死亡。氟维司群 500 mg 的中位总生存期（median overall survival，mOS）（54.1 个月）比阿那曲唑（48.4 个月）显著延长［危险比（hazard risk，HR）0.70，95%可信区间（confidence interval，CI）0.50~0.98，$P=0.041$］。预定亚组的生存时间分析结果显示，氟维司群 500 mg 和阿那曲唑的治疗效果一致（整体交互检验 $P=0.755$）。氟维司群 500 mg 组（23.8%）和阿那曲唑（21.4%）组中严重不良反应（serious adverse events，SAE）的发生率相似。

2. FALCON 研究（$n=462$） 对比了氟维司群 500 mg 和阿那曲唑作为激素受体阳性绝经后晚期乳腺癌患者一线治疗的疗效。数据显示，氟维司群 500 mg 与阿那曲唑相比，可显著延长患者的无进展生存期（16.6 个月与 13.8 个月比较，HR 0.79，95%CI 0.63~0.99）。氟维司群组患者的缓解率更高（46.1%与 44.9%比较，OR 1.07，95%CI 0.72~1.61）、临床获益率更高（78.3%与 74.1%比较，OR 1.25，95%CI 0.82~1.93）），不过差异没有达到统计学意义。此外，氟维司群组患者的中位缓解持续时间更长（20 个月与 13.2 个月比较），中位临床获益持续时间更长（22.1 个月与 19.1 个月比较）。两组健康相关的生活质量相似。

（湖南省肿瘤医院 欧阳取长）

【指南背景】

1. 2016 版美国国家综合癌症网络指南 对于激素受体阳性、HER-2（-）、肿瘤负荷重、临床症状明显的绝经后转移性乳腺癌患者，可考虑化疗（ⅡA）。无内脏危象或内分泌抵抗的晚期乳腺癌，一线治疗首选内分泌治疗，近 1 年内接受过内分泌治疗的 ER 和（或）PR（+）的绝经前患者，建议卵巢去势或切除，依照绝经后内分泌治疗方案进行治疗。晚期内分泌治疗方案可选择非甾体类/甾体类芳香化酶抑制药、氟维司群、依西美坦+依维莫司、palbociclib+来曲唑、他莫昔芬或托瑞米芬、甲地孕酮、甲睾酮、炔雌醇等。

2.《中国晚期乳腺癌诊治专家共识 2015 版》 对于疾病快速进展、症状明显、需要快速减轻肿瘤负荷的患者应该先给予化疗等更有效的治疗（ⅠA）。晚期乳腺癌患者在选择内分泌药物时，应考虑患者在辅助治疗阶段使用的内分泌治疗药物种类和时间（ⅠA）。目前对绝经后转移性乳腺癌的一线内分泌治疗可以选择的药物包括不同机制的芳香化酶抑制药、氟维司群、他莫昔芬、甲地孕酮等（ⅠA）。复发转移性乳腺癌选择治疗方案，要考虑患者肿瘤组织的激素受体状况（ER/PR）、HER-2 状态、年龄、月经状态及疾病进展是否缓慢。原则上疾病进展缓慢的激素反应性乳腺癌患者可以首选内分泌治疗。

3. 进展期乳腺癌 2 指南 对于激素受体阳性晚期乳腺癌，当肿瘤为临床进展性疾病必须得到快速缓解或肿瘤对内分泌治疗是否敏感存有疑虑时，首选化疗。即使存在内脏疾病，内分泌治疗仍是激素受体阳性疾病的首选方案，除非有脏器危象或有内分泌抵抗的证据（ⅠA）。

（湖南省肿瘤医院 欧阳取长）

【核心提示】

本患者是一个典型的激素受体阳性、HER-2（－）绝经后乳腺癌患者，术后辅助治疗及复发转移后一线治疗均不规范。复发后病情进展迅速，肿瘤负荷重，疼痛症状明显，为迅速缓解症状，复发后治疗首选化疗。化疗获益后，更换氟维司群一线内分泌治疗，临床获益明显，氟维司群治疗后，患者已获得长达 17 个月以上的无进展生存期，生活质量明显改善。因此，对于激素受体阳性、HER-2（－）转移性乳腺癌患者，氟维司群可作为一线内分泌治疗的有效选择。仅骨和软组织转移的 Luminal A 型乳腺癌患者，晚期一线治疗首选内分泌治疗。

（湖南省肿瘤医院　欧阳取长）

参 考 文 献

[1] Gradishar WJ, Anderson BO, Balassanian R, et al. NCCN guidelines insights breast cancer, Version 1. 2016. J Natl Compr Canc Netwk, 2015, 13（12）：1475-1485.

[2] Cardoso F, Costa A, Norton L, et al. ESO-ESMO 2nd international consensus guidelines for advanced breast cancer （ABC2）. Breast, 2014, 23（5）：489-502.

[3] Robertson JF, Lindemann JP, Llombart-Cussac A, et al. Fulvestrant 500 mg versus anastrozole 1 mg for the first-line treatment of advanced breast cancer：follow-up analysis from the randomized 'FIRST' study. Breast Cancer Res Treat, 2012, 136（2）：503-511.

病例6 晚期肺癌发现乳腺肿块

周力恒 陆劲松*

上海交通大学医学院附属仁济医院

【病史及治疗】

➢ 患者女性，34岁。否认吸烟史，家族中3人吸烟，吸烟量较大。否认既往结核病史。父亲、祖母肺癌，姑母有乳腺癌。

➢ 2015-05 中旬患者无特殊诱因下出现胸痛，前胸伴后背放射痛，可耐受，呈隐痛。患者未就医。

➢ 2015-06 患者自觉症状明显加重，偶觉疼痛难忍，遂于 2015-06-09 就诊我院急诊。血常规示白细胞计数 $8.63×10^9$/L，中性粒细胞百分比 65.9%，血红蛋白 139 g/L，血小板计数 $363×10^9$/L；C反应蛋白 0.98 mg/L；金标法测 D-二聚体 0.157 μg/ml；肌钙蛋白 I（cardiactroponin I，cTn I）0.01 ng/ml。心电图无异常。胸部高分辨率计算机体层摄影术（high resolution computed tomography, HRCT）（图6-1）示左下肺渗出实变灶，左肺多发小结节，左侧胸腔积液；左侧胸腔积液，最深处4 cm，纵隔显示不清。给予头孢替安、左氧氟沙星抗感染，症状未见明显改善。

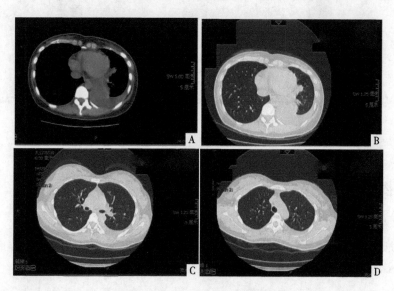

图6-1 2015-06-09 胸部 HRCT

注：A. 左下肺渗出实变灶（纵隔窗）；B. 箭头所指处为左侧胸腔积液；C. 左肺1枚结节；D. 左肺另一枚结节

* 为通信作者，邮箱：lujjss@163.com

【辅助检查】

➤ 癌胚抗原（carcino-embryonic antigen，CEA）6.23 μg/L，甲胎蛋白（alpha fetal protein，AFP）、鳞状上皮细胞癌抗原（squamous cell cancer，Scc）、糖类抗原（carbohydrate antigen，CA）50 均正常。T 细胞斑点试验阴性，胸腔积液腺苷脱氨酶（adenosine deaminase，ADA）13.93 U/L，胸腔积液常规和生化提示渗出液，胸腔积液中可见腺癌细胞。

➤ 病理显示胸腔积液细胞块表皮生长因子受体（epidermal growth factor receptor，EGFR）基因第 21 外显子呈突变型，具体类型为 L858R。其余外显子未见肯定突变。ALK 融合蛋白（-）。

➤ 颅脑磁共振成像（magnetic resonance imaging，MRI）平扫及增强未见明显异常。

➤ 骨扫描（图 6-2）示左侧第 7 后肋区显像浓聚灶，肿瘤侵犯不除外。

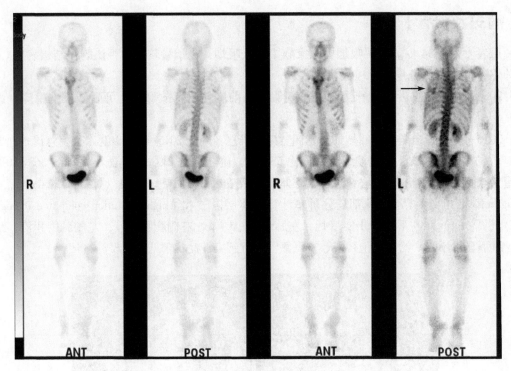

图 6-2　2015-06-18 骨扫描

注：全身骨扫描显像示左侧第 7 后肋区显像浓聚灶，肿瘤侵犯不除外，如图中箭头所指；ANT 为正面，POST 为背面

【病史及治疗续一】

➤ 诊断为"左侧肺腺癌Ⅳ期（胸膜腔转移），*EGFR*（+）"。

➤ 2015-06 底开始给予吉非替尼靶向治疗。服用吉非替尼期间出现痤疮、荨麻疹、腹泻（大便次数为每天 3 次，稀便）、肝损伤。

【辅助检查】

➤ 2015-10 肿瘤标志物 AFP 48.82 μg/L（↑），CEA 6.12 μg/L（↑），CA199 24.77 U/ml，CA125 104.10 L/ml（↑），细胞角蛋白 19 片段（CYFRA21-1）2.09 μg/L，神经元特异性烯醇化酶（neuron specific enolase，NSE）10.82 μg/L，Scc 9.74 μg/L（↑）。

➢ 2015-12-29 胸部计算机体层摄影术（computed tomography，CT）（图 6-3）示左下肺占位治疗后，左侧液气胸引流中伴左肺部分不张及双肺多发渗出，左肺多发小结节，左侧胸膜多发结节播散。右肺上叶小磨玻璃结节，与 2015-10-15 胸部 HRCT 相仿，建议随访。扫及右侧乳腺内侧结节，建议尽快完善乳腺检查。

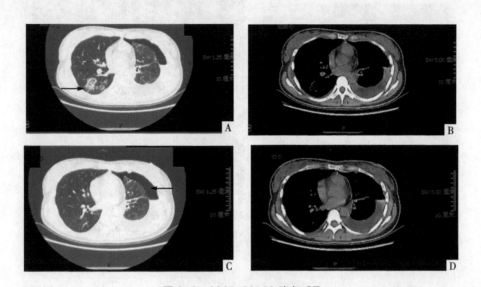

图 6-3　2015-12-29 胸部 CT
注：A. 右肺渗出；B. 图 A 层面的纵隔窗；C. 左肺液气胸；D. 图 C 层面的纵隔窗

【本阶段小结】

患者为晚期非小细胞肺癌（non-small cell lung cancer，NSCLC）患者，且 *EGFR* 突变。IPASS 研究显示一线治疗吉非替尼与卡铂联合紫杉醇相比显著改善患者无进展生存 [危险比（hazard risk，*HR*）0.48，95%可信区间（confidence interval，*CI*）0.36～0.64，*P*<0.000 1]。另有 WJ-TOG3405、NEJGSG002 等多项研究也支持吉非替尼作为 NSCLC 患者的一线治疗。

【病史及治疗续二】

➢ 2016-01 患者因近期体重减轻十余斤，自己扪及右乳腺肿块。
➢ 现查体右乳腺内上 3.0 cm×2.0 cm 肿块，质硬，界欠清，腋窝淋巴结未及。

【辅助检查】

➢ 2016-01-07 右乳腺肿块穿刺病理示右侧乳腺低分化癌；免疫组织化学示雌激素受体（estrogen receptor，ER）（1%），孕激素受体（progesterone receptor，PR）（1%），人类上皮细胞生长因子受体 2（human epiderma growth factor receptor 2，HER-2）（3+），荧光原位杂交（fluorescence in situ hybridization，FISH）检测示 *HER-2* 基因扩增。

➢ 2015-12-29 超声（图 6-4）示右乳腺见低回声团块伴钙化，乳腺影像报告和数据系统（breast imaging reporting and data system，BI-RADS）4B。双腋窝淋巴结形态饱满。左锁骨上淋巴结增大，右颈根部可见淋巴结。

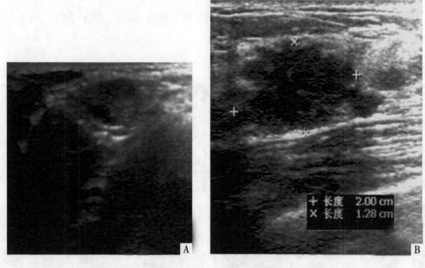

图 6-4　2015-12-29 乳腺及淋巴结超声影像

注：A. 左锁骨上淋巴结增大；B. 右乳腺低回声团块，直径 2 cm，边界不清

➤ 2016-01-05 乳腺 MRI（图 6-5）示右乳腺内上象限肿块，BI-RADS 5，邻近胸壁受侵犯。2016-01-08 胸部 CT（图 6-6）示左下肺占位治疗后，双肺多发渗出伴左侧胸腔积液，左肺多发小结节，左侧胸膜多发结节播散，较 2015-12-29 胸部 CT 左肺部分结节似有所增大，左侧胸腔积液有所吸收，左侧气胸基本吸收。右肺上叶小磨玻璃结节，与 2015-12-29 胸部 CT 相仿，建议随访。扫及右乳腺内侧结节，请结合乳腺相关检查。

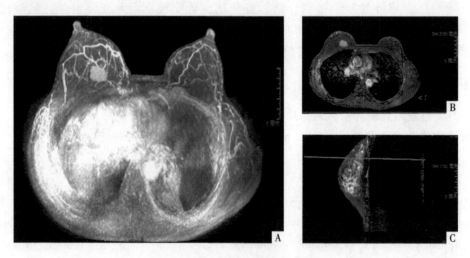

图 6-5　2016-01-05 乳腺 MRI

注：A. 乳腺 MRI 三维重建图像；B. 右乳腺肿块的水平位增强图像；C. 右乳腺肿块的矢状位图像，横线处是图 B 所示层面

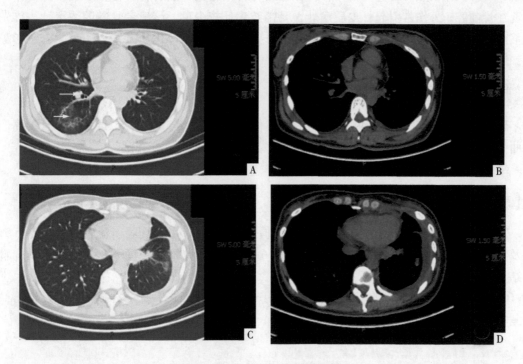

图6-6　2016-01-08 胸部CT

注：A. 右肺结节及渗出；B. 图A层面的纵隔窗；C. 左肺渗出伴左侧胸腔积液，较2015-12-29的胸部CT左肺部分结节似有所增大，左侧胸腔积液有所吸收，左侧气胸基本吸收；D. 图C层面的纵隔窗

【本阶段小结】

尽管肺癌的乳腺转移并非常见，但也不乏类似的个案报道。患者首先需明确是乳腺癌、肺癌双原发，肺癌转移至乳腺或乳腺癌转移至肺。建议乳腺穿刺标本行EGFR及基因突变检查，胸腔积液细胞蜡块行ER、PR、HER-2、Ki-67免疫组织化学及FISH检测。

【病史及治疗续三】

➢ 胸腔积液送检白片 *EGFR* 基因常见突变热点（包括19-Del、L858R、T790M、20-Ins、G719X、S768I、L861Q）为21外显子L858R突变，其余位点未见突变。ER（-）、PR（-）、HER-2（2+），FISH检测 *HER-2* 基因无扩增，Ki-67阳性率（5%）。

➢ 乳腺穿刺标本示 *EGFR* 基因常见突变热点（包括19-Del、L858R、T790M、20-Ins、G719X、S768I、L861Q）未见突变。

【本阶段小结】

根据患者的右乳腺肿块穿刺病理结果基本可以明确为肺癌与乳腺癌的双原发癌。对于Ⅳ期NSCLC，靶向治疗为一线治疗方案。2015年美国临床肿瘤学会（American Society of Clinical Oncology，ASCO）会议上专家并不认为化疗同期使用吉非替尼效果更好；吉非替尼与曲妥珠单抗同时使用未见有互相拮抗作用的报道。但该患者若确诊为乳腺癌需行化疗，考虑到患者使用吉非替尼仍有效，故可继续吉非替尼治疗。该患者胸部CT见左下肺结节灶，另见双肺多发结节。骨扫描见左侧第 7 后肋区浓聚灶。若为骨转移，乳腺癌肋骨转移相比肺癌肋骨转移更多见。骨转移一般首先出现在骨髓腔；外伤常引起骨皮质病灶，骨髓腔病灶较少见。该患者骨髓腔浓聚灶，首先考虑骨转移。化疗方案可选择兼顾乳腺癌与肺癌的方案，本患者推荐化疗方案为顺铂联合紫杉醇单周治疗，同时联合曲妥珠单抗及吉非替尼治疗。

【病史及治疗续四】

> 紫杉醇 80 mg/m^2，顺铂 40 mg，每周方案化疗（第 1、8、15 天），每 3 周休息 1 周，同时联合曲妥珠单抗治疗。治疗 2 个疗程后评估疗效。

> 继续吉非替尼治疗。

【辅助检查】

> 2016-03-07 胸部 CT（图 6-7）示左下肺占位治疗后，左侧胸腔引流管置入；左下肺多发渗出及实变影，伴左侧胸腔积液（积液量较 2016-01-08 的胸部 CT 有所增多），左肺及胸膜下多发小结节（与 2016-01-08 胸部 CT 大致相仿）；右肺上叶磨玻璃结节、右肺中叶小斑片灶（与 2016-01-08 胸部 CT 相仿），建议继续随访。2016-01-08 胸部 CT 所示右肺下叶多发渗出，本次检查基本吸收。双腋窝多发小淋巴结。

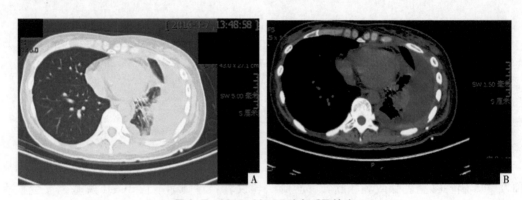

图 6-7　2016-03-07 胸部 CT 检查

A. 左下肺渗出及实变影，伴左侧胸腔积液；B. 图 A 层面的纵隔窗

【专家点评】

乳腺癌、肺癌都是女性最常见的恶性肿瘤，第一原发乳腺癌或者肺癌治疗后能获得较长的生存期，其他脏器发生第二原发癌的可能性较高。肺是乳腺癌转移的主要器官之一。肺癌继发乳腺癌和乳腺癌继发肺癌均罕见，发生率分别为 0.76% 和 0.4%。尽管转移癌与肺内原发癌的影像特点均较鲜明，但鉴别乳腺癌术后远期肺内单发转移与原发性肺癌有时很困难。影像诊断是肿瘤定性诊断、临床分期、预后分析的重要证据，准确判断乳腺癌术后肺内新生病灶的性质倍受重视。

肺癌发生乳腺转移，其中约 50% 来源于 NSCLC，1/3 来源于小细胞肺癌。肺癌来源的乳腺转移倾向于发生在近皮肤部位，甲状腺转录因子 1（thyroid transcription factor 1，TTF-1）是鉴别肺癌乳腺转移的重要靶标，本病例进行 *EGFR* 基因和 ER/PR、HER-2 和 Ki-67 指标在肺癌和乳腺癌组织进行检测来确认这两者为双原发还是继发，这些靶点得出相应证据并不充分，建议增加 mamma-globin、囊泡病液体蛋白 15（gross cystic disease fluid protein 15，GCDFP-15）、TTF-1 检测。如果

mammaglobin（+）、GCDFP-15（+）、TTF-1（-），对于判断乳腺癌来源准确性更高；如果 mammaglobin（-）、GCDFP-15（-）、TTF-1（+），对于判断肺癌来源准确性更高。

肺癌乳腺转移与第二原发乳腺癌的治疗策略和具体方案不尽相同。若为乳腺转移，治疗应按转移性肺癌治疗。若诊断为第二原发乳腺癌，则按乳腺癌进行个体化诊治。若形态与免疫组织化学检测均不能确诊为转移或重复癌，则在全身治疗方案的选择上，应考虑能覆盖两种肿瘤的广谱抗癌药物，如紫杉类（紫杉醇或多西他赛）或吉西他滨联合铂类药物。在分子靶向药物治疗方面，可选择有大量循证医学证据的药物与化疗联合，如贝伐珠单抗等，本病例存在 *EGFR* 突变和 *HER-2* 扩增，因此，可以考虑酪氨酸激酶（tyrosine kinase inhibitor, TKI），联合曲妥珠单抗治疗。对乳腺孤立性病灶，无论为原发癌或转移癌，可考虑外科手术或局部放疗，但必须经多学科讨论，本病例乳腺疾病已侵袭皮肤，手术可能性不大。

（辽宁省肿瘤医院　孙　涛）

此病例是异时性发现的乳腺、肺双原发恶性肿瘤。患者最初因胸痛及胸腔积液就诊，胸腔积液中找到腺癌细胞，伴 *EGFR* 基因突变，明确为ⅣA期肺癌。经吉非替尼靶向治疗后，症状得到控制，评价为病情稳定（stable disease, SD）。但在靶向治疗6个月后发现右乳腺肿块，经穿刺活检明确诊断为原发性乳腺癌，并应用了诊断乳腺癌的化疗联合曲妥珠单抗治疗。而在吉非替尼治疗9个月后复查胸部 CT，发现左侧胸膜结节有所增大，胸腔积液较前增多。此时，应对注意有无EGFR-TKI继发性耐药的问题，可以再次抽取胸腔积液进行 *EFGR* 基因、*ALK* 基因、*ROS* 基因等检测，以明确是否有 EGFR-TKI 继发性耐药；有无 *T790M* 的突变；有无其他靶向药物相关基因的突变。为下一步治疗做准备。同时，也可将胸腔积液彻底引流后注入化学粘连剂（红霉素、无菌滑石粉、博来霉素等）进行胸腔粘连治疗，以减少恶性胸腔积液的继续产生。

（上海交通大学医学院附属仁济医院　林海平）

【循证背景】

一项研究纳入6668例研究对象，发现继发性乳腺癌发生率为0.76%。其中16%来源于肺癌，31%来源于黑色素瘤，18%来源于卵巢癌、子宫颈癌和前列腺癌，12%来源于泌尿系肿瘤，7%来源于胃肠道肿瘤。

一项纳入6334例研究对象的研究，共确认45例继发性乳腺癌，其中33.3%来源于肺癌，20%来源于淋巴瘤，6.7%来源于黑色素瘤，胃癌、结直肠癌和卵巢癌发生乳腺转移的比例分别为4.4%、6.7%和6.7%。

一项研究在13 502例确诊的乳腺癌患者中明确诊断继发性肺转移的患者为60例，占比0.4%。

（辽宁省肿瘤医院　孙　涛）

【核心体会】

合理选择分子靶标有助于判断肺癌乳腺转移或双原发重复癌，若形态与免疫组织化学检测均不能确诊，应考虑能覆盖两种肿瘤的广谱抗癌药物和靶向药物。

（辽宁省肿瘤医院　孙　涛）

近年来，靶向治疗在晚期肿瘤（尤其是肺腺癌）的治疗中扮演着越来越重要的角色，针对晚期肺癌合并乳腺癌，分别进行精准的诊断、分型尤为重要，目的是明确两种肿瘤的分子亚型，以求应用靶向治疗，减轻联合化疗带来的不良反应。在治疗期间，同样要仔细评估疗效，明确疾病的主要矛盾，达到精准治疗。

（上海交通大学医学院附属仁济医院　林海平）

参 考 文 献

［ 1 ］ Mirrielees JA, Kapur JH, Szalkucki LM, et al. Metastasis of primary lung carcinoma to the breast: a systematic review of the literature. J Surg Res, 2014, 188（2）: 419-431.

［ 2 ］ Kycler W, Laski P. Surgical approach to pulmonary metastases from breast cancer. Breast J, 2012, 18（1）: 52-57.

病例7　抗 HER-2 治疗耐药的 HER-2 过表达型复发转移性乳腺癌

徐海燕[1]　张凤春[1,2]*

[1] 上海交通大学医学院附属苏州九龙医院
[2] 上海交通大学医学院附属瑞金医院

【病史及治疗】

➤ 患者女性，47 岁，生育 1 女，未闭经，无肿瘤家族史和其他高危因素

➤ 2006-04 无意中发现右乳腺肿块，约 3 cm，2006-04-26 行右侧乳腺癌改良根治术+左侧乳腺肿块切除术，术后病理示右侧乳腺浸润性导管癌，大小为 3.0 cm×2.5 cm×1.7 cm，右腋窝淋巴结（1 枚/9 枚）见癌转移，左侧乳腺纤维腺瘤。肿瘤细胞免疫组织化学示雌激素受体（estrogen receptor，ER）（2+）、孕激素受体（progesterone receptor，PR）（3+）、人类上皮细胞生长因子受体 2（human epiderma growth factor receptor 2，HER-2）（3+）。术后给予 FAC 方案（F，氟尿嘧啶；A，多柔比星；C，环磷酰胺），具体为环磷酰胺 800 mg+多柔比星 80 mg+氟尿嘧啶 800 mg，1 个疗程，FEC 方案（F，氟尿嘧啶；E，表柔比星；C，环磷酰胺），具体为环磷酰胺 800 mg+表柔比星 110 mg+氟尿嘧啶 800 mg，3 个疗程，后序贯多西他赛 120 mg，单药 4 个疗程，化疗后给予托瑞米芬口服内分泌治疗。

➤ 2009-02 发射型计算机体层成像（emission computed tomography，ECT）检查提示胸骨核素浓聚灶。胸部计算机体层摄影术（computed tomography，CT）提示胸骨骨质破坏，锁骨上、胸骨旁淋巴结增大，考虑疾病复发，患者拒绝进一步活检。

➤ 2009-02-23 开始更换为戈舍瑞林 3.6 mg，每 28 天 1 次+来曲唑 2.5 mg，每天 1 次+曲妥珠单抗（赫赛汀）靶向治疗（8 mg/kg、6 mg/kg，每 3 周 1 次），并行胸骨局部放疗。

➤ 2010-12-20 ECT 示多发骨核素浓聚灶，病灶较前增多，提示疾病进展。

➤ 2011-01-19 开始 NP 方案（N，长春瑞滨；P，顺铂）化疗，具体为长春瑞滨 40 mg，第 1、8 天+顺铂 40 mg，第 1~3 天，化疗 6 个疗程并曲妥珠单抗（6 mg/kg，每 3 周 1 次）靶向治疗，病情稳定，序贯为戈舍瑞林+依西美坦内分泌治疗+曲妥珠单抗靶向治疗。

➤ 2013-10 复查 ECT 提示病情较前进展，正电子发射计算机断层显像（positron emission computed tomography，PET-CT）提示乳腺癌术后，多发骨转移，纵隔、锁骨上、腹腔淋巴结转移。

➤ 2013-11-06 更换为卡培他滨 1.0 g、1.5 g，第 1~14 天+拉帕替尼 1250 mg，每天 1 次，联合治疗。

➤ 2015-09 患者出现胸闷，逐渐加重，夜间难以平卧。

---

* 为通信作者，邮箱：fczhang2004@163.com

➢ 2015-09-19 PET-CT 检查示多发淋巴结、双肺、右侧胸膜、骨骼及肌肉多发转移，右侧胸腔积液，肿瘤标志物糖类抗原（carbohydrate antigen，CA）153、CA125 明显增高。患者入组我院 PET-CT 早期预测化疗药物疗效的临床试验。

➢ 2015-09-24 行多西他赛 60 mg，第 1、8 天+奥沙利铂 100 mg，第 1、8 天+阿帕替尼 500 mg，每天 1 次，全身治疗 2 个疗程，治疗 1 个疗程后（2015-10-22）复查 PET-CT 示肿瘤细胞脱氧葡萄糖代谢明显减低。患者出现Ⅲ度白细胞下降，伴恶心，乏力，自觉难以耐受化疗，2015-12-04 开始单药阿帕替尼维持治疗，耐受可，病情稳定。

【辅助检查】

➢ 2015-09-19 PET-CT（图 7-1A）示右侧乳腺癌术后，多发淋巴结、双肺、右侧胸膜、骨骼及肌肉多发转移，右侧胸腔积液。

➢ 2015-10-22 PET-CT（图 7-1B）示右侧乳腺癌术后，多发淋巴结、双肺、右侧胸膜、骨骼及肌肉多发转移，脱氧葡萄糖代谢较前明显减低。

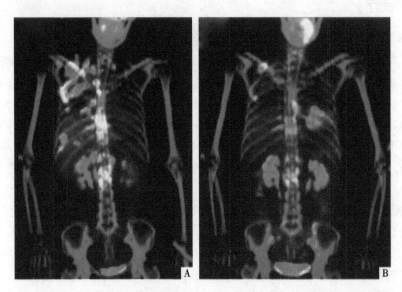

图 7-1　复发转移性乳腺癌多西他赛+奥沙利铂+阿帕替尼 1 个疗程治疗前后 PET-CT

注：A. 多西他赛+奥沙利铂+阿帕替尼治疗前，多发淋巴结、双肺、右侧胸膜、骨骼及肌肉多发转移，脱氧葡萄糖代谢增强；B. 多西他赛+奥沙利铂+阿帕替尼 1 个疗程治疗后，所有病灶区脱氧葡萄糖代谢均较治疗前明显减低，部分胸椎及右肺病灶脱氧葡萄糖代谢恢复正常

【本阶段小结】

根据 2015 年 St. Gallen 专家共识及美国国家综合癌症网络（National Comprehensive Cancer Network，NCCN）指南，对于 HER-2（+）乳腺癌，专家组建议新辅助治疗和辅助治疗阶段应包括抗 HER-2 药物，曲妥珠单抗的给药持续时间应为 1 年。很遗憾，本例患者在辅助治疗阶段没有选择抗 HER-2 治疗；患者口服选择性雌激素受体调节药（selective estrogen receptor modulator，SERM）内分泌治疗过程中出现疾病进展，无病生存期仅 28 个月，出现继发性内分泌治疗耐药，因以骨及淋巴结转移为主，无内脏危象，依据 2016 版美国 NCCN 指南及进展期乳腺癌（Advanced Breast Cancer，ABC）2、3 指南：对于激素受体阳性、HER-2（+）乳腺癌患者，首选内分泌治疗+曲妥

珠单抗联合治疗。本例患者后续治疗过程中，多次出现疾病进展，保留曲妥珠单抗基础上更换化疗及内分泌治疗药物，病情稳定 57 个月；后更换为拉帕替尼联合卡培他滨治疗，无进展生存期 22 个月，患者在持续抗 HER-2 治疗中获益；当疾病再次进展后，患者难以耐受进一步化疗，依据拉帕替尼单药治疗、多线治疗后复发耐药性非三阴性乳腺癌的 II 期临床试验结果，更换为抗肿瘤血管形成的靶向治疗药物阿帕替尼，目前病情稳定 7 个月，提示抗肿瘤新生血管的靶向治疗药物可能成为曲妥珠单抗、拉帕替尼耐药的 HER-2 过表达型复发转移性乳腺癌的治疗选择之一。

【专家点评】

该患者乳腺癌病史 11 年，复发转移后肿瘤缓解累计时间长达 9 年，虽略有遗憾，但该例患者的总体治疗是成功的。该患者初诊时为 $T_2N_1M_0$ 期，Luminal B、HER-2 阳性型，虽经系统辅助化疗及内分泌治疗，但未使用曲妥珠单抗辅助治疗。HERA、BCIRG006 等研究提示，曲妥珠单抗辅助治疗 1 年可以降低肿瘤复发风险约 50%。这也是该患者整个治疗过程中的最大遗憾。患者在无病生存期（disease free survival，DFS）28 个月时出现骨与淋巴结的复发转移，此后依据指南的系列治疗选择都比较恰当。对于 HER-2（+）、激素受体阳性的转移性乳腺癌一线治疗，优先考虑抗 HER-2 治疗联合化疗，部分不适合化疗或进展缓慢的患者可以考虑抗 HER-2 治疗（曲妥珠单抗）联合芳香化酶抑制药治疗（该患者因绝经期增加了戈舍瑞林）。该患者在后一种治疗选择中获 22 个月的无进展生存期（progression-free-survival，PFS）。保留曲妥珠单抗基础上更换化疗方案是非常明智的选择。HERMINE 研究、RHEA 研究等提示，在一线使用曲妥珠单抗治疗进展后继续使用曲妥珠单抗治疗的疗效与曲妥珠单抗初始一线治疗疗效相似，且继续使用曲妥珠单抗与停止使用曲妥珠单抗治疗比较疗效更好，显著延长进展后生存期。有关二线以上治疗，指南并无强烈推荐，但对于转移性乳腺癌患者来说，未来的路仍然很长，在保证患者生存质量的前提下，结合中国国情，给予患者适当的靶向治疗和化疗及内分泌治疗都是合理的选择。该患者二线以上治疗仍以持续的抗 HER-2 治疗为主，获得了 6 年以上的肿瘤持续缓解，治疗效果难能可贵！

（中国医学科学院肿瘤医院　王佳玉）

【指南背景】

1. 2015 版美国 NCCN 指南　对于 HER-2（+）转移性乳腺癌患者，若之前接受过曲妥珠单抗治疗，则推荐使用曲妥珠单抗-DM1，即曲妥珠单抗和细胞毒药物的结合体。其他备选方案有曲妥珠单抗联合化疗，如紫杉类、长春瑞滨或卡培他滨等。

2. ABC2 指南　对于 HER-2（+）转移性乳腺癌患者若接受过曲妥珠单抗治疗，则优选曲妥珠单抗-DM1（I A），且应继续抗 HER-2 治疗（I B）。对于 HER-2（+）转移性乳腺癌患者，不论是否接受过曲妥珠单抗治疗，曲妥珠单抗+化疗的治疗效果优于拉帕替尼+化疗（I A）。

3.《中国晚期乳腺癌诊治专家共识（2015）》　对一线接受曲妥珠单抗联合细胞毒药物治疗后疾病进展的患者，结合中国市场实际情况，继续曲妥珠单抗联合另一种细胞毒药物或者拉帕替尼联合卡培他滨均可作为二线治疗选择（I A）。此外，已有研究表明曲妥珠单抗-DM1 用于曲妥珠单抗耐药后患者可增加其生存获益，可作为抗 HER-2 二线治疗选择（I B）。

（中国医学科学院肿瘤医院　王佳玉）

【循证背景】

1. EMILIA 试验显示曲妥珠单抗-DM1 二线治疗 HER-2（+）转移性乳腺癌在 PFS 和总生存率

方面都优于拉帕替尼+卡培他滨。

2. EGF100151 试验（$n=399$）中，接受过曲妥珠单抗治疗的 HER-2（+）转移性乳腺癌中，拉帕替尼+卡培他滨疗效优于卡培他滨单药。

3. HERA、BCIRG006 等临床研究提示曲妥珠单抗用于乳腺癌辅助治疗。

4. HERMINE 研究、RHEA 研究提示转移性乳腺癌一线曲妥珠单抗进展后继续使用曲妥珠单抗。

（中国医学科学院肿瘤医院　王佳玉）

1. 对于存在 HER-2 过表达的乳腺癌，曲妥珠单抗是非常重要的辅助治疗药物，所有试验结果均显示辅助治疗中含曲妥珠单抗可延长 DFS，而对 NSABP B31、NCCTG、N9831 和 HERA 研究的联合分析也证实在高危、HER-2（+）患者中使用曲妥珠单体可显著改善总生存期。关于曲妥珠单抗辅助治疗时长的问题，根据欧洲肿瘤内科学会（European Society for Medical Oncology，ESMO）2012 年会议公布的 HERA 研究 8 年随访结果和 PHARE 研究结果，仍然推荐为 1 年。该患者肿块最大径 3.0 cm，腋窝淋巴结 1 枚转移，如能使用 EC（E，表柔比星；C，环磷酰胺）×4→TH（T，多西他赛；H，曲妥珠单抗）×4 方案，或者 TcarboH×6 方案，将会明显降低患者复发的风险。

2. 对于 Luminal B、HER-2（+）型复发乳腺癌患者，化疗联合曲妥珠单抗治疗，相对于单纯化疗不但提高有效率和延长 PFS，而且能显著延长总生存期。但内分泌治疗联合抗 HER-2 治疗仅可改善 PFS，对总生存期改善无获益。在 EGF 30008 研究中，来曲唑联合拉帕替尼与来曲唑单药相比，可提高 HER-2（+）转移性乳腺癌治疗的有效率和延长 PFS，但这种联合并未改善总生存期。与此类似，阿那曲唑基础上联合曲妥珠单抗的 TAnDEM 研究显示，抗 HER-2 治疗显著改善PFS，未使总生存期获益。因此，对于 Luminal B、HER-2（+）型乳腺癌患者，仍然首先推荐在化疗基础上联合抗 HER-2 靶向治疗，内分泌治疗联合抗 HER-2 治疗多适用于不宜、不愿意接受化疗、肿瘤负荷较轻的患者。该患者仅有骨、淋巴结转移，使用内分泌治疗联合抗 HER-2 治疗未尝不可。

3. 两次骨转移判定疾病进展，建议在 ECT 的基础上结合 CT、MRI 或 X 线片做出判断似乎更为合适。患者使用 NPH 方案进行二线解救，并使用另一种内分泌治疗联合曲妥珠单抗作为二线解救后的维持，是临床常用的策略。如含曲妥珠单抗的化疗方案治疗后进展，主要的后续选择有 4 种，一种是卡培他滨+拉帕替尼，一种是另选化疗药物（包括卡培他滨等）联合曲妥珠单抗，第三种是不含化疗药物的曲妥珠单抗联合拉帕替尼，此外还可以尝试曲妥珠单抗-DM1、帕妥珠单抗等新的靶向药物。该患者的选择是卡培他滨+拉帕替尼，比较合理。

4. 患者再次进展后，通常采用的策略是尝试曲妥珠单抗-DM1、帕妥珠单抗等新的靶向药物，或者换用一种化疗药物+抗 HER-2 治疗。现患者进入 PEFCT 早期预测化疗药物疗效的临床试验，使用"多西他赛 60 mg，第 1、8 天+奥沙利铂 100 mg，第 1、8 天+阿帕替尼 500 mg，每天 1 次"，1 个疗程后复查 PET-CT 示肿瘤细胞脱氧葡萄糖代谢明显减低。既往的 HER-2（+）乳腺癌联合贝伐珠单抗治疗转移性乳腺癌的研究基本是失败的，故而贝伐珠单抗起初的适应证只是针对拥有证据的 HER-2（-）晚期乳腺癌。本患者使用阿帕替尼属于抗血管生成的 VEGFR-TKI，不良反应常见高血压、蛋白尿、乏力、手足皮肤反应等，患者在联合化疗中无法耐受，比较符合预期，虽然取得一定疗效，但尚需随机对照研究进一步明确获益的来源。

（复旦大学附属肿瘤医院　张　剑）

【核心体会】

HER-2（＋）转移性乳腺癌的治疗核心——持续地抗 HER-2 治疗联合化疗或内分泌治疗可有效抑制肿瘤的进展，最大限度地延长 PFS。

（中国医学科学院肿瘤医院 王佳玉）

曲妥珠单抗辅助治疗 1 年对于 HER-2（＋）早期乳腺癌降低疾病复发和死亡风险非常重要。复发后，抗 HER-2 治疗仍然能够使患者持续获益。抗血管生成药物单药或者联合方案在 HER-2（＋）晚期乳腺癌中值得进一步探索。

（复旦大学附属肿瘤医院 张 剑）

参 考 文 献

［1］Coates AS, Winer EP, Goldhirsch A, et al. Tailoring therapies—improving the management of early breast cancer：St Gallen International Expert Consensus on the Primary Therapy of Early Breast Cancer 2015. Ann Oncol, 2015, 26（8）：1533-1546.

［2］NCCN guidelines for breast cancer version 1. 2016 ［EB/OL］. http：//www. nccn. org/professionals/physician_gls/pdf/breast. pdf.

［3］Cardoso F, Costa A, Norton L, et al. ESO-ESMO 2nd international consensus guidelines for advanced breast cancer（ABC2）. Breast, 2014, 23（5）：489-502.

［4］Thomssen C, Augustin D, Ettl J, et al. ABC3 consensus：assessment by a german group of experts. Breast Care（Basel）, 2016, 11（1）：61-70.

［5］Hu X, Cao J, Hu W, et al. Multicenter phase Ⅱ study of apatinib in non-triple-negative metastatic breast cancer. BMC Cancer, 2014, 14：820-827.

［6］NCCN guidelines for breast cancer version 1. 2017 ［EB/OL］. https：//www. nccn. org/professionals/physician_gls/pdf/breast. pdf.

［7］Cardoso F, Costa A, Senkus E, et al. 3rd ESO-ESMO international consensus guidelines for Advanced Breast Cancer（ABC 3）. Breast, 2017, 31：244-259.

［8］江泽飞, 邵志敏, 徐兵河. 人表皮生长因子受体 2 阳性乳腺癌临床诊疗专家共识. 中华肿瘤杂志, 2010, 32（2）：158-160.

［9］Johnston S, Pippen JJ, Pivot X, et al. Lapatinib combined with letrozole versus letrozole and placebo as first-line therapy for postmenopausal hormone receptor-positive metastatic breast cancer. J Clin Oncol, 2009, 27（33）：5538-5546.

［10］Kaufman B, Mackey JR, Clemens MR, et al. Trastuzumab plus anastrozole versus anastrozole alone for the treatment of postmenopausal women with human epidermal growth factor receptor 2-positive, hormone receptor-positive metastatic breast cancer：results from the randomized phase Ⅲ TAnDEM study. J Clin Oncol, 2009, 27（33）：5529-5537.

［11］Verma S, Miles D, Gianni L, et al. Trastuzumab emtansine for HER2-positive advanced breast cancer. N Engl J Med, 2012, 367：1783-1791.

［12］Cameron D, Casey M, Oliva C, et al. Lapatinib plus capecitabine in women with HER-2-positive advanced breast cancer：final survival analysis of a phase Ⅲ randomized trial. Oncologist, 2010, 15（9）：924-934.

病例 8　Luminal B、HER-2 过表达型复发转移性乳腺癌

马　越　徐迎春[*]

上海交通大学医学院附属仁济医院

【病史及治疗】

➢ 患者女性，52 岁，育有 1 女，平素月经规律，无痛经，尚未停经，否认遗传及家族病史。

➢ 患者 2009-08-20 行右侧乳腺癌改良根治术，术中见肿瘤位于内上象限，大小为 2.0 cm×1.5 cm×0.8 cm，外侧象限肿块 0.3 cm。术后病理示右侧乳腺浸润性导管癌 II 级（导管内癌约占 50%），乳头、皮肤、剥离面阴性，淋巴管、血管、神经无浸润，腋窝淋巴结（0 枚/18 枚）未见癌转移，肿瘤细胞免疫组织化学示雌激素受体（estrogen receptor，ER）（40%）、孕激素受体（progesterone receptor，PR）（20%）、P53（-）、Ki-67 阳性率（30%）、E-钙黏连蛋白（E-cadherin，E-cad）（+）、人类上皮细胞生长因子受体 2（human epidermal growth factor receptor 2，HER-2）（2+~3+）、细胞角蛋白（cytokerantin，CK）5/6（+）、肌上皮细胞 Caponin（-）、P63（-）。

➢ 术后于 2009-08-31、2009-09-18、2009-10-09 行 FEC 方案（F，氟尿嘧啶；E，表柔比星；C，环磷酰胺）化疗，具体为氟尿嘧啶 750 mg+表柔比星 130 mg+环磷酰胺 800 mg，化疗 3 个疗程。2009-10-30、2009-11-20、2009-12-11 给予多西他赛（艾素）120 mg，第 1 天，化疗 3 个疗程。化疗后口服他莫昔芬 10 mg，每天 2 次，治疗 3 年，因阴道瘙痒，换用托瑞米芬 60 mg，每天 1 次，口服 2 年。

➢ 2014-11 常规复查胸部计算机体层摄影术（computed tomography，CT）示左肺占位，就诊于我院胸外科。

【辅助检查】

➢ 2014-11-22 正电子发射计算机断层显像（positron emission computed tomography，PET-CT）（图 8-1）示右侧乳腺癌术后，术区未见异常脱氧葡萄糖代谢，图 8-1A 示左上肺软组织结节伴左肺门淋巴结增大，图 8-1B 示脱氧葡萄糖摄取增高，考虑肺癌可能大，左肺门多发淋巴结，脱氧葡萄糖摄取增高，转移不完全除外。

➢ 2014-11-25 胸部增强 CT（图 8-2）中图 8-2A 示左肺上叶占位，有分叶及毛刺，考虑恶性病变，伴左上肺门区淋巴结增大；图 8-2B 示纵隔内淋巴结增大。

---

[*] 为通信作者，邮箱：xiaoxu2384@163.com

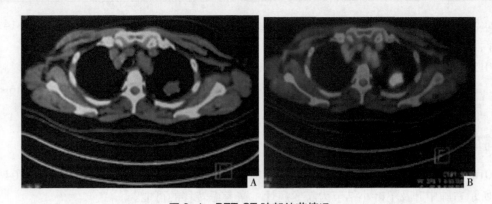

图 8-1 PET-CT 肺部结节情况

注：PET-CT 检查提示左肺占位；A. 左上肺软组织结节；B. 脱氧葡萄糖摄取增高

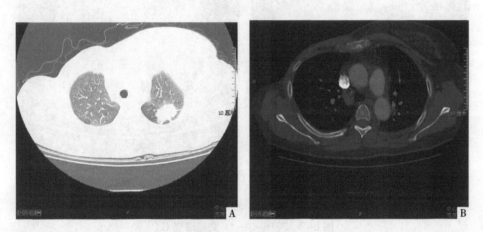

图 8-2 胸部增强 CT

注：术前胸部 CT 检查结果；A. 左肺上叶占位，有分叶及毛刺，伴左上肺门区淋巴结增大；B. 纵隔内淋巴结增大

【病史及治疗续一】

> 2014-11-28 行左上肺癌根治术+胸膜腔粘连烙断术，过程顺利。

> 2014-12-05 病理示左上肺腺癌（4.0 cm×3.5 cm×3.0 cm），支气管旁淋巴结（2 枚/3 枚）见癌组织转移。第 4 组淋巴结（1 枚/1 枚）、第 5 组淋巴结（1 枚/1 枚）见腺癌组织转移。第 6 组淋巴结为纤维脂肪组织，第 7 组淋巴结（0 枚/1 枚）均阴性。免疫组织化学示肿瘤细胞 CK8（+）、CK7（+）、Ki-67 阳性率为 60%、表皮生长因子受体（epidermal growth factor receptor，EGFR）（+）、HER-2（3+）、囊泡病液体蛋白 15（gross cystic disease fluid protein 15，GCDFP-15）灶性（+）、CK20（-）、P63（-）、甲状腺转录因子 1（thyroid transcription factor 1，TTF-1）（-）、P53（-）、ER（-）、PR（-），结合病史及切片，倾向转移性腺癌（乳腺癌来源），肿瘤组织荧光原位杂交（fluorescence in situ hybridization，FISH）检测 *HER-2* 基因扩增（+）。

> 2014-12-23 肿瘤标志物糖类抗原（carbohydrate antigen，CA）125 为 62.81 U/ml。心脏彩色超声示静息下未见明显异常，射血分数为 65%。

> 2014-12-25 胸部增强 CT 扫描示左侧胸膜旁斑片灶，右侧叶间胸膜小结节，左侧胸腔积液，双肺门及纵隔多发钙化灶，右侧心膈角区钙化结节。心影增大，肺动脉干增粗。给予 TX 方案（T，多西他赛；X，卡培他滨）化疗联合曲妥珠单抗靶向治疗，具体为曲妥珠单抗首次 8 mg/kg，

后续 6 mg/kg，第 1 天+多西他赛 140 mg，第 1 天+卡培他滨 1500 mg，每天 2 次，第 1~14 天，共计 6 个疗程。

➢ 2015-05 复查病情稳定，肿瘤标志物 CA125 下降。2015-05-08 起卡培他滨单药维持化疗 10 个疗程，具体为卡培他滨 1500 mg，每天 2 次，第 1~14 天+曲妥珠单抗 6 mg/kg，至 2016-01，期间每 3 个月 1 次疗效评估均病情稳定。

【辅助检查】

➢ 2016-01-11 胸部增强 CT（图 8-3）示右侧乳腺及左肺术后改变，较 2015-08-04 的胸部 CT 扫描所示右肺中叶及下叶小结节为新发病灶，需考虑转移的可能。

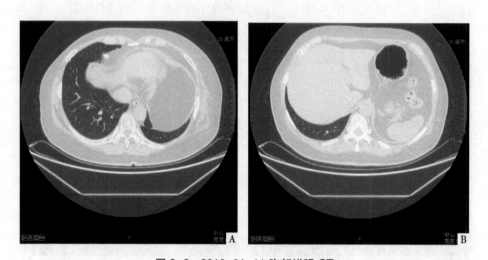

图 8-3　2016-01-11 胸部增强 CT

注：胸部增强 CT 肺部新发结节情况；A. 右肺中叶小结节；B. 右肺下叶小结节，均为新发病灶

➢ 2016-01-20 颅脑增强磁共振成像（magnetic resonance imaging，MRI）（图 8-4）示左侧小脑及右侧枕、顶叶占位，结合病史，考虑转移性肿瘤。

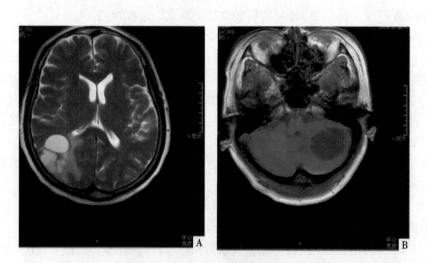

图 8-4　2016-01-20 颅脑增强 MRI

注：颅脑增强 MRI 示颅内占位情况；A. 右侧枕、顶叶囊实性占位，伴水肿；B. 左侧小脑囊性占位

【病史及治疗三】

> 患者颅内病灶为2个，以囊性改变为主，放疗科会诊认为放疗效果欠佳，建议行手术切除，患者及其家属经商议后拒绝手术治疗，遂于2016-01-20行全脑放疗，3 Gy/次，DT 30 Gy/10 次，放疗期间加强脱水治疗（甘露醇+地塞米松），并于2016-01-21起给予紫杉醇（特素）（120 mg，第1、8、15天，每28天1个疗程）化疗期间联合曲妥珠单抗（2 mg/kg，每周1次）靶向治疗。

> 2016-04全面评估提示肺部病灶病情稳定，且肺部病灶明显缩小，如图8-5所示。颅脑增强MRI示颅内病灶明显缩小，如图8-6所示。

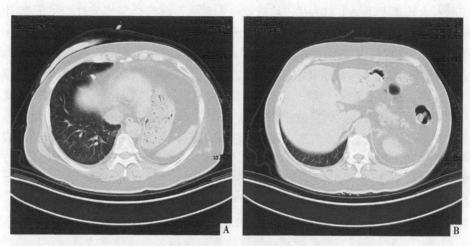

图8-5　2016-04-06胸部增强CT

注：A. 右肺中叶小结节；B. 右肺下叶小结节，均较前明显缩小

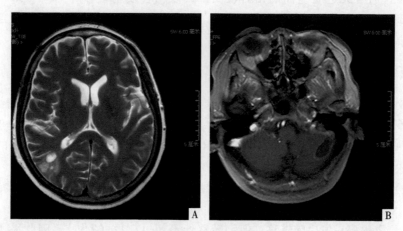

图8-6　颅脑增强MRI

注：颅脑增强MRI示颅内占位治疗后改变；A. 右侧枕、顶叶转移瘤；B. 左侧小脑占位，均较2016-01-19的MRI所示病灶明显缩小

【本阶段小结】

1. 患者为Luminal B、HER-2过表达型乳腺癌，肺及纵隔淋巴结转移后，一线治疗选择手术，

术后病理证实转移病灶转变为 HER-2 过表达型，按照进展期乳腺癌（Advanced Breast Cancer, ABC）2/3 指南及美国国家综合癌症网络（National Comprehensive Cancer Network，NCCN）指南，需要依据复发转移病灶的分子分型选择治疗方案，对于激素受体阴性、HER-2（+）乳腺癌，如果有骨转移或无症状的内脏转移，首选帕妥珠单抗+曲妥珠单抗+紫杉类药物联合治疗。也可以用单克隆抗体曲妥珠单抗-DM1 或曲妥珠单抗+化疗。故给予 TX 方案化疗 6 个疗程并联合曲妥珠单抗靶向治疗，后序贯 X 联合曲妥珠单抗维持治疗，无进展生存期 13 个月。

2. 患者出现颅内及颅外病灶进展，依据美国 NCCN 脑转移瘤诊断及治疗指南，对于 1~3 个转移瘤的治疗选择可考虑行手术或者立体定向放疗，取决于肿瘤的大小、位置及预期生存时间。另对预后好的肿瘤病理类型（如乳腺癌）及原发灶得到有效控制者，无论转移灶的多少都能从立体定向放疗中获益，该患者拒绝手术治疗，且病灶范围较大，故选择全脑放疗。另依据 HER-2 过表达型乳腺癌脑转移治疗专家共识，如单纯颅内进展，可保留全身治疗方案基础上进行颅内病灶局部治疗，但肺部结节为新发，考虑存在颅外浸润，故在全脑放疗基础上，考虑更换全身治疗策略。同时依据美国 NCCN 脑转移瘤诊断及治疗指南，大剂量甲氨蝶呤方案治疗乳腺癌脑转移可以获得 56% 的疾病控制率，表柔比星联合顺铂方案或者拉帕替尼联合卡培他滨（希罗达）也是有效的治疗选择。实际上目前尚缺乏随机研究数据来指导 HER-2（+）乳腺癌患者出现中枢神经系统进展后的全身治疗决策。有一些基于人群的回顾性研究和随机对照试验中的亚群分析结果表明，如果全身疾病可以控制或可转化时，目前的抗 HER-2 治疗应该继续使用。对于抗 HER-2 治疗出现进展患者是否需要持续抗 HER-2 治疗？LANDSCAPE 研究对 HER-2（+）既往曾使用过曲妥珠单抗的患者，发生脑转移后一线联合应用卡培他滨与拉帕替尼治疗，观察到 65.9% 的病灶缩小，但同类研究得到的客观缓解率（objective response rate，ORR）仅为 33.3%，中位无进展生存期为 5.5 个月，总生存期为 11 个月。Hermine 试验提示复发转移性乳腺癌患者一线使用曲妥珠单抗治疗进展后二线治疗更换化疗药物，继续联合应用曲妥珠单抗平均疾病进展时间为 10.2 个月。对于该患者口服卡培他滨过程中进展，是保留曲妥珠单抗，还是更换拉帕替尼？因放疗能够增加曲妥珠单抗在脑脊液中的浓度，且前者无进展生存期相对较长，故该患者改用紫杉醇 75 mg/kg（周疗）+顺铂 25 mg/kg（用 3 周停 1 周）+曲妥珠单抗（周疗），疗效显著，3 个疗程治疗后肺部结节消失，颅内病灶较前缩小，故继续目前治疗并在随访中。

【专家点评】

本病例需要对于判断肺原发或者肺转移，选择的免疫组织化学分子标识肿瘤细胞 CK8（+）、CK7（+）、Ki-67 阳性率（60%）、EGFR（+）、HER-2（3+），GCDFP 灶性（+）、CK20（-）、P63（-）、TTF-1（-）、P53（-）、ER（-）、PR（-）均倾向于肺癌为源自乳腺的腺癌。对于后续的综合治疗抉择至关重要。

HER-2（+）乳腺癌患者应选择抗 HER-2 治疗，联合化疗方案结合本病例的特征可以考虑直接采用单药化疗（如紫杉醇、卡培他滨），联合曲妥珠单抗治疗。

HER-2（+）乳腺癌易发生脑转移，但脑转移灶不超过 3 枚（2 枚），因此采用局部调强立体定向放疗优于本病例选择的全脑放疗。全脑放疗对于后期患者的认知损伤超过立体定向放疗，影响患者的生活质量。如果本病例在曲妥珠单抗治疗过程中仅出现脑转移，根据 NCCN 指南可以在维持原来全身治疗基础上加用脑部立体定向放疗，而本病例存在脑转移和肺转移，说明存在曲妥珠单抗耐药，在增加立体定向放疗的基础上，更换为曲妥珠单抗-DM1 可能是最佳的选择。根据临床实践，选择拉帕替尼联合其他化疗药物也不失为一种较好的方案。

（辽宁省肿瘤医院　孙　涛）

本患者原发灶为激体受体阳性、HER-2（2+~3+），辅助治疗前未进行 FISH 检测，亦未进行抗 HER-2 治疗，但辅助治疗后依然获得了 5 年的无病生存期。首发进展事件为肺及纵隔淋巴结转移，HER-2 过表达型，按照 ABC2 指南及 NCCN 指南，仅有骨转移或无症状的内脏转移，首选帕妥珠单抗+曲妥珠单抗+紫杉类药物联合治疗，也可以用曲妥珠单抗-DM1 或曲妥珠单抗+化疗。本患者选用 TX 方案联合曲妥珠单抗抗 HER-2 治疗，后序贯 X 联合曲妥珠单抗维持治疗，无进展生存期为 13 个月。

患者出现颅内进展，依据 ASCO 关于 HER-2（+）乳腺癌脑转移治疗指南，对于预后较好的单发灶，可考虑单发病灶，可考虑手术后续放疗如立体定向放疗或全乳放疗。根据 NCCN 关于脑转移瘤指南，当转移病灶为 1~3 个时，依据肿瘤的大小、位置及预期生存时间可考虑行手术或者立体定向放疗。依据 ASCO 指南及 LANDSCAPE 研究，局部治疗后血-脑脊液屏障破坏，全身治疗可考虑曲妥珠单抗联合化疗，再次进展后可考虑更换为能透过血-脑脊液屏障的抗 HER-2 治疗药物拉帕替尼联合卡培他滨。抗 HER-2 治疗保留曲妥珠单抗也有依据，如 Hermine 试验中复发转移性乳腺癌患者一线使用曲妥珠单抗治疗进展后二线治疗更换化疗药物，继续联合应用曲妥珠单抗平均无进展生存期可达 10.2 个月。本患者选择保留曲妥珠单抗，更换化疗药物。

（北京大学人民医院　王　殊）

【指南背景】

1. 2016 版 NCCN 指南　对于 HER-2（+）转移性乳腺癌患者，一线治疗推荐使用帕妥珠单抗+曲妥珠单抗+多西他赛（Ⅰ）或帕妥珠单抗+曲妥珠单抗+紫杉醇，若之前接受过曲妥珠单抗治疗，则推荐使用曲妥珠单抗-DM1，即曲妥珠单抗和细胞毒药物的结合体，其他备选方案有曲妥珠单抗联合化疗，如紫杉类、长春瑞滨或卡培他滨等。

2.《人表皮生长因子受体 2 阳性乳腺癌临床诊疗专家共识 2016》　HER-2（+）复发转移性乳腺癌，优先考虑曲妥珠单抗联合化疗。

3.《中国晚期乳腺癌诊治专家共识（2015 版）》　对于 HER-2（+）转移性乳腺癌患者，除非存在禁忌证，都应尽早开始抗 HER-2 治疗（ⅠA）。持续抑制 HER-2 通路可带来生存获益，因此，抗 HER-2 治疗失败后，仍应继续抗 HER-2 治疗。

4. ABC3 指南　对于 HER-2（+）转移性乳腺癌患者若接受过曲妥珠单抗治疗，则优选曲妥珠单抗-DM1（ⅠA），且应继续抗 HER-2 治疗（ⅠB）。

5. 脑转移瘤指南　对于 3 个以内的脑转移灶，采用立体定向放疗优于全脑放疗。

（辽宁省肿瘤医院　孙　涛）

【循证背景】

1. LANDSCAPE 研究　HER-2（+）乳腺癌既往曾使用过曲妥珠单抗治疗，发生脑转移后一线联合应用卡培他滨与拉帕替尼治疗，观察到 65.9% 的病灶缩小，但同类研究得到的 ORR 仅为 33.3%，中位无进展生存期 5.5 个月，总生存期 11 个月。

2. Hermine 试验　复发转移性乳腺癌患者一线治疗使用曲妥珠单抗进展后二线治疗中更换化疗药物，继续联合应用曲妥珠单抗平均无进展生存期为 10.2 个月。

（北京大学人民医院　王　殊）

【核心提示】

对于激素受体阴性、HER-2（+）转移性乳腺癌患者，一线治疗首选化疗联合曲妥珠单抗靶向治疗。脑转移进行立体定向放疗后，考虑耐药可能更换成曲妥珠单抗-DM1 或者拉帕替尼联合卡培他滨，使患者从持续抗 HER-2 治疗中获益。

（辽宁省肿瘤医院　孙　涛）

对 HER-2（+）颅内转移的乳腺癌患者，如预后较好，首选局部治疗后续全身治疗。放疗后可保留曲妥珠单抗更换化疗方案，也可应用拉帕替尼联合卡培他滨。

（北京大学人民医院　王　殊）

参 考 文 献

［1］Cardoso F, Costa A, Norton L, et al. ESO-ESMO 2nd international consensus guidelines for advanced breast cancer（ABC2）. Breast, 2014, 23（5）：489-502.

［2］NCCN guidelines for breast cancer version 1 2016［EB/OL］. http：//www. nccn. org/professionals/physician_gls/pdf/breast. pdf.

［3］Ramakrishna N, Temin S, Chandarlapaty S , et al. Recommendations on disease management for patients with advanced human epidermal growth factor receptor 2-positive breast cancer and brain metastases：American Society of Clinical Oncology clinical practice guideline. J Clin Oncol, 2014, 32（19）：2100-2108.

［4］NCCN guidelines for central nervous system cancers version 1 2015［EB/OL］. https：//www. nccn. org/professionals/physician_gls/f_guidelines. asp#cns.

［5］Bachelot T, Romieu G, Campone M, et al. Lapatinib plus capecitabine in patients with previously untreated brain metastases from HER2-positive metastatic breast cancer（LANDSCAPE）：a single-group phase 2 study. Lancet Oncol, 2013, 14（1）：64-71.

［6］Extra JM, Antoine EC, Vincent-Salomon A, et al. Efficacy of trastuzumab in routine clinical practice and after progression for metastatic breast cancer patients：the observational Hermine study. Oncologist, 2010, 15（8）：799-809.

［7］Cardoso F, Costa A, Senkus E, et al. 3rd ESO-ESMO international consensus guidelines for advanced breast cancer（ABC 3）. Ann Oncol, 2017, 28（1）：16-33.

［8］Swain S, Baselga J, Miles D, et al. Incidence of central nervous system metastases in patients with HER2-positive metastatic breast cancer treated with pertuzumab, trastuzumab, and docetaxel：results from the randomized phase Ⅲ study CLEOPATRA. Ann Oncol, 2014, 25（6）：1116-1121.

［9］Verma S, Miles D, Gianni L, et al. Trastuzumab emtansine for HER2-positive advanced breast cancer. N Engl J Med, 2012, 367（19）：1783-1791.

［10］Extra JM, Antoine EC, Vincent-Salomon A, et al. Efficacy of trastuzumab in routine clinical practice and after progression for metastatic breast cancer patients：the observational Hermine study. Oncologist, 2010, 15（8）：799-809.

［11］von Minckwitz G, Schwedler K, Schmidt M, et al. Trastuzumab beyond progression：overall survival analysis of the GBG 26/BIG 3-05 phase Ⅲ study in HER2-positive breast cancer. Eur J Can, 2011, 47（15）：2273-2281.

［12］Kaufman B, Mackey JR, Clemens MR, et al. Trastuzumab plus anastrozole versus anastrozole alone for the treatment of postmenopausal women with human epidermal growth factor receptor 2-positive, hormone receptor-positive metastatic breast cancer：Results from the randomized phase Ⅲ TAnDEM study. J Clin Oncol, 2009, 27（33）：5529-5537.

病例9　初发胃、皮肤、骨同期转移性乳腺癌

徐迎春[1]　王红霞[2]　张凤春[3]*

[1] 上海交通大学医学院附属仁济医院
[2] 上海交通大学附属第一人民医院
[3] 上海交通大学医学院附属苏州九龙医院

【病史及治疗】

➤ 患者女性，75岁，55岁绝经，育有1子，否认遗传及家族病史。

➤ 2014-01 患者出现食欲差、乏力、进食后腹胀不适。

➤ 2014-02-11 血红蛋白92 g/L，大便隐血试验阴性，肿瘤标志物癌胚抗原（carcino-embryonic antigen，CEA）26.89 μg/L，糖类抗原（carbohydrate antigen，CA）199 35.70 U/ml，CA125 213.4 U/ml，铁蛋白334.7 μg/L。

➤ 2014-03 开始出现颈、胸部多发结节，直径0.5~1.2 cm，遂行皮肤结节活检，结合免疫组织化学检查提示符合浸润性小叶癌表现，如图9-1所示。

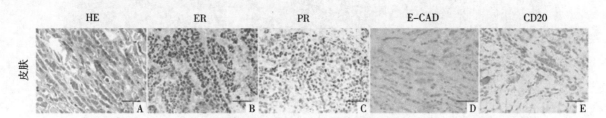

图9-1　皮肤病理及免疫组织化学情况

注：扩大倍数为100倍，2014-04-24 皮肤活检病理，2014-05-06 免疫组织化学示细胞角化蛋白（cytokerantin，CK）（+）、雌激素受体（estrogen receptor，ER）（80%）、孕激素受体（progesterone receptor，PR）（80%）、人类上皮细胞生长因子受体2（human epiderma growth factor receptor 2，HER-2）（+）、E-钙黏连蛋白（E-cadherin，E-cad）（−）、白细胞共同抗原（leukocyte common antigen，LCA）（−）、CD20（−）、CD3（−）、髓过氧化物酶（myeloperoxidase，MPO）（−）、Ki-67 阳性率40%、P53（−）、黑色素瘤特异性单抗（human melanoma antibody，HMB45）（−）。A. 皮肤真皮内见恶性肿瘤细胞浸润；B. 肿瘤细胞细胞核 ER 染色阳性；C. 肿瘤细胞细胞核 PR 染色阳性；D. E-cad 染色阴性；E. CD20 染色阴性；结合 HE 及免疫组织化学提示符合浸润性小叶癌表现

➤ 为求进一步诊治，就诊于我科门诊，复查 CEA 29.76 μg/L，CA199 56.00 U/ml，CA125 488.10 U/ml，铁蛋白389.4 μg/L。妇科超声提示右侧附件区囊性结构（19 mm×22 mm×22 mm），

---

* 为通信作者，邮箱：fczhang2004@163.com

性质待定。

➢ 2014-05-08 下腹部增强计算机体层摄影术（computed tomography，CT）扫描示右侧附件区囊性灶，右下腹肠系膜间隙内、腹主动脉旁多发淋巴结。

➢ 2014-05-14 上腹部增强 CT 扫描示胃窦部胃壁偏厚，胃小弯侧、贲门旁多发淋巴结，后腹膜及回盲部区多发小淋巴结。

➢ 2014-05-28 胃镜示胃浸润性病变，如图 9-2 所示。病理示上皮内见低分化癌组织浸润，考虑小叶癌转移，如图 9-3 所示。

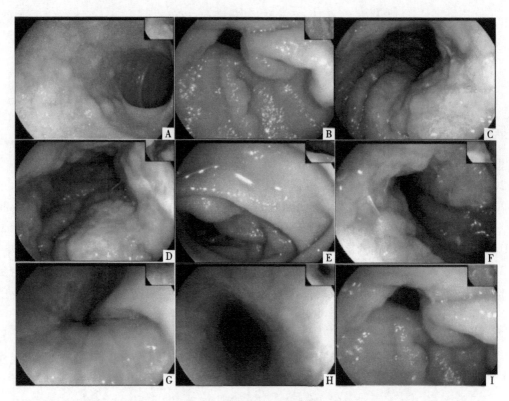

图 9-2 胃部病变胃镜镜下改变

注：2015-05-28 胃镜示胃浸润性病变，如图 9-2 所示胃窦至胃底见弥漫性病变，累及全胃，全胃黏膜僵硬、粗糙，胃体充盈差。A. 十二指肠球部；B. 幽门区；C. 胃体；D. 胃窦；E. 十二指肠降部；F. 胃体；G. 贲门；H. 食管；I. 胃体

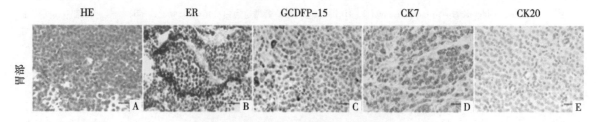

图 9-3 胃部病变病理及免疫组织化学

注：2015-06-20 胃镜活检病理，扩大倍数为 100 倍；A. 上皮内见低分化癌组织浸润。免疫组织化学示 ER（90%）、PR（90%）、Ki-67 阳性率（30%）、E-Cad（-）、囊泡病液体蛋白 15（gross cystic disease fluid protein 15，GCDFP-15）（+）、CK7（+）、CK20（-）、高分子量角蛋白（34BE12）（-）；B. 肿瘤细胞细胞核 ER 阳性；C. GCDFP-15 阳性；D. CK7 阳性；E. CK20 阴性，均提示胃部肿瘤细胞来源于乳腺，非原发于胃黏膜，支持浸润性小叶癌转移

➢ 2014-05-30 胸部高分辨 CT 扫描示双肺下叶渗出伴两侧胸腔积液；双肺多发小结节，双肺散在小斑片样磨玻璃影；双腋窝多发淋巴结增大，心包少许积液。

➢ 2014-06-04 以皮肤及胃部转移性小叶癌收入我科，追问病史既往乳腺肿块 3 年，因不影响日常生活，未诊治。

➢ 2014-06-09 发射型计算机体层成像（emission computed tomography，ECT）示恶性肿瘤骨转移。

➢ 2014-06-13 乳腺超声提示左乳腺实性团块伴钙化，双腋窝多发淋巴结增大。

➢ 2014-06-18 乳腺增强磁共振成像（magnetic resonance imaging，MRI）扫描示双乳弥漫多发小斑片及结节强化灶，如图 9-4 所示。乳腺肿块穿刺病理及免疫组织化学提示浸润性小叶癌，如图 9-5 所示。

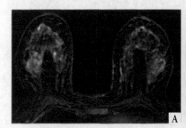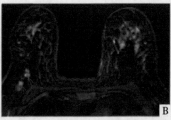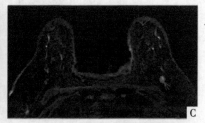

图 9-4　2014-06-18 乳腺 MRI

注：A. 双侧乳腺增生症，双侧乳腺弥漫多发小斑片及结节强化灶［乳腺影像报告和数据系统（breast imaging reporting and data system，BI-RADS）3］；B. 左侧腋窝及乳后脂肪间隙多发淋巴结；C. 右侧腋窝淋巴结增大

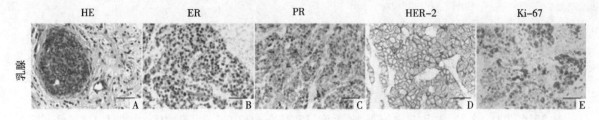

图 9-5　2015-06-18 乳腺病变病理及免疫组织化学

注：扩大倍数为 100 倍；A. 纤维组织中间异形细胞，另免疫组织化学示 CK（+）、ER（80%）、PR（60%）、E-cadherin（-）、HER-2（+）、Ki-67 阳性率（10%）、P53（-）、CEA（-），符合浸润性小叶癌；B. ER 阳性；C. PR 阳性；D. 免疫组织化学示 HER-2（+），后经 FISH 证实为阴性；E. Ki-67 阳性

➢ 2014-06-18 起口服来曲唑，2.5 mg，每天 1 次，并唑来膦酸 4 mg，每 28 天 1 次治疗。内分泌治疗并骨修复治疗后胸壁结节明显消退，食欲缺乏、乏力症状改善，至 2016-03-01，病情稳定 21 个月。

【辅助检查】

➢ 治疗前后 ECT 检查结果见图 9-6。

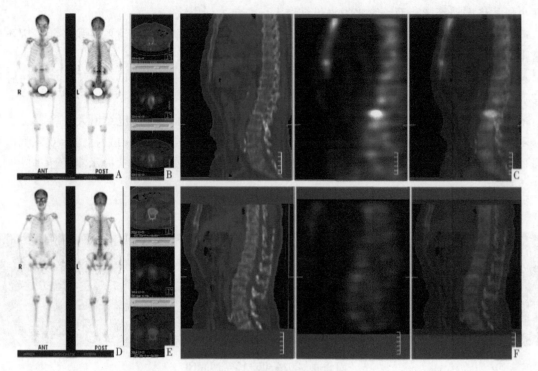

图 9-6　治疗前后 ECT 变化

注：ECT 示第 9 胸椎椎体附件溶骨性骨质破坏不伴显像剂浓聚治疗前后改变；2014-06-09 ECT 为图 A～C；A. 第 8 胸椎显像剂异常浓聚灶，CT 见未见骨质破坏表现；B. CT 融合图像冠状位及 C. 为矢状位提示第 9 胸椎椎体附件溶骨性骨质破坏伴软组织侵犯，不伴显像剂浓聚。2014-12-22 ECT 为图 D～F。D. 第 8 胸椎显像剂异常浓聚灶消失；E. CT 融合图像冠状位及 F. 矢状位提示第 9 胸椎椎体附件溶骨性骨质破坏较前好转

【病史及治疗续一】

➤ 2016-03 患者自觉左侧前臂疼痛。骨扫描示肿瘤骨转移治疗后，与 2015-07-17 骨扫描成像比较，新增第 3 腰椎浓聚灶；右侧第 6、7、9 前肋损伤灶，较前相仿。

➤ 2016-03-08 肿瘤标志物癌胚抗原为 15.47 μg/L（↑），CA199 为 231.1 U/ml（↑），CA125 为 225.6 U/ml（↑），CA153 为 115.10 U/ml（↑），CA724 为 75.27 U/ml（↑），细胞角蛋白 19 片段（CYFRA 21-1）为 18.40 μg/L（↑），神经元特异性烯醇化酶（neuron specific enolase，NSE）为 21.42 μg/L（↑），鳞状上皮细胞癌抗原为 3.72 μg/L（↑），CA242 为 64.30 U/ml（↑），CA50 >180 U/ml。B 型钠尿肽为 403.0 pg/ml（↑）。胸部 CT 平扫示双肺间质性改变、散在斑点或细小结节灶，与 2015-11-10 胸部 CT 相仿。胸椎骨质密度不均匀。左肱骨正侧位 X 线片示左肱骨头密度偏低，肱骨上段骨皮质欠均匀。

➤ 2016-03-09 乳腺超声示双乳腺轻度小叶增生，左乳腺低回声区（17.0 mm×15.0 mm，BI-RADS 6），右乳腺低回声结节（6.7 mm×7.2 mm，BI-RADS 4），双腋窝目前未见明显增大的淋巴结。上腹部盆腔增强 CT 示脊柱、骨盆多发骨质破坏及骨质疏松改变；双侧输尿管上段结石梗阻导致上游输尿管扩张、双肾积水。胆囊底部局限性增厚，局限性的胆囊炎？扫及小肠和结肠肠壁浆膜面毛糙，系膜脂肪间隙稍模糊，盆腔少量积液。

➤ 2016-03-14 颅脑增强 MRI 示双侧侧脑室旁及半卵圆中心多发腔隙梗死灶。

➢ 考虑疾病进展，建议更换为氟维司群或依西美坦+依维莫司，患者及家属因经济条件所限不考虑，且因心功能不全拒绝化疗，故更换为依西美坦口服内分泌治疗并继续骨修复治疗，骨盆及第3腰椎椎体病灶建议局部放疗，患者拒绝。

➢ 2016-06-07 甲胎蛋白为 2.10 μg/L，癌胚抗原为 15.67 μg/L（↑），CA 199 为 266.30 U/ml（↑），CA 125 为 274.10 U/ml（↑），CA 153 为 117.10 U/ml（↑），CA 724 为 64.44 U/ml（↑），CYFRA 21-1 为 13.75 μg/L（↑）。CA 50 >180 U/ml，CA 242 为 90.19 U/ml（↑）。

➢ 2016-06-07 超声示双乳腺轻度小叶增生，右乳腺可见多发低回声结节（BI-RADS 4），最大位于 10~11 点钟位，大小为 7.5 mm×7.8 mm，边界欠清，形态欠规则，血流信号不明显。左乳腺外上可见低回声区（BI-RADS 6），范围为 30 mm×19 mm，边界不清，形态不规则，可见条点状血流信号。

➢ 2016-06-12 颅脑 MR 平扫+增强示板障、左侧额部多发异常强化灶，考虑转移瘤。双侧侧脑室旁及半卵圆中心多发腔隙梗死灶。

➢ 考虑疾病进展，建议更换为紫杉醇周疗或口服卡培他滨（希罗达）治疗并头部放疗，患者及家属考虑难以耐受，给予对症支持治疗，2016-12-25 因大量腹水并多脏器功能不全死亡。

【本阶段小结】

患者以胃部不适及皮肤结节起病的乳腺浸润性小叶癌Ⅳ期，进一步检查发现同期存在骨转移，非常罕见，乳腺、胃部病灶同时存在情况下，明确胃部病灶为原发还是转移，直接影响治疗决策的选择，完善免疫组织化学检查，CK7、CK20、GCDFP-15、CDX2 和 mammoglobin 有助于诊断和鉴别诊断。据文献报道，对于激素受体阳性的乳腺浸润性小叶癌，来曲唑治疗疗效优于氟维司群及阿那曲唑，该患者来曲唑一线治疗疗效显著，病情稳定 23 个月，一线内分泌治疗进展考虑存在继发内分泌耐药，主要是因为生长因子信号通路激活等，可考虑加用哺乳动物雷帕霉素靶蛋白（mammalian target of rapamycin，mTOR）抑制药及细胞周期依赖性激酶抑制药等逆转耐药药物或更换为无交叉耐药的氟维司群，但患者因经济条件所限难以承受，故在加强局部治疗基础上，更换为甾体类芳香化酶抑制药治疗，无进展生存期（progression-free-survival，PFS）3 个月，乳腺病灶增大并新发颅内转移，6 个月后因多脏器功能不全死亡。

【专家点评】

本患者属于同期多处内脏转移，罕见的胃、骨和皮肤转移的乳腺浸润性小叶癌Ⅳ期。对于判断各部位是否原发或者转移，免疫组织化学分子标识起到关键作用。明确乳腺来源还是胃来源的肿瘤分子标志物应该在肿瘤细胞 CK（+）、ER（80%）、PR（80%）、HER-2（+）、E-cad（-）、LCA（-）、CD20（-）、CD3（-）、MPO（-）、Ki-67 阳性率（40%）、P53（-）、HMB45（-）基础上，增加乳腺癌的标志物 mammaglobin、GCDFP-15、TTF-1。如果 mammaglobin（+）、GCDFP-15（+）、TTF-1（-），对于判断乳腺癌来源准确性更高，因此对于本患者建议增加相应分子靶标检测。

长期芳香化酶抑制药的雌激素剥夺能引起雌激素受体适应性突变，即 ESR1 基因突变，常见位点为 Y537S、D538G 等，造成芳香化酶抑制药耐药。基础转化研究结果显示氟维司群对于 ESR1 基因突变的细胞株具有显著的抑制增殖作用。内分泌耐药的另一个机制可能是 PAM 通路活化或者 IGFR 旁路活化等，因此，采用 mTOR 抑制药依维莫司或者 CDK4/6 抑制药联合内分泌药物可能克服内分泌耐药，使患者从内分泌治疗中继续获益。

（辽宁省肿瘤医院 孙 涛）

本患者是 1 例首诊Ⅳ期 Luminal 型乳腺癌，转移部位为胃、皮肤、骨。老年女性 Luminal 型乳腺癌多数进展较为缓慢，出现胃转移者更为少见。当发现胃部肿瘤，及时取得病理诊断并通过免疫组织化学判断肿瘤来源非常重要。本患者的胃部肿瘤、皮肤结节及乳腺原发病灶活检均考虑为浸润性小叶癌，基本可确认为乳腺癌转移。浸润性小叶癌的临床特点为病灶分布广泛、界限不清，超声检查容易漏诊。

基线检查方面，应尽可能对所有转移病灶取得病理结果并进行免疫组织化学分型。患者胸部 CT 提示双肺多发小结节，性质待查，如有条件最好进行 CT 引导下穿刺活检，否则应密切观察。患者应用来曲唑后复查胸部 CT 提示双肺小结节无显著变化，应继续定期复查 CT。根据 RECIST1.1 标准，骨转移病灶为不可评价病灶，首诊时同样最好进行穿刺活检取得病理结果，骨扫描怀疑出现新发病灶时，应以局部 CT 或 X 线检查确诊。乳腺彩色超声提示右乳腺肿物 BI-RADS 4，建议进行穿刺活检。

一线解救治疗阶段，患者为老年女性 Luminal 型乳腺癌，出现如组织转移、无症状的内脏转移及骨转移，根据美国国家综合癌症网络（National Comprehensive Cancer Network，NCCN）指南、美国临床肿瘤学会（American Society of Clinical Oncology，ASCO）指南及进展期乳腺癌（advanced breast cancer，ABC）2 指南，首选内分泌治疗。患者经来曲唑联合双膦酸盐治疗，获得了 21 个月的无进展生存期。

疾病进展后的二线解救治疗仍可继续选择内分泌药治疗，除患者高龄因素外，进展病灶仍为骨转移，且一线解救内分泌药治疗获得了 21 个月的无进展生存期，说明患者为内分泌药物反应型。《中国晚期乳腺癌临床实践指南》中也提到对于既往内分泌药物治疗有效的患者（至疾病进展时间>6 个月），无论患者是否绝经，后续内分泌药物治疗仍然有可能控制肿瘤，疾病进展后可以换用不同作用机制的其他内分泌药物治疗。二线解救内分泌药物治疗可选择氟维司群或依西美坦联合依维莫司。CONFIRM 试验证实了在经芳香化酶抑制药治疗的亚组中，氟维司群 500 mg 较 250 mg 显著改善患者生存。Ⅲ期临床研究 BOLERO-2 的结果证实，在非甾体类芳香化酶抑制药治疗失败后使用依西美坦联合依维莫司可显著改善患者的无进展生存期。另外，根据 PALOMA3 研究结果，palbociclib 联合氟维司群也是晚期乳腺癌患者内分泌药物治疗进展后的有效选择之一。

（北京大学人民医院　王　殊）

【循证背景】

1. CONFIRM 试验　氟维司群 500 mg 较 250 mg 能显著延长无进展生存期（*HR* 0.80）和总生存期（*HR* 0.81）。

2. BOLERO-2 试验　对于之前来曲唑或阿那曲唑治疗后的绝经后晚期患者，与依西美坦单药组比较，依西美坦联合依维莫司可显著改善无进展生存期（*HR* 0.45），但未能延长总生存期。

3. PALOMA3 试验　palbociclib 联合氟维司群较单药氟维司群可延长患者无进展生存期（9.2 个月与 3.8 个月比较，*HR* 0.422），耐受性良好。

（北京大学人民医院　王　殊）

【指南背景】

1. 2016 版美国 NCCN 指南　无内脏危象或内分泌抵抗的晚期乳腺癌，一线治疗首选内分泌治疗；其晚期内分泌治疗方案可选择非甾体类/甾体类芳香化酶抑制药、氟维司群、依西美坦+依维莫司、palbociclib+来曲唑、他莫昔芬或托瑞米芬、甲地孕酮、甲睾酮、炔雌醇等。

2.《中国晚期乳腺癌诊治专家共识（2015 版）》 一类芳香化酶抑制药治疗失败患者可选另外一类芳香化酶抑制药（加或不加依维莫司）或氟维司群（500 mg）。

3. ABC3 指南 绝经后患者使用非甾体类芳香化酶抑制药后发生疾病进展，依维莫司与芳香化酶抑制药联用是一个有效的选择，因为可显著延长无进展生存期，但无总生存期获益。CDK4/6 抑制药联合芳香化酶抑制药用于绝经后患者的一线治疗显著改善无进展生存期 10 个月，且毒性可耐受，因此可作为首选的治疗方案之一。

（辽宁省肿瘤医院 孙 涛）

1. 2017 版美国 NCCN 指南 激素受体阳性、HER-2（-）乳腺癌患者出现软组织、骨转移或无症状的内脏转移时，首先推荐内分泌药治疗。若内分泌药物治疗抵抗，则考虑化疗。

2. ABC2 指南 对于 ER（+）、HER-2（-）转移性乳腺癌患者，一线解救治疗建议选择内分泌治疗，根据既往用药情况选择芳香化酶抑制药或他莫昔芬（Ⅰ），氟维司群也是可选方案（ⅠB），对于既往非甾体类芳香化酶抑制药耐药的绝经后患者，可考虑甾体类芳香化酶抑制药联合依维莫司（ⅠB）。

3.《中国乳腺癌内分泌治疗专家共识（2015 年版）》 激素受体阳性乳腺癌患者发生转移后，内分泌药治疗是首选的一线治疗方案，特别是无病间期较长、肿瘤进展缓慢、无症状或轻微症状的晚期患者。内脏转移并非内分泌药治疗的禁忌证。对一线内分泌药物治疗获益的患者，需继续其治疗。失败后可以更改为其他内分泌药治疗，如明确内分泌耐药可联合逆转耐药的药物或转为化疗。专家组认为，对于绝经后晚期乳腺癌患者，在辅助他莫昔芬治疗后发生复发转移，一线内分泌治疗可以选择芳香化酶抑制药或者氟维司群 500 mg 治疗。

（北京大学人民医院 王 殊）

【核心提示】

合理选择分子靶标有助于判断多内脏转移的初诊Ⅳ期乳腺癌，明确诊断后个体化治疗，芳香化酶抑制药耐药后从耐药机制考虑可选择氟维司群或依维莫司等靶向联合内分泌治疗，继续从内分泌治疗中获益。

（辽宁省肿瘤医院 孙 涛）

对伴有少见部位转移患者，应尽量取得转移灶的病理以明确诊断。伴有骨转移、软组织转移和无症状内脏转移的受体阳性Ⅳ期乳腺癌患者，解救治疗首选内分泌治疗，芳香化酶抑制药治疗进展的患者可考虑氟维司群或依维莫司联合依西美坦。

（北京大学人民医院 王 殊）

参 考 文 献

[1] Koike K, Kitahara K, Higaki M, et al. Clinicopathological features of gastric metastasis from breast cancer in three cases. Breast Cancer, 2014, 21 (5): 629-634.

[2] Gruel N, Lucchesi C, Raynal V, et al. Lobular invasive carcinoma of the breast is a molecular entity distinct from luminal invasive ductal carcinoma. Eur J Cancer, 2010, 46 (13): 2399-2407.

[3] Sarkut P, Ozer A, Gulcu B, et al. An extremely rare cause of gastric outlet: breast lobular carcinoma metastases to

stomach. Breast J, 2014, 20 (3): 312-313.

[4] Gradishar WJ, Anderson BO, Balassanian R, et al. Breast Cancer, Version 1. 2016. J N Compr Canc Netwk, 2015, 13 (12): 1475-1485.

[5] Cardoso F, Costa A, Senkus E, et al. 3rd ESO-ESMO international consensus guidelines for Advanced Breast Cancer (ABC 3). Ann Oncol, 2017, 28 (1): 16-33.

病例10　年轻乳腺癌他莫昔芬治疗后并发子宫内膜癌，保留生育功能的内分泌治疗

叶　欣　何　奇*

上海交通大学医学院附属国际和平妇幼保健院

【病史及治疗】

➢ 患者，女性，25岁（2008年，发病年龄），未生育。其母亲患乳腺癌，患者未进行乳腺癌相关基因的检测。月经史：13岁初潮，月经规律。末次月经：2008-05-17。

➢ 2008-05-20发现右乳腺无痛性肿块1周入院。查体：右乳腺外上方扪及一直径为1.5 cm肿块，质韧，边界欠清，活动度可，无压痛，无皮肤粘连。双腋窝及锁骨上未扪及淋巴结增大。

【辅助检查】

➢ 2008-05-10外院彩色超声示右乳腺异常回声，乳腺恶性肿瘤待排，双腋窝未见明显增大的淋巴结。

➢ 2008-05-11外医院钼靶示右乳腺外上象限多形性簇状钙化，考虑恶性可疑，范围约2 cm。

➢ 2008-05-21我院胸部X线片示双肺未见明显异常。腹部彩色超声示肝、胆、胰、脾、肾未见明显异常。肿瘤标志物癌胚抗原（carcino-embryonic antigen，CEA）为0.8 μg/L，糖类抗原（carbohydrate antigen，CA）153为5.60 U/ml，CA125为10.6 U/ml，甲胎蛋白（alpha fetal protein，AFP）为1.8 μg/L。

【病史及治疗续一】

➢ 2008-05-22行右侧乳腺癌保乳术，术后病理示右侧乳腺浸润性导管癌Ⅱ级（直径1.5 cm）；肿瘤周围腺叶3、6、9、12点钟位切缘未见累及；淋巴管内癌浸润（+），血管内癌浸润（-），神经周围癌浸润（-）。腋窝淋巴结（4枚/16枚）见癌转移。免疫组织化学示雌激素受体（estrogen receptor，ER）（+），孕激素受体（progesterone receptor，PR）（3+），CerbB-2（3+），Ki-67阳性率（60%）。

【本阶段小结】

根据患者体征及影像学特点，临床分期为$cT_1N_0M_0$、Ⅰ期，患者既往无胸壁放疗史，则无乳腺癌保乳术的绝对禁忌证。患者为年轻女性，有保乳意愿。根据术中冷冻切片结果提示为浸润性

乳腺癌及第一次切缘即阴性，保乳成功。

【病史及治疗续二】

> 2008-06-04、2008-06-25、2008-07-15、2008-08-06、2008-08-27、2008-09-17 行术后辅助化疗，方案为多西他赛 100 mg+表柔比星 120 mg+环磷酰胺 800 mg，第 1 天，静脉滴注，每 3 周 1 次，化疗 6 个疗程。

> 2008-10-08 行术后放疗，共 30 次，具体剂量不详。患者因经济原因未行靶向治疗。

> 2008-11-15 行术后辅助内分泌治疗，他莫昔芬 10 mg，每天 2 次，口服+戈舍瑞林 3.6 mg，每月 1 次，皮下注射。

【本阶段小结】

根据患者病理结果，病理分期为 $pT_1N_2M_0$、ⅢA 期，术后需行化疗、放疗、靶向治疗及内分泌治疗。基于患者 25 岁，未生育，有家族史，他莫昔芬治疗时给予戈舍瑞林 3.6 mg，每月 1 次，皮下注射治疗。一是为了保护卵巢功能；二是为了降低复发风险。

【病史及治疗续三】

> 他莫昔芬 10 mg，每天 2 次，口服+戈舍瑞林 3.6 mg，每月 1 次，皮下注射，治疗 2 年。2010-12 停用戈舍瑞林，他莫昔芬 10 mg，每天 2 次，口服单药治疗。患者每 6 个月随访 1 次，无复发及转移征象。子宫及附件彩色超声示子宫内膜厚度为 6~8 mm，无子宫肌瘤、卵巢囊肿及盆腔积液。化疗后一直处于闭经状态，停用戈舍瑞林 7 个月后月经来潮，月经不规律，并出现不规则阴道流血。

> 2011-07~2011-09 阴道出血量增多，患者出现贫血（具体血红蛋白量不详）。

> 2011-09-26 患者行刮宫术，术后病理为子宫内膜癌，ER（+）、PR（+）。因患者未婚，有保留生育功能的强烈愿望，故转院至外院行联合会诊，给予甲地孕酮每天 400 mg 治疗。每 3 个月行 1 次诊断性刮宫术评估随访治疗疗效，2011-12-26、2012-03-26 均见肿瘤细胞，2012-06-26 未见肿瘤细胞。

【本阶段小结】

子宫内膜癌分为雌激素依赖型和非雌激素依赖型。雌激素依赖型子宫内膜癌其发生可能是在无孕激素拮抗的雌激素长期作用下，发生子宫内膜增生症（单纯型或复杂型，伴或不伴不典型增生），甚至癌变。临床上常见于无排卵性疾病（无排卵性功能性出血、多囊卵巢综合征）、分泌雌激素的肿瘤（颗粒细胞瘤、卵泡膜细胞瘤）、长期服用雌激素的绝经后女性及长期服用他莫昔芬的女性。这种类型占子宫内膜癌的大多数，均为子宫内膜样腺癌，肿瘤分化较好，雌、孕激素受体阳性率高，预后好。患者较年轻。

子宫内膜癌的首选治疗方式为手术——全子宫切除+双侧卵巢切除术。对于晚期或复发癌、早期要求保留生育功能的患者可考虑孕激素治疗。孕激素以高效、大剂量、长期应用为宜，至少应用 12 周以上方可评定疗效。

患者为年轻女性，有保留生育功能的强烈愿望。因为子宫内膜癌继发于他莫昔芬的长期服用，且雌、孕激素受体阳性，可给予孕酮治疗。同时，孕酮在激素受体阳性复发转移性乳腺癌中可作为晚期治疗的一个手段。

【病史及治疗续四】

➤ 2012-06-26 后改用阿那曲唑 1 mg，每天 1 次，口服+戈舍瑞林 3.6 mg，每月 1 次，皮下注射，目标治疗 5 年。继续每 6 个月随访，乳腺癌无复发及转移的征象。每 6 个月随访阴道超声均示子宫内膜无明显增厚，无不规则阴道出血；每年行刮宫术，均未见肿瘤细胞。

【本阶段小结】

患者内分泌治疗敏感，治疗过程中无乳腺癌相关性的复发转移，但是基于他莫昔芬引起的子宫内膜癌的不良反应，改用芳香化酶抑制药+卵巢功能抑制药继续使用。此治疗手段未被 2012 版美国国家综合癌症网络（National Comprehensive Cancer Network，NCCN）指南采纳，阿那曲唑+戈舍瑞林的联合治疗的研究均在晚期一线治疗中，但基于他莫昔芬辅助治疗时引起第二原发肿瘤，则将晚期一线方案作为替代治疗方案。然而，根据 SOFT/TEXT 研究的结果，芳香化酶抑制药+卵巢功能抑制药的治疗作为一类证据写入了 2016 年的美国 NCCN 指南。此患者也从治疗中获益，在术后 8 年的随访中，无乳腺癌相关性的复发转移，无子宫内膜癌的复发及转移。

【专家点评】

本例年轻患者，25 岁，三阳性乳腺癌患者，Ki-67 阳性率（60%），属于高危患者，HER-2 阳性但未使用抗 HER-2 靶向治疗的情况下，辅助内分泌治疗方案为戈舍瑞林联合他莫昔芬，力度不够，以往 P025 等研究证实在晚期乳腺癌内分泌治疗中芳香化酶抑制药优于他莫昔芬，SOFT/TEXT 研究进一步证实高危患者如能采用戈舍瑞林联合芳香化酶抑制药更好。GnRHa 辅助内分泌治疗的疗程为 2~5 年，若 GnRHa 联合芳香化酶抑制药，疗程应选择 5 年。

无症状子宫内膜增厚定义为无出血的绝经后妇女超声发现子宫内膜厚度>5 mm。目前的超声文献建议绝经后无症状子宫内膜增厚在 8~11 mm 不属于异常。但激素治疗妇女的子宫内膜正常值有争议。研究表明正常值波动于 5.4~10.8 mm。本病例子宫内膜厚度为 6~8 mm，虽然厚度没达到处理标准，但存在不规则出血症状，因此进行刮宫处理。同时建议换用不同作用机制的内分泌药物。他莫昔芬是选择性雌激素受体调节药，具有部分雌激素活性，可能与子宫内膜增生、息肉、浸润性癌和子宫肉瘤相关，但 ATLAS 试验结果证实 10 年他莫昔芬治疗所出现的子宫内膜癌仅增加 0.2%的病死率，因此，子宫内膜癌并不是增加乳腺癌患者相关死亡的主要原因。美国妇产科医师学会建议绝经后女性服用他莫昔芬应密切监测子宫内膜增生或者癌症症状；使用他莫昔芬治疗的绝经前女性未见子宫癌的风险增加，因此不需要常规妇科护理以外的检测。

本病例中的子宫内膜癌可能并不是他莫昔芬的不良反应，而是原发性子宫内膜癌。本病例发病较年轻，25 岁，家族中母亲患乳腺癌，虽然病理类型为三阳性乳腺癌，但属于遗传性乳腺癌的可能性很大。因此，本患者可能存在 BRCA 基因突变，其突变导致子宫内膜癌的发生率较正常人群显著升高（BRCA1，HR 22.2；BRCA2，HR 6.4）。

（辽宁省肿瘤医院 孙 涛）

患者首诊为 $pT_1N_2M_0$、ⅢA 期，激素受体阳性、HER-2（+）型乳腺癌，年轻且有生育需求，具有高复发风险。针对治疗方案的意见如下。①保乳术后局部给予放疗，而后辅助化疗选择了多西他赛+表柔比星+环磷酰胺 6 个疗程。但原则上应行 EC→TH 方案 8 个疗程，序贯曲妥珠单抗至 1 年，化疗结束后序贯内分泌治疗 5 年，按照目前的规范，可选择芳香化酶抑制药+卵巢功能抑制药。该患者既没有行靶向治疗，卵巢功能抑制也只用了 2 年即停药，故辅助治疗不规范，若客观条件允许，建议加用靶向治疗 1 年，内分泌治疗将阿那曲唑与戈舍瑞林用满 5 年。②对于有生育要求的激素依赖型年轻的早期子宫内膜癌患者，非手术治疗可应用高效孕激素，治疗期间每 3 个月做 1 次宫腔镜取内膜活检，全面刮宫后若未见癌细胞可以考虑停用甲地孕酮，月经恢复正常后可考虑妊娠或放置左炔诺孕酮宫内节育系统。因此，甲地孕酮非手术治疗子宫内膜癌且治疗后生育的安全性及可能性是可行的，但药物的剂量、用药持续时间及妊娠后子宫的处理问题有待进一步的临床数据验证。③甲地孕酮虽为乳腺癌晚期二线以后药物，但其为针对子宫内膜癌的治疗药物且患者有临床获益，对乳腺癌的后续治疗不会产生不良影响，故就他莫昔芬用药期间引起的子宫内膜癌的治疗是个成功的案例。

（大连医科大学附属第二医院　王　嘉
中国医科大学附属第一医院　金　锋）

【循证背景】

1. 美国乳腺与肠道外科辅助治疗研究组（NSABP）的一项早期研究表明，服用他莫昔芬（20 mg/d）患者子宫内膜癌的发生率为 1.6‰，服用安慰剂的对照组患者子宫内膜癌发生率为 0.2‰。这个研究中，他莫昔芬组乳腺癌 5 年无病生存率为 38%，明显高于安慰剂组。这表明他莫昔芬治疗乳腺癌可以明显提高患者的生存率，这一获益远远大于发生子宫内膜癌的风险。持续使用他莫昔芬 10 年可进一步降低乳腺癌的复发和死亡风险。

2. ATLAS（$n=12\,894$）研究比较了使用 10 年他莫昔芬与 5 年他莫昔芬在不良反应方面的数据，结果显示子宫内膜癌相对危险比为 1.74（95% 可信区间 1.30~2.34，$P=0.000\,2$）。与对照组累积死亡风险为 1.6%（病死率为 0.2%）相比，长期服用他莫昔芬 5~14 年累积死亡风险为 3.1%（绝对病死率为 0.4%）。

（辽宁省肿瘤医院　孙　涛）

【指南背景】

1. 2016 版 NCCN 指南　无内脏危象或内分泌抵抗的晚期乳腺癌，一线治疗首选内分泌治疗，近 1 年内接受过内分泌治疗的 ER 和（或）PR（＋）绝经前患者，建议卵巢去势或切除，依照绝经后内分泌治疗方案进行治疗。其治疗方案可选择：非甾体类/甾体类芳香化酶抑制药、氟维司群、依西美坦+依维莫司、palbociclib+来曲唑、他莫昔芬或托瑞米芬、甲地孕酮、甲睾酮、炔雌醇等。

2.《中国早期乳腺癌卵巢功能抑制临床应用专家共识》　对绝经前激素受体阳性早期乳腺癌年轻及高危患者，建议卵巢功能抑制药联合芳香化酶抑制药治疗。建议 GnRHa 辅助内分泌治疗的疗程为 2~5 年，若选择 GnRHa 联合芳香化酶抑制药，基于 SOFT&TEXT 研究方案其疗程应选择 5 年。

3.《早期激素受体阳性乳腺癌患者应用选择性雌激素受体调节类药物辅助治疗的长期管理中国专家共识》　近年来选择性雌激素受体调节类药物长期应用的子宫内膜癌风险受到了较多关注，但实际上，子宫内膜癌的风险非常低，发生率仅有 2‰~3‰，相对其获益来说，风险的权重很小。

（辽宁省肿瘤医院　孙　涛）

【核心体会】

年轻遗传性乳腺癌可能同时并发子宫内膜癌，未必是他莫昔芬不良反应。高复发风险患者辅助内分泌治疗最好采用卵巢功能抑制药联合芳香化酶抑制药。

（辽宁省肿瘤医院　孙　涛）

芳香化酶抑制药联合卵巢功能抑制药可能避免他莫昔芬导致的子宫内膜癌；如何控制甲地孕酮治疗子宫内膜癌后生育的安全性及可能性问题还需进一步考量。

（大连医科大学附属第二医院　王　嘉
中国医科大学附属第一医院　金　锋）

参 考 文 献

[1] Gradishar WJ, Anderson BO, Balassanian R, et al. NCCN guidelines insights breast cancer, Version 1. 2016. J Natl Compr Canc Netwk, 2015, 13 (12)：1475-1485.

[2] Davies C, Pan H, Godwin J, et al. Long-term effects of continuing adjuvant tamoxifen to 10 years versus stopping at 5 years after diagnosis of oestrogen receptor-positive breast cancer：ATLAS, a randomised trial. Lancet, 2013, 381 (9869)：805-816.

[3] Shu CA, Pike MC, Jotwani AR, et al. Uterine cancer after risk-reducing salpingo-oophorectomy without hysterectomy in women with BRCA mutations. JAMA Oncol, 2016, 2 (11)：1434-1440.

[4] Carlson RW, Theriault R, Schurman CM, et al. Phase II trial of anastrozole plus goserelin in the treatment of hormone receptor-positive, metastatic carcinoma of the breast in premenopausal women. J Clin Oncol, 2010, 28 (25)：3917-3921.

[5] Gnant M, Mlineritsch B, Stoeger H, et al. Adjuvant endocrine therapy plus zoledronic acid in premenopausal women with early-stage breast cancer：62-month follow-up from the ABCSG-12 randomised trial. Lancet Oncol, 2011, 12 (7)：631-641.

[6] Cuzick J, Ambroisine L, Davidson N, et al. Use of luteinising-hormone-releasing hormone agonists as adjuvant treatment in premenopausal patients with hormone-receptor-positive breast cancer：a meta-analysis of individual patient data from randomised adjuvant trials. Lancet, 2007, 369 (9574)：1711-1723.

[7] 中国乳腺癌内分泌指南治疗专家共识组. 中国乳腺癌内分泌治疗专家共识（2015 年版）. 中国癌症杂志, 2015, 25 (9)：755-759.

病例 11　左侧乳腺癌术后 3 年，胸、背部疼痛 1 周

王富文[*]

复旦大学附属妇产科医院

【病史及治疗】

> 患者女性，现年 32 岁。已婚，未育，无家族史。

> 左侧乳腺癌术后 3 年，胸、背部疼痛 1 周。2013-03-12 行左侧乳腺癌改良根治术。术后病理示左侧乳腺浸润性导管癌 Ⅲ 级。雌激素受体（estrogen receptor，ER）（90%）、孕激素受体（progesterone receptor，PR）（60%）、CerbB-2（+）、Ki-67 阳性率（50%）。左侧乳腺癌改良根治术标本肿块为 5.0 cm×2.0 cm×1.5 cm，距基底切缘<0.1 cm 脉管内见较多癌栓。乳头、皮肤未见癌累及。腋窝淋巴结（4 枚/18 枚）见癌转移。术后给予白蛋白结合型紫杉醇+表柔比星+环磷酰胺治疗，每 3 周 1 次，辅助化疗 6 个疗程。托瑞米芬 60 mg，每天 1 次，内分泌治疗。术后辅助放疗：腋窝+胸壁照射 50 Gy（5 周，25 次）。

【辅助检查】

> 2016-03-22 骨扫描示第 6 胸椎、胸骨、左第 6 肋骨、右髂骨、右髋臼及股骨头骨代谢异常活跃，伴局部骨质破坏，考虑骨转移瘤可能。

> 2016-03-24 正电子发射计算机断层显像（positron emission computed tomography，PET-CT）示左侧乳腺癌综合治疗后，多处骨转移，纵隔淋巴结转移不除外，轻度脂肪肝。

> 2016-03-28 骨盆计算机体层摄影术（computed tomography，CT）示骨盆多发转移瘤；右侧附件区囊性灶，卵巢囊肿？胸部增强 CT 示左侧乳腺癌术后，胸骨转移，第 5 胸椎椎体、左侧第 6 肋骨病理性骨折；第 2~3 胸椎椎体转移可能，建议骨扫描检查；右肺下叶纤维灶。

> 2016-03-29 胸椎磁共振成像（magnetic resonance imaging，MRI）示多发椎体转移瘤；第 5 胸椎椎体病理性骨折累及椎管。

【病史及治疗续一】

> 2016-04-01 治疗方案：吉西他滨 1.2 g+紫杉醇 120 mg，每周 1 次；唑来膦酸 4 mg，每月 1 次。化疗 8 周后评价疗效，患者骨痛症状明显缓解。

【本阶段小结】

该患者治疗总结及不足如下。

---

* 为通信作者，邮箱：wangfuwen12345@163.com

1. 患者属于年轻乳腺癌，发病年龄<30岁，有多种高危因素。按照SOFT研究结果，本患者辅助内分泌治疗可以联合卵巢功能抑制药。

2. 患者目前只是单纯骨转移，并没有内脏转移，根据《中国抗癌协会乳腺癌诊治指南与规范（2015版）》，目前先给予化疗，待到病灶缓解后，给予内分泌维持治疗。内分泌治疗方面建议患者卵巢切除后，使用芳香化酶抑制药。

【专家点评】

美国国家综合癌症网络（National Comprehensive Cancer Network，NCCN）指南原则上规定，能用于晚期乳腺癌治疗的化疗药物同样可以用于术后的辅助治疗，但白蛋白结合型紫杉醇是紫杉醇的新剂型，临床上批准用于普通紫杉醇治疗失败的晚期乳腺癌患者，因此，通常不把白蛋白结合型紫杉醇用于乳腺癌的术后辅助治疗，而用于普通紫杉醇辅助治疗失败后的解救治疗，给患者多提供一种治疗的选择。

患者属于年轻乳腺癌，发病年龄<30岁，虽然术后采取了规范治疗，3年后仍出现多发性骨转移，按照当时采取的托瑞米芬辅助内分泌治疗并没有不妥之处。2014年公布的SOFT Ⅲ期临床研究告诉我们，对于入组前已接受化疗但仍处于绝经前期、有充分复发风险的女性，他莫昔芬+卵巢功能抑制可减少复发。在35岁以下女性中卵巢功能抑制的获益更加突出。另外，依西美坦与卵巢功能抑制药联合可进一步减少高危人群的复发。SOFT Ⅲ期临床研究会对未来临床实践带来指导意义。

2016年患者出现多发性骨转移时，并没有内脏转移，根据NCCN指南，对于激素受体阳性的绝经后晚期乳腺癌，在没有内脏危象的前提下，可首选内分泌治疗，因此，该患者可以先行卵巢功能抑制后，使用芳香化酶抑制药或氟维司群。由于患者胸椎MRI提示有第5胸椎椎体病理性骨折累及椎管，在给予内分泌治疗的同时，除了要加用双膦酸盐的治疗外，椎体的局部放疗不仅可以镇痛，同时也可以防止患者出现截瘫。

（江苏省肿瘤医院　陈凌翔）

本病例患者属于HER-2（-）、Luminal B型乳腺癌，年龄<35岁，有4枚淋巴结转移，Ki-67阳性率（50%），属于高危患者，化疗方案为改良TAC，放疗和辅助内分泌治疗能有效降低相对复发风险。根据SOFT/TEXT研究结果显示在年轻的高危患者中辅助内分泌治疗方案可选择卵巢去势的戈舍瑞林联合他莫昔芬或者芳香化酶抑制药，本病例辅助内分泌药使用托瑞米芬的强度可能不够。

骨转移性乳腺癌选择治疗方案，要考虑患者肿瘤组织的激素受体状况（ER/PR）、HER-2情况、年龄、月经状态及疾病进展是否缓慢。原则上疾病进展缓慢的激素反应性乳腺癌患者可以首选内分泌治疗。基于乳腺癌骨转移一般不直接构成生命威胁，且不合并内脏转移的患者生存期相对较长，因此尽量避免不必要的强烈化疗。

（辽宁省肿瘤医院　孙　涛）

【指南背景】

1. 2016版NCCN指南　无内脏危象或内分泌抵抗的晚期乳腺癌，一线首选内分泌治疗，近1年内接受过内分泌治疗的ER和（或）PR（+）的绝经前患者，建议卵巢去势或切除，依照绝经后内分泌治疗方案进行治疗。其治疗方案可选择：非甾体类/甾体类芳香化酶抑制药、氟维司群、依西美坦+依维莫司、palbociclib+来曲唑、他莫昔芬或托瑞米芬、甲地孕酮、甲睾酮、炔雌醇等。

2.《中国晚期乳腺癌诊治专家共识（2015 版）》 他莫昔芬辅助治疗失败的绝经后患者可选芳香化酶抑制药或氟维司群。

3. 进展期乳腺癌 3 指南 即使存在内脏疾病，内分泌治疗仍是激素受体阳性乳腺癌患者的首选方案，除非有脏器危象或有内分泌抵抗的证据（ⅠA）。

（辽宁省肿瘤医院 孙 涛）

【核心体会】

激素受体阳性乳腺癌患者的内分泌治疗不仅仅体现在术后辅助治疗上，目前也成为晚期没有内脏危象乳腺癌的一线治疗策略。高危患者的术后辅助内分泌治疗和晚期没有内脏危象患者的一线内分泌治疗都需要首选卵巢功能抑制。

（江苏省肿瘤医院 陈凌翔）

仅骨转移的激素受体阳性乳腺癌患者，晚期一线首选内分泌治疗。

（辽宁省肿瘤医院 孙 涛）

参 考 文 献

[1] Pagani O, Regan MM, Walley BA, et al. Adjuvant exemestane with ovarian suppression in premenopausal breast cancer. N Engl J Med, 2014, 371（2）：107-118.

[2] 中国抗癌协会乳腺癌专业委员会. 中国抗癌协会乳腺癌诊治指南与规范（2015 版）. 中国癌症杂志, 2015, 25（9）：692-754.

[3] Gradishar WJ, Anderson BO, Balassanian R, et al. NCCN guidelines insights breast cancer, Version 1. 2016. J Natl Compr Canc Netwk, 2015, 13（12）：1475-1485.

[4] 徐兵河. 中国晚期乳腺癌诊治专家共识（2015 版）. 北京：人民卫生出版社, 2015.

[5] Cardoso F, Costa A, Senkus E, et al. 3rd ESO-ESMO international consensus guidelines for advanced breast cancer （ABC 3）. Ann Oncol, 2017, 28（1）：16-33.

[6] Olivia P, Meredith M. Regan BA. Walley, et al. Adjuvant exemestane with ovarian suppression in premenopausal breast cancer. N Engl J Med, 2014, 371（2）：107-118.

病例12　ⅢA期乳腺癌术后95个月，骨转移65个月

孙春雷[*]　吕　庆　陈　玲　周士福

江南大学附属医院

【病史及治疗】

➢ 患者女性，45岁（2008年），未停经。

➢ 2008-08-19行右侧乳腺癌改良根治术，术后病理及免疫组织化学示浸润性导管癌（invasive ductal carcinoma，IDC）Ⅱ~Ⅲ级，T_2（2.5 cm）N_2（9/10）M_0（ⅢA）；雌激素受体（estrogen receptor，ER）（+）、孕激素受体（progesterone receptor，PR）（+）、人类上皮细胞生长因子受体2（human epiderma growth factor receptor 2，HER-2）（-）、Ki-67阳性率（<10%）、癌胚抗原（carcino-embryonic antigen，CEA）1.82 μg/L，糖类抗原（carbohydrate antigen，CA）153 17.8 U/ml。行多西他赛100 mg，第1天+吡柔比星60 mg，第1天+环磷酰胺0.6 g，第1天化疗，共4次，因不能耐受该方案的化疗不良反应，后2次化疗方案改为紫杉醇210 mg，第1天+顺铂100 mg，第1天。化疗2次后闭经。化疗结束后行胸壁及区域淋巴结放疗：60 Gy/30次，放疗完成后，后续托瑞米芬内分泌治疗。

【辅助检查】

➢ 2009-04-03术后8个月骨扫描未见转移。

➢ 2011-02-18术后30个月因腰骶部酸痛行骨扫描示左髂骨、左第5前肋浓聚灶。骨盆计算机体层摄影术（computed tomography，CT）未见明显骨破坏，无其他部位转移。CEA 3.23 μg/L、CA153 40.2 U/ml。

【病史及治疗续一】

➢ 化疗+辅助内分泌治疗疗效评价有效，无病生存期（disease free survival，DFS）30个月，为绝经前患者，唑来膦酸1~2个月1次，患者拒绝切除卵巢，拒绝骨活检，考虑为绝经前激素受体阳性晚期乳腺癌，故给予戈舍瑞林（每28天1次）+阿那曲唑治疗，共5个月。

➢ 2011-07-01患者48岁，术后36个月，骨转移5个月，戈舍瑞林+阿那曲唑应用5个月后腰骶部酸痛好转，因经济问题、症状减轻等原因自行停药，改托瑞米芬治疗，唑来膦酸自行改为2~3个月1次。

➢ 2012-03-02术后43个月，怀疑骨转移12个月，腰骶部酸痛略加重，CT扫描发现髂骨及骶

* 为通信作者，邮箱：scl199454@126.com

髂关节骨破坏，CEA 48.40 μg/L、CA153 43.16 U/ml；雌二醇及促卵泡素（fouicle-stimulating hormone，FSH）达绝经后状态（化疗闭经 40 个月，49 岁）；超声提示子宫内膜厚度约 11 mm，未行诊断性刮宫。药物改为阿那曲唑+唑来膦酸+中药。

【本阶段小结】

该患者目前诊断骨转移明确，经过卵巢功能抑制+芳香化酶抑制药治疗后症状一度减轻，但因为经济原因自行停药并在改药后症状加重，肿瘤指标 CEA 明显升高，CT 提示骨破坏，此次复查性激素常规提示为绝经后水平，内分泌治疗药物改为阿那曲唑。

【病史及治疗续二】

➢ 2012-05-01 CEA 为 58.24 μg/L、CA153 40.1 U/ml。

➢ 2012-06-08 CEA 为 52.64 μg/L、CA153 35.2 U/ml。

➢ 2012-07-31 患者 49 岁，术后 48 个月，骨转移 17 个月，腰骶部酸痛无明显好转。怀疑阿那曲唑耐药，改为来曲唑+唑来膦酸+中药，唑来膦酸 1~3 个月 1 次（当时因为依西美坦需审批，用不上）。

➢ 2013-05-10 使用来曲唑+唑来膦酸 9 个多月，骨扫描较前未进展。

➢ 2014-04-03 使用来曲唑+唑来膦酸 20 多个月，骨扫描未进展。骨盆 CT 较前未进展。

【本阶段小结】

在使用阿那曲唑治疗后患者的腰骶部酸痛症状无明显好转，因依西美坦缺货，故使用另一种非甾体类芳香化酶抑制药来曲唑治疗，治疗后无疾病进展期达到 20 个月，故继续使用来曲唑+唑来膦酸。

【病史及治疗续三】

➢ 2014-12-31 骨扫描第 10 胸椎、右第 10 后肋、左髂骨及骶髂进展，并经 CT 证实。

➢ 2015-05-28 CEA 67.94 μg/L，达历史最高。

➢ 2015-06-15 华山医院正电子发射计算机断层显像（positron emission computed tomography，PET-CT）示左髂骨及骶髂，第 10 胸椎转移。

➢ 2015-06-30 骨转移治疗 52 个月，治疗改为依西美坦+唑来膦酸，每月 1 次。

➢ 2016-03-14 骨转移治疗 61 个月，骨扫描示左骶髂骨、第 10 胸椎、右第 10 后肋，CEA 51.19 μg/L、CA153 33.65 U/ml。

【本阶段小结】

该患者在骨扫描、CEA 等检查均提示骨转移进展时，需更改内分泌治疗方案，此次最优方案是选择氟维司群，但由于经济原因，选择了依西美坦，唑来膦酸继续每月 1 次。

在依西美坦治疗 8 个月后又出现疾病进展，因经济原因，不能选择依维莫司联合依西美坦，亦不能选择氟维司群，故选择卡培他滨、唑来膦酸，每月 1 次，2 个疗程后腰臀部酸痛明显减轻，现卡培他滨第 4 个疗程，轻度的手足综合征，能耐受。

该病例的特点为初诊时为绝经前 Luminal 型 Ⅲ 期乳腺癌，化疗后出现永久性闭经，术后 30 个月时出现骨转移，根据当时患者的月经状态、指南推荐并结合患者的经济情况，依次使用各种内分泌药物，同时联合唑来膦酸，取得了较好的治疗结果，是晚期乳腺癌全程管理的一个较好的病例。按照目前的循证医学证据及临床治疗指南，对于>4枚淋巴结转移的绝经前乳腺癌患者辅助内分泌治疗建议卵巢功能抑制+芳香化酶抑制药；对于仅出现骨转移而无内脏危象的晚期激素受体阳性乳腺癌患者建议首选内分泌治疗，对于一线内分泌治疗失败的可根据实际情况选择二线内分泌药物继续治疗；在内分泌治疗过程中，对于处于该年龄层次的患者，判断是否绝经尤其重要；唑来膦酸是骨转移后的基础用药，目前公认的观点是骨转移1年内每月1次，第2年每3个月1次，但对于这种长期生存的患者，唑来膦酸的使用时间及给药频率还待进一步研究。

【专家点评】

本例患者是1例典型的激素敏感型病例，疾病的复发转移以软组织、骨、淋巴结等部位为主，进展缓慢，无病间期较长，虽然未能进行转移病灶的再次病理活检，但该患者整体病程均符合Luminal型特点。对于此类患者，无论是美国国家综合癌症网络（National Comprehensive Cancer Network，NCCN）、美国临床肿瘤学会、欧洲肿瘤内科学会等指南及St. Gallen共识均推荐尽可能应用内分泌治疗，除非多线治疗后失败或出现快速进展抑或内脏危象，可考虑细胞毒药物治疗。

该病例的整体治疗是非常成功的。回顾分析患者的辅助化疗方案疗程选择或许有待商榷，同时因依从性和经济能力受限等因素，辅助内分泌治疗未能选用卵巢功能抑制联合芳香化酶抑制药/SERMs治疗。而在解救内分泌治疗中，在甾体/非甾体芳香化酶抑制药及托瑞米芬等药物间进行了多次换药治疗。目前出现进展可能是*ESR*1基因突变所致，病灶病理特征亦有可能出现变化。因此，建议对患者进行再次骨转移病灶活检，确认转移灶分子分型，如为Luminal型，仍应考虑选用内分泌治疗，建议选择氟维司群500 mg或依维莫司联合芳香化酶抑制药等晚期二线内分泌药物治疗，CDK4/6抑制药联合来曲唑/氟维司群也是合理选择之一。

（复旦大学附属华东医院　葛　睿）

【核心体会】

对于激素受体阳性仅有骨转移的晚期乳腺癌，内分泌治疗是首选，应结合病情尝试多线内分泌治疗。

（复旦大学附属华东医院　葛　睿）

参 考 文 献

[1] 徐兵河，江泽飞，胡夕春. 中国晚期乳腺癌临床诊疗专家共识. 中华医学杂志，2016，96（22）：1719-1727.

[2] Regan MM, Francis PA, PaganiO, et al. Absolute benefit of adjuvant endocrine therapies for premenopausal women with hormone receptor-positive, human epidermal growth factor receptor 2-negative early breast cancer: TEXT and SOFT Trials. J Clin Oncol, 2016, 34 (19): 2221-2231.

[3] 沈镇宙，宋三泰，张斌，等. 中国绝经前女性乳腺癌患者辅助治疗后绝经判断标准及芳香化酶临床应用共识（草案修正案）. 中国癌症杂志，2011，21（5）：418-420.

[4] 江泽飞，陈佳艺，牛晓辉，等. 乳腺癌骨转移和骨相关疾病临床诊疗专家共识（2014版）. 中华医学杂志，2015，95（4）：241-247.

病例 13　年轻乳腺癌与卵巢功能抑制

王懋莉　殷初阳　吴克瑾*

复旦大学附属妇产科医院

【病史与治疗】

➢ 患者女性，35 岁。孕 1 产 1，其母有乳腺癌（58 岁发病）病史。既往体健。

➢ 2014-07-14 到我院就诊，主诉发现左乳腺肿块 2 年，无明显增大。左乳腺外上直径 2 cm 肿块，质硬，界欠清，活动欠佳；腋窝未扪及增大淋巴结。

【辅助检查】

➢ 2014-07-20 超声示左侧乳腺外上实质占位伴钙化 13 mm×12 mm×7 mm，乳腺影像报告和数据系统（breast imaging reporting and data system，BI-RADS）4B。左腋窝多发实质占位，较大者 14 mm×9 mm，转移灶可能。子宫双附件未见明显异常。

➢ 2014-07-15 钼靶（图 13-1）示左乳腺上方结节伴多发细钙化灶 14 mm×10 mm，BI-RADS 4B。双腋窝未见增大淋巴结。

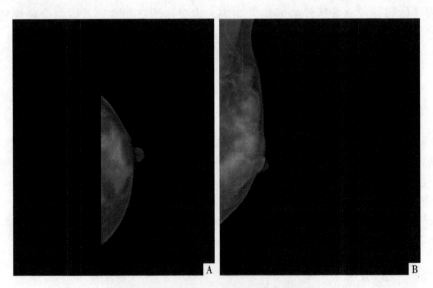

图 13-1　2014-07-15 术前钼靶检查

注：A. CC 位可见左乳外侧少量钙化；B. MLO 位可见左乳上方钙化灶

---

* 为通信作者，邮箱：kejinwu@163.com

➢ 2014-07-20 于全身麻醉下行左乳腺肿块切除活检+前哨淋巴结活检术，术中冷冻切片病理提示左侧浸润性乳腺癌，前哨淋巴结（4 枚/5 枚）见癌转移。遂行左侧乳腺癌改良根治术。术后病理示左侧乳腺浸润性导管癌Ⅲ级，非特殊类型，合并中-高级别导管原位癌，肿块 2.0 cm× 2.0 cm×0.8 cm，脉管内见癌栓。左侧乳腺前哨淋巴结（4 枚/5 枚）见癌宏转移。左侧乳腺癌改良根治术标本示残腔及基底部切缘见中-高级别导管原位癌累及，乳头、皮肤未见癌累及。腋窝淋巴结（4 枚/12 枚）见癌宏转移。免疫组织化学示细胞角蛋白（cytokeratin，CK）7（+），人类上皮细胞生长因子受体 2（human epiderma growth factor receptor 2，HER-2）（+），E-钙黏连蛋白（E-cadherin，E-cad）（+），P53（+），雌激素受体（estrogen receptor，ER）（99%），孕激素受体（progesterone receptor，PR）95%（+），Ki-67 阳性率（60%），P63、CK14、Calponin 肌上皮（-），CD31、D240（+）提示脉管内癌栓。

【本阶段小结】

患者术前初步诊断为年轻乳腺癌，临床分期为 $T_1N_1M_0$。美国国家综合癌症网络（National Comprehensive Cancer Network，NCCN）指南推荐临床腋窝淋巴结阳性者，建议术前腋窝淋巴结穿刺活检。当时我院腋窝淋巴结细针穿刺活检还未开展，向患者交代病情，患者知情，同时其提出期望，尽早手术，不考虑乳腺癌新辅助治疗，同时要求尽可能减少腋窝淋巴结手术范围，提高术后生活质量，要求行左侧乳腺肿块活检+腋窝前哨淋巴结活检，标本送术中冷冻切片病理检查，依据术中病理检查提示，行左侧乳腺癌改良根治术。

【病史及治疗续二】

➢ 患者术后接受 TAC 方案（T，多西他赛 100 mg；A，多柔比星 70 mg；C，环磷酰胺 0.8 g）化疗 6 个疗程，按期完成全部化疗。

【本阶段小结】

患者术后诊断为年轻乳腺癌，$pT_1N_2M_0$、ⅢA 期，浸润性导管癌（invasive ductal carcinoma，IDC）Ⅲ级伴导管内癌（ductal carcinoma in situ，DCIS）Ⅱ～Ⅲ级，Luminal B，伴脉管浸润（lymphatic vessel involvement，LVI）（+）。患者美国东部肿瘤协作组（Eastern Cooperative Oncology Group，ECOG）评分 0 分，为 Luminal B 型乳腺癌，考虑在蒽环类药物的基础上加用紫杉类药物。因患者腋窝淋巴结（8 枚/17 枚）见癌转移，希望尽早开展术后辅助放疗，故选择 TAC 方案辅助化疗。

【病史及治疗续三】

➢ 患者化疗结束后于外院行辅助放疗。患者放疗结束后接受他莫昔芬辅助内分泌治疗。

【本阶段小结】

患者制订辅助内分泌治疗方案时，SOFT&TEXT 联合分析结果提示卵巢功能抑制（ovarian function suppression，OFS）+芳香化酶抑制药（aromatase inhibitor，AI）优于 OFS+他莫昔芬，但 SOFT 试验对比 OFS+他莫昔芬与他莫昔芬单药疗效的结果还未公布。向患者告知后，患者要求行他莫昔芬单药辅助内分泌治疗。

OFS 在绝经前乳腺癌中的运用争议已久。目前已有的一些临床试验，如 POEMS 试验尝试在激素受体阴性绝经前乳腺癌化疗同时联合 OFS，从而保护卵巢功能，同时延长无病生存期（disease free survival，DFS）；PROMISE 试验在激素受体阳性/阴性绝经前乳腺癌化疗同时联合 OFS，卵巢功能得到保护。尽管该患者无生育意愿，但单从保护生育能力的角度，以现有的证据推荐患者可考虑在行辅助化疗的同时联合 OFS。

SOFT 亚组分析提示<35 岁女性，OFS+他莫昔芬优于他莫昔芬，SOFT&TEXT 联合分析提示在高危人群中，OFS+芳香化酶抑制药优于 OFS+他莫昔芬。以目前的证据，更推荐患者接受 5 年的 OFS+芳香化酶抑制药辅助内分泌治疗，同时建议患者治疗期间监测激素水平，做好不良反应管理。

【专家点评】

这是 1 例年轻乳腺癌患者。2014-07 初诊时超声及钼靶皆提示左乳腺外上象限 BI-RADS 4B 的病变，无进一步的诊治措施直至 2014-12 患者才接受手术治疗，对于 BI-RADS 4B 的病变应及时考虑进一步的诊治手段，不宜拖延太久。对于临床分期 $T_1N_1M_0$ 的患者不是前哨淋巴结活检的适宜人群。该患者术后病理分期为 $pT_1N_2M_0$，结合其免疫组织化学检测结果，有明确的术后辅助化疗、放疗及内分泌治疗指征。化疗方案的选择上可考虑 EC 序贯 T 的剂量密集方案或 3 周方案，TAC 方案亦是可以选择的方案；放疗应包括胸壁及锁骨上下野等；内分泌治疗方案的选择上结合 SOFT 以及 SOFT 和 TEXT 的联合分析结果，优先推荐卵巢去势联合芳香化酶抑制药。该患者很年轻且其母亲有乳腺癌病史，有条件建议参与遗传咨询并行相关的遗传基因检测，根据基因检测的结果在辅助治疗的选择上可参与相关的临床研究。

（中山大学肿瘤医院 王树森）

病例 14　Luminal B 型乳腺癌内分泌治疗耐药

赵君勇[*]

同济大学附属第十人民医院

【病史与治疗】

➤ 患者女性，53 岁，末次月经：2015-06。无乳腺肿瘤家族史，无遗传病史。

➤ 患者发现右乳腺肿块 2 周。2015-07-07 查体示右乳腺内上象限扪及直径约 1 cm 肿块，质硬，边界不清，活动度差。右腋窝扪及增大淋巴结。

➤ 2015-07-15 患者在全身麻醉下行右侧乳腺癌改良根治术。术后病理示右侧乳腺浸润性导管癌 Ⅱ～Ⅲ 级，脉管内见癌栓。残腔旁未见癌残留，基底未见癌累及，乳头下方个别导管上皮呈不典型导管增生（atypical ductal hyperplasia，ADH），周围乳腺部分区域导管原位癌。右腋窝淋巴结（4 枚/26 枚）见癌转移。免疫组织化学示雌激素受体（estrogen receptor，ER）（85%）、孕激素受体（progesterone receptor，PR）（80%）、CerbB-2（-）、Ki-67 阳性率（60%）、荧光原位杂交（fluorescence in situ hybridization，FISH）检测 *HER-2* 基因无扩增。术后诊断为右侧乳腺癌 [T_1N_2 M_0、Luminal B 型（Ki-67 高表达）]。

➤ 2015-08-04 患者行 EC→T 方案（E，表柔比星；C，环磷酰胺；序贯以 T，多西他赛），共 8 个疗程，具体为表柔比星 130 mg（80 mg/m^2）+ 环磷酰胺 1000 mg（600 mg/m^2），序贯以多西他赛 130 mg（75 mg/m^2）。分别于 2015-08-04、2015-08-25、2015-09-22、2015-10-13 行 4 次 EC 方案（第 3 次化疗因肝功能受损行保肝治疗，推迟 1 周）。2015-11-03、2015-11-24、2015-12-15、2016-01-05 行 4 次 T 方案治疗。

➤ 2016-01-21 起行胸壁+锁骨上区域放疗，共计 25 次。

➤ 2016-02 起服用他莫昔芬治疗，并监测查血促卵泡素（follicle-stimulating hormone，FSH）及雌二醇水平。

【辅助检查】

➤ 2015-07-07 双乳超声示右乳腺 2 点钟位处可见一低回声，大小为 11.0 mm×11.0 mm，距体表 8 mm，形态欠规则，边界欠清。彩色多普勒血流成像见血流信号。诊断为右乳腺实质性占位 [乳腺影像报告和数据系统（breast imaging reporting and data system，BI-RADS）5]、右腋窝淋巴结增大（图 14-1，图 14-2）。

➤ 2015-07-10 双乳磁共振成像（magnetic resonance imaging，MRI）示右侧乳腺内上象限结节灶伴腋窝淋巴结增大；导管内乳头状瘤，乳腺癌。

---

[*] 为通信作者，邮箱：378199342@qq.com

➤ 心电图正常；胸部 X 线片示双肺纹理增多；血常规、肝功能、肾功能、血糖、乙型肝炎病毒抗体均正常；肿瘤标志物癌胚抗原（carcino-embryonic antigen, CEA）0.73 μg/L、甲胎蛋白（alpha fetal protein, AFP）1.04 μg/L、糖类抗原（carbohydrate antigen, CA）125 15.14 U/ml、CA724 2.10 U/ml、神经元特异性烯醇化酶（neuron specific enolase, NSE）14.88 μg/L。

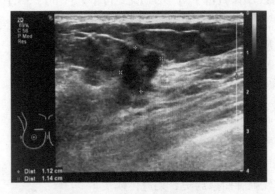
图 14-1　右乳腺结节超声图像

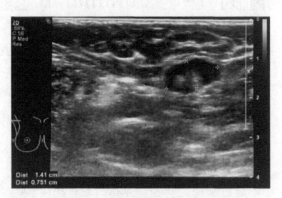
图 14-2　右腋窝淋巴结超声图像

【本阶段小结】

本例为中年绝经前女性患者，病理证实为 Luminal B 型乳腺癌，除原发肿瘤病灶外，还合并其余乳腺区域的导管原位癌，且腋窝淋巴结转移≥4 枚，故术后选择蒽环加紫杉类化疗及放疗。患者术后出现停经，化疗后查 FSH 及雌二醇水平符合绝经后水平，但停经未满 12 个月，故选择绝经前内分泌治疗方案。

【病史及治疗续一】

➤ 2016-01 入院全身复查：查各项血指标、胸部 CT（图 14-3）、骨扫描、乳腺超声、阴道超声、上腹部超声均无明显异常。

➤ 2016-03 查 CEA 为 37.82 μg/L（↑）、CA125 为 39.26 U/ml（↑）、CA724 为 11.36 U/ml（↑）、CA153 为 17.25 U/ml。

➤ 2016-04 胸部增强计算机体层摄影术（computed tomography, CT）示右肺上、中多发病灶，转移？纵隔多发淋巴结增大，转移？右侧少量胸腔积液（图 14-4）。腹部增强 CT 示肝 S3、S4 段结节致胆管扩张，考虑占位性病变。肝增强 MRI 示肝 S2~S5 段异常信号，转移？第 1 腰椎椎体异常信号，转移？腰椎增强 MRI 示第 10~12 胸椎椎体、第 1~4 腰椎椎体及第 1 骶椎椎体内见转移瘤形成。颅脑增强 MRI 及盆腔增强 CT 未见明显异常。

➤ 2016-04-26 患者行 NX 方案（N，长春瑞滨；X，卡培他滨）+唑来膦酸治疗。具体剂量为长春瑞滨 45 mg，第 1、8 天+卡培他滨 1.5 g，每天 2 次口服，第 1~14 天；唑来膦酸 4 mg，每月 1 次。2016-04-26 行第 1 次 NX 方案。2016-05-17 行第 2 次 NX 方案（患者因肝功能指标异常，无法坚持，放弃化疗）

➤ 2016-05-27 行戈舍瑞林 3.8 mg，每月 1 次+依西美坦 25 mg，每天 1 次。

➤ 2016-06 复查肿瘤标志物，持续升高（表 14-1）。

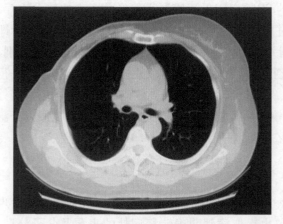

图14-3　2016-01胸部CT

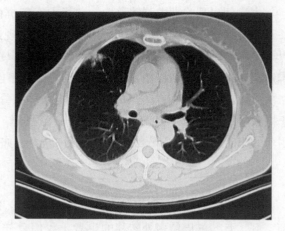

图14-4　2016-04胸部CT

表14-1　患者肿瘤标志物检测数据

肿瘤标志物	2015-07	2016-01	2016-03	2016-06
CEA（μg/L）	0.73	2.99	37.82（↑）	197.40（↑）
CA153（U/ml）	-	8.06	17.25	22.70
CA125（U/ml）	15.14	21.43	39.26	78.96（↑）
CA199（U/ml）	-	-	14.78	17.41（↑）
CA724（U/ml）	2.10	-	11.36（↑）	-
AFP（μg/L）	1.04	2.51	2.70	2.37

注：-，未检查

【本阶段小结】

患者使用他莫昔芬后2个月出现肿瘤标志物升高，全身检查发现肺、肝、骨、淋巴结多处脏器已发生转移，又因患者极度恐惧第2次化疗所造成的肝功能受损，最终选择终止NX方案化疗。根据目前SOFT&TEXT研究结果，高危绝经前患者可使用卵巢功能抑制药+依西美坦的内分泌治疗方案优于单药他莫昔芬及卵巢功能抑制药+他莫昔芬的疗效，故目前选择使用卵巢功能抑制药+依西美坦作为后续的内分泌治疗方案。但2个月后复查肿瘤标志物仍进一步升高，目前我们也在寻求更进一步的治疗方案。

【专家点评】

本病例患者属于HER-2（-）、Luminal B型乳腺癌患者，具有4枚淋巴结转移，Ki-67阳性率高（60%），属于高危患者，如能选择包括蒽环、紫杉在内密集方案能更有效降低相对复发风险。选择辅助内分泌治疗是由于患者在术前并未绝经，因此选择他莫昔芬治疗。对于存在高危复发风险的绝经前患者，辅助内分泌治疗可选择卵巢去势的戈舍瑞林联合他莫昔芬或者芳香化酶抑制药。由于手术和化疗均可导致停经，影响绝经状态的判断。考虑到患者的年龄为53岁，应该在术前进行查FSH及雌二醇水平作为基线，并且密切监测FSH及雌二醇水平，如果他莫昔芬治疗过程中证实为绝经后内分泌治疗及时转换为芳香化酶抑制药。

本病例出现晚期内脏转移后，选择方案依据的 SOFT/TEXT 研究属于绝经前患者的辅助治疗，并不十分妥当。在辅助内分泌治疗 2 个月内出现进展，属于原发内分泌耐药，但是否存在初诊即 Ⅳ 期乳腺癌的可能，如溶骨性骨转移等在早期识别并不明显，可能在治疗后成骨修复中易被识别，本病例尚未提供骨转移相关影像学证据，因此不能很好判断。在乳腺癌发生多脏器转移阶段应进行二次活检，有助于明确诊断和后续治疗方案的抉择。多基因检测对晚期乳腺癌治疗结局的影响仍处于探索中，但由于本患者存在原发性内分泌耐药，检测后可能揭示耐药机制，选择具有克服内分泌耐药的靶向药物联合内分泌治疗可能从中获益，如依西美坦+依维莫司、palbociclib+来曲唑等。

（辽宁省肿瘤医院　孙　涛）

对于 Lumina B 型乳腺癌在辅助内分泌治疗 2 个月后出现肿瘤标志物升高，且全身检查发现肺、肝、骨、淋巴结多处转移的患者，我们首先要再次取病理明确转移病灶的来源及分子分型，看是否为第二原发肿瘤或肿瘤异质性引起的耐药假象；排除这两种可能后，我们可以看到的是这例患者对紫杉和蒽环类药物的耐药，而不是内分泌的耐药，因为一两个月的时间内分泌药物还未起效。该患者一线治疗选择化疗时需加强不良反应的管理，目前选择内分泌治疗，待有明确影像学检查进展后再考虑更改方案，此时同样建议再取病理。

（浙江省肿瘤医院　陈占红）

【指南背景】

1. 2016 版美国国家综合癌症网络指南　对于激素受体阳性、HER-2（-）、肿瘤负荷重、临床症状明显的绝经后转移性乳腺癌患者，可考虑化疗（ⅡA）。晚期内分泌治疗方案可选择：非甾体类/甾体类芳香化酶抑制药、氟维司群、依西美坦+依维莫司、palbociclib+来曲唑、他莫昔芬或托瑞米芬、甲地孕酮、甲睾酮、炔雌醇等。

2.《中国晚期乳腺癌诊治专家共识（2015 版）》　正在接受 LHRH 拮抗药/激动药的患者月经状况无法判断。化疗前未绝经者即使化疗后绝经也不能判断其为绝经后状态，化疗或内分泌或药物去势治疗后绝经的患者需反复测定 FSH 和雌二醇水平，确认其为绝经后状态时方能应用芳香化酶抑制药。

3. 进展期乳腺癌 3 指南　绝经后患者首选一线内分泌治疗方案，取决于辅助内分泌治疗的疗程和类型，以及辅助内分泌治疗结束后到复发的时间。可以是芳香化酶抑制药他莫昔芬或氟维司群（ⅠA）。

（辽宁省肿瘤医院　孙　涛）

【核心体会】

术前绝经状态及时判断有助于后续内分泌治疗决策，他莫昔芬失败的激素受体阳性乳腺癌，晚期一线内分泌首选芳香化酶抑制药或氟维司群。

（辽宁省肿瘤医院　孙　涛）

乳腺癌首次复发转移推荐再次取病理明确诊断，特别是一些生物学特性与实际不符的患者。

（浙江省肿瘤医院　陈占红）

病例 15　右侧乳腺癌术后肝转移

张　姣　尹清云　刘新兰*

宁夏医科大学总医院肿瘤医院

【病史及治疗】

➢ 患者女性，36 岁。离异，父母及 1 兄、1 弟、1 女均健在，家族中无与患者类似疾病者。27 岁结婚，生 1 女。

➢ 2014-01 患者因"发现右侧乳腺肿物 3 个月"到宁夏吴忠南门综合医院就诊（当时年龄 36 岁），入院查体：右乳腺肿物 2 个，分别位于右乳腺内上象限及右乳头内侧，大小分别为 1.0 cm×1.0 cm 及 1.0 cm×1.5 cm，质硬，活动，无压痛，伴乳头内陷，双腋窝淋巴结未及增大，余无特殊。行右侧乳腺肿物切除术，病理示右侧乳腺导管原位癌，部分区域呈浸润性导管癌。

➢ 2014-01-20 行右侧乳腺癌改良根治术。术后病理示右腋窝淋巴结（12 枚/20 枚）转移阳性。免疫组织化学示雌激素受体（estrogen receptor，ER）（90%），孕激素受体（progesterone receptor，PR）（30%），Ki-67 阳性率（40%），人类上皮细胞生长因子受体 2（human epiderma growth factor receptor 2，HER-2）（-）。诊断为 $cT_1pN_3cM_0$、ⅢC 期、Luminal B 型、HER-2（-）。术后辅助化疗：吡柔比星 90 mg，第 1 天+环磷酰胺 0.9 g，第 2 天，14 天重复×4 个疗程；紫杉醇 270 mg，第 1 天，14 天重复×4 个疗程。辅助放疗：胸壁+锁骨上下野照射 50 Gy/25 次；后行戈舍瑞林联合他莫昔芬内分泌治疗。

➢ 2015-09 内分泌治疗 11 个月后超声、计算机体层摄影术（computed tomography，CT）示肝内多发异常强化结节灶，考虑转移结节可能性大。患者无不适主诉，拒绝行肝穿刺活检。

【辅助检查】

➢ 2015-09-17 腹部 CT（图 15-1）示肝右叶多发低密度影，考虑转移。其他检查未见明显异常。

【本阶段小结】

对于复发转移的乳腺癌患者，只要有可能获取肿瘤组织，建议在治疗前对复发灶或转移灶进行再活检。根据病史及影像学检查，本例患者临床诊断为乳腺癌肝转移，转移灶再活检可明确其病理诊断和 ER、PR、HER-2 状态以精确指导后续治疗。但患者拒绝。

【病史及治疗续一】

➢ 2015-10-28 至 2015-12-05 行 NX 方案化疗，具体为长春瑞滨 40 mg，第 1、8 天+卡培他滨

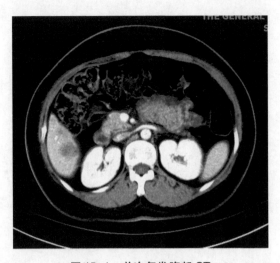

图 15-1 首次复发腹部 CT

注：首次发现转移时腹部 CT 示肝右叶多发低密度影

1.5 g（1000 mg/㎡），每天 2 次，第 1~14 天，每 3 周重复 1 次，共 2 个疗程。疗效评价疾病进展（progression disease，PD）。

【辅助检查】

➢ 2015-12-28 腹部 CT（图 15-2）示肝右叶多发转移灶，较前增多。其他检查未见明显异常。

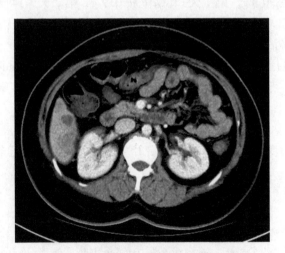

图 15-2 NX 方案化疗 2 个疗程后腹部 CT

注：NX 方案化疗 2 个疗程后腹部 CT 示肝右叶多发转移灶，较前增多

【本阶段小结】

患者为 38 岁年轻女性，术后辅助化疗、放疗及内分泌治疗，但术后内分泌治疗 1 年内出现无

症状的肝转移，考虑为原发内分泌耐药乳腺癌，故复发后给予一线化疗后疗效评价 PD，故调整为二线化疗。

【病史及治疗续二】

➢ 2015-12-31 改行二线化疗，即 GP 方案，具体为吉西他滨 1.6 g，第 1、8 天+顺铂 40 mg，第 2、3、4 天，联合重组人血管内皮抑制素（恩度）15 mg（第 1~7 天），每 3 周重复，共 6 个疗程。疗效评价 PD。后行超声引导下肝肿块穿刺，病理示肝组织中可见腺癌组织浸润，符合乳腺癌转移；免疫组织化学示 ER（50%）、PR（<1%）、Ki-67 阳性率（5%）、HER-2（-）。考虑患者肝穿刺激素受体表达尚可，故调整为内分泌治疗。2016-05-25 改行戈舍瑞林联合来曲唑内分泌治疗。

【辅助检查】

➢ 2016-02-14GP 方案化疗 2 个疗程后腹部 CT（图 15-3A）示肝右叶多发转移，较前略缩小。
➢ 2016-03-28GP 方案化疗 4 个疗程后腹部 CT（图 15-3B）示肝右叶多发转移，较前略缩小。
➢ 2016-05-10GP 方案化疗 6 个疗程后腹部 CT（图 15-3C）示肝右叶多发转移，较前明显增多。

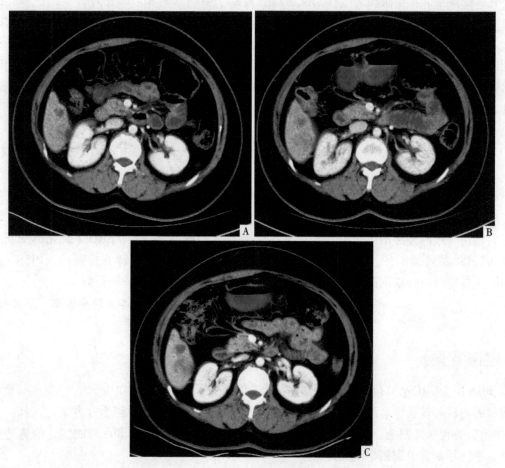

图 15-3　GP 化疗中腹部 CT

注：A. GP 方案化疗 2 个疗程后腹部 CT 示肝右叶多发转移，较前略缩小；B. GP 方案化疗 4 个疗程后腹部 CT 示肝右叶多发转移，较前略缩小；C. GP 方案化疗 6 个疗程后腹部 CT 示肝右叶多发转移，较前明显增多

【本阶段小结】

进展期乳腺癌（Advanced Breast Cancer，ABC）2 指南将原发内分泌耐药和继发内分泌耐药分别定义为：①原发内分泌耐药，即辅助内分泌治疗的 2 年中复发或是转移性乳腺癌一线内分泌治疗 6 个月内疾病进展；②继发内分泌耐药，即辅助内分泌治疗 2 年以上复发，或是完成治疗后 1 年内复发，或是转移性乳腺癌一线内分泌治疗 6 个月以上疾病进展。本病例考虑原发内分泌耐药可能性大。故选择化疗。二线化疗后患者肝转移灶明显增多、增大。疗效评价为 PD。后行肝穿刺活检提示激素受体阳性表达，患者辅助内分泌治疗已用卵巢功能抑制药联合他莫昔芬，且一、二线化疗无效，现患者无任何症状，故选用戈舍瑞林联合来曲唑内分泌治疗。

【专家点评】

本病例属于 HER-2（-）、Luminal B 型乳腺癌患者，具有>4 枚淋巴结转移（12 枚/20 枚）、Ki-67 阳性率（40%），属于高危患者，选择包括蒽环、紫杉在内的 TAC 方案（紫杉类、蒽环类、环磷酰胺），以及辅助内分泌治疗选择戈舍瑞林联合他莫昔芬能有效降低相对复发风险。如再选择辅助化疗方案可考虑密集方案，疗效可能更佳。其中，吡柔比星的单次剂量应不超过 80 mg。如果考虑到淋巴结转移状况，辅助内分泌治疗选择戈舍瑞林联合芳香化酶抑制药可能更佳。

在乳腺癌发生肝转移阶段应进行二次活检，有助于明确诊断和后续治疗方案的抉择。患者在辅助内分泌治疗 1 年内出现疾病进展，可能存在原发内分泌耐药，肿瘤为临床进展性疾病必须得到快速缓解或肿瘤对内分泌治疗是否敏感存有疑虑时，晚期一线治疗应首选化疗。他莫昔芬治疗失败的绝经后患者在晚期内分泌治疗可选芳香化酶抑制药或氟维司群。多基因检测对晚期乳腺癌治疗结局的影响仍处于探索中，但对于本患者存在原发内分泌耐药，检测后可能揭示耐药机制，选择具有克服内分泌耐药的靶向药物联合内分泌治疗可能从中获益，如依西美坦+依维莫司、palbociclib+来曲唑等。

（辽宁省肿瘤医院　孙　涛）

该患者为原发内分泌耐药，一线治疗选择化疗或内分泌加逆转耐药的靶向药物均可。一、二线化疗后进展，选用戈舍瑞林联合来曲唑内分泌治疗相对较弱，我们从 FIRST 研究及 FALCON 研究中得到结论一线内分泌治疗中氟维司群要优于芳香化酶抑制药，BOLERO-2 研究也发现芳香化酶抑制药+依维莫司优于芳香化酶抑制药，另外，国内未上市的 CDK4/6 抑制药、PI3K 抑制药、西达本胺等在逆转内分泌耐药上也有不错的疗效，可考虑参加这一类临床研究。

（浙江省肿瘤医院　陈占红）

【指南背景】

1. 2016 版美国国家综合癌症网络指南　对于激素受体阳性、HER-2（-）、肿瘤负荷重、临床症状明显的绝经后转移性乳腺癌患者，可考虑化疗（ⅡA）。晚期内分泌治疗方案可选择：非甾体类/甾体类芳香化酶抑制药、氟维司群、依西美坦+依维莫司、palbociclib+来曲唑、他莫昔芬或托瑞米芬、甲地孕酮、甲睾酮、炔雌醇等。

2.《中国晚期乳腺癌诊治专家共识（2015 版）》　晚期乳腺癌患者在选择内分泌药物时，应考虑患者在辅助治疗阶段使用的内分泌治疗药物种类和时间（ⅠA）。目前对绝经后转移性乳腺癌的一线内分泌治疗可以选择的药物包括不同机制的芳香化酶抑制药、氟维司群、他莫昔芬、甲地孕酮等（ⅠA）。

3. ABC3 指南 绝经后患者使用非甾体类芳香化酶抑制药后发生疾病进展，加入依维莫司与芳香化酶抑制药联用，是一个有效的选择，可显著延长无进展生存期（progression-free-survival, PFS），但无总生存期获益。同时需要考虑此联合方案的个体相关毒性，进行个体化治疗决策（ⅠB）。

（辽宁省肿瘤医院　孙　涛）

【循证背景】

BOLERO-2 研究（$n=724$）中，依维莫司（10 mg/d）联合依西美坦（25 mg/d）与安慰剂联合依西美坦在治疗绝经后激素受体阳性、非甾体类芳香化酶抑制药治疗后发生复发或进展的乳腺癌患者中的 PFS 显著延长［研究者评估：7.8 个月与 3.2 个月比较，风险比 0.45（95%可信区间为 0.38~0.54），log-rank $P<0.0001$；中心评估：11.0 个月与 4.1 个月比较，风险比 0.38（95%可信区间为 0.31~0.48），log-rank $P<0.0001$］。在内脏转移亚组中，依维莫司联合依西美坦治疗 PFS 显著延长（6.83 个月与 2.76 个月比较，风险比 0.47，95%可信区间为 0.37~0.60，log-rank $P<0.0001$）。

（辽宁省肿瘤医院　孙　涛）

【核心体会】

即使存在内脏疾病，内分泌治疗仍是激素受体阳性疾病的首选方案，原发内分泌耐药患者可考虑选择 CDK4/6 抑制药或依维莫司联合内分泌治疗。

（辽宁省肿瘤医院　孙　涛）

对于一些目前没有标准方案治疗的患者，可首选入临床研究。

（浙江省肿瘤医院　陈占红）

参 考 文 献

［1］Gradishar WJ, Anderson BO, Balassanian R, et al. NCCN guidelines insights breast cancer, Version 1. 2016. J Natl Compr Canc Netwk, 2015, 13（12）：1475-1485.

［2］徐兵河. 中国晚期乳腺癌诊治专家共识（2015 版）. 北京：人民卫生出版社，2015.

［3］Cardoso F, Costa A, Senkus E, et al. 3rd ESO-ESMO international consensus guidelines for advanced breast cancer（ABC 3）. Ann Oncol, 2017, 28（1）：16-33.

［4］Campone M, Bachelot T, Gnant M, et al. Effect of visceral metastases on the efficacy and safety of everolimus in post-menopausal women with advanced breast cancer：subgroup analysis from the BOLERO-2 study. Eur J Cancer, 2013, 49（12）：2621-2632.

病例 16　乳腺癌伴绒毛膜癌

高媛媛　尹清云　刘新兰[*]

宁夏医科大学总医院肿瘤医院

【病史及治疗】

➢ 患者女性，49 岁，47 岁停经，孕 2 产 2，否认肿瘤家族遗传病史。

➢ 2015-04-02 因右腋窝淋巴结进行性增大 4 个月余，右颈部淋巴结增大 1 个月就诊。右腋窝增大的淋巴结穿刺活检见高度可疑恶性细胞，转移性中低分化腺癌，血管及淋巴管内均见癌栓，未见神经侵犯，考虑原发灶来源于乳腺/副乳腺。免疫组织化学示细胞角蛋白（cytokerantin，CK）（+）、CK20（-）、Villin（-）、雌激素受体（estrogen receptor，ER）（<1%）、孕激素受体（progesterone receptor，PR）（-）、人类上皮细胞生长因子受体 2（human epiderma growth factor receptor-2，HER-2）（-）、Ki-67 阳性率（90%）、肌红蛋白（myoglobin，MG）部分（+）、囊泡病液体蛋白 15（gross cystic disease fluid protein 15，GCDFP-15）（+/-）、P120（膜+）、E-钙黏连蛋白（E-cadherin，E-cad）膜（+）、CK5/6 约 20%（+）、表皮生长因子受体（epidermal growth factor receptor，EGFR）（+）、人谷胱甘肽 S 转移酶约 15%（+）、Topo-Ⅱ（约 60%）、P170（-）、尾型同源盒转录因子 2（caudal-related homeobox transcription factor-2，CDX-2）（-）、甲状腺转录因子 1（thyroid transcription factor 1，TTF-1）（-）、Napsin A（-）、WT-1（+）、CK19（+）、Pax-8（-）、CD31 血管内癌栓（+）、D2-40（+）、S-100（-）。诊断为右侧腋窝淋巴结转移性中低分化腺癌，乳腺癌 Ⅳ 期（右肺）；右肺腺癌待排。

➢ 2015-04-29~2015-05-28 给予 DP 方案，具体为多西他赛 100 mg 静脉滴注，第 1 天；顺铂 60 mg 静脉滴注，第 2~3 天，21 天 1 个疗程，化疗 2 个疗程。疗效评价病情稳定（stable disease，SD）。

➢ 2015-06-18~2015-08-22 给予多西他赛+顺铂+重组人血管内皮抑制素（恩度）方案化疗 4 个疗程。2 个疗程后疗效评价 SD，4 个疗程后疗效评价为疾病进展（progressive disease，PD）（图 16-1）。

【辅助检查】

➢ 乳腺超声示右腋窝低回声占位（5.7 cm×3.7 cm，内见偏心分布的分支状血流信号），考虑淋巴结增大。

➢ 乳腺钼靶示双乳呈少量腺体型［乳腺影像报告和数据系统（breast imaging reporting and data system，BI-RADS）1］，右腋窝肿块影。

---

[*] 为通信作者，邮箱：nxliuxinlan@163.com

➢ 胸部计算机体层摄影术（computed tomography，CT）示右肺下叶结节灶，考虑良性病变；右腋窝软组织肿块。

➢ 正电子发射计算机断层显像（positron emission computed tomography，PET-CT）示右肺下叶软组织影（直径2.0 cm），考虑肺癌可能性大；右腋窝多发增大淋巴结融合，考虑淋巴结转移；双肺下叶纤维条索影，考虑陈旧性病变；纵隔、双侧肺门及左腋窝淋巴结炎性增生。

➢ 气管镜、刷片及灌洗液均未见恶性细胞。

【本阶段小结】

该患者以右腋窝淋巴结增大起病，初诊经右腋窝增大的淋巴结穿刺活检病理证实为转移性中低分化腺癌，但不能确定原发灶来源，考虑主要来源于乳腺或肺。支气管镜未能看到右肺病灶，穿刺困难，患者拒绝纵隔镜取病理检查。故一线治疗选择兼顾乳腺癌和肺癌的方案，即DP方案。

【病史及治疗续一】

➢ 2015-09-06 乳腺磁共振成像（magnetic resonance imaging，MRI）示右腋窝多发结节状及团块状病灶（最大者5.2 cm×4.8 cm）。胸部CT示右肺下叶软组织肿块影（3.1 cm×3.0 cm），右腋窝巨大淋巴结。

➢ 2015-09-15 行右腋窝肿块切除+腋窝淋巴结清扫术，术后病理示右侧乳腺非特殊型浸润性癌伴绒毛膜癌特征（3级，大小为6 cm×4 cm×4 cm），可见脉管内癌栓，未见神经侵犯；淋巴结（10枚/10枚）见癌转移（最大癌转移灶直径1.5 cm）。免疫组织化学示 ER（－）、PR（－）、CerbB-2（－）、CK5/6（－）、EGFR（＋）、Topo-Ⅱ（80%）、GST-π（90%）、P170（－）、E-cad（＋）、P120（＋）、CD34血管（＋）、D2-40（－）、S-100（－）、Ki-67阳性率（90%）、人绒毛膜促性腺激素（human chorionic gonadotroph，HCG）局灶（＋）、CD117（－），CD30（－）、胎盘碱性磷酸（placental alkaline phosphatase，PLAP）（＋）、甲胎蛋白（alpha-fetal protein，AFP）（－）、八聚体结合转录因子（octamer transcription factor 4，OCT-4）（－）、正人类婆罗双数样基因（sal-like 4，SALL4）（＋）、LIN28（－）、TTF-1（－）、Naspin A（－）、GCDFP-15（－）。

➢ 修正诊断为右侧乳腺非特殊型浸润性癌伴绒毛膜癌姑息术后，$cT_3N_3M_1$（双肺）、Ⅳ期、三阴性。

➢ 2015-10-12 胸部CT示右肺下叶软组织肿块影（4.3 cm×3.9 cm）；左肺下叶胸膜下小结节（直径0.6 cm），考虑转移。

➢ 2015-10-14～2016-01-20 给予吡柔比星90 mg，静脉注射，第1天+紫杉醇120 mg/150 mg，静脉注射，第2、9天，每21天1个疗程，化疗4个疗程。

➢ 化疗2个疗程后复查胸部CT示右肺下叶转移灶（3.8 cm×3.7 cm）；左肺下叶结节（直径0.7 cm）。疗效评价为SD。化疗4个疗程后复查胸部CT示右肺下叶转移灶（4.7 cm×3.8 cm）；左肺下叶转移结节（直径0.9 cm）。疗效评价为SD。

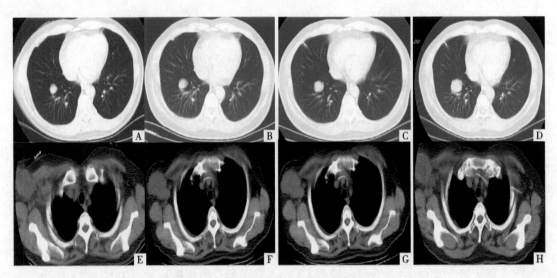

图 16-1　患者治疗 4 个疗程前后的胸部 CT

注：A. 首次治疗前右肺病灶，直径约 2.2 cm；B. 行 DP 方案化疗 2 个疗程后右肺病灶，直径 2.2 cm，病灶稳定；C. 行 DP+
重组人血管内皮抑制素方案化疗 2 个疗程后右肺病灶稳定；D. 行 DP+重组人血管内皮抑制素方案化疗 4 个疗程后右肺病灶略微
增大，直径 2.5 cm；E. 首次治疗前右腋窝肿物，大小为 8.4 cm×6 cm，质硬、固定；F. 行 DP 方案化疗 2 个疗程后右腋窝肿物，
大小为 7 cm×5 cm，仍质硬、固定；G. 行 DP+重组人血管内皮抑制素方案化疗 2 个疗程后右腋窝肿物缩小、可活动，大小为
5 cm×4 cm；H. 行 DP+重组人血管内皮抑制素方案化疗 4 个疗程后右腋窝肿物稳定，未见变化

【本阶段小结】

　　患者行 DP 方案治疗 6 个疗程后，拟于我科行影像学检查进行疗效评价，根据评价结果决定后
续治疗方案。但患者自行就诊外科行"右侧腋窝肿块切除+腋窝淋巴结清扫术"，术后病理证实为
右侧乳腺非特殊型浸润性癌伴绒毛膜癌特征。文献学习：有些部位的腺癌可伴有绒毛膜癌特征，
如食管、胃及结肠等，在乳腺中伴绒毛膜癌特征的癌（breast carcinoma with choriocarcinomatous fea-
tures，BCCF）非常罕见，属于导管癌的 1 个亚型，血清和（或）肿瘤细胞异常产生人绒毛膜促性
腺激素（human chorinic gonadotropin，HCG）是 BCCF 的特征。BCCF 患者的年龄为 38~71 岁，多
数病变在右侧乳腺，肿瘤直径为 2.0~5.0 cm，实性、切面灰白、可见出血，淋巴结转移的形态学
与原发肿瘤相同，大部分 BCCF 病例背景病变为浸润性导管癌或导管原位癌。BCCF 细胞病理学特
征与女性生殖道绒毛膜癌相似，免疫组织化学染色 HCG 肿瘤细胞染色阳性有助于诊断。要与下面
2 个疾病进行鉴别：①乳腺转移性绒毛膜癌；②分化差的间变性浸润性导管癌。目前的治疗方法
是以手术切除、术后辅以化疗为主。文献报道 BCCF 是一种高度侵袭性的肿瘤，大部分患者预后
差，多数于术后数月内死于多部位转移。该患者首诊即为 IV 期，对于晚期转移性乳腺癌，首选含
紫杉类和蒽环类为主的方案，故二线治疗选择吡柔比星+紫杉醇方案。

【病史及治疗续二】

　　➢ 2016-02-04 ~ 2016-03-11 紫杉醇 120 mg/150 mg，静脉滴注，第 1、8 天+卡培他滨
1500 mg，每天 2 次口服，第 1~14 天，重组人血管内皮抑制素 15 mg 持续泵入，第 1~7 天，21 天
1 个疗程，化疗 2 个疗程。

➤ 2016-03-17 复查胸部 CT 示右肺下叶转移灶（5.4 cm×3.8 cm）；左肺下叶结节（直径 1.1 cm）。疗效评价为 PD。

➤ 2016-03-18~2016-03-25 长春瑞滨 40 mg 静脉滴注，第 1、8 天＋卡培他滨 1500 mg 口服，第 1~14 天，每天 2 次，重组人血管内皮抑制素 15 mg，持续泵入，第 1~7 天，21 天 1 个疗程，化疗 1 个疗程。

➤ 2016-03-30 于解放军第五医院放疗科行"右肺转移瘤伽玛刀治疗"，剂量为 DT 4800 cGy/15 次。

➤ 2016-05-11 予长春瑞滨＋阿帕替尼化疗（因骨髓抑制明显未行长春瑞滨第 8 天化疗），后续调整为单药阿帕替尼治疗。

➤ 2016-07-11 复查胸部 CT 示双肺转移灶均略微缩小（图 16-2）。

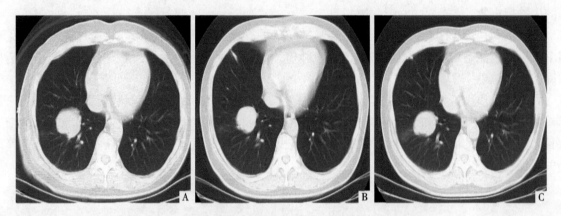

图 16-2　患者右腋窝肿物切除术后及相关化疗术后的胸部 CT

注：A. 患者行右腋窝肿物切除术后 1 个月右肺病灶较术前明显增大，直径约 4.5 cm，新发左肺下叶胸膜下小结节，直径约 0.6 cm；B. 行吡柔比星＋紫杉醇方案治疗 2 个疗程后右肺病灶略微缩小，直径约 3.8 cm，左肺下叶胸膜下小结节略微增大，直径 0.7 cm；C. 吡柔比星＋紫杉醇方案治疗 4 个疗程后右肺病灶较前明显增大，直径约 4.7 cm，左肺下叶胸膜下结节增大，直径 0.9 cm；D. 行吡柔比星＋卡培他滨＋重组人血管内皮抑制素治疗 2 个疗程后右肺病灶、左侧胸膜下结节继续增大，直径分别为 5.6 cm、1.1 cm；E. 长春瑞滨＋卡培他滨＋重组人血管内皮抑制素治疗 1 个疗程，右肺病灶局部行伽玛刀治疗后，右肺病灶明显缩小，直径为 4.5 cm，左肺下叶胸膜下结节增大，直径 1.3 cm；F. 行阿帕替尼治疗 2 个月后双肺病灶变化，右肺病灶继续缩小，直径 4.3 cm，左肺下叶胸膜下结节稳定

【本阶段小结】

患者经四线化疗，已无标准治疗，应进行个体化治疗。从化疗疗效来看，BCCF 对化疗不敏感，基于病理类型特殊、分子分型属于三阴性、肿瘤负荷大、治疗手段局限以及阿帕替尼的 II 期临床试验结果显示对三阴性乳腺癌具有一定的疗效，可适当延长无进展生存期（progression-free-survival，PFS）。阿帕替尼是一种口服的小分子血管内皮生长因子受体 2（vascular endothelial growth factor 2，VEGF2）酪氨酸激酶抑制药，对于实体瘤有高度强效活性，可以有效地抑制细胞增殖、迁移和人脐静脉内皮细胞管腔的形成，抑制移植瘤生长，逆转 P 糖蛋白和 ATP 结合转运蛋白 G 超家族成员 2（ATP-binding cassette superfamily G member 2，ABCG2）介导的多药耐药。阿帕替尼单药或与化疗药物联用能抑制移植瘤的生长、增强化疗药物的疗效。目前 II 期临床试验发现，与安慰剂组比较，口服阿帕替尼组的客观缓解率、疾病控制率、PFS 均有明显的改善，尤其是三阴性乳腺癌。从安全性上来说，最常报道的不良反应为高血压、蛋白尿和手足综合征，IIb 期试

验中，500 mg/d 剂量的阿帕替尼的大多数反应是轻度至中度（1~2 级）。根据以上研究结果，我们对该患者选择了"长春瑞滨联合阿帕替尼"治疗，期间因明显的骨髓抑制而终止长春瑞滨治疗。阿帕替尼治疗 2 个月后，右肺病灶较治疗前略微缩小、左肺下叶胸膜下结节稳定，总体疗效评价SD。监测发生的不良反应为高血压 1 级、乏力及 II 度手足综合征，给予对症处理后均好转。

【专家点评】

乳腺癌伴绒毛膜癌是一种罕见的导管癌的亚型，其诊断主要是组织学具有绒毛癌形态特征，血清和（或）肿瘤细胞异常产生高水平 HCG。其免疫组织化学特征和治疗与一般乳腺浸润性导管癌无明显差异，分化差，ER/PR 常呈现阴性表达。本病例符合乳腺癌伴绒毛膜癌特征。乳腺癌伴绒毛膜癌具有高度侵袭性，预后差。其治疗策略类似于浸润性导管癌，包括手术治疗、化疗和内分泌治疗。但对他莫昔芬治疗效果不佳。HCG 可能介导肿瘤免疫逃逸，但目前尚不属于预后和预测的生物标志物。

本病例为初诊 IV 期乳腺癌，应该对于肺部结节进行穿刺活检以明确诊断，通过免疫组织化学多个指标应该能确定增大淋巴结来源于乳腺肿瘤，而肺部肿瘤为原发性还是乳腺癌需要早期活检明确。

阿帕替尼作用于 VEGFR2 的酪氨酸激酶 ATP 结合位点，在三阴性乳腺癌三线治疗失败后给予阿帕替尼治疗，其 PFS 和总生存期分别为 4.6 个月和 8.3 个月。因此，在晚期乳腺癌多线治疗失败且无规范治疗的情况下，可尝试阿帕替尼等靶向治疗药物，患者可能从中获益，需要合理管理相关不良反应。

（辽宁省肿瘤医院　孙　涛）

绒毛膜癌是一种高度恶性的滋养细胞肿瘤，一般与妊娠有关，也可为生殖细胞肿瘤的成分。从本病例来看，尽管患者的肿瘤发生不可能与妊娠有关，但理论上这种类型的肿瘤可以在胃肠道、膀胱、肝、肺、卵巢和子宫等器官内作为原发癌存在，有时却可在部分区域显示绒毛膜癌型分化。BCCF 的组织起源不是很清楚。有学者认为 BCCF 可能起源于癌的化生，免疫组织化学的特点是这些癌细胞表达 HCG，而提供的组织病理学上可以从形态上识别出浸润性导管癌为主要成分，且部分癌细胞伴有绒毛膜癌的特征，包括局灶表达 HCG。因此，该病例为浸润性导管癌伴有部分癌细胞的绒毛膜癌样分化似乎更为合理些。

由于非特殊型浸润性导管癌的患者，血清中 β-HCG 也可升高，因此试图通过血清中的 β-HCG 升高来诊断 BCCF 不是主要的途径。据报道 12%~18% 的病例在癌组织中可以找到 β-HCG 阳性细胞。但真正在组织病理学上显示绒毛膜癌样分化的病例极少，文献中仅有个别报道，这些表现均发生在女性，年龄在 50 岁左右（该病例恰好 50 岁）。有学者总结了 18 例 BCCF 的资料，平均年龄为 46.5 岁，以右侧乳腺多见（该病例也是），肿块大小不一，BCCF 的病理学特征除了固有的诸如浸润性导管癌，其绒毛膜癌特征与发生于女性生殖道的原发绒毛膜癌相似。除了形态特点外，确诊有赖于 HCG 免疫组织化学的阳性表达。当然，位于乳腺的 BCCF 如果难以识别出类似于浸润性导管癌等形态时，必须要注意排除转移性绒毛膜癌，尤其是发生在妊娠期年龄的患者。除了临床病史等资料，病理学上还可以采用 GCDFP-15 等免疫组织化学染色予以佐证。

BCCF 这种亚型具有较强的侵袭性，临床表现为容易局部复发和远处转移。该病例临床表现也非常凶险，肿块发现后短时间内临床已达到了 cT$_3$N$_3$M$_1$（双肺）、IV 期，目前对于该亚型如此凶险的生物学行为机制上的认识还不太明朗，但有报道认为像 HCG 这种妊娠相关的蛋白可能具有免疫抑制作用，使得 BCCF 的肿瘤细胞得以侵袭宿主的免疫防御系统，由此易于扩散和转移。

目前对于 BCCF 的治疗策略主要是依赖外科手术和化疗，鉴于该亚型病理学上多数为三阴性，故内分泌治疗和靶向治疗均难以见效。至于化疗的效果仍然不是很明确，有报道甲氨蝶呤、长春新碱、多柔比星、氟尿嘧啶和依托泊苷等有一定的疗效。

（上海长海医院　郑唯强）

【指南背景】

1.《中国晚期乳腺癌诊治专家共识（2015 版）》 晚期乳腺癌包括复发和转移性乳腺癌，是不可治愈的疾病。治疗的主要目的是缓解症状、提高生活质量和延长患者生存期。应尽可能在决定治疗方案前对复发或转移部位进行活检，尤其是孤立性病灶，以明确诊断和重新评估肿瘤的 ER、PR 和 HER-2 状态。局部治疗，如手术和放疗在初治为 IV 期乳腺癌中的价值还不明确。只有当全身药物治疗取得很好的疗效时，才可考虑姑息性的局部治疗，以巩固全身治疗的效果。

2. ABC3 指南 晚期乳腺癌患者应考虑多种治疗方法的结合，包括局部治疗（ⅠB）。

3. 2016 版美国国家综合癌症网络指南 乳腺癌转移患者，应对转移灶再次活检以确定 ER、PR 及 HER-2 状态。

（辽宁省肿瘤医院　孙　涛）

BCCF 非常少见，在 2012 年版的乳腺肿瘤分类中被列为非特殊型浸润性癌中的一个亚型。

（上海长海医院　郑唯强）

【核心体会】

对于罕见的乳腺癌伴绒毛膜癌应遵循如乳腺浸润性导管癌的治疗原则，多线治疗失败后可考虑参加临床试验或者采用阿帕替尼等靶向药物治疗，可能使患者从其中获益。

（辽宁省肿瘤医院　孙　涛）

乳腺内可以出现乳腺癌伴有绒毛膜上皮癌特征的肿瘤部分，甚至可以出现主要为绒毛膜癌特征的肿瘤现象，临床诊断时需注意除外转移性绒毛膜癌的情况。该肿瘤亚型生物学行为比较凶险，进展快，治疗反应差，预后不良。

（上海长海医院　郑唯强）

参 考 文 献

［1］Gradishar WJ, Anderson BO, Balassanian R, et al. NCCN guidelines insights breast cancer, Version 1. 2016. J Natl Compr Canc Netwk, 2015, 13（12）：1475-1485.

［2］中国乳腺癌内分泌治疗专家共识专家组. 中国乳腺癌内分泌治疗专家共识（2015 年版）. 中国癌症杂志，2015, 25（9）：755-760.

［3］Cardoso F, Costa A, Senkus E, et al. 3rd ESO-ESMO international consensus guidelines for advanced breast cancer （ABC 3）. Ann Oncol, 2017, 28（1）：16-33.

［4］Zhu Y, Liu M, Li J, et al. Breast carcinoma with choriocarcinomatous features：a case report and review of the literature. World J Surg Oncol, 2014, 12：239.

［5］Mohammadi A, Rosa M. Carcinoma of the breast with choriocarcinomatous features. Arch Pathol Lab Med, 2011, 135

(9): 1097-1100.

[6] Hu X, Zhang J, Xu B, et al. Multicenter phase Ⅱ study of apatinib, a novel VEGFR inhibitor in heavily pretreated patients with metastatic triple-negative breast cancer. Int J Cancer, 2014, 135 (8): 1961-1969.

[7] Sung HJ, Maeng YI, Kim MK, et al. Breast carcinoma with choriocarcinomatous features: a case report. J Breast Cancer, 2013, 16 (3): 349-353.

[8] Erhan Y, Ozdemir N, Zekioglu O, et al. Breast carcinomas with choriocarcinomatous features: case reports and review of the literature. Breast J, 2002, 8 (4): 244-248.

[9] Canbay E, Bozkurt B, Ergul G, et a. Breast carcinoma with choriocarcinomatous features. Breast J, 2010, 16 (2): 202-203.

病例 17　双侧乳腺假体取出术后，晚期乳腺右侧浸润性导管癌合并鳞状细胞癌术后多发转移

厚玉瑾　尹清云　刘新兰*

宁夏医科大学总医院肿瘤医院

【病史及治疗】

➤ 患者女性，45 岁，未绝经，孕 1 产 1，否认肿瘤家族遗传病史。

➤ 2013-09-27 因乳腺假体取出术后 50 余天，右腋窝肿胀伴右上肢活动障碍 1 个月收住我院肿瘤外科。乳腺超声示双乳后方低回声区（考虑假体），左乳腺外上象限见范围 1.2 cm×1.1 cm 低回声区，右腋窝见 2 个相邻低回声团块，大小分别为 3.8 cm×2.5 cm、2.4 cm×2.2 cm，右腋窝不规则低回声团块。腹部超声示胆囊壁隆起性病变。胸部计算机体层摄影术（computed tomography，CT）示双肺下叶间质性肺炎；右乳腺局部皮肤增厚并腺体增厚，同侧腋窝多发增大淋巴结。

➤ 2013-09-29 行右侧腋窝淋巴结清扫术，术后病理示右腋窝纤维脂肪组织高分化鳞状细胞癌浸润，淋巴结可见转移性高分化鳞状细胞癌。免疫组织化学示碱性细胞角蛋白（cytokerantin，CK）7（+）、甲状腺转录因子 1（thyroid transcription factor 1，TTF-1）（-）、尾型同源盒转录因子 2（caudal-related homeobox transcription factor 2，CDX-2）（-）、CK 20（-）、Villin（-）、缺氧诱导因子-1α（hypoxia inducible factor 1 alph，HIF-1α）（+）、表皮生长因子受体（epidermal growth factor receptor，EGFR）（+）、血管内皮生长因子（vascular endothelial growth factor，VEGF）（+）、囊泡病液体蛋白 15（gross cystic disease fluid protein 15，GCDFP-15）（-）、Ki-67 阳性率（80%），癌胚抗原（carcino-embryonic antigen，CEA）、糖类抗原（carbohydrate antigen，CA）153 未见异常，CA125 88.740 U/ml。

➤ 2013-10-14 正电子发射计算机断层显像（positron emission computed tomography，PET-CT）示左侧乳腺腺体局部致密，脱氧葡萄糖代谢活性增高，不除外乳腺恶性病变，右侧乳腺炎性改变，右腋窝术区脱氧葡萄糖代谢增高影，考虑术后炎性改变；胸骨右侧（第 3 前肋软骨后）乳腺内侧淋巴结增大，考虑淋巴结转移，食管下段脱氧葡萄糖代谢活性轻度增高，考虑炎性病变，双肺间质性炎症，建议患者化疗。患者及家属拒绝，就诊院外口服中药治疗。

➤ 2013-12-19 在我院放疗科行颈胸部增强 CT 示右腋窝术后改变，右腋窝多发增大淋巴结，双肺炎症。

➤ 2013-12-23 中国医学科学院肿瘤医院会诊我院手术病理示右腋窝纤维结缔组织中见高分化鳞状细胞癌浸润，伴淋巴结转移，结合临床进一步明确原发肿瘤部位。免疫组织化学结果示

---

* 为通信作者，邮箱：nxliuxinlan@163.com

CK7（+）、EGFR（+）、VEGF（+）、HIF-1α（+）、GCDFP-15（-）、CK20（-）、CDX-2（-）、Villin（-）。中国医学科学院肿瘤医院建议患者再次行乳腺穿刺活检明确诊断，患者拒绝，后继续口服中药。

➤ 2014-11 推拿后发现左颈部 1.0 cm×1.5 cm 的肿块 2 个，无压痛，质硬，活动度差。左腋窝可触及 3.0 cm×4.0 cm 的肿块 1 个，压痛阳性，质硬，活动度差，就诊中医院口服中药（具体不详）治疗后症状无改善，未继续治疗。

➤ 2015-08-11 行浅表器官彩色超声示左颈前、颈后见多个增大淋巴结，较大者为 1.9 cm×1.0 cm，右颈前及锁骨上可见数个增大淋巴结，较大者为 1.3 cm×0.8 cm。乳腺彩色超声示左乳腺 1 点钟位距乳头 2.0 cm 处 1.1 cm×0.6 cm 低回声结节［乳腺影像报告和数据系统（breast imaging reporting and data system，BI-RADS）3］，右乳腺 6 点钟位距乳头 2.0 cm 处见 2.7 cm×2.5 cm 低回声结节（BI-RAIDS 5），双腋窝淋巴结增大（左腋窝 5.0 cm×2.5 cm，右腋窝 2.0 cm×1.2 cm）。妇科彩色超声示子宫肌瘤。行左颈部增大淋巴结病理示左颈部中分化鳞状细胞癌。左颈淋巴结、右侧乳腺肿物穿刺检查见恶性肿瘤细胞。

➤ 2015-08-19 收住我院肿瘤内科，行右侧乳腺肿物穿刺，结合免疫组织化学考虑乳腺非特殊型浸润性导管癌Ⅱ级。免疫组织化学（3+2+1）示雌激素受体（estrogen receptor，ER）（95%）、孕激素受体（progesterone receptor，PR）（40%）、CerbB-2（2+）、EGFR（-）、CK5/6（-）、Ki-67 阳性率（30%）、P170（10%）、谷胱甘肽 S 转移酶（glutathione s-transferase-π，GST-π）阳性癌细胞数为 40%、阳性着色强度（+~2+）、拓扑异构酶-Ⅱ（topoisomerase-Ⅱ，Topo-Ⅱ）阳性癌细胞数为 30%、阳性着色强度（3+）、癌细胞胞膜 P120（+）、E-钙黏连蛋白（E-cadherin，E-cad）（+）、血管内皮 CD34（+）、D2-40（-）、S-100 未见神经侵犯、P63（-）、P40（-）、高分子量角蛋白（34βE12）（+）。会诊颈部淋巴结病理示左颈部淋巴结及软组织转移性上皮源性恶性肿瘤，结合病史及免疫组织化学符合原发灶来源于乳腺，倾向于乳腺混合型浸润性癌，即非特殊型浸润性癌——特殊型，其中非特殊型浸润性癌，中分化（3+2+2），占肿瘤的 40%；特殊型浸润性癌——化生性癌，即鳞状细胞癌，占肿瘤的 60%；静脉内可见多发性癌栓，淋巴管内未见癌栓，未见神经侵犯。综合考虑患者为乳腺混合型癌（非特殊型合并乳腺鳞状细胞癌）。诊断为右侧乳腺混合型癌切除术后（浸润性导管癌合并鳞状细胞癌）［cT$_4$N$_3$M$_1$、Ⅳ期（双颈部及左腋窝淋巴结）］。

➤ 2015-09-04~2015-12-25 紫杉醇 120 mg，第 1、8 天；卡铂 0.4 g，第 2 天，第 2 个疗程将卡铂调整为 0.6 g，21 天 1 个疗程，化疗 6 个疗程。疗程中有Ⅰ度胃肠道反应，无神经毒性，无血液学毒性，无泌尿系反应。

【本阶段小结】

该患者既往有假体置入长期炎性刺激史，2013 年明确诊断为右侧腋窝转移性鳞状细胞癌，未治疗。近 2 年相关检查提示双肺间质纤维化（图 17-1）及肾上腺囊肿，无肿瘤远处转移征象，提示肿瘤的惰性行为。目前明确诊断为右侧乳腺混合型癌切除术后（浸润性导管癌合并鳞状细胞癌），cT$_4$N$_3$M$_1$、Ⅳ期（双颈部及左腋窝淋巴结）。乳腺鳞状细胞癌属于特殊型浸润癌，发病率极低，诊断上需符合以下几点：90%的肿瘤（成分）是鳞状细胞癌；标本中可见瘤样导管或间质成分；肿瘤非起源于乳腺皮肤表面、乳头皮肤或皮肤附件；排除非乳腺部位鳞状细胞癌的转移性乳腺癌及其他部位的鳞状细胞癌。此患者病程期间行全身 PET-CT 检查，未见口腔、食管、肺部、妇科等部位肿瘤病灶，且无头颈部、消化系统、泌尿及生殖系统等相关恶性肿瘤的临床表现，结合各项检查，可排除膀胱、子宫颈等部位来源的恶性肿瘤。治疗方面无标准方案，辅助治疗及新辅助治疗对患者生存均无明显获益，对于有治疗指征的晚期肿瘤患者，推荐选择铂类的化疗药物。鳞状细胞癌部分受体表达几乎均为阴性，无内分泌治疗指征，结合相关资料，选择紫杉醇+顺铂方案化疗。6个疗程紫杉醇+顺铂方案化疗结束后，全面复查，疗效评价临床完全缓解（clinical complete remission，cCR）。

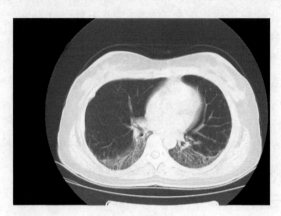

图17-1　胸部CT

【病史及治疗续一】

➢ 2016-01-14 经多学科综合治疗讨论，2016-01-21 行右侧乳腺单纯切除+左侧乳腺肿物切除冷冻+左侧腋窝前哨淋巴结活检术，术后病理示右侧乳腺组织大部分区域乳腺小叶及导管周围可见淋巴细胞浸润，显示慢性炎性反应，少部分区域可见少量乳腺非特殊型浸润性癌组织，癌灶直径约 2 mm，由于瘤床仅可见残存的少量肿瘤组织，未见脉管内癌栓及神经侵犯。周围乳腺间质纤维化并玻璃样变性。上、下、内、外和基底切缘未见癌。乳头皮肤未见癌。左侧乳腺 3、9、10 点钟位乳腺病。左腋窝前哨淋巴结未见恶性肿瘤细胞，可见化疗后反应。右腋窝淋巴结纤维和脂肪组织未见淋巴结结构。免疫组织化学示浸润性癌中 ER（30%）、PR（<1%）、HER-2（+）、Ki-67 阳性率（2%）、CK5/6（−）、EGFR（−）、癌细胞膜 P120（+）、癌细胞膜 E-cad（+）、GST-π（−）、P170（+）、Topo-Ⅱa（50%）、CD31 血管内癌栓（−）、D2-40 淋巴管内癌栓（−）、S-100 神经侵犯（−）。

➢ 2016-03-01、03-25 行紫杉醇+顺铂方案化疗 2 个疗程（剂量同前），化疗中无胃肠道反应，有中度神经毒性，Ⅱ度骨髓抑制，经升白细胞治疗后血常规恢复，因下肢麻木明显，拒绝行第 8 天化疗用药。

【辅助检查】

➢ 妇科超声示子宫肌瘤。全身骨扫描未见骨转移病变。

【本阶段小结】

6 个疗程紫杉醇+顺铂方案化疗结束，行右侧乳腺单纯切除+左侧乳腺肿物切除冷冻切片+左侧腋窝前哨淋巴结活检术，病理提示化疗疗效为部分缓解。

【病史及治疗续二】

➤ 2016-04-20 因"左下肢疼痛 20 天"就诊我院，行骨盆 CT 示左侧股骨大转子部骨质破坏，可见软组织肿块形成，考虑转移瘤。

➤ 2016-04-26 行左侧髂骨旁肿物穿刺活检示左髂骨旁横纹肌及纤维组织内可见癌组织浸润，癌细胞内角化现象并"角化珠"形成，部分癌细胞呈单个鞋钉样分布，结合病史及免疫组织化学结果符合乳腺化生性癌（鳞状细胞癌）。免疫组织化学示 CK7（＋）、CK20（－）、Villin（－）、ER（－）、PR（－）、雄激素受体（androgen receptor，AR）（－）、HER-2（－）、Ki-67 阳性率（40%）、GCDFP-15 个别（＋）、肌红蛋白（myoglobin，MG）（－）、上皮膜抗原（epithelial membrane antigen，EMA）部分（＋）、E-Cad 部分（－）、细胞膜 P120（＋）、P63（＋）、CK5/6（＋）、CK-H（＋）、P40（＋）。

➤ 2016-05-03～05-26 就诊我院放疗科行放疗，同期给予重组人血管内皮抑制素（恩度）治疗 2 个疗程，唑来膦酸抑制骨破坏治疗一次，后疼痛逐渐减轻。

【病史及治疗续三】

➤ 2016-06 初感腰部、左髋部疼痛加重，伴下腹坠胀不适。

➤ 查体：美国东部肿瘤协作组（Eastern Cooperative Oncology Group，ECOG）评分为 1 分，NRS 评分为 5~6 分，头颈部、双侧锁骨上、腋窝未触及增大淋巴结，腹部平软，下腹压痛阳性，左髋部压痛阳性，余查体未见阳性体征。口服盐酸羟考酮缓释片 40 mg，每 12 小时 1 次，NRS 评分为 2~5 分（每天出现 1~2 次暴发痛，口服盐酸吗啡片 20 mg，1 小时后 NRS 评分为 1~3 分）。

【辅助检查】

➤ 全腹 CT 示腹主动脉及髂血管旁多发淋巴结转移，右侧腹膜后转移淋巴结累及输尿管上段，引起上输尿管扩张，右肾积水，双侧肾上腺转移，双附件转移，转移灶侵犯膀胱后壁，直肠周围脂肪间隙转移改变。肝左内叶结节，不除外转移。肺 CT 示双肺间质性肺炎，右侧少量胸腔积液，左腋窝增大淋巴结。

➤ 诊断为右侧乳腺混合型癌切除术后（浸润性导管癌合并鳞状细胞癌）［$cT_4N_3M_1$、Ⅳ期（双颈部、左腋窝淋巴结、左髂骨旁软组织、腹腔淋巴结、双侧附件、膀胱、肝、双侧肾上腺）］，右腋窝淋巴结清扫术后，双侧乳腺假体取出术后，双肺间质纤维化。

【本阶段小结】

患者紫杉醇+顺铂方案化疗结束后不到 1 个月，出现左侧髂骨旁软组织转移，此次全面复查，腹腔淋巴结、双侧附件、膀胱、肝、双侧肾上腺多处转移，病情进展迅速，向患者及其家属交代病情后，放弃治疗。

【专家点评】

原发性乳腺鳞状细胞癌是发生于乳腺实质内的罕见肿瘤，被归类于化生性癌的一种亚型。据报道，乳腺鳞状细胞癌占所有乳腺癌的 0.06%~0.2%。乳腺导管上皮在雌激素的长期刺激下可向鳞状细胞化生，在本病例中可能与长期假体造成的炎症有关，但尚无依据。常见于中、老年女性，青年女性较为罕见。乳腺鳞状细胞癌诊断需同时符合以下 4 点：①肿瘤非起源于乳腺皮肤表面、乳头皮肤或皮肤附件；②90% 的肿瘤（成分）是鳞状细胞癌；③标本中可见瘤样导管或间质成分；

④排除非乳腺部位鳞状细胞癌的转移性乳腺癌及其他部位的鳞状细胞癌。

乳腺鳞状细胞癌呈现不同程度的肌上皮成分的表达,因此,免疫组织化学应检测 Calponin 和 SMA,乳腺癌常规检测 ER、PR 和 HER-2 的分子指标在乳腺鳞状细胞癌中常表现为阴性表达,即三阴性,但其与大部分的三阴性乳腺癌在临床特征、病理组织学形态、侵袭能力及预后方面有着巨大的差别。乳腺鳞状细胞癌的预后相对较差,中位生存时间不超过 40 个月。乳腺鳞状细胞癌治疗上表现出以铂类为基础的化疗,对放疗不敏感,由于激素受体和 HER-2 阴性不推荐内分泌治疗和靶向治疗。乳腺鳞状细胞癌常见 EGFR 表达阳性,但西妥昔单抗是否适用于这一亚组患者尚无证据。

在患者出现腺体致密不排除恶性肿瘤的情况下,应该积极进行组织活检,有助于后续治疗策略的选择。

(辽宁省肿瘤医院 孙 涛)

原发性乳腺鳞状细胞癌非常罕见,在所有乳腺癌总量中所占比例不到 0.1%,但恶性程度较高,进展较快,多为三阴性乳腺癌,对化疗、放疗均不够敏感,治疗效果较差,据报道多数病例在数月内死亡。目前指南对乳腺鳞状细胞癌并无特殊处理,治疗原则参照浸润性导管癌处理。

该病例以右腋窝淋巴结增大为首发症状,首次手术治疗前诊断、分期不够明确,对乳腺病灶未全面评估。诊断未明的情况下不应该行"右侧腋窝淋巴结清扫术"。在明确为不可切除的转移性乳腺癌后,接受姑息化疗后再次手术并不一定有获益。虽然患者依从性欠佳,但整个病例的诊断和治疗缺乏逻辑性,尤其是 2016-01-21 做的"右侧乳腺单纯切除+左侧乳腺肿物切除冷冻+左侧腋窝前哨淋巴结活检术"值得商榷。该病例主要原发灶在右乳腺,在左颈部淋巴结明确转移(Ⅳ期)的情况下,左腋窝明显增大的淋巴结在化疗后明显缩小,再行左侧腋窝前哨淋巴结活检术无循证医学证据和临床意义。

(浙江大学医学院附属第二医院 周美琪 邓甬川)

【循证背景】

目前暂无相关循证证据推荐,参照浸润性导管癌处理。

(浙江大学医学院附属第二医院 周美琪 邓甬川)

【指南背景】

1.《中国晚期乳腺癌诊治专家共识(2015 版)》 应尽可能在决定治疗方案前对复发或者转移部位进行活检,尤其是孤立性病灶,以明确诊断。

2. 进展期乳腺癌 3 指南 在容易进行的情况下,应对转移病灶进行活检以确定诊断,尤其是第一次诊断转移时(Ⅰ B)。

(辽宁省肿瘤医院 孙 涛)

目前暂无相关指南推荐,参照浸润性导管癌处理。

(浙江大学医学院附属第二医院 周美琪 邓甬川)

【核心体会】

对于罕见的乳腺鳞状细胞癌明确诊断至关重要，可以考虑采用以铂类为基础的化疗。

（辽宁省肿瘤医院　孙　涛）

　　恶性肿瘤的首次诊断和治疗非常重要，尤其在诊断不明的情况下选择手术治疗也许弊大于利。

（浙江大学医学院附属第二医院　周美琪　邓甫川）

参 考 文 献

［1］Gradishar WJ, Anderson BO, Balassanian R, et al. NCCN guidelines insights breast cancer, Version 1. 2016. J Natl Compr Canc Netwk, 2015, 13（12）：1475-1485.

［2］中国乳腺癌内分泌治疗专家共识专家组. 中国乳腺癌内分泌治疗专家共识（2015 年版）. 中国癌症杂志，2015, 25（9）：755-760.

［3］Cardoso F, Costa A, Senkus E, et al. 3rd ESO-ESMO international consensus guidelines for advanced breast cancer（ABC 3）. Ann Oncol, 2017, 28（1）：16-33.

［4］Liu J, Yu Y, Sun JY, et al. Clinicopathologic characteristics and prognosis of primary squamous cell carcinoma of the breast. Breast Cancer Res Treat, 2015, 149（1）：133-140.

［5］Tsung SH. Primary pure squamous cell carcinoma of the breast might be sensitive to Cisplatin-based chemotherapy. Case Rep Oncol, 2012, 5（3）：561-565.

病例18 受体阳性绝经前乳腺癌保乳术后5年余局部复发伴肺转移

李志华* 胡尔维

南昌市第三医院

【病史与治疗】

➤ 患者女性，45岁，绝经前。孕1产1。月经史：初潮22岁，经期3~4天/28~35天。末次月经：2009-02-11，经量适中，无痛经史。家族中无肿瘤遗传病病例。

➤ 患者于3个月前无意中发现左乳腺外上肿块，约鹌鹑蛋大小，无乳痛、乳头溢液及局部皮肤红肿，未予重视。近半月自觉左乳腺肿块较前增大，约鸡蛋大小，仍无上述伴随症状，为求诊治来我院门诊，彩色超声提示左乳腺外上不规则低回声肿块，考虑乳腺癌可能，门诊以"左乳腺肿块"收住我科。病程中，精神、食欲、睡眠尚可，大、小便正常。查体：左侧乳腺外上2点钟位距乳头4 cm肿块，大小为2.5 cm×2.0 cm，右侧乳腺未及肿块，双腋窝及锁骨区未及增大淋巴结。

➤ 2009-03-24在我院行了左侧乳腺癌保乳根治术。术后病理示左侧乳腺浸润性导管癌，组织学3级，淋巴结（0枚/13枚）未见转移癌，$pT_2N_0M_0$。免疫组织化学示雌激素受体（estrogen receptor，ER）-α（50%）、孕激素受体（progesterone receptor，PR）5%（+）、人类上皮生长因子受体2（human epidermal growth factor receptor 2，HER-2）（-）、Ki-67阳性率（5%）。患者术后给予CTF方案（C，环磷酰胺；T，吡柔比星；F，氟尿嘧啶），具体为环磷酰胺0.8 g+吡柔比星70 mg+氟尿嘧啶0.75 g，6个疗程辅助化疗及保乳术后的放疗。之后建议内分泌治疗，他莫昔芬10 mg，每天2次。

【辅助检查】

➤ 彩色超声示左侧乳腺外上不规则低回声结节（2.3 cm×1.5 cm），考虑乳腺癌，双侧腋窝未见异常回声，乳腺影像报告和数据系统（breast imaging reporting and data system，BI-RADS）5。

➤ 钼靶提示左侧乳腺外上肿块，大小为1.8 cm×1.3 cm，部分边界不清，BI-RADS 5。

➤ 腹部彩色超声及肺部计算机体层摄影术（computed tomography，CT）未提示远处转移。

【本阶段小结】

按照2009年分子分型标准，绝经前患者是低复发风险的Luminal A型，给予CTF方案化疗是可以的。但最新研究表明，PR低表达也是Luminal B型复发风险更高及预后相对差的重要因素，

---

* 为通信作者，邮箱：lizhihua005@sina.com

2013 年 St. Gallen 分子分型标准，Luminal B 型、HER-2（-）乳腺癌，依据新的诊治指南规范，应给予蒽环+紫杉类联合化疗更为妥当。

【病史及治疗续一】

> 术后服用他莫昔芬内分泌治疗 4 年，期间每 3~6 个月在门诊复查，均无复发转移迹象，后自觉不良反应大，停止服用。

> 2015-05-22 自觉全身乏力，左侧乳腺外上硬块，来院门诊。查体：左侧乳腺外上可见长约 4 cm 手术瘢痕，切口旁可及肿块大小 3.5 cm×3.0 cm，质硬，界欠清，活动差，表面皮肤少许红肿。

【辅助检查】

> 2015-05-22 彩色超声示右侧乳腺未见明显占位，左侧乳腺外上不规则低回声占位，大小为 3.0 cm×2.5 cm，考虑局部复发。

> 胸部 CT 示左肺上叶粟粒状结节，转移不除外。腹部彩色超声未提示远处转移。

> 骨扫描示未发现明显恶性征象。肿瘤常规示糖类抗原（carbohydrate antigen，CA）153 约 70 U/ml。

【本阶段小结】

绝经前低危激素受体阳性患者标准治疗为 5 年他莫昔芬治疗。本病例为绝经前中危的乳腺癌患者，4 年的内分泌治疗显然是不够的。而且 2013 年 ATLAS 和 aTTom 研究共同证实了 10 年他莫昔芬治疗较 5 年他莫昔芬治疗可降低乳腺癌复发率，获益主要出现在治疗 7 年后。

【病史及治疗续二】

> 2015-05-29 行左侧乳腺肿块空芯针活检病理示左侧乳腺浸润性导管癌，组织学 3 级，考虑局部复发。ER-α（55%）、PR（10%）、HER-2（-）、Ki-67 阳性率（30%）；性激素检测提示仍为绝经前水平。给予戈舍瑞林+依西美坦治疗至今，每 2 个月评估、复查彩色超声及性激素水平，左侧乳腺肿块逐渐缩小。

【辅助检查】

> 2016-05-22 彩色超声示双侧乳腺未见明显肿块，双侧腋窝及锁骨区未见明显增大淋巴结。胸部 CT 提示左肺上叶粟粒状结节，与 2015-05 的胸部 CT 对比未有明显变化。

【本阶段小结】

本病例为他莫昔芬治疗 4 年后局部复发的患者，对于他莫昔芬治疗后复发患者，芳香化酶抑制药是晚期一线内分泌治疗的首选。TEXT&SOFT 研究联合分析结果显示，相比于卵巢功能抑制+他莫昔芬，卵巢功能抑制药+芳香化酶抑制药（依西美坦）能够明显改善无病生存期、无乳腺癌复发期与无远处复发期。

【专家点评】

该病例报道了 1 例激素受体阳性绝经前乳腺癌患者保乳术后 5 年余局部复发伴肺转移的综合治疗过程。鉴于在疾病的整个进展及治疗过程中，临床治疗指南也在不断更新，现将此病例所涉及的几个重要知识点提炼如下。

1. 病理分子分型的重新定义 乳腺癌的分子分型自 2000 年提出至今，其分型标准在不断更新中。该患者 2009 年保乳根治术后病理提示 ER（50%）、PR（5%）、HER-2（-）、Ki-67 阳性率（5%），根据 2009 年乳腺癌的分子分型标准，该患者为 Luminal A 型，而 2013 年 St. Gallen 专家共识将 Luminal A 型重新设定标准，明确 PgR 的界定值（20%），将大量的 PgR 阴性患者划入 Luminal B 型，此外，《中国抗癌协会乳腺癌诊治指南与规范（2008 版）》中明确指出，保乳根治术后的病理报告中需注明切缘情况，但是该病例在 2009 年保乳根治术后病理报告中未见切缘情况的标注，建议予以补充。

2. 激素受体阳性、HER-2（-）早期乳腺癌患者是否需要在辅助内分泌治疗基础上加上辅助化疗 《中国抗癌协会乳腺癌诊治指南与规范（2008 版）》中乳腺癌术后全身辅助治疗的选择综合考虑了乳腺癌术后复发风险的分度和激素受体表达两方面的因素，病例中的病灶>2 cm，组织学分级 3 级，属于中危复发风险患者，PR 低表达，指南并没有明确提示该部分患者可以免除辅助化疗。尽管在 2009 版美国国家综合癌症网络（National Comprehensive Cancer Network，NCCN）指南中提出可考虑通过 21 基因检测来预测复发风险，从而决定是否在辅助内分泌治疗基础上加上辅助化疗，但是中国专家组暂不推荐在临床中应用 21 基因复发风险检测。2013 年 St. Gallen 专家共识中对于 21 基因检测高评分，病理分级 3 级，4 枚或以上淋巴结受累的 Luminal A 型患者需要增加辅助化疗，而对于大部分 Luminal B、HER-2（-）型患者推荐增加辅助化疗，进一步强调了化疗在这一部分患者中的地位。2017 版乳腺癌指南中对于激素受体阳性、HER-2（-）乳腺癌患者的全身辅助治疗方面，推荐将 21 基因检测用于 $pT_{1-3}N_0M_0$ 的患者，根据 21 基因检测评分来决定是否在辅助内分泌治疗基础上增加辅助化疗，或评估患者的化疗获益情况。因此，在有合适且符合国际标准的 21 基因检测公司的前提下，该患者可以考虑在术后进行 21 基因复发风险检测。

3. 激素受体阳性、HER-2（-）中度复发风险的早期乳腺癌患者辅助化疗方案的选择 对于此类患者多选择联合化疗方案，《中国抗癌协会乳腺癌诊治指南与规范（2008 版）》中乳腺癌术后辅助化疗方案的选择中，包括了以蒽环类为主的方案，蒽环类与紫杉类联合及序贯方案。随着 BCIRG 001、GEICAM 9805、MA.5、NSABP B-15 及 CALGB 9344 等临床试验的展开，辅助化疗方案也在发生演变，2013 年 St. Gallen 全球专家共识中推荐对于 Luminal B 型乳腺癌患者的辅助化疗一般应包含蒽环类和（多数专家认为）紫杉类方案，半数专家认为应提供至少 6 个疗程化疗，但专家组并不支持剂量密集方案。因此，在大量循证医学数据指导临床决策的大背景下，该患者可以考虑术后行蒽环序贯紫杉类的辅助化疗。

4. 辅助内分泌治疗的时间 长久以来，对于绝经前激素受体阳性早期乳腺癌患者，采用他莫昔芬治疗 5 年一直是标准治疗方式，2013 年 ATLAS 和 aTTom 研究对比，他莫昔芬给药 5 年和 10 年的结果，共同证实了 10 年他莫昔芬治疗较 5 年他莫昔芬治疗可降低乳腺癌复发率及乳腺癌特异死亡风险，获益主要出现在治疗 7 年后，而他莫昔芬的不良反应并无明显增加。然而，如何选择合适的绝经前患者给予 10 年他莫昔芬的治疗目前尚不明确，值得商榷。《中国乳腺癌内分泌治疗专家共识（2015 年版）》提出，目前我国绝经前激素受体阳性早期乳腺癌患者辅助内分泌治疗，使用他莫昔芬 5~10 年是标准方案。该患者初诊时为 45 岁绝经前患者，在使用他莫昔芬治疗期间，可监测患者月经状况及激素水平的变化，判断患者是否在治疗期间发生绝经，如果有，可在他莫昔芬治疗 2~3 年后换为芳香化酶抑制药继续治疗。

5. 绝经前乳腺癌患者复发转移后的治疗原则 《中国晚期乳腺癌临床诊疗专家共识 2016》指出对于激素受体阳性、HER-2（+）晚期乳腺癌患者，病变局限在乳腺、骨和软组织以及无症状、肿瘤负荷不大的内脏转移患者，可以优先选择内分泌治疗。内分泌治疗药物的选择方面，绝经前乳腺癌患者复发转移后，首选卵巢功能抑制药（戈舍瑞林或亮丙瑞林）或手术去势联合内分泌药物治疗，如果辅助治疗接受过他莫昔芬治疗的患者，可选择卵巢功能抑制或去势联合芳香化酶抑制药。因此，该患者在接受他莫昔芬治疗 4 年后出现复发转移，采用戈舍瑞林+依西美坦的治疗方案是合理的。

6. 保乳术后同侧乳腺复发的局部处理 针对保乳术后的同侧乳腺复发，各个版本的指南也一直没有标准的处理办法。目前对具体治疗方式的选择缺乏前瞻性评价，一般以行补救性全乳切除为主，术后重建和再保乳的可用资料非常有限。除了患者对于二次保乳的焦虑、担忧等心理因素的影响，还有外科医师考虑到首次保乳术对乳腺结构的破坏，增加再次保乳评估的难度。补救性全乳切除效果较好，术后患者仍可获得 90% 的局部控制率及 70% 和 65% 的 5 年和 10 年总生存期，与未出现局部复发的保乳患者的预后相当。该患者尽管使用内分泌治疗后临床评估达部分缓解，但是乳腺局部的处理对于整体远期的预后仍然必不可少。

（华中科技大学同济医学院附属同济医院　李兴睿）

【指南背景】

1. 2013 年 St. Gallen 专家共识 ①乳腺癌分子分型标准的重新定义；②专家共识中对于 21 基因检测高评分，病理分级 3 级，4 枚或以上淋巴结受累的 Luminal A 型患者需要增加辅助化疗，而对于 Luminal B、HER-2（-）型患者推荐大部分患者增加辅助化疗，进一步强调了化疗在这一部分患者中的地位；③患者的辅助化疗一般应包含蒽环类和（多数专家认为）紫杉类方案，半数专家认为应提供至少 6 个疗程化疗，但专家组并不支持剂量密集方案。

2. 2017 版 NCCN 指南 对于激素受体阳性、HER-2（-）乳腺癌患者的全身辅助治疗方面，推荐将 21 基因检测用于 $pT_{1\sim3}N_0M_0$ 的患者，根据 21 基因检测的评分来决定是否在辅助内分泌治疗基础上增加辅助化疗，或评估者的化疗获益情况。

3.《中国乳腺癌内分泌治疗专家共识（2015 年版）》 目前我国绝经前激素受体阳性早期乳腺癌患者辅助内分泌治疗，使用他莫昔芬 5~10 年是标准方案。

4.《中国晚期乳腺癌诊治专家共识 2016》 激素受体阳性、HER-2（-）晚期乳腺癌患者，病变局限在乳腺、骨和软组织及无症状、肿瘤负荷不大的内脏转移患者，可以优先选择内分泌治疗；绝经前乳腺癌患者复发转移后，首选卵巢功能抑制药（戈舍瑞林或亮丙瑞林）或手术去势联合内分泌药物治疗，如果辅助治疗接受过他莫昔芬治疗的患者，可选择卵巢功能抑制药或手术去势联合芳香化酶抑制药。

（华中科技大学同济医学院附属同济医院　李兴睿）

【核心体会】

激素受体阳性、HER-2（-）早期中高危复发风险的乳腺癌患者术后采用蒽环类联合紫杉类辅助化疗加辅助内分泌治疗（他莫昔芬），内分泌治疗至少 5 年，绝经前乳腺癌患者复发转移后，首选卵巢功能抑制药（戈舍瑞林或亮丙瑞林）或手术去势联合内分泌药物治疗，后续乳腺的局部处理也必不可少。

（华中科技大学同济医学院附属同济医院　李兴睿）

参 考 文 献

[1] Goldhirsch A, Winer EP, Coates AS, et al. Personalizing the treatment of women with early breast cancer: highlights of the St Gallen International Expert Consensus on the Primary Therapy of Early Breast Cancer. Ann Oncol, 2013, 24 (9): 2206-2223.

[2] Metzger-Filho O, Sun Z, Viale G, et al. Patterns of recurrence and outcome according to breast cancer subtypes in lymph node-negative disease: results from international breast cancer study group trials VIII and IX. J Clin Oncol, 2013, 31 (25): 3083-3090.

[3] Davies C, Pan H, Godwin J, et al. Long-term effects of continuing adjuvant tamoxifen to 10 years versus stopping at 5 years after diagnosis of oestrogen receptor-positive breast cancer: ATLAS, a randomised trial. Lancet, 2013 , 381 (9869): 805-816.

[4] Pagani O, Regan MM, Francis PA, et al. Exemestane with ovarian suppression in premenopausal breast cancer. N Engl J Med, 2014, 371 (14): 1358-1359.

[5] Goldhirsch A, Winer EP, Coates AS, et al. Personalizing the treatment of women with early breast cancer: highlights of the St Gallen International Expert Consensus on the Primary Therapy of Early Breast Cancer. Ann Oncol, 2013, 24 (9): 2206-2223.

[6] 中国抗癌协会乳腺癌专业委员会. 中国抗癌协会乳腺癌诊治指南与规范 (2008 版). 中国癌症杂志, 2009, 19 (6): 448-474.

[7] NCCN guidelines for breast cancer version1. 2017. [2017 - 04 - 24]. http://www. nccn. org/professionals/physician_gls/pdf/breast. pdf.

[8] Davies C, Pan H, Godwin J, et al. Long-term effects of continuing adjuvant tamoxifen to 10 years versus stopping at 5 years after diagnosis of oestrogen receptor-positive breast cancer: ATLAS, a randomized trial. Lancet, 2013, 381 (9869): 805-816.

[9] 5. Gray RG, Rea D, Handley K, et al. aTTom: Long-term effects of continuning adjuvant tamoxifen to 10 years versus stopping at 5 years in 6953 women with early breast cancer. J Clin Oncol, 2013, 31 (18): 2631-2632

[10] 中国乳腺癌内分泌指南治疗专家共识组. 中国乳腺癌内分泌治疗专家共识 (2015 年版). 中国癌症杂志, 2015, 25 (9): 755-759.

[11] 徐兵河, 江泽飞, 胡夕春. 中国晚期乳腺癌临床诊疗专家共识 2016. 中华医学杂志, 2016, 96 (22): 1719-1727.

[12] Osborne MP, Borgen PI, Wong GY, et al. Salvage mastectomy for local and regional recurrence after breast-conserving operation an dradiation-therapy. Surg Gynecol Obstet, 1992, 174 (3): 189-194.

病例 19　软骨分化乳腺癌

许　敬*　邱　霞　吕　萍　王兆宇

浙江省舟山医院

【病史及治疗】

➢ 患者女性，60 岁，离异，绝经后。患者否认家族遗传疾病史，孕 2 产 2；父母已故，死因不详，兄弟姐妹中无类似疾病史。

➢ 患者因左乳腺疼痛伴肿块 1 个月就诊。

➢ 查体：左乳腺外下可触及 1.5 cm×1.0 cm 肿块，质地偏硬，边界清，活动度好，无触痛，右乳腺及双腋窝无特殊；双乳头无溢血、溢液。

【辅助检查】

➢ 钼靶示左乳腺外下结节，考虑良性可能大（纤维腺瘤可能），乳腺影像报告和数据系统（breast imaging reporting and data system，BI-RADS）4A；双侧乳腺退化不全，图 19-1 提示左乳腺外下钙化结节，考虑良性。

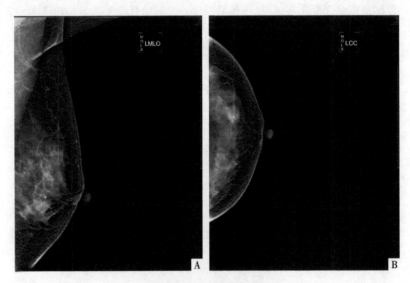

图 19-1　患者钼靶成像

注：A. 左乳腺侧斜位成像；B. 左乳腺轴位成像；A、B. 左乳腺外下钙化结节，考虑良性

* 为通信作者　邮箱：xuj201201@163.com

➤ 外院超声未见异常。

➤ 双乳腺磁共振成像（magnetic resonance imaging，MRI）（图 19-2）示左乳腺下份结节，良性可能，BI-RADS 4A。

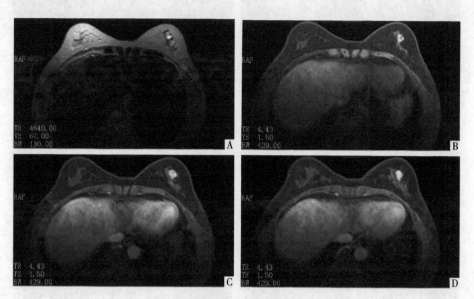

图 19-2 患者 MRI

注：A. 左乳腺肿块的 T_2 加权图像；B. 左乳腺肿块 T_1 加权增强横断面图像；C. 左乳腺肿块第 1 期 T_1 加权增强横断面图像；D. 左乳腺肿块第 2 期 T_1 加权增强横断面图像

【本阶段小结】

患者为老年绝经后女性，因发现左乳腺肿块 1 个月就诊。查体提示肿瘤边界清楚，辅助检查提示乳腺良性肿瘤可能。

可能的初步诊断如下：①乳腺癌；②乳腺纤维腺瘤/分叶状肿瘤；③乳腺炎症病变；④罕见乳腺肿瘤；⑤外伤后脂肪坏死。

【病史及治疗续一】

➤ 2016-04-29 术中冷冻切片检查示乳腺病变考虑导管上皮重度不典型增生，不除外原位癌，具体待常规确诊。

➤ 2016-05-06 石蜡病理切片示左侧乳腺病变考虑化生性癌，可见软骨成分，部分导管内癌，中级别核。免疫组织化学（图 19-3）示雌激素受体（estrogen receptor，ER）（-）、孕激素受体（progesterone receptor，PR）（-）、Ki-67 阳性率（<2%）、人类上皮细胞生长因子受体 2（human epiderma growth factor receptor 2，HER-2）（2+）、P63 部分（+）、细胞角蛋白 5/6 部分（+）、CD10 部分（+）。

➤ 2016-05-06 行左侧乳腺单纯切除+前哨淋巴结活检+低位清除术。术后病理示左侧乳腺肿块旁乳腺组织未见肿瘤，乳头、筋膜及切口皮肤未见肿瘤组织，左腋窝淋巴结（0 枚/6 枚）未见肿瘤转移，前哨淋巴结（0 枚/5 枚）未见癌转移。

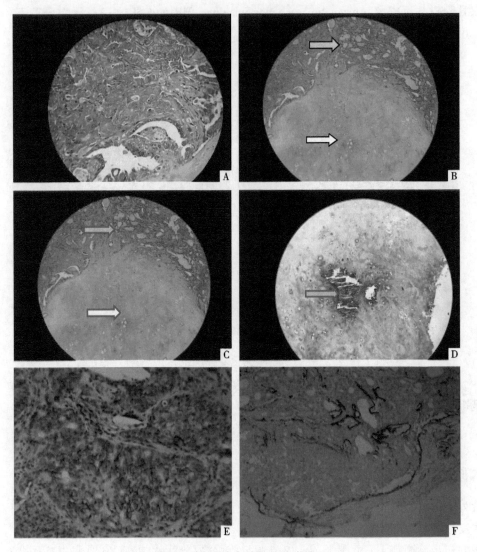

图 19-3　患者免疫组织化学图

注：A. 肿瘤组织×400，图中大部分为乳腺癌肿瘤组织，仅右下角少量软骨组织；B. 肿瘤组织×200，肿瘤组织中含有软骨化生，其中白色箭头指软骨化生，黄色箭头指肿瘤；C. 肿瘤组织×100，肿瘤组织中含有软骨化生，白色箭头部分指软骨化生，黄色箭头指肿瘤；D. 肿瘤组织×100，黄色箭头处指软骨组织中钙化灶；E. HER-2 免疫组织化学染色×200，HER-2（2+）；F. CD10 免疫组织化学染色×200，部分区域染色断裂，提示肿瘤以非浸润性成分为主

【本阶段小结】

该患者经浙江省肿瘤医院病理科会诊考虑软骨化生导管内癌，未化疗，现随访中。

【专家点评】

化生性乳腺癌是一种罕见的乳腺癌亚型，在形态结构和生化成分上沿多胚层分化产生异源性的成分。其发生率占所有乳腺癌的 0.02%～0.1%。根据组织学特点将化生性乳腺癌分为两大类：纯上皮性化生性癌和混合上皮/间叶化生性癌，前者包括鳞状细胞癌、腺癌伴梭形细胞分化、腺鳞癌；后者包括癌伴软骨或骨化生和癌肉瘤。化生性乳腺癌在影像学钼靶中多为边缘光滑、高密度的肿块，瘤体内钙化较少见。MRI 多表现为 T_2 加权成像上呈高信号，可能和瘤内坏死和囊变有关。化生性乳腺癌多表现为"三阴性"，即 ER、PR、HER-2 表达均为阴性。有研究表明 P63 是化生性乳腺癌的一个重要分子靶标。与一般三阴性乳腺癌相比，化生性乳腺癌具有更大的肿瘤、更少的腋窝淋巴结转移和更差的预后。结合病史，本病例符合化生性乳腺癌的条件，属于软骨化生导管内癌。由于化生性乳腺癌罕见，尚无规范治疗策略，但手术切除联合放疗能获得更大的生存获益，但本病例属于软骨化生导管内癌是否能从辅助放疗中额外获益还需进行多学科探讨。

（辽宁省肿瘤医院　孙　涛）

本病例为化生性乳腺癌，软骨分化，图片所限，未见明确浸润，结合酶标结果符合软骨化生导管内癌，需要广泛取材以明确有无浸润成分。分叶状肿瘤有时可出现异源性成分，需要结合酶标鉴别。大多数化生性乳腺癌是三阴性乳腺癌，预后较差。

（上海交通大学附属仁济医院　张雪晴）

【核心提示】

软骨化生性导管内癌较罕见，需结合影像学、病理学、形态学和病史确诊，手术切除是化生性乳腺癌的首选治疗手段。

（辽宁省肿瘤医院　孙　涛）

参 考 文 献

[1] 丁华野，张翔盛，步宏. 乳腺病理诊断和鉴别诊断. 北京：人民卫生出版社，2014：189-192.

[2] McKinnon E, Xiao P. Metaplastic carcinoma of the breast. Arch Pathol Lab Med, 2015, 139 (6)：819-822.

[3] Song Y, Liu X, Zhang G, et al. Unique clinicopathological features of metaplastic breast carcinoma compared with invasive ductal carcinoma and poor prognostic indicators. World J Surg Oncol, 2013, 11：129.

病例 20　激素受体阳性、人类上皮细胞生长因子受体 2 阳性转移性乳腺癌患者的诊疗策略

黄　香　李　薇　殷咏梅*

南京医科大学第一附属医院

【病史及治疗】

➢ 患者女性，56 岁，绝经，育有 1 女，母乳喂养 1 年，无家族肿瘤病史。

➢ 2002-03 自检发现右乳腺肿块，在外院行"右侧乳腺癌改良根治术"，术后病理提示浸润性导管癌，大小为 2.0 cm×2.0 cm，腋窝淋巴结（0 枚/10 枚）未见癌转移。免疫组织化学示雌激素受体（estrogen receptor，ER）（+）、孕激素受体（progesterone receptor，PR）（+）、人类上皮细胞生长因子受体 2（human epiderma growth factor receptor 2，HER-2）（+）。术后给予 CEF 方案（C，环磷酰胺；E，表柔比星；F，氟尿嘧啶）化疗 6 个疗程，化疗结束后口服他莫昔芬治疗 5 年。

【辅助检查】

➢ 患者术后定期随访，胸、腹部计算机体层摄影术（computed tomography，CT）、乳腺超声、血肿瘤指标显示无疾病复发。

【本阶段小结】

患者在右侧乳腺癌改良根治术后接受规范的辅助化疗及内分泌治疗，并定期随访，未出现疾病复发。

【病史及治疗续一】

➢ 2010-03 患者摸及右侧锁骨上一增大淋巴结，于我院门诊行"右侧颈部淋巴结切除活检术"，术后病理提示淋巴结转移性癌，倾向于腺癌。免疫组织化学示 ER（+）、PR（-）、HER-2（2+~3+），荧光原位杂交（fluorescence in situ hybridization，FISH）检测示 HER-2 基因扩增。胸部 CT（图 20-1A）示双肺多发结节病灶，考虑转移。

➢ 2010-04-24 至 2010-06-07 行"曲妥珠单抗首剂 8 mg/kg，后 6 mg/kg，第 1 天+多西他赛 75 mg/m^2，第 1 天+卡培他滨 1000 mg/m^2，每天 2 次，第 1~14 天，每 3 周 1 次"治疗 3 个疗程，评估为病情稳定（stable disease，SD）（图 20-1B）。因出现严重手足综合征，于 2010-07-03 至 2010-08-09 更换为"曲妥珠单抗 6 mg/kg，第 1 天+多西他赛 75 mg/m^2，第 1 天+吉西他滨

---

* 为通信作者　邮箱：ym.yin@hotmail.com

1.0 g/m²，第1、8天，每3周1次"治疗3个疗程，病情评估为部分缓解（图20-1C）。后给予"曲妥珠单抗6 mg/kg，每3周1次"联合"阿那曲唑1 mg/d"维持治疗，因经济原因，曲妥珠单抗治疗满1年后终止。未给予局部放疗。定期复查，病情平稳。

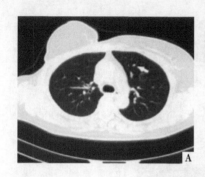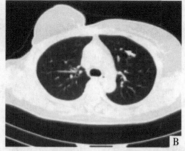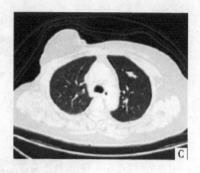

图20-1　曲妥珠单抗联合化疗前后胸部增强CT

注：A. 靶向治疗联合化疗前肺部病灶；B. 3个疗程后评估SD；C. 6个疗程后评估部分缓解

【辅助检查】

➤ 2010-03复查胸部CT示双肺多发结节病灶，考虑转移。经治疗后复查胸部CT示肺部结节减小，病情评估部分缓解。

【本阶段小结】

该患者随访期间发现淋巴结转移性癌及肺部转移病灶，根据病理结果及患者一般状况制订方案，选择抗HER-2靶向治疗结合化疗，病情缓解，后续行靶向治疗联合内分泌治疗维持。

【病史及治疗续二】

➤ 2012-05患者再次发现右锁骨上1枚增大的淋巴结，胸部CT示肺部病灶稳定，且未见其余脏器的转移。

➤ 2012-05右侧锁骨上区予局部放疗（2400 cGy/12次）获得完全缓解后，给予氟维司群内分泌治疗（250 mg，每4周1次）至2013-12。患者因费用原因，拒绝联合应用曲妥珠单抗。

【辅助检查】

➤ 2012-05查体见右锁骨上1枚增大的淋巴结，胸部CT示肺部病灶稳定，未见其余脏器转移。

【本阶段小结】

局部放疗是治疗及预防淋巴结引流区复发的重要手段，该患者虽存在双肺远处转移，但病灶持续控制稳定，故给予右颈部局部放疗。对于内分泌治疗曾获益患者，仍可继续行内分泌治疗，直至三线治疗后病情进展或出现有症状的内脏转移。EFECT&SoFEA研究发现，既往非甾体类芳香化酶抑制药如阿那曲唑治疗进展的绝经后ER（+）乳腺癌，氟维司群的疗效与依西美坦相似。

【病史及治疗续三】

➤ 2013年复查胸部CT示双肺结节较前增多（图20-2）；肝内新发一4.0 cm×4.0 cm低密度影，考虑转移（图20-3B）。2013-12-24行"部分肝切除术"（图20-3C），病理示乳腺癌肝转移，ER（+）、PR（−）、HER-2（3+）。2014-01-25 开始"曲妥珠单抗首剂 8 mg/kg，后 6 mg/kg，第 1 天，每 3 周 1 次+依维莫司 5 mg/d+依西美坦 25 mg/d"方案治疗。2014-02 肺部病灶评估为 SD（图 20-4A）。2014-05 疗效评估为部分缓解（图 20-4B）。至今病情平稳，除肺部仍有稳定病灶外，全身无新发转移灶。

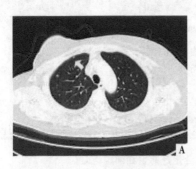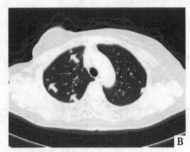

图 20-2　2013-12 胸部增强 CT

注：A. 2013-04 复查时病情稳定；B. 2013-12 复查时肺部结节较前增多、增大

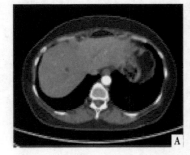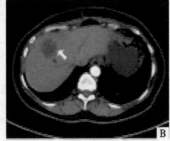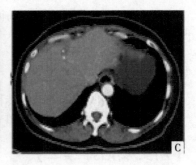

图 20-3　肝转移病灶及部分肝切除术后 CT

注：A. 2013-04 腹部 CT 示肝无病灶；B. 2013-12 腹部 CT 肝内 4 cm×4 cm 低密度影，考虑转移，其余考虑肝囊肿；C. 部分肝切除术后

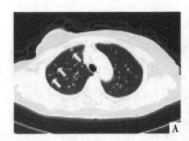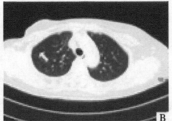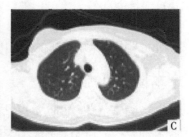

图 20-4　曲妥珠单抗+依维莫司+依西美坦治疗前后胸部 CT

注：A. 曲妥珠单抗+依维莫司+依西美坦治疗前胸部 CT；B. 曲妥珠单抗+依维莫司+依西美坦治疗后，疗效评估部分缓解；C. 定期复查，至 2015-12 病灶仍稳定

【本阶段小结】

乳腺癌肝转移灶的手术切除存在争议，Chua 等通过研究提出，通过适当的患者筛选，肝转移灶切除后的中位生存期可达 40 个月，5 年生存率达 40%，肝转移灶切除术是治疗乳腺癌肝转移的有效手段。影响肝转移灶手术预后的因素包括：首次术后无进展生存期（progression-free-survival，PFS）、激素受体状态、肝转移灶大小、个数及是否合并肝外转移等。考虑患者首次手术后 PFS 为 8 年，低级别的组织学分级，肝内转移灶只有 1 个，年龄以及全身状况均耐受手术，可选部分肝切除术。

因二线内分泌治疗获得 PFS 约 19 个月，三线治疗仍不放弃内分泌治疗。BOLERO-2 临床试验发现，ER（+）、HER-2（-）患者依西美坦联合依维莫司较依西美坦单药显著延长了 PFS（10.6 个月与 4.1 个月比较），且该研究中有 17% 的患者既往接受过氟维司群治疗。BOLERO-3 试验结果提示曲妥珠单抗+依维莫司+长春瑞滨亦延长曲妥珠耐药患者 PFS（7.00 个月与 5.78 个月比较）。以上临床试验提示了依维莫司用于逆转内分泌和曲妥珠单抗耐药的积极意义，故可考虑在 ER、HER-2 双重抑制的基础上联合抑制哺乳动物雷帕霉素靶蛋白（mammalian target of rapamycin，mTOR）抑制药，目前尚无有关临床病例报道，无指南推荐，但在患者个体上可进行尝试。

【专家点评】

本病例在乳腺原发灶和转移灶中分子表达发生改变，因此，在转移性乳腺癌中，尽可能对于转移灶或者复发灶进行二次活检，以明确肿瘤的转移特性和治疗敏感性问题。激素受体和 HER-2 都存在检测异质性的问题，尤其是 HER-2 的异质性概率为 4.1%~11.5%。其异质性主要因为肿瘤自身性质发生改变，如克隆选择和肿瘤异质性，而非检测方法的差异导致。HER-2（+）、ER 和（或）PR（+）的复发转移性乳腺癌，优先考虑曲妥珠单抗联合化疗；部分不适合化疗或进展缓慢的患者如果考虑联合内分泌治疗，可在 HER-2 靶向治疗的基础上联合化疗达到病情稳定的患者，化疗停止后，可考虑使用 HER-2 靶向治疗联合芳香化酶抑制药维持治疗。

BOLERO-1/3 研究都是依维莫司用于 HER-2（+）晚期乳腺癌的随机、双盲、安慰剂对照多中心临床研究，试图验证联合阻断 HER-2 和 PI3K/AKT/mTOR 通路的协同效应。BOLERO-1 研究针对晚期一线治疗的双靶点联合阻断治疗，而 BOLERO-3 研究则针对曲妥珠单抗耐药后的双靶点联合阻断治疗。BOLERO-3 研究达到主要终点，发现在既往用过紫杉类且曲妥珠单抗耐药患者中，依维莫司加入到曲妥珠单抗+长春瑞滨治疗可显著延长 PFS，但获益贡献主要来源于激素受体阴性亚组可能是由于 ER 通路和 HER-2 通路之间存在 crosstalk，仅抗 HER-2 治疗和下游 mTOR 阻断不能很好地抑制肿瘤增殖，因此，本病例采用抗 HER-2 和 mTOR 抑制药依维莫司联合内分泌治疗可能让激素受体阳性患者从中获益。另外，BOLERO-1/3 研究的荟萃探索性分析，携带 *PIK3CA* 基因突变，*PTEN* 缺失或 PI3K 信号通路活动过度的 HER-2（+）进展期乳腺癌患者可能从依维莫司治疗中得到 PFS 获益。因此，建议患者对于原发灶和转移灶进行多基因检测，如能从中获得 PI3K 通路活化信息或者其他耐药靶点信息，可能为临床上优化个体化治疗方案提供更多的参考信息。

（辽宁省肿瘤医院　孙　涛）

大部分情况下，早期乳腺癌患者行手术治疗加或不加放疗。局部治疗后，根据肿瘤大小，分级，淋巴结转移，ER、PR 和 HER-2 表达状态等原发肿瘤特征可能进行全身辅助治疗。一些随机对照试验表明，对于大多数的 I 期和 II 期乳腺癌局部治疗，乳房切除术与保乳治疗生存相当（I）。该病例可选肿块切除+腋窝分期（I）或全乳房切除+腋窝分期±乳房重建。若行肿块切除+腋窝分期，术后行全乳放疗加或不加瘤床的光子 r、近距离治疗或电子束的推量照射，如果有化疗指征，放疗应在化疗后进行。若行全乳房切除+腋窝分期±乳房重建，术后腋窝淋巴结阴性者不行放疗，但对于有多种高危复发因素的患者应考虑术后放疗。

辅助使用过曲妥珠单抗治疗的晚期乳腺癌患者，仍应接受抗 HER-2 治疗。推荐对停用曲妥珠单抗至复发间隔时间≤12 个月的患者可选用二线抗 HER-2 方案治疗；而对停用曲妥珠单抗至复发间隔时间>12 个月以上的患者选择曲妥珠单抗或曲妥珠单抗和帕妥珠单抗联合细胞毒药物作为一线抗 HER-2 治疗方案。对于 HER-2（+）晚期乳腺癌患者，优先考虑抗 HER-2 治疗联合化疗。抗 HER-2 治疗联合芳香化酶抑制药对比芳香化酶抑制药显示有 PFS 获益，部分不适合化疗或进展缓慢的患者可以考虑抗 HER-2 治疗联合芳香化酶抑制药治疗。辅助治疗未使用过曲妥珠单抗或曲妥珠单抗治疗结束后超过 1 年复发转移的 HER-2（+）晚期乳腺癌，曲妥珠单抗联合化疗疗效和安全性均优于拉帕替尼联合化疗。一线抗 HER-2 治疗方案首选曲妥珠单抗联合帕妥珠单抗和紫杉类药物，除了联合紫杉醇、多西他赛以外，也可联合其他的化疗药物。HER-2（+）晚期乳腺癌在曲妥珠单抗联合紫杉类药物的基础上加用帕妥珠单抗进一步延长患者生存，中位生存期达 56.5 个月。帕妥珠单抗目前在中国尚未上市。当无法获得帕妥珠单抗时，曲妥珠单抗联合紫杉类药物肿瘤缓解率可达 50%~60%，生存期显著延长。除了紫杉类药物，曲妥珠单抗与其他单药化疗联合均被证实是有效、安全的，如长春瑞滨、卡培他滨、吉西他滨、脂质体蒽环类药物等，联合节拍化疗也是合理的方案。但一般不推荐一线使用拉帕替尼联合化疗的方案。患者接受曲妥珠单抗联合化疗时，应持续至少 6~8 个疗程，取决于肿瘤疗效和患者对化疗的耐受程度。抗 HER-2 治疗的最佳持续时间尚不明确，如果没有出现疾病进展或不可耐受毒性，曲妥珠单抗治疗可持续使用至疾病进展，激素受体阳性患者可以考虑曲妥珠单抗联合内分泌维持治疗。

抗 HER-2 治疗失败后的患者，持续抑制 HER-2 通路可带来生存获益，应继续抗 HER-2 治疗。曲妥珠单抗-DM1 是曲妥珠单抗治疗失败后首选的治疗方案。在无法获得曲妥珠单抗-DM1 时可选择其他二线治疗方案，包括继续曲妥珠单抗联合另一种细胞毒性药物；拉帕替尼联合卡培他滨和曲妥珠单抗联合拉帕替尼双靶向都是可选方案。有证据证实相比于阿法替尼，曲妥珠单抗作为二线抗 HER-2 治疗与长春瑞滨联合有更多生存获益。另有研究显示，mTOR 抑制药依维莫司联合曲妥珠单抗对于既往接受过曲妥珠单抗治疗的晚期乳腺癌患者有一定的生存获益，也可作为二线治疗的选择。

内分泌治疗耐药的定义在进展期乳腺癌（advanced breast cancer）3 指南中有明确定义。原发内分泌耐药定义为术后辅助内分泌治疗 2 年内出现复发转移或转移性乳腺癌一线内分泌治疗 6 个月内出现疾病进展。继发内分泌耐药是指术后辅助内分泌治疗过程中，治疗≥2 年后出现疾病进展；辅助内分泌治疗结束后 12 个月内出现复发转移；转移性乳腺癌一线内分泌治疗≥6 个月出现疾病进展。该患者系激素受体阳性，绝经后患者一线内分泌治疗首选芳香化酶抑制药，目前对一线内分泌治疗失败后的转移性乳腺癌，可以选择的药物包括他莫昔芬、托瑞米芬、不同机制的芳香化酶抑制药、氟维司群、孕激素类药物等。对于既往内分泌治疗有效的患者 [至疾病进展时间（time to progression，TTP）>6 个月]，无论患者是否绝经，后续内分泌治疗仍然有可能控制肿瘤，疾病进展后可以换用不同作用机制的其他内分泌药物治疗。连续三线内分泌治疗无效通常提示内分泌耐药，应该换用细胞毒药物治疗。内分泌治疗耐药的情况在激素受体阳性的患者中常见。可能的机制包括：mTOR 信号转导通路的激活。BOLERO-2 研究发现依维莫司联合依西美坦与依西美坦中位 PFS 比较分别为 11.0 个月、4.1 个月（*HR* 0.38，95%*CI* 0.31~0.48，*P*<0.000 1），但联合组的不良反应较高。基于 BOLERO-2 研究结果，NCCN 指南也包括依维莫司联合依西美坦治疗方式。目前没有临床研究证实化疗和内分泌治疗同时给药可延长患者的生存期，因此不建议在临

床试验范围外使用。

目前尚无局部治疗改善生存的随机数据。局部治疗推荐应用于体力状态良好、肝累及少、无肝外病变、经全身治疗病情稳定的患者。目前尚无数据支持最佳治疗方式（手术、立体定向放疗、肝内化疗或其他）。

（安徽省立医院　潘跃银）

【循证背景】

1. HERMINE 试验（$n=623$）　将 HER-2（+）转移性乳腺癌患者随机分为 4 组：曲妥珠单抗一线治疗组、曲妥珠单抗二线治疗组、曲妥珠单抗三线治疗组、未知既往治疗组。随访 7 年后最终结果显示 HER-2（+）转移性乳腺癌患者疾病进展后继续曲妥珠单抗治疗可获得显著长期生存获益。

2. BOLERO-3 研究　既往用过紫杉类且曲妥珠单抗耐药患者比较了曲妥珠单抗+长春瑞滨治疗联合依维莫司和曲妥珠单抗+长春瑞滨治疗联合安慰剂，结果显示依维莫司加入到曲妥珠单抗+长春瑞滨治疗可显著延长 PFS（7.0 个月与 5.78 个月比较，$HR\ 0.78$，$95\%CI\ 0.65\sim0.95$，$P=0.0067$），同时发现获益贡献来源于激素受体阴性亚组（$HR\ 0.65$，$95\%CI\ 0.48\sim0.87$）而非激素受体阳性患者（$HR\ 0.93$，$95\%CI\ 0.72\sim1.20$）。

3. BOLERO-1/3 研究荟萃分析　PI3K 活化状态与 PFS 关联分析表明，PI3K 通路过度活化者（由 *PTEN* 低表达、*PIK3CA* 突变或 *AKT1 E17K* 突变任意一种机制激活）依维莫司治疗获益显著（$HR\ 0.67$，$95\%CI\ 0.48\sim0.93$，$P=0.016$），但 PI3K 通路未活化者则不能够获益（$HR\ 1.19$，$95\%CI\ 0.87\sim1.62$，$P=0.28$）。

4. TAnDEM 研究（$n=207$）　将激素受体阳性、HER-2（+）转移性乳腺癌患者随机分为：阿那曲唑联合曲妥珠单抗组即联合组、阿那曲唑单药组即单药组。结果显示，联合组 PFS 长于单药组，并且具有统计学意义。

（辽宁省肿瘤医院　孙　涛）

1. EGF30008 与 TAnDEM 研究　抗 HER-2 靶向治疗（曲妥珠单抗或拉帕替尼）联合芳香化酶抑制药（来曲唑或阿拉曲唑）对比芳香化酶抑制药显著改善了 PFS，但两组总生存期同样无显著性差异。

2. NCIC CTG MA.31/GSK EGF 10891 研究　对于 HER-2（+）转移性乳腺癌患者，在紫杉类为基础的一线治疗中添加曲妥珠单抗相比于拉帕替尼，患者的 PFS 明显延长。

3. LUX-Breast 1 研究　比较了 HER-2（+）乳腺癌患者在辅助或一线曲妥珠单抗治疗进展后，阿法替尼+长春瑞滨对比曲妥珠单抗+长春瑞滨的疗效。结果显示，阿法替尼治疗组患者的 PFS 与曲妥珠单抗组相似，但总生存期明显较曲妥珠单抗短。说明曲妥珠单抗治疗后进展的患者，继续使用曲妥珠单抗联合长春瑞滨的疗效反而优于改用阿法替尼联合长春瑞滨的疗效。

（安徽省立医院　潘跃银）

【指南背景】

1. 2016 版美国国家综合癌症网络指南　对于 HER-2（+）转移性乳腺癌患者，一线治疗推荐使用帕妥珠单抗+曲妥珠单抗+多西他赛（Ⅰ）或帕妥珠单抗+曲妥珠单抗+紫杉醇，若之前接受过曲妥珠单抗治疗，则推荐使用曲妥珠单抗-DM1，其他备选方案有曲妥珠单抗联合化疗，如紫杉类、长春瑞滨或卡培他滨等；激素受体阳性、HER-2（+）乳腺癌患者，应给予芳香化酶抑制药内分泌治疗联合靶向治疗。

2.《人表皮生长因子受体 2 阳性乳腺癌临床诊疗专家共识 2016》 HER-2（+）、ER 和（或）PR（+）复发转移性乳腺癌，优先考虑曲妥珠单抗联合化疗；部分不适合化疗或进展缓慢的患者如果考虑联合内分泌治疗，可在 HER-2 靶向治疗的基础上联合化疗达到病情稳定，化疗停止后，可考虑使用 HER-2 靶向治疗联合芳香化酶抑制药维持治疗。

3.《中国晚期乳腺癌诊治专家共识（2015 版）》 对于 HER-2（+）转移性乳腺癌患者，除非存在禁忌证，都应尽早开始抗 HER-2 治疗（ⅠA）。对于 ER（+）和（或）HER-2（+）进展期乳腺癌，抗 HER-2 治疗联合内分泌治疗显示出明确的 PFS 获益（ⅠA）。持续抑制 HER-2 通路可带来生存获益，因此，抗 HER-2 治疗失败患者，应继续抗 HER-2 治疗。

（辽宁省肿瘤医院　孙　涛）

1. 2017 版美国国家综合癌症网络指南 对于 Ⅰ、ⅡA、ⅡB 或者 $T_3N_1M_0$ 分期者，局部治疗包括肿块切除+腋窝分期（Ⅰ）或全乳房切除+腋窝分期±乳房重建。

2.《中国晚期乳腺癌诊治专家共识 2016》 对于 HER-2（+）[免疫组织化学示 HER-2（3+）或 FISH 检测 *HER-2* 基因扩增] 的晚期乳腺癌患者，除非患者存在禁忌证，都应尽早开始抗 HER-2 治疗。对于既往内分泌治疗有效的患者（TTP>6 个月），无论患者是否绝经，后续内分泌治疗仍然有可能控制肿瘤，疾病进展后可以换用不同作用机制的其他内分泌药物治疗。连续三线内分泌治疗无效通常提示内分泌耐药，应该换用细胞毒药物治疗。

3. ABC3 指南 曲妥珠单抗-DM1 是曲妥珠单抗治疗失败后首选的治疗方案，优于拉帕替尼+卡培他滨。因缺乏前瞻性临床研究，肝转移局部治疗推荐应用于体力状态良好、肝累及少、无肝外病变、经全身治疗病情稳定的患者。

（安徽省立医院　潘跃银）

【核心体会】

对于激素受体阳性、HER-2（+）转移性乳腺癌患者，一线治疗首选化疗联合曲妥珠单抗靶向治疗，疾病控制后，可选择芳香化酶抑制药联合靶向治疗。疾病再次进展后，可尝试双靶联合内分泌治疗，使患者持续获益。

（辽宁省肿瘤医院　孙　涛）

晚期乳腺癌的治疗是一个复杂的过程，应综合考虑肿瘤本身、患者机体状态及现有治疗手段等多种因素，最终延长患者生存时间，提高患者生活质量。

（安徽省立医院　潘跃银）

参 考 文 献

［1］Chua TC, Saxena A, Liauw W, et al. Hepatic resection for metastatic breast cancer：a systematic review. Eur J Cancer, 2011, 47（15）：2282-2290.

［2］Baselga J, Campone M, Piccart M, et al. Everolimus in postmenopausal hormone-receptor-positive advanced breast cancer. N Engl J Med, 2012, 366（6）：520-529.

［3］André F, O'Regan R, Ozguroglu M, et al. Everolimus for women with trastuzumab-resistant, HER2-positive, advanced breast cancer（BOLERO-3）：a randomised, double-blind, placebo-controlled phase 3 trial. Lancet Oncol, 2014, 15 （6）：580-591.

［4］Gradishar WJ, Anderson BO, Balassanian R, et al. NCCN guidelines insights breast cancer, Version 1. 2016. J Natl Compr Canc Netwk, 2015, 13（12）：1475-1485.

［5］江泽飞，邵志敏，徐兵河. 人表皮生长因子受体2阳性乳腺癌临床诊疗专家共识2016. 中华肿瘤杂志, 2016, 96（14）：1091-1095.

［6］徐兵河. 中国晚期乳腺癌诊治专家共识（2015版）. 北京：人民卫生出版社, 2015.

［7］Houssami N, Macaskill P, Balleine RL, et al. HER2 discordance between primary breast cancer and its paired metastasis：tumor biology or test artefact? Insights through meta-analysis. Breast Cancer Res Treat, 2011, 129（3）：659-674.

［8］Verma S, Miles D, Gianni L, et al. Trastuzumab emtansine for HER2-positive advanced breast cancer. N Eng J Med, 2012, 367（19）：1783-1791.

［9］Extra J-M, Antoine EC, Vincent-Salomon A, et al. Efficacy of trastuzumab in routine clinical practice and after progression for metastatic breast cancer patients：the observational Hermine study. Oncologist, 2010, 15（8）：799-809.

［10］von Minckwitz G, Schwedler K, Schmidt M, et al. Trastuzumab beyond progression：overall survival analysis of the GBG 26/BIG 3-05 phase Ⅲ study in HER2-positive breast cancer. Eur J Cancer, 2011, 47（15）：2273-2281.

［11］Kaufman B, Mackey JR, Clemens MR, et al. Trastuzumab plus anastrozole versus anastrozole alone for the treatment of postmenopausal women with human epidermal growth factor receptor 2-positive, hormone receptor-positive metastatic breast cancer：Results from the randomized phase Ⅲ TAnDEM study. J Clin Oncol, 2009, 27（33）：5529-5537.

病例 21　炎性乳腺癌患者新辅助治疗和手术

曾愈程[1]　刘红光[1]*　樊善继[1]　康　颖[2]

[1] 南华大学附属第一医院；
[2] 南华大学医学院

【病史及治疗】

➢ 患者女性，41 岁，月经正常。无乳腺癌家族史。

➢ 2015-11-02 患者因"无诱因发现左侧乳腺迅速肿大，伴皮肤红肿 1 个月"入院，行"左侧乳腺病损组织活检术"。查体：双乳腺不等大，左乳腺明显肿大，左乳腺皮肤稍红肿，无触痛，未扪及明显肿块。左腋窝可扪及一增大淋巴结，大小为 3.0 cm×3.0 cm，质硬，活动度差。诊断为左侧乳腺炎性乳腺癌，辅助检查未见远处转移。治疗前分期为 $cT_4N_2M_0$、ⅢB 期。

➢ 2015-11-07 第 1 个疗程 TP 方案（T，紫杉醇；P，顺铂）新辅助化疗 1 次。

➢ 2015-11-15 第 2 个疗程患者出现皮肤过敏，及时修改新辅助化疗方案为 TAC 方案（T，多西他赛；A，多柔比星；C，环磷酰胺）治疗 1 次。

➢ 2015-12-07 第 3 个疗程给予紫杉醇，第 1 天+顺铂，第 1、4、7 天治疗。

【辅助检查】

➢ 2015-11-02 我院门诊乳腺超声示双乳腺增生改变，左腋窝淋巴结增大，右腋窝淋巴结声像。乳腺空芯针穿刺加部分皮肤切除活检示左侧乳腺浸润性导管癌Ⅲ级，肿瘤分散浸润性生长，见血管浸润。免疫组织化学示雌激素受体（estrogen receptor，ER）（−）、孕激素受体（progesterone receptor，PR）（−）、人类上皮细胞生长因子受体 2（human epiderma growth factor receptor 2，HER-2）（3+）、Ki-67 阳性率（约 40%），CD34（血管+）、E-钙黏连蛋白（E-cadherin，E-cad）（3+）、细胞角蛋白 14（cytokeratin 14，CK14）（−）。

➢ 2016-01-30 第 4 个疗程给予紫杉醇，第 1 天+顺铂第 1、4、5 天治疗。

【本阶段小结】

该患者为局部晚期乳腺癌，含顺铂的化疗方案在以往的临床试验中显示了较好的反应率。患者初始 TP 单周方案出现皮肤过敏反应，第 2 个疗程调整为 TAC 方案，但药物反应率远不如 TP 方案。患者在 TAC 方案治疗方案中无过敏反应，提示患者对顺铂过敏，综合实际情况，第 3 个疗程加大抗过敏药量，仍然考虑使用 TP 单周方案，多西他赛效果明显，第 4 个疗程仍经过 4 次 TP 方案新辅助化疗后，患侧乳腺体积明显缩小，乳腺表皮颜色趋向正常，同时患者对化疗的耐受接近

---

* 为通信作者，邮箱：lhguang2006@126.com

极限，根据 Panades 等提出的对于新辅助化疗后部分缓解或完全缓解的炎性乳腺癌患者，联合手术治疗可显著降低远处转移发生率；而对于新辅助化疗无反应的炎性乳腺癌患者，则不能从手术中获益。故对于新辅助化疗敏感的患者，且无其他远处转移时，实施根治性手术治疗。

【病史及治疗续一】

➢ 术前颅脑+腹部增强计算机体层摄影术（computed tomography，CT）、胸部 X 线片、全身骨扫描、心电图均未见异常。

➢ 2016-02-19 行左侧乳腺癌根治术（部分胸大肌切除）及带蒂横行腹直肌肌皮瓣乳房再造术。

➢ 术后病例活检示左侧乳腺浸润性导管癌Ⅲ级术后改良根治切除乳腺组织。乳头下方组织见局灶性癌组织及血管内瘤栓。腋窝淋巴结（19 枚/19 枚）见癌转移。左侧腋窝三区淋巴结（1 枚/1 枚）见癌转移。上、下、内、外、外上、外下、内上、内下切缘均无癌组织。标记处乳腺组织及游离肌肉（部分胸大肌）组织无恶性病变。免疫组织化学示 ER（－）、HER-2（＋）、Ki-67 阳性率（约30%）、P53（－）、PR（－）。术后口服卡培他滨（希罗达）1 个疗程，术后 2 周顺利康复出院。

【本阶段小结】

局部晚期乳腺癌通过 TP 方案的新辅助化疗，使不可手术的患者具备手术指征。按全乳房切除加腋窝淋巴结清扫术的标准手术方式进行，考虑原发肿瘤累及皮肤且张力高，切除了原乳房下方胸大肌。许多资料表明乳腺癌转移罕有发生在胸大肌内，该患者病理检查结果示胸大肌组织无恶性病变。根据《中国抗癌协会乳腺癌诊治指南与规范（2015 版）》，炎性乳腺癌作为乳房重建的相对禁忌，局部晚期炎性乳腺癌的治疗原则可与局部晚期非炎性乳腺癌相似，首先选择全身治疗；考虑患者年龄及乳房重建意愿，在注重治疗效果的同时，为了帮助患者重塑身体外形，使两侧乳房外形基本对称，因为背阔肌肌皮瓣的皮肤量有限，获取患者理解后，放弃做健侧乳房上提对称性手术。手术切口以新辅助治疗前标记肿瘤累及范围设计切缘，术中皮肤切缘病理送检阴性，尽可能减少局部皮肤复发。为了避免假体再造乳房放疗后产生包膜挛缩，选择带蒂横行腹直肌肌皮瓣方式，带蒂横行腹直肌肌皮瓣具有携带组织量大，血供良好，腹壁供区瘢痕隐蔽，同时具有腹壁整形功能的优点，也为术后放疗提供条件，考虑到手术时间及手术复发可能性均小于需保留瘤区血管的腹壁下血管穿支皮瓣（deep inferior epigastric perforator，DIEP）。

【病史及治疗续二】

➢ 2016-02-27 卡倍他滨 1.5 g 口服，每天 2 次，第 1~14 天术后围术期化疗。后续 TP 方案化疗 4 个疗程。调强适形放疗：照射野为左侧胸壁+左侧锁骨上窝，照射剂量为 50 Gy/25 次。

➢ 2016-08-13 开始使用曲妥珠单抗（赫塞汀）治疗。

【本阶段小结】

根据欧洲肿瘤内科学会（European Society for Medical Oncology，ESMO）指南，在自体组织重建基础上的技术能较好地耐受术后放疗，给予胸壁和淋巴结引流区放疗。

炎性乳腺癌尚无标准术前化疗方案，原因在于缺乏大型、前瞻性临床试验结果的支持，对于新辅助化疗的疗程数目前也没有定论，治疗疗程过长可能导致疾病进展，疗程过短可能因治疗不足而容易复发和转移，而对于经过数疗程化疗后变成可手术的炎性乳腺癌还要多少疗程更合适？我们倾向结合患者意愿、耐受情况、残余肿瘤负荷综合考虑，在药物敏感前提下给予适当增加化疗疗程，患者共完成 8 个疗程 TP 方案。美国国家综合癌症网络（National Comprehensive Cancer Network，NCCN）指南推荐化疗后可手术的炎性乳腺癌患者，应于手术前完成所有化疗疗程，因为接受更多疗程新辅助化疗的患者（>4 个疗程化疗）更容易达到病理完全缓解（pathological complete response，pCR）。对于未完成足疗程新辅助化疗即行手术的患者，术后应补足余下化疗计划。

患者因为经济原因术前没有使用曲妥珠单抗，鉴于两次 HER-2 检测结果不一致，不排除误差或肿瘤异质性。建议患者重做术前活检，对于 HER-2 免疫组织化学强阳性的 FISH 检查也需重做以明确排除是否为假阳性。结果阳性，术后开始曲妥珠单抗治疗。近年来有研究表明 HER-2 蛋白表达改变与肿瘤的类型、对新辅助化疗的病理反应、新辅助化疗方案和疗程及末次化疗与手术的间期均无直接相关；新辅助化疗后需重新检测残余肿瘤的 HER-2 状态。文献报道 17 号染色体的多倍体可能是导致免疫组织化学和 FISH 检测结果不一致，即如果为 17 号染色体多倍体，即使免疫组织化学检测 HER-2 为（3+），FISH 也可能是无扩增或低扩增，引起假阴性，患者失去治疗的指征。目前有研究显示，真正的 17 号染色体多倍体患者罕见。

炎性乳腺癌是一种具有高侵袭性的特殊类型乳腺恶性肿瘤，疾病进展极快，预后较差，新辅助化疗使部分无法手术的患者变成可手术患者。根据分子分型选择合适化疗方案，选出潜在可手术患者可能是炎性乳腺癌新辅助治疗的目标。根治性彻底手术在炎性乳腺癌中发挥重要作用，预防局部切缘复发是难点。乳房重建技术可最大限度保证切缘，综合考虑患者年龄、重建意愿及复发风险等问题，在患者理解情况下，可行乳房再造术，综合术前药物敏感试验、术后病理、复发风险、耐受情况，可适当增加化疗疗程。

【循证背景】

1. NOAH 试验旨在探讨曲妥珠单抗在 HER-2（+）、局部晚期或炎性乳腺癌患者中新辅助治疗的应用价值。试验纳入 235 例患者，其中 63 例为炎性乳腺癌，所有患者接受蒽环类联合紫杉类为基础的新辅助化疗，部分患者同时接受曲妥珠单抗新辅助及术后辅助治疗。研究发现，与未接受曲妥珠单抗的患者比较，曲妥珠单抗联合化疗组有更高的 pCR 率（38%与19%比较）及 3 年无事件生存率（71%与56%比较）。

2. BEVERLY-1、2 试验旨在评估新辅助治疗联合方案中抗血管生成药物贝伐珠单抗对 HER-2（-）原发性（非转移性）炎性乳腺癌的疗效（$n=100$）或在辅助治疗中单独使用的疗效。评估对于 HER-2（+）炎性乳腺癌（$n=52$）使用抗血管生成药物的价值。结果表明，贝伐珠单抗不会增加获得 pCR 患者的比例，也不能减少炎性乳腺癌患者的复发或死亡风险。

3. Cristofanilli 等对 240 例炎性乳腺癌患者的回顾性分析显示，在蒽环类为基础的术前化疗方案基础上加上紫杉类药物，能够显著提高炎性乳腺癌患者的总生存期及无进展生存期（progression-free-survival，PFS），特别对激素受体阴性患者更有优势。结果显示，术前接受曲妥珠单抗治疗患者的 pCR 为 62.5%，37.5%的患者达到部分缓解，提示在 HER-2（+）炎性乳腺癌患者中应用曲妥珠单抗能够显著提高 pCR 率及预后，因此化疗联合曲妥珠单抗可以作为 HER-2（+）炎性乳腺癌的治疗选择。

（青岛大学附属医院　王海波　吕志栋）

【指南背景】

1. 2016 版 NCCN 指南推荐所有局部晚期炎性乳腺癌患者均需要接受新辅助化疗。新辅助化疗的目标：一是控制远处转移的进展；二是使乳腺和腋窝病灶降期以利于手术或变不可手术为可手术。炎性乳腺癌由于缺乏大型、前瞻性临床试验结果的数据，尚无标准术前化疗方案。

2. 美国东部肿瘤协作组指南提示炎性乳腺癌新辅助化疗后，放疗能够帮助患者获得更好的局部控制率。在新辅助治疗期间，疾病完全缓解或部分缓解的患者应在手术后进行放疗；而对于病情稳定或疾病进展的患者应及早开始放疗。

3.《中国抗癌协会乳腺癌诊治指南与规范（2015版）》明确指出炎性乳腺癌是前哨淋巴结活检的禁忌证，因此对于炎性乳腺癌患者推荐选用乳腺癌改良根治术。乳房重建手术有利于充分切除病灶，保证切缘阴性，有利于改善患者生活质量，可结合患者意愿慎重开展。

（青岛大学附属医院　王海波　吕志栋）

【核心体会】

炎性乳腺癌侵袭性强、恶性度高，预后差，虽然综合治疗策略取得一定进展，但仍需要进一步加深对其生物学行为的认识。局部晚期炎性乳腺癌患者接受新辅助化疗，可使乳房和腋窝病灶降期以利于手术；根据分子分型选择合适治疗方案，例如，HER-2（+）炎性乳腺癌患者术前、术后应用曲妥珠单抗能够显著提高 pCR 率及预后。

（青岛大学附属医院　王海波　吕志栋）

参 考 文 献

[1] Panades M, Olivotto IA, Speers CH, et al. Evolving treatment strategies for inflammatory breast cancer: a population-based survival analysis. J Clin Oncol, 2005, 23 (9): 1941-1950.

[2] Sinacki M, Badzio A, Welnicka-Jaskiewicz M, et al. Pattern of care in locally advanced breast cancer: focus on local therapy. Breast, 2011, 20 (2): 145-150.

[3] NCCN guidelines for breast cancer version1. 2016 [2017 - 04 - 24]. http://www. nccn. org/professionals/physician_gls/pdf/breast. pdf.

[4] 中国抗癌协会乳腺癌专业委员会. 中国抗癌协会乳腺癌诊治指南与规范（2015版）. 中国癌症杂志, 2015, 25 (9): 692-754.

[5] Bertucci F, Fekih M, Autret A, et al. Bevacizumab plus neoadjuvant chemotherapy in patients with HER2-negative inflammatory breast cancer (BEVERLY-1): a multicentre, single-arm, phase 2 study. Lancet Oncol, 2016, 17 (5): 600-611.

[6] Gianni L, Eiermann W, Semiglazov V, et al. Neoadjuvant and adjuvant trastuzumab in patients with HER-2 positive locally advanced breast cancer (NOAH): follow-up of a randomised controlled superiority trial with a parallel HER-2 negative cohort. Lancet Oncol, 2014, 15 (6): 640-647.

[7] Dawood S, Gong Y, Broglio K, et al. Trastuzumab in primary inflammatory breast cancer (IBC): High pathological response rates and improved outcome. Breast J, 2010, 16 (5): 529-532.

病例 22　激素受体阳性乳腺癌术后肝区不适

张灵小　杨　谨*

西安交通大学第一附属医院

【病史及治疗】

➤ 患者女性，74 岁，绝经后。2011 年"脑出血"，非手术治疗，遗留左侧肢体活动不利。否认高血压、心脏病史，否认糖尿病史。已绝经，适龄结婚，育有 1 子 1 女。否认家族性遗传病史。

➤ 2007-08-27 因发现右乳腺内下象限肿块（2.6 cm×2.8 cm×2.2 cm、质硬、活动度差、局部皮肤内陷、无红肿、发热及疼痛）行穿刺活检，病理示右侧乳腺浸润性导管癌 II 级。免疫组织化学示雌激素受体（estrogen receptor，ER）（2+）、孕激素受体（progesterone receptor，PR）（+）、人类上皮细胞生长因子受体 2（human epiderma growth factor receptor 2，HER-2）（−）、Ki-67 阳性率（19%）。

➤ 行 2 个疗程 TEC 方案（T，多西他赛；E，表柔比星；C，环磷酰胺）、1 个疗程 AC 方案（A，多柔比星；C，环磷酰胺）新辅助化疗，具体不详，包块缩小。

➤ 2007-10-30 行右侧乳腺癌保乳根治术。术后病理示右侧乳腺浸润性导管癌 II 级，手术切缘未见癌细胞，右腋窝淋巴结（1 枚/7 枚）见癌转移。

➤ 2007-11-11~2007-12-22 行 TEC 方案术后辅助化疗 3 个疗程，化疗后行右侧乳腺及引流区域淋巴结放疗。

➤ 2008-01-14 开始口服阿那曲唑内分泌治疗，2011 年"脑出血"后自行停药。

➤ 2015-07-30 出现肝区不适，腹部增强计算机体层摄影术（computed tomography，CT）示肝左、右叶多发病灶，强化改变，考虑肝恶性肿瘤、转移瘤或其他肿瘤。

【辅助检查】

➤ 2015-08-04 肿瘤标志物糖类抗原 153 19.64 U/ml、癌胚抗原 2.78 μg/L。

➤ 2015-08-03 颅脑磁共振成像示右侧背侧丘脑软化灶并顺磁性物质沉积；多发性腔隙性脑梗死，脑白质脱髓鞘，老年性脑萎缩。

➤ 2015-08-04 骨扫描未见确切肿瘤骨转移征象；第 5 腰椎椎体骨代谢轻度增高，建议定期观察。

➤ 2015-08-05 腰椎磁共振成像示第 3~4 腰椎、第 4~5 腰椎椎间盘变性并膨出；第 5 腰椎至第 1 骶椎椎间盘突出；第 4~5 腰椎椎体水平黄韧带增厚；第 2 骶椎椎管内囊肿。

* 为通信作者，邮箱：1473106133@qq.com

> 2015-08-04 胸、腹部 CT 示双肺肺气肿，右前胸壁下肺表面、右肺尖炎症，少许纤维条索影反射性肺炎+纤维化？右肺胸膜下结节，左肺多发结节，考虑转移。肝内多发类圆形低密度影，考虑转移，建议增强扫描；肝左内叶小囊肿。左侧肾上腺结合部结节影，考虑转移（图22-1）。

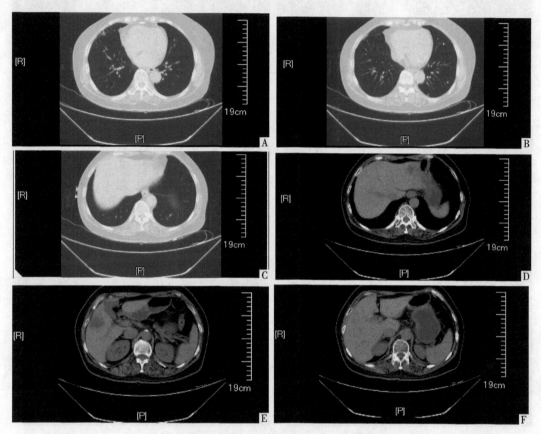

图 22-1 2015-08-04 胸、腹部 CT

注：A. 右肺胸膜下结节；B、C. 左肺多发结节，考虑转移；D、E. 肝内多发类圆形低密度影，考虑转移；F. 左侧肾上腺结合部结节影，考虑转移

> 2015-08-04 行超声引导下肝占位穿刺活检，病理示"肝穿刺"小块纤维组织内低分化腺癌浸润，片内结构结合免疫组织化学染色结果符合乳腺癌转移。免疫组织化学示 ER（80%）、PR（30%）、HER-2（+）、P53（10%）、mammaglobin（+）、CK5/6（-）、Ki-67 阳性率（70%）、HP-1（-）、GPC-3（-）、CK7（-）。

【病史及治疗续一】

> 2015-08-11~2015-10-13 紫杉醇脂质体 240 mg，第1天+卡培他滨 1.5 g 口服，每天2次，第1~14天，全身化疗4个疗程，无明显胃肠道反应，Ⅲ度骨髓抑制，Ⅱ度手足综合征。

> 2015-11-02 胸、腹部 CT 检查（图22-2）示肺气肿程度较前稍减轻；双肺间质增生，右前胸壁下肺表面、右肺尖少量纤维化病灶，右肺胸膜下、左肺转移灶；与前比较变化不大；肝内多发转移灶瘤；肝左内叶小囊肿；左侧肾上腺结合部结节影，考虑转移；与之前比较变化不显著。患者病情评估稳定。

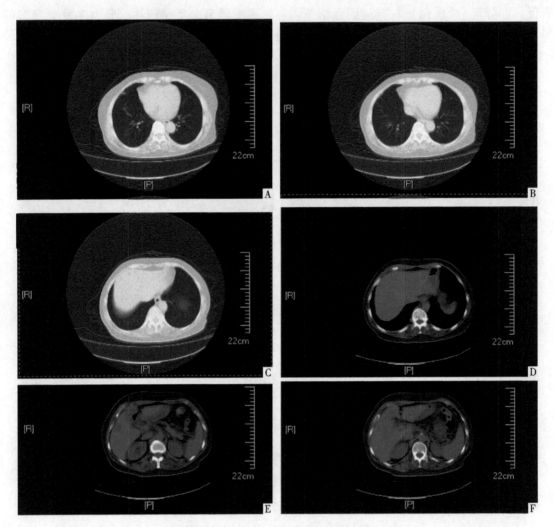

图 22-2　2015-11-02 胸、腹部 CT

注：A. 右肺胸膜下转移灶，与之前比较变化不大；B、C. 左肺转移灶，与之前比较变化不大；D、E. 肝内多发转移灶瘤，与之前比较变化不显著；F. 左侧肾上腺结合部结节影，考虑转移，与之前比较变化不显著

【病史及治疗续二】

➢ 2015-11-03 起行内分泌治疗，具体用药为氟维司群 500 mg 肌内注射，第 0、14、28 天，此后每 28 天给药 1 次。

➢ 2016-04-27 复查胸、腹部 CT（图 22-3），与 2015-11-02 胸、腹部 CT 比较发现肺气肿、多发肺大疱，双肺间质增生，右肺尖、中叶内侧段少许纤维灶，左肺上叶下舌段小结节样钙化灶，同前；原左肺下叶小结节影现未见确切显示；肝左外叶及右后叶转移瘤较前体积略有缩小；肝左内叶上段及右后叶下段小囊肿，右肾囊肿同前；左侧肾上腺联合部小结节灶同前，中等度强化。

➢ 继续氟维司群内分泌治疗，2016-07-25、2016-10-13 复查胸、腹部 CT（图 22-4，图 22-5）。

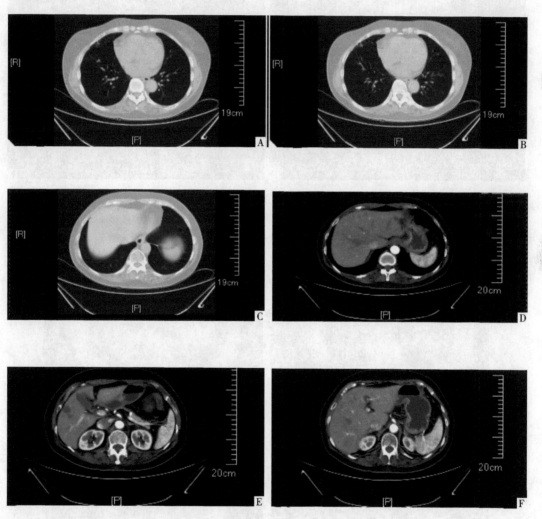

图 22-3　2016-04-27 胸、腹部 CT

注：A. 右肺纤维灶；B. 左肺上叶下舌段小结节样钙化灶，同前；C. 原左肺下叶小结节影现未见确切显示；D、E. 肝左外叶及右后叶转移瘤较前体积略有缩小；F. 左侧肾上腺联合部小结节灶同前，中等度强化

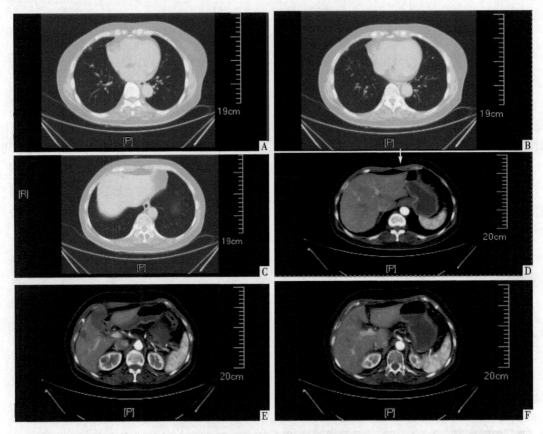

图 22-4　2016-07-25 胸、腹部 CT

注：A. 右肺纤维灶；B. 左肺上叶下舌段小结节样钙化灶，同前；C. 原左肺下叶小结节影现未见确切显示；D、E. 肝左外叶及右后叶转移瘤较前体积略有所缩小；F. 左侧肾上腺联合部小结节灶同前，中等度强化

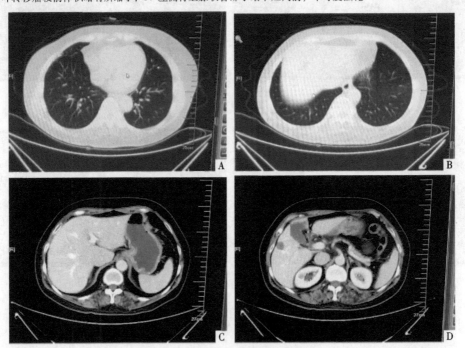

图 22-5　2016-10-13 胸、腹部 CT

注：A. 右肺纤维灶；B. 原左肺下叶小结节影现未见确切显示；C. 原肝左外叶转移瘤未见明确显示；

D. 肝右后叶转移瘤大小同前

【本阶段小结】

2015-11-03 转为氟维司群内分泌治疗至今，无进展生存期 11 个月，最佳疗效部分缓解，耐受性良好，定期复查。

【专家点评】

该患者 74 岁，肿块 2.8 cm×2.6 cm，无描述有腋窝淋巴结增大，分期为 $T_2N_0M_0$，Luminal B 型、HER-2（-）乳腺癌，给予 TEC 方案为主的新辅助化疗再行保乳手术，属于 2017 版美国国家综合癌症网络（National Comprehensive Cancer Network，NCCN）指南的推荐之一，但在实际工作考虑到患者的年龄和分子类型，更多的专家会选择初始手术治疗。

该患者在初始治疗 8 年后出现肝、肺转移，肝病灶穿刺病理结果仍提示 Luminal B 型、HER-2（-）。对无病生存期较长的远处转移病灶再活检，更能明确指导转移病灶的治疗，这也是 2017 版 NCCN 指南和《中国晚期乳腺癌诊治专家共识 2016》所推荐的。

针对转移病灶给予 4 个疗程的紫杉醇脂质体+卡培他滨方案化疗，病情稳定后予氟维司群内分泌维持治疗，也符合 2017 版 NCCN 指南。

（上海长海医院　王雅杰）

患者初诊为 $T_2N_0M_0$、Luminal B、HER-2（-）乳腺癌，建议增加新辅助化疗前淋巴结状况描述，以便读者更好理解对于这样 1 例高龄乳腺癌患者行保乳手术的初衷。患者经过手术及系统性全身治疗及放疗后，无病生存期（disease free survival，DFS）7 年 10 个月，符合 Luminal B 型乳腺癌复发转移特点。疾病初次进展表现为肝、肺多发转移，其中肝脏为可评估病灶，病理证实分子分型同原发肿瘤，肺部结节为不可评估病灶；经一线化疗 4 个疗程后病情稳定，氟维司群内分泌维持治疗获得部分缓解，无进展生存期维持 9 个月余。对于 Luminal B、HER-2（-）乳腺癌患者的一线治疗，是选择化疗还是内分泌治疗，应基于患者的绝经状态、复发风险、临床病理学因素等进行个体化选择，考虑到该患者辅助内分泌治疗用药仅 3 年，而 DFS 远大于 2 年，提示为内分泌治疗敏感患者，患者虽然有多发肺及肝脏的内脏转移，但无内脏危象，根据 ABC2/3 指南和《中国晚期乳腺癌诊治专家共识 2016》，优先选择内分泌治疗，至于一线内分泌治疗药物可选择雌激素受体调节药他莫昔芬、芳香化酶抑制药和选择性雌激素受体下调药氟维司群。多项 III 期临床研究提示芳香化酶抑制药一线治疗无进展生存期优于他莫昔芬，而 2016 年欧洲肿瘤内科学会（European Society for Medical Oncology，ESMO）会议公布的 FALCON 研究进一步证实氟维司群 500 mg 疗效优于阿那曲唑，显著延长无进展生存期。实际治疗也证实患者氟维司群内分泌治疗的反应优于化疗。2016 年来自荷兰的真实世界数据表明激素受体阳性晚期乳腺癌一线内分泌治疗无进展生存期、总生存期获益均显著优于化疗，也提示即使对于有内脏转移患者，内分泌治疗仍然是一线治疗的优先选择。

（上海交通大学医学院附属仁济医院　徐迎春　王理伟）

【循证背景】

FALCON III 期研究（$n=462$）将 ER（+）无法手术的局部晚期或转移性乳腺癌随机分配入氟维司群 500 mg 治疗组（$n=230$）或阿那曲唑 1 mg 治疗组（$n=232$）。中位随访 25 个月后结果显示，相较于阿那曲唑组，氟维司群组患者的无进展生存期显著改善 21%（16.6 个月与 13.8 个月比较）。进一步亚组分析显示，对于基线时肿瘤尚未侵犯肝或肺的乳腺癌患者，氟维司群对无进展生存期的影响更为明显（22.3个月与13.8个月比较）。

（上海长海医院 王雅杰）

来自荷兰的真实世界数据表明激素受体阳性晚期乳腺癌一线内分泌治疗，无进展生存期、总生存期获益均显著优于化疗。

（上海交通大学医学院附属仁济医院 徐迎春 王理伟）

【指南背景】

2017版NCCN指南对于分期为$T_2N_0M_0$的患者，可选择先手术再辅助化疗，也可现行新辅助化疗，再行手术切除；对于复发转移病灶，建议再次活检，明确病理类型；对于ER（+）转移性乳腺癌患者，氟维司群作为ⅡA类推荐。

（上海长海医院 王雅杰）

【核心体会】

对于激素受体阳性复发转移性乳腺癌患者，如没有内脏危象，首先内分泌治疗，对于既往未接受过内分泌治疗的非内脏转移患者，氟维司群500 mg为优先选择内分泌治疗药物。

（上海交通大学医学院附属仁济医院 徐迎春 王理伟）

参 考 文 献

[1] Rugo HS, Rumble RB, Macrae E, et al. Endocrine therapy for hormone receptor-positive metastatic breast cancer: American Society of Clinical Oncology Guideline. J Clin Oncol, 2016, 34 (25): 3069-3103.

[2] Robertson JF, Bondarenko IM, Trishkina E, et al. Fulvestrant 500 mg versus anastrozole 1 mg for hormone receptor-positive advanced breast cancer (FALCON): an international, randomised, double-blind, phase 3 trial. Lancet, 2016, 388 (10063): 2997-3005.

[3] Lobbezoo DJ, van Kampen RJ, Voogd AC, et al. In real life, one-quarter of patients with hormone receptor-positive metastatic breast cancer receive chemotherapy as initial palliative therapy: a study of the Southeast Netherlands Breast Cancer Consortium. Ann Oncol, 2016, 27 (2): 256-262.

病例 23　激素受体阳性乳腺癌术后肺转移

张灵小　杨　谨*

西安交通大学第一附属医院

【病史及治疗】

➤ 患者女性，67 岁，绝经后。20 余年前因子宫肌瘤行子宫切除术。14 岁初潮，月经规律，子宫切除术后绝经，育有 1 女。否认家族性遗传病史及相关肿瘤病史。

➤ 因发现左侧乳腺肿块，2005-07-20 行左侧乳腺癌改良根治术。术后病理：左侧乳腺非特异性浸润性导管癌（单纯癌），左侧乳腺癌改良根治标本内未见癌残留，手术基底及乳头未见癌组织，同侧腋窝淋巴结（7 枚/12 枚）有癌转移。免疫组织化学示雌激素受体（estrogen receptor，ER）（+）、孕激素受体（progesterone receptor，PR）（+）、CerbB-2（-）。

➤ 术后行紫杉醇+多柔比星辅助化疗 6 个疗程。化疗结束后行放射治疗，左侧锁骨上区 DT 50 Gy，左侧胸壁、乳腺内侧引流区、腋窝各 DT 50 Gy；后行内分泌治疗，他莫昔芬 10 mg，每天 2 次，延续 2 年；后调整为来曲唑 2.5 mg，每天 1 次，连续 5 年。

➤ 2014-08-13 复查胸+上腹部计算机体层摄影术（computed tomography，CT）示两肺多发大小不等结节，考虑转移瘤（图 23-1）。

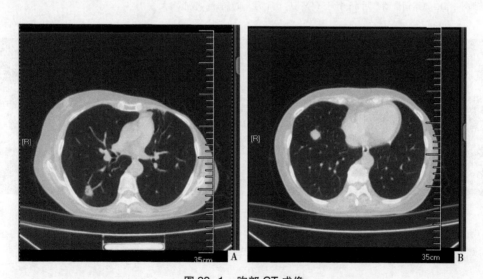

图 23-1　胸部 CT 成像

注：A. 右肺下叶背段结节；B. 右肺下叶前基底段结节

---

* 为通信作者，邮箱：1473106133@qq.com

➤ 肺占位穿刺活检病理免疫组织化学示 ER（75%）、PR（20%）、HER-2（+）、P53（10%）、mammaglobin（+）、CK5/6（-）、Ki-67 阳性率（约 10%）、HP-1（-）、GPC-3（-）、CK7（-），肺占位穿刺小块纤维组织内非特异性浸润性导管癌，片内结构结合免疫组织化学染色结果符合乳腺癌转移。

【辅助检查】

➤ 肿瘤指标糖类抗原 153 18.74 U/ml，癌胚抗原 5.34 μg/L（↑）。

➤ 2014-08-13 胸+上腹部 CT 示两肺多发大小不等结节，考虑转移瘤（图 23-1）。

【病史及治疗续一】

➤ 2014-08-18 起接受氟维司群 500 mg 肌内注射，第 1、14、28 天，此后每 28 天给药 1 次；肺部病灶缩小（图 23-2，图 23-3）。

➤ 2015-05 因个人原因停用氟维司群，期间未行其他治疗。

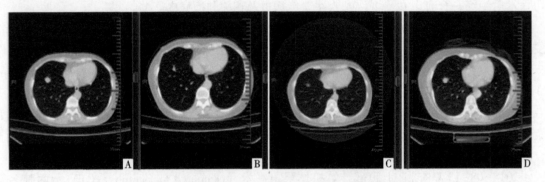

图 23-2　氟维司群治疗前后右肺下叶前基底段结节变化

注：A. 2014-08-13 氟维司群治疗前病灶（基线）；B. 氟维司群治疗 3 个月时病灶，较前缩小；C. 氟维司群治疗 9 个月时病灶，较前缩小；D. 氟维司群治疗后 15 个月（停药后 6 个月）时病灶，较前增大

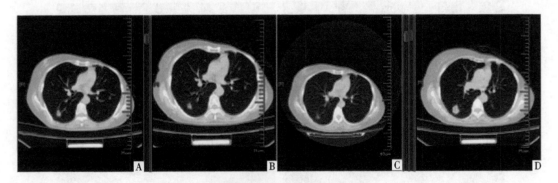

图 23-3　氟维司群治疗前后右肺下叶背段结节变化

注：A. 2014-08-13 氟维司群治疗前病灶（基线）；B. 氟维司群治疗 3 个月时病灶，较前缩小；C. 氟维司群治疗 9 个月时病灶，较前缩小；D. 氟维司群治疗后 15 个月（停药后 6 个月）时病灶，较前增大

【本阶段小结】

氟维司群 500 mg 内分泌治疗，最佳疗效部分缓解，后因个人原因停用，无进展生存期（progression-free-survival，PFS）15 个月。

【病史及治疗续二】

➤ 2015-11-04 胸部 CT（图 23-2D，图 23-3D）示左侧乳腺缺如，左肺上叶纤维条索；两肺多发小结节，右肺下叶前基底段、右肺下叶背段结节影，与 2015-05-06（图 23-2C，图 23-3C）CT 比较明显增大，纵隔内多发小淋巴结，肝内多发囊肿，较前变化不显著。

➤ 2015-11-09 颅脑增强 MRI 示小脑蚓部、左侧桥小脑脚区、右侧颞叶及左侧额颞叶交界区多发明显不均匀强化结节灶，考虑脑转移瘤（无自觉症状）。

➤ 2015-11-12 骨扫描示右第 11 后肋骨代谢增高影，建议密切随访观察。

➤ 全脑放疗：DT 40 Gy/20 次/4 周。

➤ 2015-11-10 起予以 TX 方案全身化疗，具体为多西他赛 100 mg，第 1 天+卡培他滨 1.5 g，每天 2 次，第 1~14 天，每 21 天 1 个疗程重复，共 8 个疗程。

➤ 2016-12-21、2016-03-14 复查胸部 CT 示右肺下叶背段结节、右肺下叶前基底段结节较前明显缩小（图 23-4，图 23-5）。

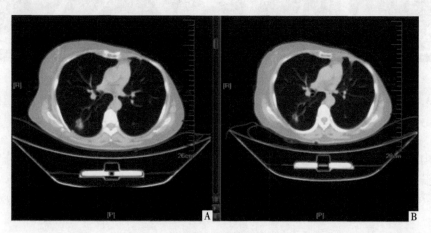

图 23-4　右肺下叶背段结节变化

注：A. 2 个疗程 TX 方案化疗后病灶；B. 6 个疗程 TX 方案化疗后病灶

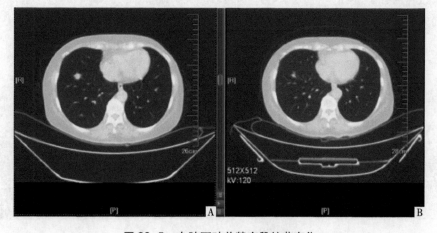

图 23-5　右肺下叶前基底段结节变化

注：A. 2 个疗程 TX 方案化疗后病灶；B. 6 个疗程 TX 方案化疗后病灶

➢ 2016-03-14 复查颅脑增强 MRI 示脑实质未见明显异常（图 23-6D、E、F）。

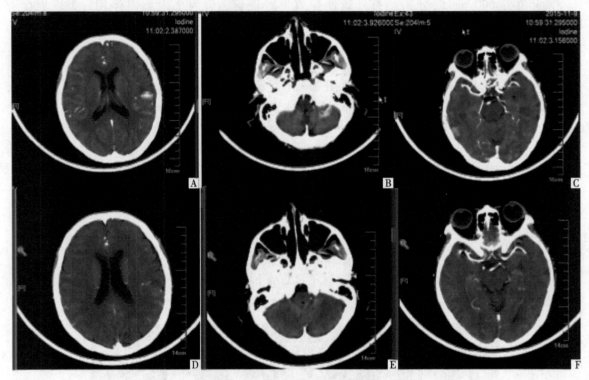

图 23-6　治疗前后颅脑增强 MRI

注：A、B、C. 2015-11-09 颅内多发转移灶；D、E、F. 全脑放疗及 6 个疗程化疗后，脑实质未见明显异常

➢ 一线内分泌药物治疗后进展，肺、脑转移，姑息性放化疗，疗效评价部分缓解。2016-04-04 起口服卡培他滨维持治疗，病情稳定，Ⅱ度手足综合征。

➢ 2016-07-01 再次调整为氟维司群治疗，定期复查，病情稳定（图 23-7，图 23-8）。

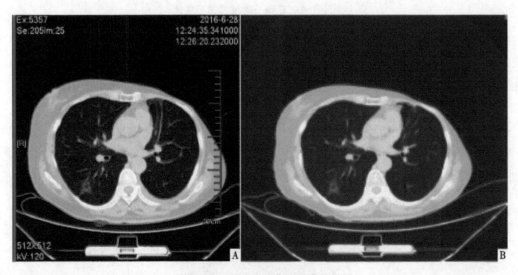

图 23-7　右肺下叶背段结节变化

注：A. 氟维司群再次引入时（基线）；B. 氟维司群治疗 2 个月

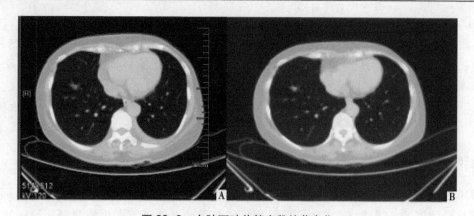

图 23-8 右肺下叶前基底段结节变化

注：A. 氟维司群再次引入时（基线）；B. 氟维司群治疗 2 个月

【专家点评】

对于绝经后 ER（+）、HER-2（-）晚期乳腺癌患者的一线治疗，一般选择内分泌治疗，特别是那些只有软组织和骨转移的患者，除非患者存在原发内分泌耐药或者肿瘤负荷较大，估计内分泌治疗疗效差。该患者术后辅助 5 年来曲唑治疗，无病生存期（disease free survival, DFS）达 9 年，肺转移后一线治疗选择氟维司群合适。用药 9 个月疗效达部分缓解，因经济原因停药，PFS 达 15 个月。PFS 已大于 COMFIRM 试验中的平均值。停药后肺部病变进展及出现脑转移（两处内脏转移均无临床症状），脑部病变采用放疗，此时全身二线治疗仍可选择内分泌治疗。至少连续三线内分泌治疗无效后可考虑细胞毒药物治疗。

（湖南省肿瘤医院 杨小红 欧阳取长）

2014-08-13 胸部 CT 示两肺多发结节，结合病史首先考虑转移瘤。2014-08-18 开始氟维司群治疗，治疗后 3、9 个月复查胸部 CT 示两肺多发结节均较前胸部 CT 有所缩小。氟维司群治疗后 15 个月（停药后 6 个月）复查胸部 CT 示两肺多发结节较前胸部 CT 有所增大。

2015-11-10 起 TX 方案化疗，化疗 2 个疗程、6 个疗程后复查胸部 CT 示两肺多发结节均较前胸部 CT 有所缩小。

2015-11-09 颅脑 CT 及 MRI 提示颅内多发结节灶，结合病史首先考虑转移瘤。后行全脑放疗，复查颅脑 CT 及 MRI 示原颅内多发结节灶部分有所缩小、部分显示不清。

（上海交通大学医学院附属仁济医院 张 庆）

【循证背景】

1. BELERO-2 试验（$n=724$） 对于在接受或完成非甾体类芳香化酶抑制药（来曲唑或阿那曲唑）治疗时疾病进展的 ER（+）、HER-2（-）绝经后乳腺癌患者，随机给予依维莫司+依西美坦或依西美坦+安慰剂，结果显示，前者 PFS 长于后者（$P<0.001$），但总体生存率没有差异。

2. PALOMA-1 试验（$n=165$） 对于未接受过任何系统治疗的 ER（+）、HER-2（-）进展期乳腺癌患者，随机给予来曲唑或是来曲唑+palbociclib（CDK4/6 抑制药），后者在 PFS 上远长于前者（$P=0.000\ 4$）。

3. FALCON 试验（*n*=462）　对于既往未接受内分泌治疗的 ER（+）、HER-2（-）局部晚期或转移性乳腺癌患者，随机给予氟维司群 500 mg 或阿那曲唑 1 mg，结果显示前者 PFS 16.6 个月长于后者 PFS 13.8 个月（*P*=0.048 6），尤其在无内脏转移患者中前者 PFS 22.3 个月长于后者 PFS 13.6 个月，此亚组中氟维司群的获益最大，但在总体生存率上没有差异。

（湖南省肿瘤医院　杨小红　欧阳取长）

【指南背景】

1. 2016 版美国国家综合癌症网络指南　①palbociclib+来曲唑可作为绝经后 ER（+）、HER-2（-）转移性乳腺癌的一线治疗；②对于绝经后且接受过非甾体类芳香化酶抑制药治疗的复发性乳腺癌患者推荐依维莫司+依西美坦。

2. 进展期乳腺癌 2 指南　对于绝经后且接受过非甾体类芳香化酶抑制药治疗的复发性乳腺癌患者推荐依维莫司+芳香化酶抑制药治疗。

（湖南省肿瘤医院　杨小红　欧阳取长）

【核心体会】

对于 ER（+）、HER-2（-）晚期乳腺癌患者选择内分泌治疗还是化疗药物，需考虑患者 DFS、内脏转移情况、症状的有无、PS 评分、判断有无内分泌治疗原发耐药等多种情况。

（湖南省肿瘤医院　杨小红　欧阳取长）

参 考 文 献

[1] Rugo HS, Rumble RB, Macrae E, et al. Endocrine therapy for hormone receptor-positive metastatic breast cancer: American society of clinical oncology guideline. J Clin Oncol, 2016, pii: JCO671487.

病例24　Ⅳ期乳腺癌术后患者子宫内膜转移

杜跃耀　陆劲松*

上海交通大学医学院附属仁济医院

【病史及治疗】

➢ 患者女性，45岁，未绝经，已婚育，否认恶性肿瘤家族史。

➢ 2015-03因发现双乳腺肿块，至外院就诊。查体：右乳腺外上象限可及一肿块，大小为2.5 cm×2.0 cm，内上象限可及一肿块，大小为4 cm×4 cm，左乳腺外上象限可及一肿块，大小为2.5 cm×2.0 cm，右乳腺穿刺示浸润性癌。

➢ 2015-04-29开始紫杉醇联合顺铂方案治疗，具体为紫杉醇120 mg，第1、8、15、22天，每28天1次；顺铂40 mg，第1、8、15天，每28天1次化疗，完成4个疗程化疗。

【辅助检查】

➢ 超声示右乳腺内上低回声结节［乳腺影像报告和数据系统（breast imaging reporting and data system，BI-RADS）5］，右乳腺多发低回声结节（BI-RADS 3），左乳腺外侧低回声结节（BI-RADS 4b），右腋窝淋巴结可见。

➢ 钼靶示右乳腺外上象限可疑致密影、左乳腺偏下象限可疑结节（BI-RADS 0），双腋窝多发小淋巴结（图24-1）。

➢ 2015-04-22胸部计算机体层摄影术（computed tomography，CT）示左肺舌段结节灶，结合病史考虑转移待排，两下肺多发渗出及条索灶，建议治疗后复查。右乳腺上份区域分布多发钙化灶，请结合乳腺相关检查。双侧锁骨、部分肋骨、右侧肩胛骨及多发胸椎椎体骨质密度不均，结合病史骨转移首先考虑，建议完善正电子发射计算机断层显像（positron emission computed tomography，PET-CT）检查评估全身情况。

➢ 2015-04-24乳腺磁共振成像（magnetic resonance imaging，MRI）（图24-2）示右乳腺内上象限及外侧象限斑片灶（BI-RADS 5），考虑恶性肿瘤性病变。左乳腺外侧象限斑片灶、双乳腺多发结节样强化（BI-RADS 4）。左乳腺外下和下份局部导管扩张可能。两侧肋骨信号欠均匀，请结合骨扫描检查。

➢ PET-CT示双乳腺外上象限及右乳腺内上象限软组织致密影伴脱氧葡萄糖代谢轻度增高，考虑恶性肿瘤可能，左肺转移，全身多发骨转移，双腋窝淋巴结转移不除外。

---

* 为通信作者，邮箱：lujjss@163.com

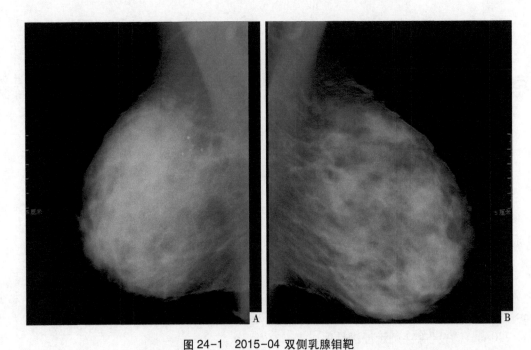

图 24-1　2015-04 双侧乳腺钼靶

注：A. 右乳腺外上象限可疑致密影；B. 左乳腺偏下象限可疑结节（BI-RADS 0），双腋窝多发小淋巴结

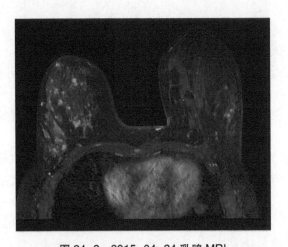

图 24-2　2015-04-24 乳腺 MRI

注：右乳腺内上象限及外侧象限斑片灶（BI-RADS 5），考虑恶性肿瘤性病变。
左乳腺外侧象限斑片灶，双乳多发结节样强化（BI-RADS 4）；左乳腺外下和下份局
部导管扩张可能。两侧肋骨信号欠均匀

➢ 我院病理会诊示右侧乳腺浸润性导管癌 II 级。免疫组织化学示雌激素受体（estrogen receptor，ER）（90%）、孕激素受体（progesterone receptor，PR）（90%）、人类上皮细胞生长因子受体 2（human epiderma growth factor receptor 2，HER-2）（-）、Ki-67 阳性率（10%）。

➢ 我院左乳腺肿块穿刺病理示左侧乳腺浸润性导管癌。免疫组织化学示 ER（80%）、PR（80%）、HER-2（-）、Ki-67 阳性率（20%）。

【本阶段小结】

患者为Ⅳ期激素受体（+）、HER-2（-）乳腺癌患者，左肺转移，全身多发骨转移。根据欧洲肿瘤内科学会（European Society for Medical Oncology，ESMO）晚期乳腺癌指南以及《中国晚期乳腺癌临床诊疗专家共识2016》，对于激素受体阳性、HER-2（-）转移性乳腺癌，需要快速减轻肿瘤负荷的患者应该先给予化疗等有效治疗。因此，对于该患者，首先选择了单周紫杉醇联合顺铂的化疗方案。

【病史及治疗续一】

➢ 4个疗程后行评估部分缓解（图24-3~图24-5）。

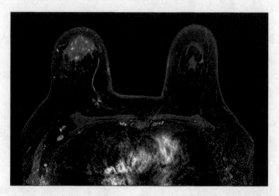

图24-3　2015-06-26 化疗 2 个疗程后乳腺 MRI

注：与2015-04-24 乳腺 MRI 相比，本次检查双乳腺外侧象限斑片灶不明显

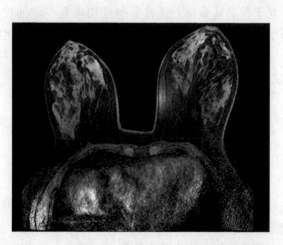

图24-4　2015-08-14 化疗 4 个疗程后乳腺 MRI

注：与2015-06-26 乳腺 MRI 比较，右乳腺内上象限斑片灶大小变化不明显，但强化减弱

➢ 患者于2015-08-24在我院行双侧乳腺癌改良根治术。

➢ 术后病理示双乳腺见浸润性导管癌残留（均为 1 cm×1 cm×1 cm），淋巴结（0 枚/39 枚）未见癌转移。免疫组织化学示 ER（70%）、PR（70%）、HER-2（+）、Ki-67 阳性率（<5%）。

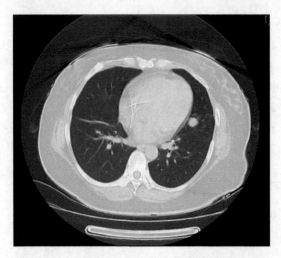

图 24-5　2015-08-20 化疗 4 个疗程后胸部 CT

注：左肺舌段结节灶，与2015-04-22胸部CT相仿，请完善增强检查，必要时穿刺病理明确；两肺多发纤维条索灶。右乳腺上份区域分布多发钙化灶，请结合乳腺相关检查。胸骨、双侧锁骨、部分肋骨、右侧肩胛骨及多发胸椎椎体骨质密度不均，骨转移首先考虑，建议完善PET-CT检查评估全身情况

【本阶段小结】

手术对于Ⅳ期乳腺癌患者的意义尚存在争议。一项土耳其研究（MF-0701）的结果发现，长期随访后手术治疗组的中位生存期显著长于非手术治疗组（46 个月与 37 个月比较，风险比为0.66），两组的 5 年总生存率分别为 41.6% 和 24.4%。对于肿瘤生物学行为较好的转移性乳腺癌，例如 ER（+）、HER-2（−）、单发骨转移、年龄<55 岁的患者可以从初始接受手术治疗中得到显著的生存获益。该研究认为对于Ⅳ期乳腺癌，原发肿瘤的切除有一定的价值。印度的一项开放性随机对照研究结果表明，对于首诊Ⅳ期的乳腺癌，一线化疗后手术治疗组和非手术治疗组的总生存无显著差异。

【病史及治疗续二】

➤ 术后继续原方案化疗 6 次，同时给予唑来膦酸治疗，每月 1 次。未行放疗。化疗结束后开始口服他莫昔芬。

【本阶段小结】

患者手术前完成 4 个疗程化疗，乳腺内病灶明显缩小，左侧肺内病灶缩小不明显，疗效评估为部分缓解，考虑到术前化疗方案效果显著，术后选择继续原方案化疗。因患者存在多发骨转移，给予每月唑来膦酸治疗。该患者为绝经前激素受体阳性乳腺癌，内分泌治疗可以选择他莫昔芬。

【病史及治疗续三】

➤ 他莫昔芬口服 6 个月后因子宫内膜增厚，2016-02 开始加用戈舍瑞林，每月 1 次，3 个月后子宫内膜变薄，2016-05-17 复查妇科超声示子宫内增强回声，大小为 29 mm ×26 mm ×33 mm。

➤ 2016-06-06 行宫腔镜检查，病理示子宫内膜内见异型腺体浸润性生长，最大径 4 cm。免疫组织化学示 ER（80%）、PR（20%）、HER-2（+）、Ki-67 阳性率（<5%）、CK7（+）、CK8（+）。

结合病史及相关结果，符合乳腺癌转移。

➤ 2016-06-22 PET-CT 示子宫腔内多发斑片状脱氧葡萄糖代谢轻度增高，结合病理符合乳腺癌转移表现，左肺舌叶结节、双侧髂总动脉分叉处淋巴结及盆腔肠道间隙内多发软组织结节影，脱氧葡萄糖代谢异常增高，考虑肿瘤转移可能大。全身多处骨骼结节样成骨改变，考虑肿瘤治疗后活性抑制。

➤ 2016-06-28 在腹腔镜下行全子宫+双附件+盆腔淋巴结清扫术，术后病理示子宫侧壁浸润性癌，肿块大小 2 cm，结合病史符合癌转移特点。肿瘤浸润<1/2 肌层。子宫腺肌症，慢性子宫颈炎。左右宫旁组织、左右输卵管卵巢组织、左盆腔淋巴结（0 枚/7 枚）、右盆腔淋巴结（0 枚/8枚）及膀胱腹膜返折结节均阴性。手术后建议行 EC 方案化疗 4 个疗程，内分泌治疗改来曲唑治疗，继续每月唑来膦酸治疗。

【本阶段小结】

乳腺浸润性导管癌转移至子宫内膜的并不多见，Bezpalko 等报道了 1 例浸润性小叶癌转移至子宫内膜的病例。另外，有文献报道了 1 例基底样乳腺癌发生子宫内膜转移，该文献还对近 50 年乳腺癌转移至子宫内膜的病例进行了回顾，发现浸润性小叶癌较其他病理类型的乳腺癌更容易发生子宫内膜转移。该病例提示对于临床上乳腺癌出现子宫内膜增厚的患者，需要与子宫内膜转移进行鉴别。

【专家点评】

本病例的重要知识点有两点：①Ⅳ期乳腺癌的手术指征；②晚期乳腺癌出现子宫内膜转移。

正如作者所说，Ⅳ期乳腺癌是否需要根治性手术尚存争议，一项土耳其研究（MF-0701）只是告诉我们，对于肿瘤生物学行为较好的转移性乳腺癌，例如 ER（+）、HER-2（-）、单发骨转移、年龄<55 岁的患者可以从初始接受手术治疗中得到显著的生存获益。但目前还没有任何一个临床研究告诉我们，如果通过化疗，原发灶和（或）转移病灶明显缩小的Ⅳ期乳腺癌是否需要根治性手术以及手术的时机？对于局部病灶出现溃疡，穿刺诊断不明的Ⅳ期乳腺癌，姑息性的手术治疗临床上不会有太大争议。

口服他莫昔芬患者出现子宫内膜增厚需与少见的子宫内膜癌转移进行鉴别，换药、定期复查超声，甚至宫腔镜检查都是标准程序。

（江苏省肿瘤医院　陈凌翔）

患者术前穿刺确诊为双侧乳腺浸润癌，影像学提示肺、骨转移，按一元论临床拟诊双侧乳腺癌伴肺、骨转移是可以的，但在实际工作中，乳腺癌同时伴原发性肺癌的情况也并不少见，况且根据术前 CT 提示左肺内侧带一孤立结节，不能完全排除肺原发肿瘤的可能性，同时骨骼也是肺癌的常见转移部位，因此，对肺部结节和（或）骨转移病灶活检取得病理诊断，对于明确诊断及治疗方案的选择是有所帮助的，这也是美国国家综合癌症网络（National Comprehensive Cancer Network，NCCN）指南和 ESMO 指南所推荐的。

对于晚期乳腺癌，治疗的目的在于延长生存期、提高生活质量，而非治愈性的。对于激素受体阳性、HER-2（-）的转移性乳腺癌，《中国晚期乳腺癌诊治专家共识 2016》、2016 版 NCCN 指南及 2015 版 ESMO 指南均认为内分泌治疗优于化疗，除非证实存在内分泌治疗耐药或肿瘤快速进展出现有症状的内脏转移。因此，对于此病例内分泌药物可能是更合适的初始治疗。

对于初治晚期乳腺癌患者切除原发灶能否获益尚有争议。一些回顾性的研究肯定了手术治疗在进展期乳腺癌原发灶处理中的价值，证实了能带来生存率的获益，但这些回顾性试验中都存在着明显的患者选择偏倚，这可能会影响结果。2013年圣安东尼奥乳腺癌大会上首次报道了两项重要的随机临床试验结果，开启了比较进展期乳腺癌是否进行局部姑息性手术的前瞻性研究先河。来自印度的研究显示手术不能带来生存获益，但是也没有对总生存带来不利影响。来自土耳其的研究显示，接受手术的患者较仅接受全身性治疗的患者中位生存期延长了约4个月，亚组分析显示，手术治疗对单发骨转移患者有生存期优势，却缩短了多发肝、肺转移患者的生存期。

在《恶性肿瘤骨转移及骨相关疾病临床诊疗专家共识》（2014版）中提到乳腺癌骨转移的发生率为65%～75%，常导致严重的骨痛和多种骨并发症，且骨相关事件将缩短患者的生存期，而唑来膦酸联合标准治疗可改善患者的无进展生存。目前临床的用药意见为一旦发现乳腺癌骨转移应立即使用唑来膦酸治疗，长期、规律用药，可为患者带来更多获益。OPTIMIZE-2研究显示每12周给药并不劣于4周给药，而且不良事件总体相仿，其中12周给药组肾不良反应更少，且无下颚骨坏死病例。

本病例他莫昔芬使用时间交代不清楚，直接影响到是否存在内分泌治疗原发耐药的判断，并影响到后续治疗的选择。病例介绍他莫昔芬口服6个月后（无进展生存期>6个月）因子宫内膜增厚于2016-02加用戈舍瑞林，但按一线化疗（单周紫杉醇联合顺铂）术前4个疗程+术后6个疗程，末次化疗时间应为2016-02，至2016-05-17超声显示子宫内增强回声，2016-06-06行宫腔镜证实子宫内膜内见异型腺体浸润性生长，结合病史及酶标结果，符合乳腺癌转移，无进展生存期<6个月。内分泌治疗原发耐药后续治疗以化疗为主，内分泌治疗继发耐药可采用二线内分泌治疗。

乳腺浸润性导管癌转移至子宫内膜虽不多见，但诊断与处理却不难，大部分情况下光镜下可区分是乳腺还是内膜来源的腺体结构，免疫组织化学指标gata-3、PAK4/8等也有助于判断。是否手术处理遵循Ⅳ期肿瘤局部姑息手术的指征。

（浙江大学医学院附属第二医院　何海飞　邓甬川）

2015-04-29钼靶示右乳腺内上象限及外侧象限可疑致密影、左乳腺偏下象限可疑结节（BI-RADS 0），建议MRI检查。右乳腺外上象限钙化灶（BI-RADS 3），请随访。

2015-04-24乳腺MRI示右乳腺内上象限及外侧象限多发非肿块强化灶（BI-RADS 5），考虑恶性肿瘤性病变。左乳腺外侧象限斑片灶、双乳腺多发结节样强化（BI-RADS 4），建议病理明确。

2015-04-22胸部CT示左肺舌段结节灶，结合病史首先考虑转移瘤，必要时穿刺活检。

2015-06-26化疗2个疗程后乳腺MRI对比2015-04-24乳腺MRI，双乳腺外侧象限斑片灶本次检查显示不明显，右乳腺内上象限非肿块强化灶缩小。

2015-08-14化疗4个疗程后乳腺MRI对比2015-06-26乳腺MRI，右乳腺内上象限非肿块强化灶大小变化不明显，但强化程度减弱。

2015-08-20化疗4个疗程后胸部CT示左肺舌段结节灶，较2015-04-22胸部CT相仿，转移不能排除，建议穿刺活检。

（上海交通大学医学院附属仁济医院　张　庆）

【循证背景】

1. Gnerlich等的回顾性研究（$n=9734$），对美国国家癌症研究所1988-2003年SEER数据库中9734例Ⅳ期乳腺癌患者进行分析，其中47%的患者接受了手术治疗，接受手术患者的中位生存期比未手术患者显著延长（31个月与21个月比较，$P<0.001$），手术降低了Ⅳ期乳腺癌患者37%的死亡风险（校正后风险比为0.63，95%CI 0.60~0.66）。

2. Fields等的回顾性研究（$n=409$）对1996-2005年的409例Ⅳ期乳腺癌患者进行研究，手术切除乳腺癌的患者中位生存期比未手术患者延长（31.9个月与15.4个月比较，$P<0.001$）。

3. 一项来自印度的临床试验招募了350例初始化疗后缓解的Ⅳ期乳腺癌患者入组，随机接受或者不接受局部区域手术。中位总生存期为18个月，局部区域治疗组的5年生存率为19.2%，对照组为20.5%，差异无统计学意义（$P=0.79$）。各亚组间均未发现明显的组间差异。

4. MF07-01试验中278例Ⅳ期乳腺癌患者随机分成手术组和非手术组，随访54个月时，初期分析结果显示，两组总生存率并无明显差异（35%与31%比较，$P=0.24$），但在亚组分析中仅有骨转移患者手术组比非手术组平均生存期延长7.1个月，其中接受手术的单发骨转移者比未接受手术的单发骨转移者和多处骨转移接受或不接受手术者获得了统计学上明显的生存获益（$P=0.03$）。

5. OPTIMIZE-2研究是一项前瞻性随机、双盲、多中心、对照研究，纳入了403例女性乳腺癌伴骨转移患者，随机分入唑来膦酸4周给药组和12周给药组，持续1年。结果显示，4周给药组及12周给药组骨相关不良反应发生率分别为22.0%和23.2%，组间差异为1.2%（$P=0.724$），提示每12周给药并不劣于4周给药，而且不良事件总体相仿，其中12周给药组肾不良反应更少，且无下颚骨坏死病例。

（浙江大学医学院附属第二医院　何海飞　邓甬川）

【指南背景】

1. 2016版NCCN指南　肿瘤转移灶的活检应作为Ⅳ期乳腺癌患者病情检查的一部分，以确保肿瘤转移灶和肿瘤史的准确确定，并考虑到标志物的确定和合适治疗方案的选择。

对乳腺癌复发或Ⅳ期乳腺癌患者全身治疗主要以延长生存期、提高生活质量为目的，而非治愈性。因此，应优先选择毒性尽可能小的治疗方案，只要情况允许，毒性较小的内分泌治疗优于细胞毒治疗。

以ER和（或）PR阳性肿瘤为特征的复发或转移性乳腺癌患者首选内分泌治疗。

2. 2015版ESMO指南　特别在首次诊断转移癌时，为了明确诊断应该进行转移病灶的活检（最好是组织学活检）（ⅠC）。

对于激素受体阳性患者内分泌治疗是更优的选择，即使在有内脏转移的情况下，除非有内分泌耐药的证据或需要快速缓解（ⅠA）。

3.《中国晚期乳腺癌诊治专家共识2016》　对于激素受体阳性、HER-2（-）的转移性乳腺癌，病变局限在乳腺、骨和软组织及无症状、肿瘤负荷不大的内脏转移患者，可以优先选择内分泌治疗，但对于内分泌治疗耐药、肿瘤快速进展、内脏广泛转移或症状明显、需要快速减轻肿瘤负荷的患者应该先选择化疗。

（浙江大学医学院附属第二医院　何海飞　邓甬川）

【核心体会】

化疗有效的Ⅳ期乳腺癌是否需要根治性手术及手术的时机需要随机对照临床研究明确。

（江苏省肿瘤医院　陈凌翔）

转移病灶尽量活检取得病理诊断。对于Ⅳ期乳腺癌患者切除原发灶能否获益尚有争议，部分患者可以考虑姑息手术。对于激素受体阳性、HER-2（-）的转移性乳腺癌尽量选择毒性较小的内分泌治疗，绝经前患者可采用卵巢抑制药与内分泌药物联合治疗。

（浙江大学医学院附属第二医院　何海飞　邓甬川）

参 考 文 献

［1］Badwe R, Hawaldar R, Nair N, et al. Locoregional treatment versus no treatment of the primary tumour in metastatic breast cancer: an open-label randomised controlled trial. Lancet Oncol, 2015, 16 (13): 1380-1388.

［2］Bezpalko K, Mohamed MA, Mercer L, et al. Concomitant endometrial and gallbladder metastasis in advanced multiple metastatic invasive lobular carcinoma of the breast: A rare case report. Int J Surg Case Rep, 2015, 14: 141-145.

［3］Huo Z, Gao Y, Zuo W, et al. Metastases of basal-like breast invasive ductal carcinoma to the endometrium: A case report and review of the literature. Thorac Cancer, 2015, 6 (4): 548-552.

［4］Cardoso F, Costa A, Norton L, et al. ESO-ESMO 2nd international consensus guidelines for advanced breast cancer (ABC2). Breast, 2014, 23 (5): 489-502.

［5］徐兵河，江泽飞，胡夕春. 中国晚期乳腺癌临床诊疗专家共识2016. 北京：人民卫生出版社，2016.

病例25　FISH 检测 *HER-2* 基因扩增阳性患者新辅助化疗

夏　爽*

南昌市第一医院

【病史及治疗】

➤ 患者女性，51岁，育有1子1女，50岁停经，无家族性遗传病史。

➤ 患者因发现左乳腺肿块，于2016-04-08在局部麻醉下行左乳腺肿块空芯针穿刺活检术，活检病理示左侧乳腺浸润性导管癌。免疫组织化学示孕激素受体（progesterone receptor, PR）（-）、雌激素受体（estrogen receptor, ER）（-）、Ki-67阳性率（40%）、CerbB-2（2+）。送检组织行荧光原位杂交（fluorescence in situ hybridization, FISH）检查，结果示 *HER-2* 基因扩增阳性。

➤ 体格检查：左乳腺内上象限11点钟位可触及一大小3.5 cm×3.0 cm肿块，肿块呈椭圆形，质中，边界欠清楚，无压痛，活动性差；左腋窝可及数个融合淋巴结，最大直径约2.0 cm，质硬，活动差。

➤ 患者临床分期为 $cT_2N_2M_0$、ⅢA期，分别于2016-04-21、2016-05-05、2016-05-19及2016-06-02给予 AC 方案（A，多柔比星；C，环磷酰胺）治疗，具体为多柔比星40 mg，环磷酰胺800 mg，密集型（2周1个疗程，化疗4次）。新辅助化疗4个疗程后，体格检查：左乳腺未触及明显肿块，左腋窝可及一直径约1.0 cm增大淋巴结，质中，可推动。

【辅助检查】

➤ 新辅助化疗前双乳彩色超声（图25-1）示左乳腺低回声团块（大小为2.14 cm×1.76 cm），考虑癌症可能性大，左腋窝淋巴结增大。

➤ 双乳腺钼靶示左乳腺内侧占位，考虑乳腺癌可能性大，乳腺影像报告和数据系统（breast imaging reporting and data system, BI-RADS）5；左腋窝淋巴结增大；右乳腺未见明确病变。

➤ 肿瘤指标癌胚抗原（carcino-embryonic antigen, CEA）6.19 μg/L（↑），细胞角蛋白19（cytokeratin 19, CK19）3.36 μg/L（↑）。

➤ 胸、腹部计算机体层摄影术（computed tomography, CT）无异常。

➤ 新辅助化疗4个疗程后双乳腺彩色超声（图25-2）示左乳腺实性占位（大小10 mm×6 mm），右乳腺无回声暗区（考虑囊肿并炎性改变），双乳腺导管局部扩张，左腋窝淋巴结增大。胸、腹部CT无异常。

➤ 肿瘤指标CK19 4.07 μg/L（↑）。

---

* 为通信作者；邮箱：295576455@qq.com

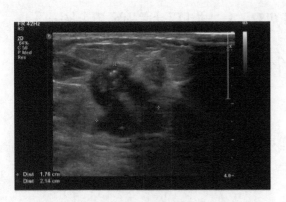

图 25-1　新辅助化疗前左乳腺肿物彩色超声图像

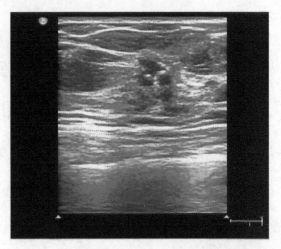

图 25-2　新辅助化疗后左乳腺肿物彩色超声图像

【病史及治疗续一】

➢ 患者新辅助化疗 4 个疗程结束后于 2016-07-07 在全身麻醉下行左侧乳腺癌改良根治术，术后石蜡切片病理结果示左侧乳腺浸润性导管癌 Ⅱ 级。乳头皮肤及胸肌筋膜未见癌组织。腋窝淋巴结（0 枚/16 枚）未见转移癌。胸大小肌间组织为脂肪组织。免疫组织化学示 ER（-）、PR（-）、CerbB-2（2+）、Ki-67 阳性率（10%）。术后给予密集紫杉醇方案（2 周 1 个疗程）化疗。

【本阶段小结】

本例患者行 FISH 检测 *HER-2* 基因扩增为阳性，给予 AC 密集型方案行新辅助化疗，4 个化疗疗程后，临床体格检查于左乳腺未触及明显肿块，达到临床缓解，双乳腺彩色超声提示左乳腺肿物较前明显缩小，且腋窝淋巴结也较新辅助化疗前明显缩小，新辅助化疗效果好。几项大型的曲妥珠单抗的关键性临床研究改变了 HER-2（+）早期乳腺癌临床的实践模式，其中 HERA 研究证明化疗后加曲妥珠单抗显著改善预后，B-31/NSABP-9831 研究确立了 AC 序贯 TH 方案（A，多柔比星；C，环磷酰胺；T，紫杉醇；H，曲妥珠单抗）优于常规 AC 序贯 T 方案（A，多柔比星；C，环磷酰胺；T，紫杉醇）化疗。与患者家属详细沟通后，由于经济原因，其拒绝行曲妥珠单抗治疗，这是治疗非常遗憾之处。

【专家点评】

曲妥珠单抗在 HER-2（+）局部晚期乳腺癌治疗中的作用不可或缺。NOAH、NeoALTTO、GeparQuinto 及 NeoSphere 等大量随机对照临床试验结果已证实，在新辅助化疗基础上联合曲妥珠单抗可较单纯化疗显著改善 HER-2（+）患者的病理完全缓解率，并可提高降期保乳率，改善患者生存。但在实际应用中，由于曲妥珠单抗价格较为昂贵，部分患者因无法承担治疗费用而失去曲妥珠单抗的治疗机会。对于这类患者，如何优化新辅助化疗方案则成为第一要务。

新辅助化疗方案的优化主要可以分为以下 3 种类型：①添加或更换为与原方案作用机制不同的药物，如 GEPARTRIO 研究、NATT 研究、GEPARSIXTO 研究和 CALGB 40603 研究等；②延长原方案疗程数，如 GEPARTRIO 研究；③改变药物剂量或用药间歇，如 PREPARE 研究、AGO 1 研究、SWOG 0012 研究和 GEPARDUO 研究等。对于改变药物剂量或用药间歇的优化方法，有两个概念需要澄清，即剂量密集（dose-dense）和剂量强化（dose-intensified）。剂量密集是指药物采用常规剂量，但用药间歇缩短；而剂量强化则指与常规剂量相比，药物剂量提高，且用药间歇亦缩短。在既往的部分研究中会混淆这两个概念，在临床实践或临床研究设计中应加以区分。

虽然剂量密集或剂量强化的优化效果在最初曾被寄予厚望，但其在不同新辅助化疗临床试验中有关病理完全缓解率提高和预后改善等方面的结果却并不一致，同时由于其较常规化疗的毒性显著增加，故而这一优化策略长期裹足不前，阻碍其进一步的推广应用，且相关研究也逐渐式微。2016年一篇meta分析结果显示，剂量密集或剂量强化方案可较常规化疗显著提高病理完全缓解率和总缓解率，却未能延长患者的无病生存期和总生存期。生存获益是新辅助化疗追求的终极目标，但目前尚缺乏适用于所有亚组疗效预测的可靠指标。现有研究显示，病理完全缓解率仅在三阴性乳腺癌中可转化为生存获益，但在HER-2阳性等其他亚组患者中却并未发现类似现象。因此，这一问题仍有待进一步研究的探索和证实。

反观该病例，在经过4个疗程剂量密集型AC方案治疗后，超声检查提示乳腺病灶部分缓解，病理也证实其为部分缓解（病例提供者并未写明病理报告中的肿块大小，故结合超声结果推断），且新辅助化疗前后Ki-67阳性率指标显著下降，提示剂量密集型AC方案在HER-2（+）乳腺癌新辅助化疗中或可发挥作用，但该作用是否能在后续的随访过程中得以验证仍未可知。然而不可否认的是，该病例的经验分享对于无法负担或获得曲妥珠单抗药物的HER-2（+）局部晚期乳腺癌患者而言确有一定的借鉴价值。

（上海交通大学医学院附属仁济医院　殷文瑾）

【核心体会】

曲妥珠单抗是HER-2（+）局部晚期乳腺癌新辅助治疗中的基石药物，然而对于临床实践中无法负担或获得曲妥珠单抗药物的患者而言剂量密集或剂量强化的新辅助化疗方案或可作为备选。

（上海交通大学医学院附属仁济医院　殷文瑾）

参 考 文 献

[1] Piccart-Gebhart MJ, Procter M, Leyland-Jones B, et al. Trastuzumab after adjuvant chemotherapy in HER2-positive breast cancer. N Engl J Med, 2005, 353 (16): 1569-1672.

[2] Slamon D, Eiermann W, Robert N, et al. Adjuvant trastuzumab in HER2-positive breast cancer. N Eng J Med, 2011, 365 (14): 1273-1283.

[3] Petrelli F, Coinu A, Lonati V, et al. Neoadjuvant dose-dense chemotherapy for locally advanced breast cancer: a meta-analysis of published studies. Anticancer Drugs, 2016, 27: 702-708.

[4] Liedtke C, Mazouni C, Hess KR, et al. Response to neoadjuvant therapy and long-term survival in patients with triple-negative breast cancer. J Clin Oncol, 2008, 26: 1275-1281.

[5] Sikov WM, Berry DA, Perou CM, et al. Impact of the addition of carboplatin and/or bevacizumab to neoadjuvant once-per-week paclitaxel followed by dose-dense doxorubicin and cyclophosphamide on pathologic complete response rates in stage II to III triple-negative breast cancer: CALGB 40603 (Alliance). J Clin Oncol, 2015, 33: 13-21.

[6] von Minckwitz G, Schneeweiss A, Loibl S, et al. Neoadjuvant carboplatin in patients with triple-negative and HER2-positive early breast cancer (GeparSixto; GBG 66): a randomised phase 2 trial. Lancet Oncol, 2014, 15: 747-756.

病例 26 隐匿性乳腺癌

余燕民 汪 成*

上海市黄浦区中心医院

【病史及治疗】

> 患者女性，46 岁。既往有甲状腺功能亢进症史 2 年，平时坚持服药治疗（甲巯咪唑）。孕 2 产 2，有哺乳史。末次月经：2016-06-04。

> 患者发现左腋窝肿块 2 周。查体：左侧乳晕外上方可扪及团块样增生，质中，边界清，表面光滑，略有触痛，活动度好。余乳腺可扪及散在细小软结节，量中，略有触痛，活动度好。左腋窝可扪及一肿块，5 cm×4 cm，质地硬，表面不规则，边界不清，略有触痛，与胸大肌无粘连，与皮肤无粘连，活动度差。右腋窝和双锁骨上、下未扪及肿块。

> 2016-06-04 行左侧乳腺肿块切除术和左腋窝淋巴结活检术，冷冻病理示左侧乳腺高级别导管内癌伴微小浸润，左侧腋窝淋巴结转移性癌，行左侧乳腺癌改良根治术。术后病理示 $pT_{1mic}N_2M_0$，Basal-like 型。左侧乳腺导管内癌（高级别，实体型，有坏死伴点状钙化）伴微小浸润。镜下肿瘤散在分布，大小为 0.6 cm×0.4 cm，左腋窝淋巴结（8 枚/10 枚）见癌转移，脉管浸润（−）。雌激素受体（estrogen receptor，ER）（−）、孕激素受体（progesterone receptor，PR）（−）、Ki-67 阳性率（40%）、CerbB-2（−）、P63 灶性（−）。辅助治疗方案为 4 次 EC 方案和序贯 4 次 T 方案化疗及放疗。

【辅助检查】

> 超声检查示左侧乳晕外上方低回声结节（4 mm×5 mm），乳腺影像报告和数据系统（breast imaging reporting and data system，BI-RADS）4B，左腋窝淋巴结增大，BI-RADS 4C。

> 钼靶示双乳小叶增生，左腋窝肿块，BI-RADS 4C。

> 外院乳腺磁共振成像（magnetic resonance imaging，MRI）提示 BI-RADS 3。

> 左腋窝肿块细针穿刺术示转移性腺癌。

> 甲状腺及颈部超声示甲状腺弥漫性改变，甲状腺双叶结节。两侧颈部见多个淋巴结，大者 11 mm×5 mm。

> 阴道超声示子宫肌瘤。

> 上腹部计算机体层摄影术（computed tomography，CT）平扫+增强示肝左叶小囊肿，左肾小囊肿。

> 颅脑 CT 平扫示未见异常。

---

* 为通信作者，邮箱：wangcheng1212@hotmail.com

> 胸部 CT 平扫+增强示双肺未见明显实质性病灶，左腋窝增大淋巴结，BI-RADS 4C；左侧乳晕外上方及外上象限弥漫性强化结节，BI-RADS 4C。

> 本次骨扫描显像未见明显肿瘤骨转移灶。

> 甲状腺球蛋白（↑）。肿瘤指标糖类抗原（carbohydrate antigen，CA）125 为 126.5 U/ml（↑）、CA50 为 26.7 U/ml（↑）、CA153 为 37.7 U/ml（↑）。

【本阶段小结】

该患者因"发现左腋窝肿块 2 周"入院，行左腋窝肿块细针穿刺病理示转移性腺癌，临床上需要明确其原发灶来源，比如乳腺、甲状腺、肺、胃、胰腺、直肠、卵巢、黑色素瘤等。该患者各项辅助检查示仅见左侧乳腺结节，未见远处转移灶，故先给予左侧乳腺肿块切除术+左腋窝淋巴结活检术，术后病理证实为左侧乳腺高级别导管内癌伴微小浸润，左腋窝淋巴结转移性癌，行左侧乳腺癌改良根治术。对于隐匿性乳腺癌（occult breast cancer，OBC）患者的治疗同其他类型乳腺癌，但其预后有待继续观察和研究随访。目前患者术后辅助化疗中。

OBC 是指临床触不到肿块，以腋窝淋巴结转移癌或其他部位转移癌为首发症状的乳腺癌。传统上 OBC 主要指乳腺无触及肿块而以腋窝淋巴结转移为首发症状的乳腺癌。由于 OBC 少见，对于它的研究多数仅限于个案报道和小样本回顾研究，因而对此类乳腺癌的治疗缺乏统一意见。随着影像学检查技术的进步，OBC 的发病率会逐渐降低，乳腺超声、钼靶的普及，乳腺磁共振成像和 PET-CT 广泛应用，使很多未触及肿物的患者发现乳腺原发灶，从而更改诊断。

临床实践中，大多数临床和钼靶检出的腋窝淋巴结增大都为良性淋巴结增大。然而，一旦可疑为恶性，明确诊断与鉴别诊断有一定难度。女性腋窝转移癌最常见的是乳腺癌，此外，还可能是淋巴瘤和血液系统肿瘤及肺癌、卵巢癌、结肠癌、胃癌或甲状腺腺癌及头颈部鳞状细胞癌等。详细询问既往病史、家族史和细致查体至关重要。除腋窝病灶以外，OBC 患者乳房查体往往正常。如考虑腋窝病变来源于乳腺，则要进行乳腺钼靶和双侧腋窝、锁骨上和乳腺内侧淋巴结进行超声检查。如果上述检测方法仍无法明确乳腺病变位置，则应进行腋窝增大淋巴结穿刺活检（细针吸或粗针吸组织活检）。细针组织吸活检要求有经验的细胞病理医师完成，粗针组织吸活检也要提供充足的组织以便判断病变的组织学特点。如穿刺活检无法明确诊断则应进行切除活检。一旦明确了腋窝转移的组织学来源是乳腺，且常规乳腺摄片无法确定原发病变部位，则应进行双侧乳腺磁共振成像检查。

病理诊断上应首先要鉴别淋巴结转移癌和原发性副乳腺癌。如果在病灶周围，特别是癌巢间质发现正常腺体，则可认为是副乳腺癌；如果在病灶周边未发现正常乳腺组织且有淋巴细胞或淋巴被膜包绕，则认为是淋巴结转移癌。非乳腺来源的肿瘤发生乳腺和腋窝转移的较罕见，约 90% 的腋窝淋巴结转移癌来源于乳腺。病理检查可在光镜下确定肿瘤是否为腺癌、鳞状细胞癌或淋巴瘤。免疫组织化学在明确病理诊断中越来越具有重要的参考价值。对于乳腺切除后的手术标本完成病理检查尽可能寻找到原发病灶。有 40%～80% 的病例可在切除的乳腺标本中找到原发病灶。所找到的病灶 75% 为浸润性导管癌，约 5% 为原位癌。此时病理诊断的准确性直接取决于组织取材的范围和细致程度。

OBC 的治疗包括腋窝、乳腺和全身治疗 3 部分。一般认为，仅对患侧乳腺单纯观察是不妥当的。1909 年，Cameron 提出对 OBC 的经典外科治疗方法，对缺乏乳腺原发灶临床证据但腋窝可触及癌性肿物的患者行同侧乳腺切除术及腋窝淋巴结清扫术。直至目前，该术式依然是最常用的处理方式。直观来看，乳腺切除术是合理的，其最大的优点是有可能在术后病理检查中发现乳腺内原发灶从而明确诊断，有 40%～80% 的 OBC 可在切除的乳腺内找到原发灶。因此，在局部治疗后补充化疗和放疗增加局部区域控制是必要的。目前认为对于 OBC 行腋窝淋巴结清扫术是有必要的。一方面可提供腋窝淋巴结转移的数目，准确分期并提示预后，同时可提供足量的组织以检测受体情况。另一方面可提高腋窝局部控制率。据报道，此类患者的淋巴结转移数目通常比较高，平均淋巴结转移数目为 3~4 枚。腋窝放疗则需要根据腋窝淋巴结情况来决定。国内外对于 OBC 的全身治疗则较为一致。化疗常常应用于新辅助或辅助治疗当中，内分泌治疗和靶向治疗则可根据腋窝淋巴结中的雌、孕激素受体和 CerbB-2 表达情况来决定。

总之，OBC 是一种少见的乳腺癌表现。对于这类患者应当进行完善的术前检查，不仅需要包括标准的双乳腺摄片，还要通过超声和磁共振成像评估双乳腺和腋窝淋巴结，以寻找原发病灶。由于此类患者具有较高的局部复发风险，因此不推荐单纯对乳腺进行观察，乳腺局部治疗应包括全乳腺切除，也可以考虑保留乳腺联合全乳腺放疗。同时也应进行腋窝淋巴结清扫以提高局部控制并且完善分期。此外，患者还可以接受新辅助或辅助化疗，内分泌治疗和靶向治疗则可根据腋窝淋巴结中的雌、孕激素受体和 CerbB-2 表达情况来决定。虽然 OBC 伴腋窝转移患者的疾病分期为 $T_0N_{1-2}M_0$，但比同期原发性乳腺癌预后更好。腋窝淋巴结转移数目，尤其是<4 枚转移与 4 枚或以上转移相比仍然是最为可靠的预测结局的因素。

【专家点评】

OBC 是一种少见又极易误诊的特殊类型乳腺癌，其发病率仅占乳腺癌的 0.3%~1.0%，常以腋窝淋巴结转移为主要临床表现，常规影像学检查超声或钼靶很难发现乳腺原发癌灶，但随着影像检查技术的提高，MRI、乳腺特异性 γ 成像、PET-CT 等对乳腺癌的诊出率不断增加，OBC 的比率逐渐降低。如果腋窝淋巴结病理结果证实为转移性腺癌，但现有检查技术并未发现乳腺原发病灶，排除其他疾病可能后，可诊断为 OBC。该病例虽以腋窝肿块为首发症状，但后续检查中超声检查已经发现左乳晕外上方低回声结节，大小为 4 mm×5 mm，BI-RADS 4B。术前如果先做超声引导下的乳腺肿块穿刺活检，很有可能可以确诊为原发性乳腺癌伴腋窝淋巴结转移。因此准确地说，该病例诊断并非真正意义上的 OBC，而仅仅是一个临床无可触及肿块的乳腺癌病例。

OBC 之所以特殊，其主要难点在于乳腺的局部处理仍有争议，腋窝或其他远处转移灶的处理并无特殊。目前可选择的乳腺局部处理方法有 3 种：随访、放疗和全乳腺切除。主张全乳腺切除的原因是在对切除的乳腺标本做连续切片检查后往往可以发现原发的乳腺癌病灶，但仍有约 30%的患者无法找到原发病灶，全乳腺切除有过度治疗之嫌。目前研究提示保乳手术+放疗与全乳腺切除的预后相当，因此，全乳腺放疗是比较折中的局部治疗手段。OBC 的预后基本与同类分期的普通乳腺癌相当，主要取决于腋窝淋巴结转移个数和分子分型，但尚缺乏相关的随机对照研究。

（浙江大学医学院附属第二医院　邓甬川）

OBC 少见，对于它的研究多数仅限于个案报道和少量回顾性研究，因此目前对于 OBC 的治疗尚缺乏统一意见。本病例很好地诠释了 OBC 的治疗方案选择，给我们提供了很好的借鉴。总体上，对于 OBC 伴腋窝淋巴结转移的手术方式多选择同侧乳腺切除加腋窝淋巴结清除术，全身治疗方法参考浸润性乳腺癌。腋窝淋巴结转移数目，尤其是<4 枚转移与 4 枚或以上转移相比仍然是最为可靠的预测结局的因素。

（复旦大学附属中山医院　杨子昂）

【循证背景】

对于 OBC 的报道多为个案报道，目前尚缺乏大样本的随机对照研究。

（浙江大学医学院附属第二医院　邓甬川）

【指南背景】

目前暂无相关指南推荐。

（浙江大学医学院附属第二医院　邓甬川）

【核心体会】

OBC 应该是一个排除性诊断，术前必须对乳腺行全面检查排除可疑病灶后方可下此诊断，如果后续治疗不采用全乳腺切除更应该慎重，以免遗漏，耽误治疗。

（浙江大学医学院附属第二医院　邓甬川）

参 考 文 献

[1] Zhang A, Li P, Liu Q, et al. Breast-specific gamma camera imaging with [99m] Tc-MIBI has better diagnostic performance than magnetic resonance imaging in breast cancer patients: A meta-analysis. Hell J Nucl Med, 2017 20 (1): 26-35.

[2] Hendrick RE, Tredennick T. Benefit to radiation risk of breast-specific gamma imaging compared with mammography in screening asymptomatic women with dense breasts. Radiology, 2016, 281 (2): 583-588.

[3] Yu X, Hu G, Zhang Z, et al. Retrospective and comparative analysis of (99m) Tc-Sestamibi breast specific gamma imaging versus mammography, ultrasound, and magnetic resonance imaging for the detection of breast cancer in Chinese women. BMC Cancer, 2016, 16: 450.

[4] Fayanju OM, Stoll CR, Fowler S, et al. Geographic and temporal trends in the management of occult primary breast cancer: a systematic review and meta-analysis. Ann Surg Oncol, 2013, 20 (10): 3308-3316.

[5] de Bresser J, de Vos B, van der Ent F, et al. Breast MRI in clinically and mammographically occult breast cancer presenting with an axillary metastasis: a systematic review. Eur J Surg Oncol, 2010, 36 (2): 114-119.

[6] Lloyd MS, Nash AG. 'Occult' breast cancer. Ann R Coll Surg Engl, 2001, 83 (6): 420-424.

[7] Khandelwal AK, Garguilo GA. Therapeutic options for occult breast cancer: a survey of the American Society of Breast Surgeons and review of the literature. Am J Surg, 2005, 190 (4): 609-613.

[8] Brill KL, Brenin DR. Occult breast cancer and axillary mass. Curr Treat Options Oncol, 2001, 2 (2): 149-155.

[9] Altan E, Altundag K. Clinical and pathological characteristics of occult breast cancer and review of the literature. J Buon, 2011, 16 (3): 434-436.

病例 27 顺铂+紫杉醇联合靶向治疗初治的局部晚期乳腺癌

张馨月 薛晓红*

上海中医药大学附属岳阳中西医结合医院

【病史及治疗】

➤ 患者女性，40 岁，未停经。12 年前顺产 1 女，6 个月前妊娠 8 周自然流产，无恶性肿瘤家族史，近 1 年间断口服松花粉。

➤ 2016-03 患者发现右乳腺红肿伴增大 6 个月余，到我院就诊。2015-11 妊娠 8 周自然流产后发现右乳腺增大，全象限肿块。就诊于安徽省安庆市第一人民医院。2015-11-16 乳腺彩色超声示右乳腺皮下水肿。口服中药效果不佳。

2016-01-06 复查彩色超声示右侧乳腺肿块（炎性可能性大）。

2016-02-16 就诊于安徽省中医院，行右乳腺肿块空心针穿刺活检，病理示右侧浸润性乳腺癌。雌激素受体（estrogen receptor，ER）（−）、孕激素受体（progesterone receptor，PR）（−）、人类上皮细胞生长因子受体 2（human epiderma growth factor receptor 2，HER-2）（3+），建议患者行荧光原位杂交（fluorescence in situ hybridization，FISH）检测后行 TCH 方案（T，多西他赛；C，卡铂；H，曲妥珠单抗）新辅助化疗，并给予中药抗肿瘤等对症处理。

➤ 查体：双乳腺不对称，右乳腺表面明显发红、水肿，表面脱屑，右乳晕外侧溃破结痂（图27-1），双乳腺浅表静脉无曲张，无陈旧性手术瘢痕。右乳头无凹陷、无溢液，左乳头有凹陷、有溢液，量少，呈淘米水样，偶尔有异味。左乳腺未扪及肿块，右乳腺全象限肿块，范围为 10 cm×8 cm，质硬，皮温增高，活动度差，全乳腺肿块固定不移，压痛（+）。右乳腺内上象限与胸骨交界处可扪及数枚串珠样小肿块，表面光滑，活动度差，压痛（−）。右腋窝可扪及一大小为 2 cm×2 cm 质韧肿块，表面光滑，活动度差，压痛（+）。左腋窝未扪及增大淋巴结、双侧锁骨上、颈部未扪及增大淋巴结。全身状况一般，精神尚可，胃纳可，二便调，夜寐安，无发热。

* 为通信作者，邮箱：xiaohong_xue@126.com

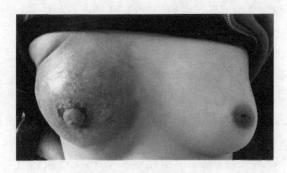

图27-1　右乳腺基线外观

注：右乳腺全象限红肿，质硬，皮温增高，表面脱屑，右乳晕
外侧溃破结痂

【辅助检查】

➤ 2016-02-19安徽省中医院胸部计算机体层摄影术（computed tomography，CT）示双肺未见明显实质性病变；右乳腺体饱满、致密并乳晕周围皮肤增厚、右腋窝多发肿大淋巴结，建议查乳腺磁共振成像（magnetic resonance imaging，MRI）平扫+增强。

➤ 2016-03-25岳阳中西医结合医院乳腺MRI（图27-2）示右侧乳腺浸润性导管癌侵及胸壁软组织，右腋窝淋巴结转移。

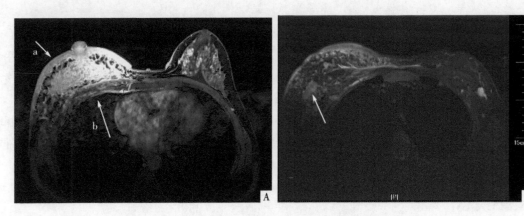

图27-2　2016-03-25岳阳中西医结合医院乳腺MRI

注：A. 右乳腺外形明显肿胀增大，表皮增厚，乳头未见内陷（a箭头所示），乳腺腺体组织密实，结构欠清，皮下软组织及胸壁软组织肿胀，信号增高，增强后呈明显强化（b箭头所示）；B. 右腋窝见明显增大淋巴结（图中箭头所示）

➤ 2016-03-28岳阳中西医结合医院乳腺超声示左乳腺厚度12 mm，回声欠均匀，左乳腺导管扩张，较宽处内径1.9 mm，左乳腺内见无回声区，较大者9点钟位7 mm×5 mm×6 mm，边界清，内部未见血流信号，右乳腺内见回声不均区，范围90 mm×27 mm×70 mm，边界不清，内见血流信号。右侧腋窝见低回声区，较大者32 mm×12 mm，淋巴门结构尚清晰，皮质增厚，内见血流信号；左侧腋窝见低回声区，较大者15 mm×4 mm，淋巴门结构清晰，内部未见异常血流信号。超声提示：右乳腺回声不均区考虑转移性肿瘤可能，左乳腺局部导管扩张伴结节；右腋窝淋巴结形态异

常，左腋窝淋巴结显示。

➤ 血常规示血红蛋白 86 g/L （↓），血细胞比容 29.7%（↓），平均红细胞容积 78.8 fl（↓），平均红细胞血红蛋白量（mean corpuscular hemoglobin，MCH）22.8 pg（↓），平均红细胞血红蛋白浓度（mean corpuscular hemoglobin concentration，MCHC）290 g/L（↓），红细胞体积分布宽度（red blood cell volume distribution width，RDW）变异系数 17.1%（↑）。肿瘤标志物正常。铁 3.5 μmol/L（↓）。

➤ 妇科、腹部、甲状腺、颈部及淋巴结超声未见异常。颅脑、脊柱及椎间盘 MRI 未见异常。心脏超声示左心室射血分数（left ventricular ejection fraction，LVEF）90%。

➤ 2016-03-25 我院病理科会诊免疫组织化学示 E-钙黏连蛋白（E-cadherin，E-cad）（+）、P120（+）、Calponin（-）、Syn（-）、CgA（-）、CK5/6（-）、34βE-12（+）、HER-2（3+）、ER（-）、PR（-）、P63（-）、Ki-67 阳性率（>50%）。诊断为右侧乳腺浸润性导管癌。

【本阶段小结】

患者初次就诊时，就为局部晚期乳腺癌，诊断为右侧乳腺癌（ⅢC 期，$cT_4N_3M_0$），HER-2 阳性型，暂无手术指征。考虑患者年轻，全身状况尚可，未发现远处转移，可采用新辅助化疗使肿瘤范围缩小，降低临床分期，使患者最大程度提高获得手术治疗的概率，提高远期疗效，选择有效的新辅助化疗方案成为当务之急。对于 HER-2（+）局部晚期乳腺癌（locally advanced breast cancer，LABC），首先化疗联合靶向治疗。此外，该患者符合上海交通大学附属仁济医院乳腺外科申办的课题"紫杉醇联合顺铂对局部晚期乳腺癌患者术前化疗的临床研究"入组标准，经与上海交通大学附属仁济医院乳腺外科陆劲松协商、与患者及其家属沟通后，患者正式入组该课题组，开始顺铂+紫杉醇（DP）方案新辅助化疗联合曲妥珠单抗（赫赛汀）靶向治疗。

【病史与治疗续一】

➤ 患者身高 160 cm，体重 54 kg，体表面积 1.55 m²，Karnofsky 体力状态评分 100 分，应用 DP 方案化疗联合靶向治疗，具体剂量为紫杉醇 80 mg/m²，第 1、8、15、22 天+顺铂 25 mg/m²，第 1、8、15 天+曲妥珠单抗首剂 4 mg/kg+维持 2 mg/kg，第 1、8、15 天。

➤ 2016-03-25~2016-07-08 行 DP 方案化疗联合曲妥珠单抗靶向治疗 4 个疗程，化疗期间出现Ⅲ度骨髓抑制及Ⅱ度胃肠道反应，给予人粒细胞集落刺激因子升白细胞及异丙嗪止吐，并调整化疗剂量。

➤ 2016-03-25~2016-04-29 给予紫杉醇（特素）120 mg，第 1、8、15、22 天+顺铂 40 mg，第 1、8、15 天治疗。

➤ 2016-05-06~2016-06-18 给予紫杉醇 120 mg，第 1、8、15、22 天+顺铂 35 mg，第 1、8、15 天治疗。

➤ 2016-06-25~2016-07-09 给予紫杉醇 100 mg，第 1、8、15、22 天+顺铂 35 mg，第 1、8、15 天治疗。2016-04-01 开始联合靶向治疗，具体为曲妥珠单抗 220 mg（10 ml）首剂，2016-04-08~2016-07-09 使用曲妥珠单抗 110 mg（5 ml）维持。

➤ 治疗期间出现Ⅰ~Ⅲ度白细胞、粒细胞降低，Ⅰ~Ⅱ度 LVEF 降低，Ⅰ~Ⅲ度胃肠道反应，Ⅲ度贫血（岳阳中西医结合医院 2016-04-06 血常规示红细胞 77 g/L）。维铁缓释片 2.262 5 g，口服，每天 1 次（化疗期间不使用）补铁。重组人粒细胞集落刺激因子（赛格力）75 μg 皮下注射（Ⅰ度白细胞、粒细胞降低）或 150 μg 皮下注射（Ⅱ度白细胞、粒细胞降低）刺激白细胞生成（化疗间期使用，化疗期间不使用）。地榆升白片 3 片，口服，每天 3 次（化疗间期使用，化疗期间不使用）升高白细胞。化疗前30分钟给予异丙嗪25 mg肌内注射、地塞米松10 mg静脉滴注防止过敏反应，泮托拉唑60 mg静脉滴注抑酸护胃，帕洛诺司琼0.25 mg静脉滴注止吐。注射用磷酸肌酸钠2.0 g静脉滴注营养心肌细胞，减轻药物心脏毒性（化疗前后及化疗期间均可使用）。

【本阶段小结】

患者为HER-2（+）局部晚期乳腺癌，在2016版美国国家综合癌症网络（national comprehensive cancer network，NCCN）指南中指出，HER-2（+）LABC的推荐方案为：AC→T方案（A，多柔比星；C，环磷酰胺；序贯以T，多西他赛）联合曲妥珠单抗±帕妥珠单抗（多柔比星联合环磷酰胺→紫杉醇加曲妥珠单抗±帕妥珠单抗，多种方案）；TCH方案（T，多西他赛；C，卡铂；H，曲妥珠单抗）。患者入组仁济医院课题组后，应用DPH方案（D，顺铂；P，紫杉醇；H，曲妥珠单抗），是对TCH方案的一种挑战。化疗期间，患者出现不良反应，积极给予对症支持治疗，以免影响化疗进度。

【治疗与病史续二】

➢ 查体示双乳腺不对称，右乳腺表面暗红，水肿、脱屑减轻，右乳晕外侧结痂较前消退（图27-3），双乳腺浅表静脉无曲张，无陈旧性手术瘢痕。右乳头无凹陷、无溢液，左乳头轻度凹陷，无溢液。左乳腺未扪及肿块，右乳腺巨大肿块较前缩小，范围7 cm×7 cm，局部皮温稍高，活动度差，固定不移，压痛（+/-）。右乳腺内上象限与胸骨交界处数枚串珠样小结节消失。双腋窝、锁骨上、颈部未及增大淋巴结。

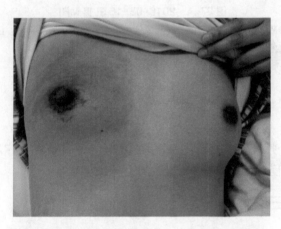

图27-3　经DPH方案治疗2个疗程后的乳腺外观
注：右乳腺表面暗红，水肿、脱屑减轻，右乳晕外侧结痂较前消退

➢ 2016-05-16岳阳中西医结合医院乳腺超声示双侧乳腺厚度12 mm，回声欠均匀，部分导管扩张，左乳腺内见无回声区及低回声区，较大者位于9点钟位，大小为10 mm×6 mm×8 mm，边界欠清，内未见血流信号，右乳腺结构紊乱，内见回声不均区，范围为69 mm×14 mm×63 mm，边界不清，内见血流信号，阻力指数0.66。右侧腋窝见低回声区，较大者15 mm×5 mm，淋巴门结构清晰，内未见血流信号；左侧腋窝见低回声区，较大者14 mm×5 mm，淋巴门结构清晰，内未见血流信号，双腋窝未见其他异常肿块回声。超声提示右乳腺回声不均区考虑转移性肿瘤可能，左乳腺多发结节，双腋窝淋巴结显示。

➤ 2016-05-16 岳阳中西医结合医院乳腺 MRI（图 27-4）结合病史，考虑为右侧乳腺浸润性导管癌侵及胸壁和乳前软组织治疗后，目前右乳腺较 2016-03-25 乳腺 MRI 萎陷。血常规示白细胞计数 $3×10^9$/L（↓），血红蛋白 97 g/L（↓），血细胞比容 31.7%（↓），MCH 26.6 pg（↓），MCHC 306 g/L（↓），RDW 变异系数 22.9%（↑）。铁 3.5 μmol/L（↓）。肿瘤标志物正常。

➤ 妇科、腹部、甲状腺、颈部及淋巴结超声未见异常。颅脑、脊柱及椎间盘 MRI 未见异常。心脏超声示 LVEF 为 74%。

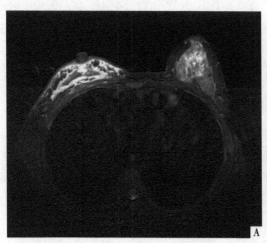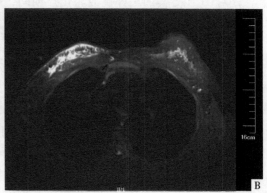

图 27-4　2016-05-16 乳腺 MRI

注：A. 右乳腺外形肿胀较前 MRI 略小，表皮增厚，乳头未见内陷，乳腺腺体组织密实，结构欠清，皮下软组织及胸壁软组织肿胀呈蜂窝状，信号增高，增强后呈明显强化；B. 右腋窝淋巴结影无显示

【本阶段小结】

经 DPH 方案治疗 2 个疗程后，右侧乳腺癌得到明显控制，虽有化疗不良反应，但给予对症支持治疗后并未影响化疗进程，疗效显著，继续执行化疗方案。

【病史与治疗续三】

➤ 查体见双乳腺对称，右乳腺表面淡红，水肿较前减轻，无脱屑，右乳晕外侧结痂消退（图 27-5），双乳腺浅表静脉无曲张，无陈旧性手术瘢痕。右乳头无凹陷、溢液，左乳头凹陷，无溢液。左乳腺未扪及肿块，右乳腺巨大肿块较前缩小，质地变软，范围 6 cm×5 cm，活动度差，固定不移，压痛（-）。右乳腺内上象限与胸骨交界处串珠样结节消失。双腋窝、锁骨上、颈部未扪及增大淋巴结。

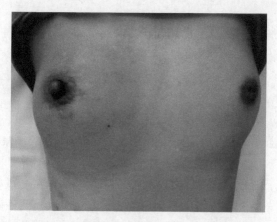

图27-5 经DPH方案治疗4个疗程后乳腺外观
注：右乳腺表面淡红，水肿较前减轻，无脱屑，右乳晕外侧结痂消退

➤ 2016-07-18岳阳中西医结合医院双乳腺超声示左乳腺厚度12 mm，回声欠均匀，左乳腺导管扩张，较宽处内径1.5 mm。右乳腺内见回声不均区，范围70 mm×15 mm×65 mm，边界不清，内见血流信号，左乳腺内见无回声区，较大者位于9点钟位，大小为6 mm×4 mm×6 mm，边界清，内部未见血流信号。右侧腋窝见低回声区，较大者21 mm×9 mm，淋巴门结构尚清，内见血流信号。左侧见低回声区，较大者15 mm×6 mm，淋巴门结构清晰，内见血流信号。超声提示右乳腺回声不均区考虑转移性肿瘤可能。左乳腺局部导管扩张伴结节，双腋窝淋巴结显示。

➤ 2016-07-20岳阳中西医结合医院双乳腺MRI（图27-6）示右侧乳腺癌累及皮肤周围软组织，与2016-03-25双乳腺MRI比较，肿块及双腋窝淋巴结明显缩小。

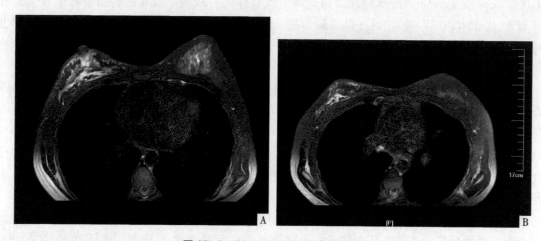

图27-6 2016-07-20双乳腺MRI
注：A. 右乳腺外形略肿胀，表皮增厚，乳头未见内陷；右乳腺体组织结构欠清，皮下软组织及胸壁软组织略肿胀，信号增高，增强后呈明显强化；B. 双腋窝未见明显增大淋巴结

➤ 血常规示白细胞计数2.6×10⁹/L（↓），红细胞计数3.03×10¹²/L（↓），血红蛋白91 g/L（↓），中性粒细胞绝对值1.7×10⁹/L（↓），RDW变异系数16.3%（↑）。

> 2016-07-19 岳阳中西医结合医院肝、肾功能及电解质示铁 4 μmol/L（↓），余均正常。肿瘤标志物正常。

> 妇科、腹部、甲状腺、颈部及淋巴结超声未见异常。颅脑、脊柱及椎间盘 MRI 未见异常。心脏超声示 LVEF 为 67%。

【本阶段小结】

该患者为 HER-2（+）局部晚期乳腺癌，入组仁济医院课题组后，应用 DPH 新辅助治疗，4个疗程疗效评估显示疗效显著，证明了基于指南中推荐的 TCH 方案，课题组提出的 DPH 方案挑战成功。

在化疗药物的选择上，课题组借鉴了其他大型临床试验的结果。既往的临床研究 meta 分析显示，在改善患者预后方面，紫杉类方案优于蒽环类方案，使用以上两种药物的 10 年病死率分别为 25.9%、31%。ECOG1199 试验也证实单周紫杉醇方案的无病生存率（危险值 1.27，$P=0.006$）和总生存率（危险值 = 1.32，$P=0.01$）都显著优于 3 周方案，且单周方案的血液学毒性也相对较低。在相关新辅助治疗的临床试验中，紫杉类药物也显示出明显的优势。NSABP B27 研究即将多西他赛联合 AC 方案（A，多柔比星；C，环磷酰胺）应用于可手术的 ⅠA~ⅢA 期患者。结果显示 AC→T 方案（A，多柔比星；C，环磷酰胺；序贯以 T，多西他赛）的方案与 AC 方案相比，两者临床有效率分别为 90.7%、80.7%，病理完全缓解率为 26.1%、13.7%。此外，针对紫杉类药物的使用频率，Anderson 癌症中心对紫杉醇新辅助化疗进行了 3 周与单周方案对比研究，结果发现单周方案的肿瘤完全缓解率达到 30.5%，3 周方案为 21.3%，$P=0.2$。

当然，对于新辅助化疗药物的选择，除了考虑药物效力，也要重视药物的不良反应。乳腺癌新辅助化疗患者临床最常见的不良反应就是血液毒性。研究显示，卡铂与顺铂相比较，卡铂引起的血液学毒性显著高于顺铂，而顺铂的非血液学毒性较高。美国麻省总医院 Isakoff 报道的 Ⅱ 期临床研究 TBCRC009，在既往接受蒽环类或紫杉类的患者中给予顺铂（75 mg/m²，静脉滴注，每 3 周 1 次）或卡铂（AUC6，静脉滴注，每 3 周 1 次）作为一线或二线化疗，结果显示顺铂的有效率（37%）优于卡铂（23%）。这一结果提示在三阴性乳腺癌中，顺铂疗效高于卡铂，该差异也见于肺癌等其他恶性肿瘤中。此外，在临床应用中，卡铂的费用高于顺铂，会给患者带来额外的经济负担。

在局部晚期乳腺癌中，含顺铂的化疗方案在以往的临床试验中也显示了良好的疗效。如顺铂联合紫杉醇（泰素）、联合多西他赛及卡培他滨联合表柔比星等，其病理完全缓解率可达 14%~30%。在三阴性乳腺癌患者中，病理完全缓解率可达 62%，单药的顺铂治疗（75 mg/m²，每 3 周 1 次）也可达到 22%。在一项单周紫杉醇联合表柔比星、顺铂与 3 周的紫杉醇联合表柔比星的比较研究中发现，经过 74 个月的中位随访，单周组患者的无复发生存率、无远处转移生存率及总生存率均高于 3 周方案者。

此外，已有大量文献报道，紫杉醇的不良反应有：骨髓抑制、肝功能损伤、胃肠道反应、末梢神经炎、过敏反应、关节痛及心脏毒性，可引起无症状的心电图异常、血压改变、心律失常、心肌炎、心包炎、心脏压塞、急性心肌梗死、心力衰竭、慢性心肌病等。研究显示，心律失常发生率为 2.7%，主要表现为无症状可逆性心动过缓，多发生于用药期间，其心脏毒性可能与影响心脏的自主节律及传导有关。与紫杉醇不同的是，铂类药物还有肾毒性、电解质紊乱等的不良反应，主要机制可能在于铂类可导致肾小管坏死，尤其是顺铂损伤小管间质，与剂量相关并有蓄积作用，临床表现为急性肾衰竭、酸中毒和低镁血症。结合该患者的化疗过程，患者在化疗期间出现了 Ⅱ度胃肠道反应，Ⅲ度白细胞、粒细胞减少，加之患者化疗前就有中度贫血，于是先后将顺铂的剂量从 25 mg/m^2 减少到 20 mg/m^2，紫杉醇剂量从 80 mg/m^2 减少到 65 mg/m^2。减量后患者自我感觉较前明显好转，血常规监测显示白细胞、粒细胞减少较前减轻，较少出现Ⅲ度骨髓抑制，心脏彩色超声监测显示 LVEF 由化疗 1~2 个疗程下降了 16% 到 2~3 个疗程下降了 7%，而化疗药物的剂量调整并没有显著影响疗效，该患者的疗效评估显示疗效非常显著。可见，在应对化疗不良反应时，医师要积极地监测各项指标，并及时进行对症支持治疗，同时也可以尝试化疗药物适当的减量，在不断的尝试过程中总结经验，为以后的临床工作提供更多的参考。

既往结论及该患者在疗效方面取得的成功，完美地诠释了 DPH 方案治疗 HER-2（+）LABC 的显著疗效，在以后的临床实践中，我们也可以将此方案应用于其他类型的局部晚期乳腺癌，以探索新辅助治疗的新思路。

【专家点评】

1. 患者为 HER-2（+）局部晚期乳腺癌，应用 DPH 方案新辅助治疗 4 个疗程，疗效显著。

2. 患者为 $T_4N_3M_0$ 不可手术的局部晚期乳腺癌，根据患者临床表现，考虑炎性乳腺癌可能性大，可能为炎性乳腺癌提供一个新方案。

3. DPH 方案是否优于 TCH 方案还有待临床研究证实。

（复旦大学附属妇产科医院　吴克瑾）

1. 该患者为 HER-2（+）局部晚期乳腺癌，参加了上海交通大学附属仁济医院乳腺外科申办的课题"紫杉醇联合顺铂对局部晚期乳腺癌患者术前化疗的临床研究"，疗效肯定。作者在观察与处理药物不良反应方面非常细致，处理正确。顺铂是高度致吐的化疗药物，在预防呕吐方面可再加上 NK-1 抑制药阿瑞匹坦，可以取得更加满意的止吐效果。

2. HER-2（+）乳腺癌患者新辅助治疗应该考虑含曲妥珠单抗的方案。临床研究表明，曲妥珠单抗联合化疗与单用化疗相比能够显著提高 pCR 率，奠定了曲妥珠单抗在新辅助治疗中的地位。帕妥珠单抗加曲妥珠单抗联合化疗与曲妥珠单抗联合化疗相比进一步显著提高 pCR 率，并使无病生存期（disease free survival，DFS）得到改善。

（湖南省肿瘤医院　杨小红　欧阳取长）

【循证背景】

ECOG1199 研究证实紫杉醇单周方案优于 3 周方案。TBCRC009 研究证实顺铂的有效率优于卡铂。

（复旦大学附属妇产科医院　吴克瑾）

1. NOAH 研究（$n=235$）　HER-2（+）局部晚期乳腺癌，曲妥珠单抗联合使用 AT/T/CMF 方案与单用化疗相比，显著提高 pCR 率，5 年的无病生存率和总生存率均显著提高。

2. NeoSphere 研究（$n=417$）　HER-2（+）乳腺癌患者新辅助治疗分 4 组：曲妥珠单抗+多西他赛；帕妥珠单抗+曲妥珠单抗+多西他赛；帕妥珠单抗+曲妥珠单抗；帕妥珠单抗+多西他赛。结果表明，帕妥珠单抗+曲妥珠单抗联合多西他赛显著提高 pCR 率，且未增加心脏不良事件发生率。

3. NeoALTTO 试验（$n=455$）　HER-2（+）乳腺癌新辅助治疗，拉帕替尼联合曲妥珠单抗与紫杉醇治疗也提高了 pCR 率，但未转化为无病生存和总生存的获益。

4. Z1041 试验（$n=282$）　HER-2（+）早期乳腺癌新辅助 FEC75 序贯 TH 方案对比 TH 序贯

FEC75 方案随机对照Ⅲ期临床研究，结果表明，新辅助化疗中蒽环类药物联合曲妥珠单抗没有增加无症状 LVEF 下降发生率，新辅助化疗中蒽环类药物和曲妥珠单抗同步使用未增加 pCR 率。

（湖南省肿瘤医院　杨小红　欧阳取长）

【指南背景】

2017 版美国国家综合癌症网络指南指出炎性乳腺癌首选新辅助化疗为蒽环类+紫杉类，如 HER-2 阳性，行 HER-2 靶向治疗。

（复旦大学附属妇产科医院　吴克瑾）

1. 2016 版美国国家综合癌症网络指南　HER-2（+）局部晚期乳腺癌新辅助治疗，建议化疗加用靶向治疗，优选的方案为曲妥珠单抗+帕妥珠单抗联合紫杉类药物。

2.《人表皮生长因子受体 2 阳性乳腺癌临床诊疗专家共识 2016》　①HER-2（+）乳腺癌术前新辅助治疗应考虑含曲妥珠单抗的方案；②可以选择蒽环类和紫杉类序贯联合，在紫杉类用药的同时联合曲妥珠单抗，如果选择含蒽环类方案，要注意曲妥珠单抗联合蒽环类不超过 4 个疗程；③鼓励研究者设计符合科学和伦理性要求的临床研究；④术前新辅助治疗用过曲妥珠单抗的患者，无论是否达到 pCR，目前指南推荐术后应继续使用曲妥珠单抗总疗程达 1 年。

（湖南省肿瘤医院　杨小红　欧阳取长）

【核心体会】

DPH 方案对 HER-2（+）炎性乳腺癌疗效显著。

（复旦大学附属妇产科医院　吴克瑾）

HER-2（+）局部晚期乳腺癌化疗和靶向治疗药物联合是关键，建议曲妥珠单抗尽早使用，且首选和紫杉类药物联用。

（湖南省肿瘤医院　杨小红　欧阳取长）

参 考 文 献

［1］Aksoy S, Dizdar O, Altundag K. Weekly paclitaxel in the adjuvant treatment of breast cancer. N Engl J Med, 2008, 359（3）：1663-1671.

［2］Bear HD, Anderson S, Brown A, et al. The effect on tumor response of adding sequential preoperative docetaxel to preoperative doxorubicin and cyclophosphamide：preliminary results from National Surgical Adjuvant Breast and Bowel Project Protocol B-27. J Clin Oncol , 2003, 21（22）：4165-4174.

［3］Green MC, Buzdar AU, Smith T, et al. Weekly paclitaxel improves pathologic complete remission in operable breast cancer when compared with paclitaxel once every 3 weeks. J Clin Oncol, 2005, 23（25）：5983-5992.

［4］Chen XS, Nie XQ, Chen CM, et al. Weekly paclitaxel plus carboplatin is an effective nonanthracycline-containing regimen as neoadjuvant chemotherapy for breast cancer. Ann Oncol , 2010, 21（5）：961-967.

［5］Rossi A, Di Maio M, Chiodini P, et al. Carboplatin or cisplatin-based chemotherapy in first-line treatment of small-cell lung cancer：the COCIS meta-analysis of individual patient data. J Clin Oncol, 2012, 30（14）：1692-1698.

［6］Al-Tweigeri TA, Ajarim DS, Alsayed AA, et al. Prospective phase Ⅱ study of neoadjuvant doxorubicin followed by cisplatin/docetaxel in locally advanced breast cancer. Med Oncol, 2010, 27（3）：571-577.

［7］ Lu YS, Chen DR, Tseng LM, et al. Phase Ⅱ study of docetaxel, capecitabine, and cisplatin as neoadjuvant chemotherapy for locally advanced breast cancer. Cancer Chemother Pharmacol, 2011, 67（6）：1257-1263.

［8］ Villman K, Ohd JF, Lidbrink E, et al. A phase Ⅱ study of epirubicin, cisplatin and capecitabine as neoadjuvant chemotherapy in locally advanced or inflammatory breast cancer. Eur J Cancer, 2007, 43（7）：1153-1160.

［9］ Frasci G, Comella P, Rinaldo M, et al. Preoperative weekly cisplatin-epirubicin-paclitaxel with G-CSF support in triple-negative large operable breast cancer. Ann Oncol, 2009, 20（7）：1185-1192.

［10］ Frasci G, D'Aiuto G, Comella P, et al. Preoperative weekly cisplatin, epirubicin, and paclitaxel（PET）improves prognosis in locally advanced breast cancer patients：an update of the Southern Italy Cooperative Oncology Group（SICOG）randomised trial 9908. Ann Oncol, 2010, 21（4）：707-716.

［11］ Gianni L, Eiermann W, Semiglazov V, et al. Neoadjuvant and adjuvant trastuzumab in patients with HER2-positive locally advanced breast cancer（NOAH）：follow-up of a randomized controlled superiority trial with a parallel HER2-negative cohort. Lancet Oncol, 2014, 15（6）：640-647.

［12］ Gianni L, Pienkowski T, Im YH, et al. Eifficacy and safety of neoadjuvent pertuzumab and trastuzumab in woman with locally advanced, inflammatory, or early HER2-positive breast cancer（NeoSphere）：a randomized multicenter, open-label, phase 2 trial. Lancet Oncol, 2012, 13（1）：25-32.

［13］ de Azambuja E, holmes AP, Piccart-Gebhart M, et al. Lapatinib with trastuzumab for HER2-positive early breast cancer（NeoALTTO）：survival outcomes of a randomized, open-label, multicentre, phase 3 trial and their association with pathological complete response. Lancet Oncol, 2014, 15（10）：1137-1146.

［14］ 江泽飞，邵志敏，徐兵河. 人表皮生长因子受体2阳性乳腺癌临床诊疗专家共识2016. 中华医学杂志, 2016, 96（14）：1091-1096.

［15］ Buzdar AV, Suman VJ, Meric-Bemstam F, et al. Fluorouracil, epirubicin, and cyclophosphamide（FEC75）followed by paclitaxel plus trastuzumab versus paclitaxel plus trastuzumab followed by FEC75 plus trastuzumab as neoadjuvant treatment for patients with HER2-positive breast cancer（Z1041）：a randomized, controlled, phase 3 trial. Lancet Oncol, 2013, 14（13）：1317-1325.

病例 28 三阴性乳腺癌患者化疗期间发现肺转移

赵　静　刘建夏[*]

苏州大学附属第一医院

【病史及治疗】

➤ 患者女性，37 岁，未绝经，既往体健。育有 1 女，体健；无相关家族史。

➤ 患者 1 个月前自检发现左乳腺肿块，未予重视，后于 2015-09-10 于我院门诊行左乳腺肿块切除术，术中探查发现肿块较大，为 3 cm×3 cm，形状不规则，与周围组织粘连，遂与患者及其家属沟通，肿块送病理切片示左侧乳腺浸润癌。

➤ 2015-09-11 患者住院并行胸部 X 线片示双肺无明显活动性病变。腹部超声示肝、胆囊、胰、脾、门静脉未见明显异常。患者无明显手术禁忌，于 2015-09-14 在全身麻醉下行左侧乳腺癌改良根治术+左侧乳腺背阔肌+假体乳房重建术，手术顺利，术后患者恢复可。

➤ 术后常规病理示左侧乳腺浸润性导管癌Ⅲ级，伴中央大片坏死。前哨淋巴结（0 枚/5 枚）未见癌转移。乳头后组织乳腺病伴大汗腺化生，小区上皮增生明显，未见癌累及。左乳腺肿块已切除，周围组织未见癌残留，皮肤及基底未见癌累及，淋巴结（0 枚/9 枚）未见癌转移。免疫组织化学示雌激素受体（estrogen receptor，ER）（-）、孕激素受体（progesterone receptor，PR）（-）、CerbB-2（-），Ki-67 阳性率（50%）。

➤ 2015-10-22 开始行 EC→T 方案（E，表柔比星；C，环磷酰胺；序贯以 T，多西他赛）方案化疗 4 个疗程，化疗过程顺利。

【辅助检查】

➤ 2016-02-24 完成最后一次化疗后，超声示左侧乳腺假体置入术后，乳腺影像报告和数据系统（breast imaging reporting and data system，BI-RADS）2。左侧乳腺假体外无回声区。左乳腺内低回声区。右乳腺未见明显肿块，BI-RADS 1。双腋窝未见明显异常增大淋巴结。计算机体层摄影术（computed tomography，CT）示左侧乳腺癌术后改变；双肺多发结节，结合病史考虑多发转移。颅脑及腹部 CT 未见明显异常。

➤ 2016-03-02 骨扫描示全身骨显像未见明显异常，建议定期复查。患者术后辅助治疗结束，但 CT 显示肺部转移，将患者纳入复发患者，进行下一步的继续治疗。

【病史及治疗续一】

➤ 2016-03-09 行 GP 方案（G，吉西他滨；P 顺铂）化疗 6 个疗程，具体为吉西他滨 1.8 g，

---

[*] 为通信作者，邮箱：liujx64@126.com

第1、8天；顺铂120 mg，第1天。化疗过程顺利。

【辅助检查】

➤ 2016-04-20 胸部CT（图28-1）示左侧乳腺癌术后改变；双肺多发转移性结节，较2016-02-24 胸部CT相仿，建议复查。

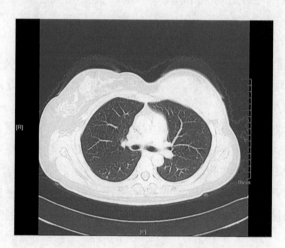

图28-1 2016-04-20 胸部CT
注：图中箭头所指为转移灶，较之前无明显改变

➤ 2016-07-15 胸部CT（图28-2）示左侧乳腺癌术后改变；双肺多发转移性结节，较2016-04-20 胸部CT相仿，建议复查。GP方案治疗6次结束后，肺部转移灶无明显进展。患者一般情况可。

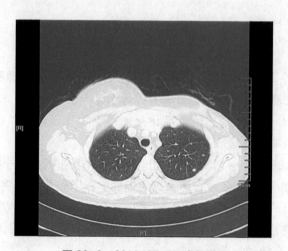

图28-2 2016-07-15 胸部CT
注：图中箭头所指为转移灶，GP方案治疗后与之前对比无明显改变

【专家点评】

患者为绝经前女性，2015-09 行左侧乳腺癌改良根治术+乳房重建术，术后病理示浸润性导管癌Ⅲ级，$T_2N_0M_0$、ⅡA 期，ER（-）、PR（-）、CerbB-2（-），分子分型为三阴性乳腺癌（triple-negative breast cancer，TNBC），可加做基底细胞标志物 CK5/6、CK17 和 c-kit、P53、EGFR、BRCA1/2 的表达，与基底细胞样乳腺癌和 BRCA1 基因突变相关性乳腺癌进一步鉴别。分级为中危，术后予 EC→T 方案化疗 4 个疗程。2016-02 治疗结束后复查发现双肺多发结节，考虑双肺转移，予 GP 方案化疗 6 个疗程，治疗后肺部病灶无明显变化。

患者术前只给予胸部 X 线检查，术后 5 个月复查胸部 CT 发现双肺多发小结节，长径均<10 mm，对于肺部结节出现时间无法判断，术前应充分全面评估肿瘤分期、分级和全身状态，根据评估结果确定治疗目的及方案。

化疗是目前临床上针对 TNBC 主要的全身治疗方式，TNBC 对含有蒽环类和紫杉类药物的化疗方案有效，但在 2017 版 NCCN 指南中删除了 "FEC/CEF→T" 和 "FAC→T" 作为 HER-2（-）乳腺癌辅助化疗的方案。TNBC 患者在疾病复发转移时往往已耐药，此患者如在辅助治疗过程中出现肺转移，可能存在原发耐药。由于 TNBC 的高度异质性，条件允许可考虑再次活检。铂类、吉西他滨、卡培他滨、伊沙匹隆对蒽环类和紫杉类耐药的 TNBC 患者有一定疗效。吉西他滨联合顺铂（GP 方案）或紫杉醇（GT 方案）一线治疗复发或转移性三阴性乳腺癌随机、开放、多中心Ⅲ期 CBCSG006 试验结果给 TNBC 的治疗提供了一些可能选择，但个人认为如结合 BRCA1/2 基因状态更加具有指导意义。

Lehmann 等根据 mRNA 表达谱聚类分析将 TNBC 进一步分为 6 个亚型：BLBC1、BLBC2、间充质型、间充质干细胞型、免疫调节型及雄激素受体阳性型。目前靶向治疗研究主要集中在 DNA 修复缺陷、上皮间质转化、肿瘤干细胞、免疫相关治疗和雄激素受体过表达抑制等，但临床疗效还需观察。

（上海市第六人民医院　赵　晖）

【循证背景】

1. 在 481 例可手术的 TNBC 中探讨肿瘤浸润淋巴细胞与无病生存期和总生存期的关系。结果显示肿瘤浸润淋巴细胞更高的患者预后更好，有统计学差异。

2. BEATRICE 试验（$n=2571$）比较标准化疗加或不加贝伐珠单抗作为 TNBC 辅助治疗的疗效，结果显示贝伐单抗未能有效延长 TNBC 的无进展生存期。

3. Iniparib Ⅲ期临床试验（$n=519$）在 TNBC 患者中比较吉西他滨+卡铂方案加或不加 iniparib 的疗效，结果显示 iniparib 并未有效延长患者的无进展生存期和总生存期。

4. CBCSG006 试验（$n=240$）在 mTNBC 患者中比较含铂联合 GP 方案和含紫杉联合 GT 方案的Ⅲ期研究，主要研究终点是无进展生存期。GP 方案和 GT 方案组的无进展生存期分别达到了 7.73 个月和 6.47 个月，有统计学差异。

（上海市第六人民医院　赵　晖）

【指南背景】

2017 版美国国家综合癌症网络指南推荐Ⅰ~ⅡB 期患者如有肺部症状，应行胸部 CT 检查；

HER-2（-）乳腺癌辅助化疗中删除了"FEC/CEF→T"和"FAC→T"。2015年St. Gallen共识强烈支持TNBC患者采用蒽环联合紫杉类方案。

（上海市第六人民医院　赵　晖）

【核心体会】

乳腺癌患者术前应行充分地评估了解全身情况。TNBC患者易复发转移，预后差，全身治疗以化疗为主，积极寻找可靠的分子生物学指标，以指导治疗、改善患者生存。

（上海市第六人民医院　赵　晖）

参 考 文 献

[1] Lehmann BD, Bauer JA, Chen X, et al. Identification of human triple-negative breast cancer subtypes and preclinical models for selection of targeted therapies. J Clin Invest, 2011, 121 (7): 2750-2767.

[2] Adams S, Gray RJ, Demaria S, et al. Prognostic value of tumor-infiltrating lymphocytes in triple-negative breast cancers from two phase Ⅲ randomized adjuvant breast cancer trials: ECOG 2197 and ECOG 1199. J Clin Oncol, 2014, 32 (27): 2959-2966.

[3] Cameron D, Brown J, Dent R, et al. Adjuvant bevacizumab-containing therapy in triple-negative breast cancer (BEATRICE): primary results of a randomised, phase 3 trial. Lancet Oncol, 2013, 14 (10): 933-942.

[4] O' shaughnessy J, Schwartzberg L, Danso A, et al. Phase Ⅲ study of iniparib plus gemcitabine and carboplatin versus gemcitabine and carboplatin in patients with metastatic triple-negative breast cancer. J Clin Oncol, 2014, 32 (34): 3840-3847.

[5] Hu XC, Zhang J, Xu BH, et al. Cisplatin plus gemcitabine versus paclitaxel plus gemcitabine as first-line therapy for metastatic triple-negative breast cancer (CBCSG006): a randomised, open-label, multicentre, phase 3 trial. Lancet Oncol, 2015, 16 (4): 436-446.

病例 29　Ⅳ期乳腺癌化疗后内分泌治疗维持

瞿　晴* 楼谷音

上海交通大学医学院附属瑞金医院

【病史及治疗】

➤ 患者女性，41 岁，未停经，体力状态评分 0 分。已婚已育，育有 1 子，既往月经规则，未绝经，无肿瘤相关家族史

➤ 2011-04 发现左乳腺外上象限肿块，直径 5 cm。外院钼靶示左乳腺外上象限肿块，考虑恶性病变，乳腺影像报告和数据系统（breast imaging reporting and data system，BI-RADS）5。乳腺肿块空芯针穿刺示浸润性导管癌，雌激素受体（estrogen receptor，ER）（3+）、孕激素受体（progesterone receptor，PR）（3+）、CerbB-2（2+~3+）、Ki-67 阳性率（10%），荧光原位杂交（fluorescence in situ hybridization，FISH）检测人类上皮细胞生长因子受体 2（human epiderma growth factor receptor 2，HER-2）基因无扩增。肝占位病灶穿刺显示见腺癌细胞，ER（-）、PR（-）、CerbB-2（-）、Ki-67 阳性率（10%）。

➤ 外院给予一线化疗（多西他赛 120 mg+顺铂 120 mg）6 次，期间疗效评价为部分缓解。

➤ 2011-10 开始口服他莫昔芬 10 mg，每天 2 次，内分泌治疗，期间给予肝病灶介入治疗 2 次。

【辅助检查】

➤ 胸部计算机体层摄影术（computed tomography，CT）示左乳外上象限占位，考虑恶性可能大，左侧胸壁胸大肌间增大淋巴结，右侧胸壁强化灶，肋骨转移可能。发射型计算机体层成像（emission computed tomography，ECT）示多发骨转移可能。腹部磁共振成像（magnetic resonance imaging，MRI）示肝左叶占位，考虑转移瘤可能大。

➤ 2015-01 患者出现右眼眶肿物，至我院就诊，查双眼 MRI（图 29-1）示右眼眶后占位灶，结合病史考虑转移瘤。

* 通信作者，邮箱：qq11478@rjh.com.cn

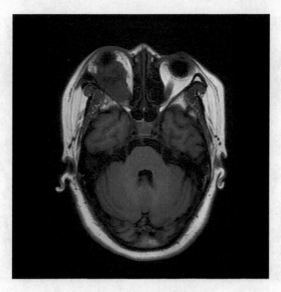

图 29-1　2015-01 眼 MRI

注：眼 MRI 可见右眼眶后占位性病灶，考虑转移瘤

【本阶段小结】

患者为年轻女性，初发Ⅳ期乳腺癌伴肝、骨转移，乳腺原发病灶为激素受体阳性型，肝转移病灶为激素受体阴性型，一线给予多西他赛联合顺铂化疗之后，疾病有所缓解，无进展生存期（progression-free-survival，PFS）为 4 个月；后给予内分泌治疗联合肝病灶介入等局部治疗，达到较长时间的疾病稳定，PFS 为 39 个月。此次出现右眼眶后占位，考虑转移可能，有待病理进一步证实。

【病史及治疗二】

➢ 2015-02 行右眼眶肿物活检，病理提示腺癌，结合病史及免疫组织化学考虑乳腺来源，ER（90%）、PR（-）、CerbB-2（2+）、Ki-67 阳性率（30%）。

【辅助检查】

➢ 肝功能示丙氨酸氨基转移酶 40 U/L，天冬氨酸氨基转移酶 47 U/L，碱性磷酸酶 149 U/L，γ-谷氨酰基转移酶 188 U/L，总胆红素 4.7 μmol/L。肿瘤指标癌胚抗原（carcino-embryonic antigen，CEA）229 μg/L，糖类抗原（carbohydrate antigen，CA）153 224 U/ml。

➢ 胸部计算机体层摄影术（computed tomography，CT）（图 29-2）示左乳腺外上巨大肿块。

➢ 腹部 CT（图 29-3）示肝多发占位性病灶，考虑转移瘤。

➢ 三线治疗给予紫杉醇 140 mg，第 1、8 天+卡铂 200 mg，第 1、8 天联合化疗，期间给予右眼眶病灶区域放疗 25 次。

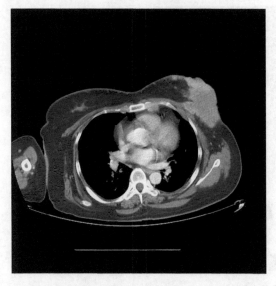

图 29-2 2015-02 胸部 CT

注：左乳腺占位性病灶伴局部皮肤增厚，考虑左侧乳
腺癌

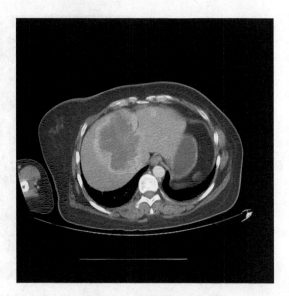

图 29-3 2015-02 腹部 CT

注：肝多发团片状低密度灶，考虑转移瘤

【本阶段小结】

患者为激素受体阳性乳腺癌，在内分泌药物治疗过程中，出现眼眶后软组织及肝转移进展，肝转移病灶巨大，肿瘤负荷较大，且伴有肝功能损害，需要快速控制疾病，因此选择联合化疗。

【病史及治疗续三】

➢ 2015-02~2016-03 患者共接受了紫杉醇 140 mg，第 1、8 天+卡铂 200 mg，第 1、8 天联合化疗 12 个疗程，每 3 个疗程做 1 次影像学复查，病情均有所好转。

➢ 2016-03 给予戈舍瑞林卵巢去势联合氟维司群治疗。

【辅助检查】

➢ 胸部 CT 影像学评估（图 29-4）提示病灶逐渐缩小。

➢ 腹部 CT 影像学评估（图 29-5）提示病灶逐渐缩小。

➢ 激素水平检测示黄体生成素 5.51 mU/ml，卵泡刺激素 1.7 mU/ml，催乳素 0.70 nmol/L，雌二醇 2284 pmol/L，孕酮 4.85 nmol/L（绝经前水平）。

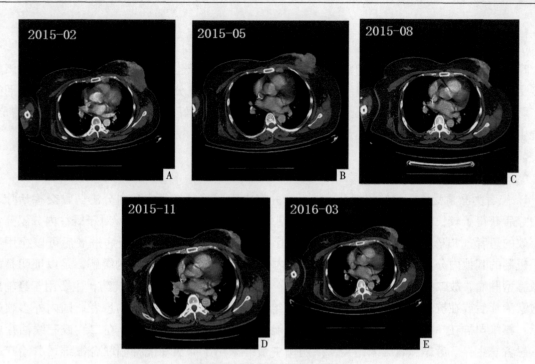

图 29-4 胸部 CT 影像学评估

注：A. 2015-02 左乳原发病灶 CT 表现，左乳腺内见巨大团块样占位性病灶，直径 8.3 cm×5.4 cm；B. 2015-05 左乳腺原发病灶 CT 表现，左乳腺占位性病灶较前有所缩小，直径为 5.5 cm×5.0 cm；C. 2015-08 左乳腺原发病灶 CT 表现，左乳腺占位病灶较前有所缩小，直径 2.7 cm×3.6 cm；D. 2015-11 左乳腺原发病灶 CT 表现，左乳腺占位病灶较前有所缩小，直径 2.6 cm×3.2 cm；E. 2016-03 左乳腺原发病灶 CT 表现，左乳腺占位病灶较前稳定，直径 2.6 cm×2.9 cm

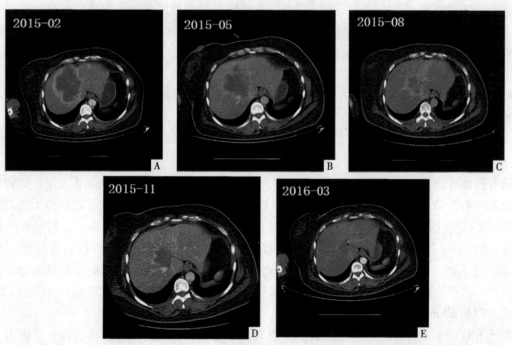

图 29-5 腹部 CT 影像学评估

注：A. 2015-02 肝转移病灶 CT 表现，肝脏见巨大占位性病灶，直径 10.5 cm×6.5 cm；B. 2015-05 肝转移病灶 CT 表现，转移病灶较前有所缩小，直径为 7.8 cm×6.5 cm；C. 2015-08 肝转移病灶 CT 表现，转移病灶较前有所缩小，直径为 5.4 cm×4.7 cm；D. 2015-11 肝转移病灶 CT 表现，转移病灶较前有所缩小，直径为 4.6 cm×3.6 cm；E. 2016-03 肝转移病灶 CT 表现，转移灶较前有所缩小，直径 3.3 cm×3.6 cm

【本阶段小结】

晚期乳腺癌是一种不可治愈的疾病，治疗目的主要是延长生存时间和改善生活质量。该患者在接受联合化疗后，肿瘤负荷明显缩小，疾病有所控制。在充分评估治疗获益与生活质量平衡之后，可考虑采用低毒有效的内分泌药物进行维持治疗，可以更好地抑制肿瘤生长，减轻肿瘤负荷，改善生活质量，进而延长生存时间。

【专家点评】

1. 患者为激素受体阳性转移性乳腺癌，合并有内脏转移，经化疗和内分泌药物交替治疗、多线治疗后获得了较长的PFS。根据《中国晚期乳腺癌诊治专家共识2016》：对于既往内分泌药物治疗有效的患者（TTP>6个月），后续内分泌治疗仍然有可能控制肿瘤，疾病进展后可以换用不同作用机制的其他内分泌药物治疗。该患者一线内分泌治疗获得了39个月的缓解，足以证明是内分泌敏感型肿瘤，故二线内分泌治疗的依据充分。氟维司群作为一种ER拮抗药，主要用于经辅助抗雌激素治疗后或在抗雌激素治疗过程中进展的绝经后晚期激素受体阳性的患者。国内外多项研究显示：氟维司群在一线、二线、三线治疗中，能够延长患者无病生存期，在二线或三线治疗中能改善患者总生存。考虑患者为未绝经，该病例中最终采用了卵巢功能抑制联合氟维司群治疗的探索性尝试。目前比较期待的是一项国内的研究（PROOF研究），即在绝经前乳腺癌患者中给予戈舍瑞林联合氟维司群500 mg或联合阿那曲唑的Ⅱ期随机、多中心、开放性研究。

2. 对于卵巢功能抑制的应用，比较有指导意义的还有SOFT和TEXT研究，研究结果显示，对于高复发风险的患者，比如年龄<35岁、淋巴结转移数目较多、既往接受化疗的患者，药物卵巢功能抑制获益显著。St. Gallen共识推荐高复发风险患者应使用药物性卵巢功能抑制，包括年龄≤35岁、辅助化疗后未绝经、4枚以上腋窝淋巴结转移，也有少部分专家将组织学Ⅲ级、多基因检测的不良结果作为卵巢功能抑制的适应证。

3. 考虑到患者存在广泛的骨转移，建议加用膦酸盐治疗。

4. 鉴于患者的原发灶及转移淋巴结（包括内如淋巴结）获得了部分缓解的情况下是否可行原发灶姑息性切除以降低肿瘤负荷是一个值得探讨的议题。

（上海交通大学医学院附属仁济医院　谢华英　叶　明）

患者初诊时已为乳腺癌晚期，肝、骨转移。乳腺原发灶分子分型为Luminal A型，肝转移灶分子分型为三阴性型。采用DP方案6个疗程化疗疗效达部分缓解，方案合理。之后给予他莫昔芬治疗，期间2次肝病灶介入治疗，PFS达39个月，取得较好疗效。病情进展后对新转移病灶再次进行活检，ER（+）、CerbB-2（2+），此时肝转移病灶巨大，肝功能损害，存在内脏危象，先选择TC方案联合化疗，取得了很好的治疗效果。病情控制后后续治疗给予戈舍瑞林卵巢去势联合氟维司群治疗，治疗合理。不过对于右眼眶肿物活检CerbB-2（2+）可进一步完善FISH检测*HER-2*，了解是否存在*HER-2*基因扩增。

对于ER（+）、HER-2（-）晚期乳腺癌患者，如存在无症状的内脏转移，首先考虑内分泌治疗，推荐的一线治疗药物是芳香化酶抑制药及他莫昔芬，可同时使用双膦酸盐类药物，化疗也可考虑，目前尚无化疗和内分泌治疗的总生存期有统计学差异的证据，化疗后再进行内分泌维持治疗是一个合理的选择。

（湖南省肿瘤医院　杨小红　欧阳取长）

【循证背景】

1. 一个比较阿那曲唑和他莫昔芬一线治疗晚期乳腺癌的随机试验（$n=353$），将激素受体阳性或未知的绝经后患者随机分为两组，分别接受每天 1 mg 阿那曲唑或每天 20 mg 他莫昔芬治疗。结果显示，客观有效率分别为 21% 和 17%，阿那曲唑组获得更长的 TTP（中位 TTP：11.1 个月与 5.6 个月比较），阿那曲唑组有更低的血栓形成和阴道出血事件发生。

2. 另一个比较阿那曲唑和他莫昔芬疗效的随机试验（$n=668$），将激素受体阳性或未知的绝经后患者随机分为两组，分别接受阿那曲唑或他莫昔芬治疗。结果显示，阿那曲唑和他莫昔芬组的 TTP 和客观有效率均相似（中位 TTP：8.2 个月与 8.3 个月比较，客观缓解率：32.9% 与 32.6% 比较）。

3. FALCON 试验（$n=462$），纳入对于既往未接受内分泌治疗的 ER（+）、HER-2（-）局部晚期或转移性乳腺癌患者，随机给予氟维司群 500 mg 或阿那曲唑 1 mg，结果显示氟维司群获得更长的 PFS（中位 PFS：16.6 个月与 13.8 个月比较，$P=0.0486$）。

4. PALOMA-1 试验（$n=165$），纳入对于未接受过任何系统治疗的 ER（+）、HER-2（-）进展期乳腺癌患者，随机给予来曲唑或是来曲唑+palbociclib（CDK4/6 抑制药），后者 PFS 远长于前者（中位 PFS：20.2 个月与 10.2 个月比较，$P=0.0004$）。

（湖南省肿瘤医院　杨小红　欧阳取长）

【指南背景】

1. 2016 版美国国家综合癌症网络指南　对 ER（+）、HER-2（-）晚期乳腺癌患者，若已绝经，则推荐使用芳香化酶抑制药或选择性 ER 调节药或选择性 ER 抑制因子，若未绝经，则采用卵巢功能抑制，再参照绝经后治疗原则。

2. 进展期乳腺癌 2 指南　对于 ER（+）、HER-2（-）的晚期乳腺癌，内分泌药物是优先治疗选择，除非在患者发生了重要器官转移或病情发展迅速而急需要缓解症状，可以考虑化疗。化疗后进行内分泌维持治疗是一个合理选择。

（湖南省肿瘤医院　杨小红　欧阳取长）

【核心体会】

初治激素受体阳性转移性乳腺癌患者，若有症状需要得到快速缓解或肿瘤负荷大、患者耐受性好的情况下，可选择化疗缓解症状，之后内分泌治疗维持，并根据个体情况合理选择内分泌药物。

（上海交通大学医学院附属仁济医院　谢华英　叶　明）

对于 ER（+）、HER-2（-）晚期乳腺癌患者，如存在内脏危象先给予化疗，病情控制后尽早给予内分泌治疗。对于绝经前患者，可以选择卵巢功能抑制药+芳香化酶抑制药/氟维司群作为一线治疗。

（湖南省肿瘤医院　杨小红　欧阳取长）

参 考 文 献

[1] Nobholt JM, Buzdar A, Pollak M, et al. anastrozole is superior to tamoxifen as first-line therapy for advanced breast cancer in postmenopausal woman: results of a North American multicenter randomized trial. Arimidex Study Group. J Clin Oncol, 2000, 18（22）: 3758-3767.

[2] Bonneterre J, Tharlimann B, Robertson JF, et al. Anastrozole versus tamoxifen as first-line therapy for advanced breast cancer in 668 postmenopausal women: results of the Tamoxifen or Arimidex Randomized Group Efficacy and Tolerability study. J Clin Oncol, 2000, 18（22）: 3748-3757.

[3] Finn RS, Crown JP, Cang I, et al. The cyclin-dependent kinase 4/6 inhibitor palbociclib in combination with letrozole versus letrozole alone as first-line treatment of oestrogen receptor-positive, HER2-negative, advanced breast cancer （PALOMA-1/TRIO-18）: a randomized phase Ⅰ study. Lancet Oncol, 2015, 16（1）: 25235.

病例30 右侧乳腺癌术后，肝、骨、卵巢转移

郭雯珲　宋传贵*

福建医科大学附属协和医院

【病史及治疗】

➢ 患者女性，44岁，无特殊病史及家族史。

➢ 因"右乳腺肿物"于2010-11-03行"右乳腺癌改良根治术"，术后病理示右侧乳腺浸润性导管癌，肿瘤大小2.5 cm×2.0 cm，未累及乳头、皮肤。淋巴结转移癌如下：腋窝3枚/15枚，胸小肌后组0枚/3枚。免疫组织化学示雌激素受体（estrogen receptor，ER）（+）、孕激素受体（progestrogen receptor，PR）（2+），人类上皮细胞生长因子受体2（human epidermal growth factor 2，HER-2）（3+），Ki-67阳性率（2+）。

➢ 术后给予TEC方案（T，多西他赛；E，表柔比星；C，环磷酰胺），具体为多西他赛75 mg/m²，表柔比星85 mg/m²，环磷酰胺500 mg/m²，每3周1次，化疗6个疗程，化疗结束后给予放疗。

➢ 放疗结束后给予他莫昔芬治疗，20 mg，每天1次。

➢ 2013-01自觉腰背酸痛，就诊于当地医院。

【辅助检查】

➢ 肿瘤指标示癌胚抗原（carcino-embryonic antigen，CEA）12.8 μg/L，糖类抗原（carbohydrate antigen，CA）153 31.71 U/ml。

➢ 骨发射型计算机体层成像（emission computed tomography，ECT）示右侧骶髂关节处放射性浓聚，考虑肿瘤骨转移可能。

➢ 腰、骶部磁共振成像（magnetic resonance imaging，MRI）示右侧骶骨、双侧髂骨、双侧坐骨、右侧股骨粗隆间多发转移，可疑腰椎转移。

➢ 腹部彩色超声示右侧附件区囊实性占位，考虑转移。肝未见明显异常。

➢ 颅脑MRI示双侧额叶少许脱髓鞘腔隙灶。

➢ 肺部计算机体层摄影术（computed tomography，CT）示双肺未见明显异常。

【病史及治疗续一】

➢ 结合MRI及腹部彩色超声检查，考虑骨转移、卵巢转移，为明确卵巢病变性质，行"腹腔镜下双附件切除术"，病理示右附件卵巢组织中见少量浸润性癌，脉管可见瘤栓。结合病史及形态

* 为通信作者，邮箱：songchuangui@yahoo.com

学符合乳腺癌转移，输卵管未见肿瘤累及。左附件输卵管及卵巢组织未见肿瘤。免疫组织化学示 ER（2+）、PR（2+）、HER-2（3+）。

➢ 患者诊断为右侧乳腺癌术后，卵巢、骨转移，给予 XH 方案（X，卡培他滨；H，曲妥珠单抗），具体为卡培他滨 2500 mg/m^2，第 1~14 天+曲妥珠单抗 440 mg，每 3 周化疗 1 次。联合唑来膦酸 4 mg 静脉滴注，抗骨破坏治疗。

【本阶段小结】

绝经前女性，术后规范化疗、放疗及内分泌治疗。术后 2 年出现卵巢、骨转移，属内脏转移，肿瘤负荷较大，且病情进展迅速，且 HER-2 表达阳性，考虑给予化疗联合靶向治疗。因故采用 XH 方案（卡培他滨 2500 mg/m^2，第 1~14 天+曲妥珠单抗 440 mg，每 3 周化疗 1 次）进行解救化疗。

【病史及治疗续二】

➢ XH 方案化疗 6 个疗程后，复查骨 ECT 示全身肋骨、胸骨、脊柱、骨盆见多发性放射性分布异常浓聚，病灶较前片明显增多。考虑骨转移所致。余检查未见明显异常。考虑病情较前进展，改为 TH 方案（T，多西他赛；H，曲妥珠单抗）治疗 7 个疗程，后继续行依西美坦+曲妥珠单抗治疗，曲妥珠单抗共治疗 1 年。期间复查骨病灶病情稳定（stable disease，SD），其余部位未见明显异常。

➢ XH 方案无效，患者对卡培他滨原发耐药，改为多西他赛联合靶向治疗，疗效稳定，考虑化疗不良反应大，遂改为依西美坦内分泌治疗联合靶向治疗。

➢ 曲妥珠单抗治疗 1 年结束后，因经济原因无法继续使用，2014-03 改为依西美坦单药治疗。期间复查未见明显异常。

➢ 2015-12-15（依西美坦单药治疗维持 20 个月后）复查骨 ECT 及胸、腰椎 MRI，提示骨转移病灶范围较前增加，肿瘤标志物上升。考虑病情进展，建议使用氟维司群治疗，由于经济原因拒绝，于 2016-01-15 改为来曲唑联合曲妥珠单抗治疗。

➢ 治疗 4 个月后复查，2016-05-19 腹部 MRI（图 30-1）示右肝多发结节，考虑转移瘤。考虑病情进展，建议改为氟维司群治疗，患者家属拒绝，因之前多西他赛治疗有效，继续行"多西他赛+曲妥珠单抗"联合治疗。

➢ 2017-07-04 TH 方案化疗 2 个疗程后复查腹部 MRI（图 30-2）示右肝病灶较前明显减少，继续给予上述方案化疗。

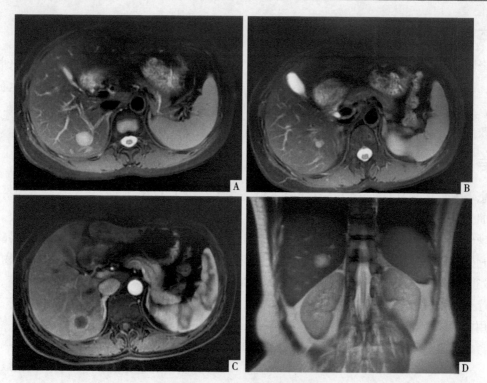

图 30-1　2016-05-19 腹部 MRI

注：A、B. T_2WI，右肝后叶可见 2 枚高信号结节，信号均匀，界限清楚；C. T_1WI 增强动脉期，右肝后叶一低信号结节，病灶边缘环形强化；D. T_2WI 冠状位，右肝后叶一高信号结节

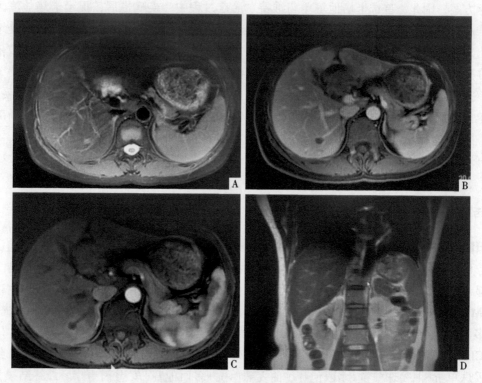

图 30-2　2017-07-04 肝 MRI

注：A. T_2WI，右肝后叶可见高信号结节，较图 30-1A 中病灶明显缩小；B、C. T_1WI 增强动脉期，右肝后叶一低信号结节较前明显减小，病灶边缘环形强化程度减弱；D. T_2WI 冠状位，图 30-1D 中原右肝后叶原高信号结节未见

【本阶段小结】

患者经长时间单药依西美坦维持治疗，出现骨病灶的进展，疗效评价 SD，更改为来曲唑后继续进展，肝出现新发病灶，考虑之前使用多西他赛有效，经与患者交流后，改为多西他赛联合靶向治疗，治疗 2 个疗程后复查，显示部分缓解，目前继续使用该方案，建议 6~8 个疗程，待病情平稳后改为内分泌治疗（氟维司群）。

【专家点评】

该患者术后诊断为 Luminal B、HER-2（+）乳腺癌，术后仅接受了化疗、放疗及内分泌治疗，未接受曲妥珠单抗靶向治疗，导致治疗效果欠佳，术后 26 个月即出现了骨、卵巢转移。

出现转移后再次病理证实仍为 Luminal B、HER-2（+）转移性乳腺癌。首选含曲妥珠单抗靶向治疗+化疗（XH 方案），6 个疗程后病情进展继续曲妥珠单抗靶向治疗，更换化疗药物（TH 方案），取得了较好疗效。上述治疗措施有 HERMINE 研究结果支持。病情控制后停止化疗，改为内分泌治疗+继续曲妥珠单抗靶向治疗，治疗合理、有效。因经济原因曲妥珠单抗靶向治疗 1 年后停用，仅用内分泌药物维持，无进展生存期（progression-free-survival，PFS）达 20 个月。病情再次进展后考虑曲妥珠单抗治疗并无耐药，恢复曲妥珠单抗靶向治疗+化疗是合理选择。

（湖南省肿瘤医院　杨小红　欧阳取长）

这是 1 例 ER（+）、HER-2（+）复发转移的乳腺癌患者，既往无抗 HER-2 治疗，因此治疗首选抗 HER-2 联合单药进行化疗；联合化疗首选毒性小的单药方案，由于患者既往接受过蒽环+紫杉类化疗方案，因此，首选卡培他滨单药维持。治疗过程中，疾病进展，提示卡培他滨耐药，备选方案推荐行曲妥珠单抗+紫杉醇或曲妥珠单抗+芳香化酶抑制药。该例患者后续依西美坦内分泌治疗中出现疾病进展，但无内脏危象表现，首选二线内分泌治疗，如氟维司群 500 mg 或依西美坦联合依维莫司治疗，或继续行抗 HER-2 治疗±紫杉醇直到疾病进展。后续治疗：如连续 3 个方案内分泌治疗后疾病进展或抗 HER-2 治疗后疾病进展，可行曲妥珠单抗-DM1 单药或含曲妥珠单抗+帕妥珠单抗的双靶向治疗或 CDK4/6 抑制药进行内分泌治疗。后续可尝试免疫治疗、局部手术姑息治疗、入组临床试验等。

（福建医科大学附属第二医院　许双塔）

【循证背景】

1. HERMINE 试验（$n=623$）　将 HER-2（+）乳腺癌患者随机分为 4 组，分别为曲妥珠单抗一线治疗组、曲妥珠单抗二线治疗组、曲妥珠单抗三线治疗组、未知既往治疗组。随访 7 年后最终结果显示，HER-2（+）乳腺癌患者疾病进展后继续曲妥珠单抗治疗可获得显著长期生存获益。

2. M77001 试验（$n=186$）　将 HER-2（+）转移性乳腺癌患者随机分为曲妥珠单抗+多西他赛组和多西他赛组，最终结果显示，曲妥珠单抗组显著延长患者的总生存期。

3. CLEOPATRA 研究（$n=808$）　纳入 HER-2（+）晚期乳腺癌患者，随机分为 2 组，分别接受帕妥珠单抗+曲妥珠单抗+多西他赛、曲妥珠单抗+多西他赛+安慰剂治疗。最终结果显示，在标准一线治疗方案中，增加帕妥珠单抗显著延长中位总生存期达 15.7 个月，在晚期乳腺癌中，56.5 个月的总生存期是前所未有的，证实了帕妥珠单抗方案组是 HER-2（+）转移性乳腺癌患者的一线标准治疗方案。

4. EMILIA 试验（*n*=991） 将接受过曲妥珠单抗+一种紫杉类药物治疗的 HER-2（+）晚期乳腺癌患者，随机分为 2 组，分别接受曲妥珠单抗-DM1 或拉帕替尼+卡培他滨治疗。最终结果显示，曲妥珠单抗-DM1 在 PFS 和总生存率方面优于拉帕替尼+卡培他滨，并且具有统计学意义。

（湖南省肿瘤医院　杨小红　欧阳取长）

1. BOLERO-2 试验（*n*=724） 将绝经后 ER（+）乳腺癌内分泌治疗进展的患者分为 2 组，一组使用依西美坦单药治疗，另一组使用依西美坦+依维莫司治疗，经过 18 个月的随访结果发现，加用依维莫司组的中位无病生存期明显延长（11 个月与 4.1 个月比较）。

2. PALOMA-1/TRIO-18 试验（*n*=165） 将 palbociclib（CDK4/6 抑制药）联合来曲唑与来曲唑单药组对 ER（+）复发转移性乳腺癌进行治疗，随访发现，中位无病生存期，加用 palbociclib 组明显高于来曲唑单药组（20.2 个月与 10.2 个月比较），但加用 palbociclib 组的骨髓抑制明显高于来曲唑单药组。

3. N0032 试验（*n*=77） 使用芳香化酶抑制药后发生疾病进展的绝经后乳腺癌患者使用氟维司群的Ⅱ期研究显示，部分缓解率为 14.3%，另有 20.8% 的患者达到至少 6 个月的病情稳定。

4. CONFIRM 试验（*n*=736） 对比氟维司群 500 mg 与氟维司群 250 mg 在转移性 ER（+）乳腺癌患者的获益性，结果发现，氟维司群 500 mg 可进一步增加生存获益和无病生存期（生存延长 4.1 个月，死亡风险降低 19%）。

5. EMILIA 试验（*n*=991） 将接受过曲妥珠单抗+一种紫杉类药物治疗的 HER-2（+）晚期乳腺癌患者，随机分为 2 组，分别接受曲妥珠单抗-DM1 或是拉帕替尼+卡培他滨治疗。最终结果显示，曲妥珠单抗-DM1 在 PFS 和总生存率方面都优于拉帕替尼+卡培他滨，并且具有统计学意义。

（福建医科大学附属第二医院　许双塔）

1. CLEOPATRA（*n*=808） 帕妥珠单抗联合曲妥珠单抗和多西他赛一线治疗 HER-2（+）转移性乳腺癌的临床评价。随机分为 2 组，分别接受曲妥珠单抗+多西他赛联合帕妥珠单抗或曲妥珠单抗+多西他赛联合安慰剂，最终结果显示在帕妥珠单抗组中位无进展生存期获得了 6.3 个月的延长，帕妥珠单抗使缓解持续时间中位数延长了 7.7 个月，帕妥珠单抗治疗组患者的中位总生存期为 56.5 个月，而安慰剂组为 40.8 个月，两组间呈现出 15.7 个月的差异。

2. HERNATA（*n*=284） HER-2（+）转移或局部进展性乳腺癌患者，既往没有接受化学治疗或针对 HER-2 治疗，随机分组接受多西他赛联合曲妥珠单抗或长春瑞滨联合曲妥珠单抗治疗，主要终点是至疾病进展时间（time to progression，TTP），未达统计上显著差异，多西他赛组 TTP 为 12.4 个月，而长春瑞滨组为 15.3 个月，次要终点，总生存期也没有显著差异，多西他赛组总生存期为 35.7 个月，长春瑞滨组为 38.8 个月。

3. TAnDEM（*n*=208） 曲妥珠单抗联合阿那曲唑对比阿那曲唑用于 HER-2（+）、激素受体阳性绝经后晚期乳腺癌的Ⅲ期临床研究，结果显示与芳香化酶抑制药单药相比，曲妥珠单抗+芳香化酶抑制药的客观反应率和临床获益率较高，曲妥珠单抗+芳香化酶抑制药组总生存期显著延长达 28.5 个月，而芳香化酶抑制药组 17.2 个月。

（大连医科大学附属第二医院　李　曼）

【指南背景】

1. 2016 版美国国家综合癌症网络指南 对于 HER-2（+）转移性乳腺癌患者，一线推荐使用帕妥珠单抗+曲妥珠单抗+多西他赛（Ⅰ）或帕妥珠单抗+曲妥珠单抗+紫杉醇，若之前接受过曲妥珠单抗治疗，则推荐使用曲妥珠单抗-DM1，其他备选方案有曲妥珠单抗联合化疗，如紫杉类、长春瑞滨或卡培他滨等。

2.《中国晚期乳腺癌诊治专家共识（2015 版）》　对于 HER-2（+）转移性乳腺癌患者，除非存在禁忌证，都应尽早开始抗 HER-2 治疗（ⅠA）。对于 ER（+）、HER-2（+）进展期乳腺癌，抗 HER-2 治疗联合内分泌治疗显示有明确的 PFS 获益（ⅠA）。持续抑制 HER-2 通路可带来生存获益，因此，抗 HER-2 治疗失败后的患者，应继续抗 HER-2 治疗。

（湖南省肿瘤医院　杨小红　欧阳取长）

1. 2016 版美国国家综合癌症网络指南　对于 ER 和（或）PR（+）、HER-2（+）复发的乳腺癌，既往接受过内分泌治疗，绝经前首选卵巢去势，再按绝经后给予内分泌治疗；存在骨骼疾病，增加狄诺塞麦、唑来膦酸或氨羟二磷酸二钠。ER 和（或）PR（+），但多次内分泌治疗无反应；HER-2（+），仅有骨转移或无症状的内脏转移可考虑行曲妥珠单抗±化疗，之前接受过蒽环类和紫杉类治疗者，化疗首选卡培他滨单药，连续 3 个月化疗无效考虑不再进一步行细胞毒性治疗，改用姑息治疗。继续内分泌药物治疗后疾病进展，考虑更换内分泌治疗用药，可用氟维司群等二线用药。如连续 3 个内分泌药物治疗后无获益或有症状的内脏转移性病变，可转为化疗或参加新的内分泌药物治疗临床试验。

2.《中国晚期乳腺癌诊治专家共识（2015 版）》　HER-2（+）辅助治疗未使用曲妥珠单抗者推荐曲妥珠单抗联合化疗。对于 HER-2（+）、激素受体阳性晚期乳腺癌患者，首选抗 HER-2 治疗联合化疗。不适合化疗或进展缓慢者可考虑抗 HER-2 治疗联合芳香化酶抑制药治疗。对于既往使用过蒽环及紫杉类治疗，不需要联合化疗者首选口服卡培他滨单药方案。辅助治疗中已用过紫杉类药物，在紫杉类辅助化疗结束后 1 年以上出现肿瘤进展者，复发转移后可再次使用，但首选之前未使用过的药物。停用曲妥珠单抗至复发间隔>12 个月者，首选曲妥珠单抗或曲妥珠单抗和帕妥珠单抗联合细胞毒药物。

（福建医科大学附属第二医院　许双塔）

1. 美国临床肿瘤学会 HER-2（+）晚期乳腺癌临床实践指南　对于 HER-2（+）晚期乳腺癌一线标准治疗，推荐曲妥珠单抗联合帕妥珠单抗和紫杉类化疗，对于接受化疗和 HER-2 靶向治疗的患者，根据毒性反应和疾病进展情况，需继续应用 4~6 个月或更长时间的化疗或直至达到最大反应率时。对于那些已经开始接受 HER-2（+）靶向治疗联合化疗的患者，当化疗结束和（或）肿瘤出现进展时，临床医师可以在 HER-2 靶向治疗的基础上添加内分泌治疗。

2. 进展期乳腺癌 3 指南　HER-2（+）晚期乳腺癌一线治疗使用曲妥珠单抗联合帕妥珠单抗，86% 的专家支持双靶向治疗，除了联合紫杉醇、多西他赛以外，也可联合长春瑞滨治疗；在不能获取帕妥珠单抗时，87.8% 的专家认为可使用曲妥珠单抗联合紫杉类或长春瑞滨。激素受体阳性、HER-2（+）转移性乳腺癌患者，如选择化疗+抗 HER-2 治疗为一线方案，治疗获益，在停止化疗后，可考虑使用内分泌治疗+抗 HER-2 治疗作为维持治疗。

3.《中国晚期乳腺癌诊治专家共识 2016》　对于 ER（+）和（或）HER-2（+）的进展期乳腺癌，抗 HER-2 治疗联合内分泌治疗显示出明确的 PFS 获益，可根据病情选用内分泌治疗联合抗 HER-2 治疗作为一线或二线以上治疗。

（大连医科大学附属第二医院　李　曼）

【核心体会】

对 Luminal B、HER-2（+）转移性乳腺癌患者，首选治疗应含曲妥珠单抗为基础的治疗＋化疗，病情控制后可继续抗 HER-2 及内分泌治疗。

（湖南省肿瘤医院　杨小红　欧阳取长）

对复发或Ⅳ期乳腺癌全身转移的治疗主要以控制局部症状、延长生存期、提高生活质量为目的，而非治愈性。因此，应优先选择毒性尽可能小的治疗方案。只要情况允许，毒性较小的内分泌治疗优于细胞毒治疗。

（福建医科大学附属第二医院　许双塔）

雌激素受体阳性、孕激素受体阳性、HER-2（+）患者，应该推荐以 HER-2 靶向治疗为基础的联合化疗作为一线治疗，当化疗结束或肿瘤出现进展时可以在 HER-2 靶向治疗的基础上添加内分泌治疗。

（大连医科大学附属第二医院　李　曼）

参 考 文 献

［1］徐兵河. 中国晚期乳腺癌诊疗专家共识（2015）. 北京：人民卫生出版社，2015.

［2］Swain SM, Baselga T, Miles D, et al. Incidence of central nervous system metastases in patients with HER2-positive meastastic breast cancer treated with pertuzumab, trastuzumab, and docetaxel：results from the randomized phase Ⅲ study CLEOPTRA. Ann Oncol, 2014, 25（6）：1116-1121.

［3］Extra JM, Antoine EC, Vincent-Salomon A, et al. Efficacy of trastuzumab in routine clinical practice and after progression for metastatic breast cancer patients：the observational Hermine study. Oncologist, 2010, 15（8）：799-809.

［4］Matry M, Cognetti F, Maranin chi D, et al. Efficacy and safety of trastuzumab combined with docetaxel in patients with human epidermal growth factor receptor2-positive metastatic breast cancer administered as first-line treatment：results of a randomized phase Ⅱ trial by the M77001 study group. J Clin Oncol, 2005, 23（19）：4265-4274.

［5］Schaller G, Fuchs I, Gonsch T, et al. Phase Ⅱ study of capecitabine plus trastuzumab in human epidermal growth factor receptor 2 overexpressing metastatic breast cancer pretreated with anthracyclines or taxanes. J Clin Oncol, 2007, 25（22）：3246-3250.

［6］Kaufman B, Mackey JR, Clemens MR, et al. Trastuzumab plus anastrozole versus anastrozole alone for the treatment of postmenopausal women with human epidermal growth factor receptor 2-positive, hormone receptor-posltive metastatic breast cancer：Results from the randomized phase Ⅲ tandem study. J Clin Oncol, 2009, 27（33）：5529-5537.

［7］Kaufmann M, Bajetta E, Dirix LY, et al. Exemestane is superior to megestrol acetate folloming tamoxifen failure in advanced breast cancer：results of a phase Ⅲ randomized double-blind trial. J Clin Oncol, 2000, 18（7）：1399-1411.

［8］Verma S, Miles D, Gianni L, et al. Trastuzumab emtansine for HER2-positive advanced breast cancer. N Engl J Med, 2012, 367：1783-1791.

［9］Ingle JN, Suman VJ, Rowland KM, et al. Fulvestrant in women with advanced breast cancer after progression on prior aromatase inhibitor therapy：North Central Cancer Treatment Group Trial N0032. J Clin Oncol, 2006, 24：1052-1056.

病例 31 初诊 Ⅳ 期绝经后乳腺癌患者的治疗

林燕苹[*] 陆劲松

上海交通大学附属仁济医院

【病史及治疗】

➢ 患者女性，59 岁，已停经。

➢ 发现右乳腺肿块 4 年余，未予重视，2014-08 自觉右乳腺肿块增大，伴乳头溢液，局部皮肤破溃。

➢ 查体：右乳头后方可及 4 cm 肿块，质硬，边界不清，肿块固定，局部乳头皮肤侵犯伴破溃。右腋窝可及 2 cm 增大淋巴结，质硬，固定。

➢ 2014-08-15 我院肿块穿刺活检病理示右侧乳腺浸润性癌。雌激素受体（estrogen receptor，ER）（>95%）、孕激素受体（progesterone receptor，PR）（>95%）、人类上皮细胞生长因子受体 2（human epiderma growth factor receptor 2，HER-2）（2+）、Ki-67 阳性率（15%），荧光原位杂交（fluorescence in situ hybridization，FISH）检测 *HER-2* 基因无扩增 。

➢ 2014-08-22 行紫杉醇联合顺铂化疗共 4 个疗程，具体为紫杉醇 120 mg，第 1、8、15、21 天+顺铂 35 mg，第 1、8、15 天，每 28 天 1 次。疗效评价为部分缓解。

【辅助检查】

➢ 2014-08-18 骨扫描（图 31-1）示右侧髂骨及骶骨显像剂浓聚灶，考虑肿瘤骨转移。

➢ 2014-08-21 骨盆计算机体层摄影术（computed tomography，CT）（图 31-2）示右侧髂骨骨质破坏，结合病史，考虑转移瘤。

---

[*] 为通信作者，邮箱：ucdostt@163.com

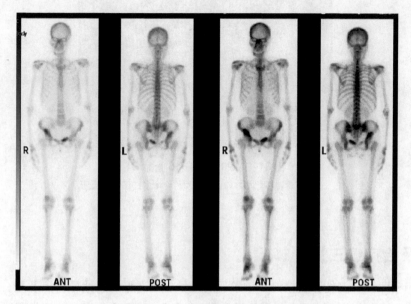

图 31-1　2014-08-18 骨扫描

注：骨扫描所示右侧髂骨及骶骨显像剂浓聚灶

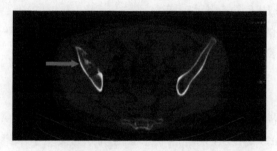

图 31-2　2014-08-21 骨盆CT

注：骨盆CT示右侧髂骨转移灶（图中箭头所示）

【病史及治疗续二】

2014-10-28 开始服用来曲唑+唑来膦酸，每月 1 次治疗。

【本阶段小结】

初诊Ⅳ期乳腺癌，伴单发骨转移，考虑患者局部肿瘤负荷较重，先给予化疗。在病情取得稳定后给予内分泌治疗维持，符合中国乳腺癌诊治指南中的推荐。同时患者存在骨转移，及时给予双膦酸盐治疗，3~4 周给药 1 次，推荐使用 2 年，但在临床实践中鼓励在安全有效的情况下持续应用。

【辅助检查】

2015-01-16 骨盆CT（图31-3）示右侧髂骨、骶骨骨质密度异常，与 2014-08-21 骨盆CT 比较，骨质硬化增多。

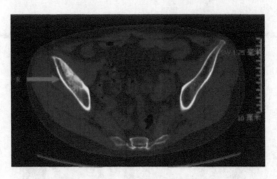

图 31-3　2015-01-16 骨盆 CT

注：右侧髂骨转移灶与之前比较骨质硬化增多（图中箭头所示）

【病史及治疗续三】

➤ 2015-01-23 行右侧乳腺癌根治术，术后病理示右侧乳腺浸润性导管癌 Ⅱ 级，部分区域肿瘤减少不明显，约 40% 的区域肿瘤减少 60%（3.5 cm×2.5 cm×2.2 cm）。肿瘤侵犯乳头。腋窝淋巴结（1 枚/20 枚）见癌转移，第 3 组淋巴结为脂肪组织。肿瘤细胞：ER（90%）、PR（90%）、HER-2（2+）、Ki-67 阳性率（60%）、P53（2+）、E-钙黏连蛋白（E-cadherin，E-cad）（+）、雄激素受体（5%），FISH 检测 *HER-2* 基因无扩增。

➤ 术后给予 2 个疗程的紫杉醇+顺铂方案化疗，末次化疗时间 2015-04。化疗期间同时给予唑来膦酸治疗。化疗结束后继续给予来曲唑+唑来膦酸，每月 1 次治疗。

【本阶段小结】

2016 年美国临床肿瘤学会（American Society of Clinical Oncology，ASCO）上报道的土耳其试验，274 例可评估的未经治疗新发 Ⅳ 期乳腺癌患者随机分为接受手术组（138 例）和仅全身治疗组（136 例）。前期报道的 36 个月结果显示两组总生存期无差异，而本次报道的延长随访后的结果提示手术组的中位生存期较仅全身治疗组显著延长（46 个月与 37 个月比较，风险比 0.66，*P* = 0.005），5 年总生存率分别为 41.6%、24.4%。亚组分析提示手术治疗对 ER（+）、HER-2（−）、单发骨转移和年龄<55 岁的患者有生存期优势。本例单发骨转移患者经过全身治疗后手术，现维持来曲唑+唑来膦酸治疗，取得较长时间的无进展生存。如何更个体化及精准地挑选 Ⅳ 期乳腺癌给予手术治疗还有待进一步的研究数据支持。

【病史及治疗续四】

2016-05-03 将唑来膦酸改为每 3 个月 1 次使用。

【辅助检查】

➤ 2015-07-17 骨盆 CT 示右侧髂骨、骶骨骨质密度异常，与 2015-01-16 骨盆 CT 比较，变化不大。

➤ 2016-01-12 骨盆 CT 示右侧髂骨、骶骨骨质密度异常，与 2015-07-17 骨盆 CT 比较，变化不大。

➤ 2016-04-14 骨扫描（图 31-4）示右侧髂骨及骶骨显像剂浓聚灶，考虑肿瘤骨转移，与 2014-08-18 骨扫描比较，右侧髂骨显像剂浓聚灶程度减轻。

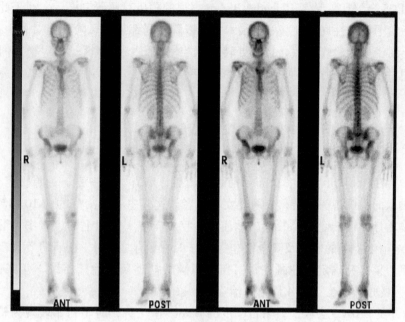

图 31-4　2016-04-14 骨扫描
注：右侧髂骨及骶骨显像剂浓聚灶

【本阶段小结】

2015 年 ASCO 上报道了 OPTIMIZE2 试验结果显示，在接受双膦酸盐静脉注射治疗 1 年或 1 年以上的患者中，继续予以双膦酸盐，每 12 周 1 次，治疗 1 年的效果及安全性非劣于每 4 周 1 次。同时，前者肾脏不良反应更少，且无下颌骨坏死病例。该例患者唑来膦酸从开始使用已有 1.5 年，我们建议改为每 3 个月 1 次使用，以获得更长的治疗维持时间。

【专家点评】

该患者初诊时已为乳腺癌晚期，除累及皮肤外，已出现腋窝淋巴结转移、骨转移。患者虽为 Luminal A 型乳腺癌，但肿瘤负荷大，可以先考虑化疗。对于转移性乳腺癌患者，治愈已不是治疗目的，应尽量保证患者生存质量。未使用过蒽环、紫杉类药物的患者，可以优先考虑蒽环类和紫杉类。TP 方案不是指南推荐的一线方案，可以考虑使用 TAC 方案。

对于有骨转移的晚期乳腺癌患者，应予以双膦酸盐类药物，对于骨转移长期接受唑来膦酸治疗时维持治疗是以 4 周为宜还是以 12 周为宜？OPTIMIZE-2 研究是一项前瞻性随机、双盲、多中心、对照研究，纳入了 403 例女性乳腺癌伴骨转移患者，且在先前 10~15 个月的治疗中接受超过 9 剂双膦酸盐（唑来膦酸或帕米膦酸钠）静脉注射治疗，研究者将这些受试者以 1∶1 的比例随机分入唑来膦酸每 4 周给药组及唑来膦酸每 12 周给药组，并持续接受为期 1 年的治疗，期间维持盲法设计，结果显示，唑来膦酸每 4 周用药组及每 12 周给药组骨相关事件（skeletal-related events，SREs）发生率分别为 22.0% 和 23.2%，组间差异为 1.2%（$P=0.724$）。两组首次发生 SREs 的时间类似（$P=0.792$），平均标准化死亡率亦类似（$P=0.854$）。提示每 12 周给药 1 次并不劣于每 4 周给药 1 次。研究中，不良反应总体相仿。从数值上看，唑来膦酸每 4 周给药组肾不良反应高于唑来膦酸每 12 周给药组（分别 9.6% 和 7.9%）。在接受双磷酸盐静脉注射治疗 1 年或以上患者中，继续给予唑来膦酸每12周1次，治疗1年的效果及安全性非劣于每4周1次。

2013年SABCS会议印度学者Rajendra Badwe报道的随机对照研究提示，对于此类初诊已为晚期患者，化疗后给予姑息性局部乳腺癌根治术，可以降低局部复发风险，但对总生存无显著影响。也有学者认为，对于初始治疗有效，且远处转移灶控制较好、肿瘤情况相对稳定的患者，适当局部控制（如姑息性手术或放疗），可以有效改善患者生活质量，提高肿瘤局部控制率。

（湖南省肿瘤医院　李　晶　欧阳取长）

【循证背景】

1. 在2014年的ASCO年会上，公布了前瞻性随机、双盲、多中心、对照研究OPTIMIZE-2的结果。研究所纳入的受试者为骨转移乳腺癌女性患者，这些患者在治疗的前10~15个月内接受了双膦酸盐类药物治疗。在接受双膦酸盐静脉注射治疗1年或1年以上的患者中，继续予以唑来膦酸每12周给药组治疗1年的效果及安全性非劣于每4周给药。同时，前者肾不良反应更少，且无下颌骨坏死病例。该研究确定了在既往每月接受双膦酸盐类药物治疗持续1年或以上的患者中，每12周给药治疗的疗效不劣于每4周给药治疗的效果。

2. 在2013年的SABCS会议上，来自印度的Badwe博士称，对于初始表现为转移性乳腺癌的患者，手术摘除原发肿瘤及其累及淋巴结并不能改善患者的总生存。无论患者接受了手术治疗还是仅接受了更多的全身性治疗，约20%的患者5年后仍然存活。Badwe博士认为，对于转移性乳腺癌患者，局部区域治疗原发肿瘤并不能改善总生存率，因此，不能作为常规治疗手段。这项研究的生物学意义提示手术摘除这些患者的原发肿瘤可能促进了远端转移瘤的生长。

（湖南省肿瘤医院　李　晶　欧阳取长）

【指南背景】

1. 2015版NCCN指南　对于有骨转移的晚期乳腺癌患者，应给予双膦酸盐类药物，对于激素受体阳性的患者优先推荐内分泌治疗。

2.《中国晚期乳腺癌诊治专家共识（2015版）》　对于初诊Ⅳ期乳腺癌患者，切除原发灶是否能获益尚有争议，部分患者可以考虑姑息性手术。需注意目前证据均来自回顾性研究，存在选择性偏倚，因此最终结果有待前瞻性临床试验进一步证实。

（湖南省肿瘤医院　李　晶　欧阳取长）

【核心体会】

初治Ⅳ期乳腺癌首先全身治疗，在治疗有效后可以具体选择局部治疗。

（湖南省肿瘤医院　李　晶　欧阳取长）

参 考 文 献

[1] Hortobagyi GN, Van Poznak C, Harker WG, et al. Continued treatment effect of zoledronic acid dosing every 12 vs 4 weeks in women with breast cancer metastatic to bone：the OPTIMIZE-2 randomized clinical trial. JAMA Oncol, 2016.

[2] Badwe R, Hawaldar R, Nair N, et al. Locoregional treatment versus no treatment of the primary tumour in metastatic breast cancer: an open-label randomised controlled trial. Lancet Oncol, 2015, 16 (13): 1380-1388.

[3] 徐兵河, 江泽飞, 胡夕春. 中国晚期乳腺癌临床诊疗专家共识 2016. 中华医学杂志, 2016, 22: 1719-1727.

[4] Baselga J, Campone M, Piccart M, et al. Everolimus in postmenopausal hormone-receptor-positive advanced breast cancer. N Engl J Med, 2012, 366 (6): 520-529.

[5] Piccart M, Hortobagyi GN, Campone M, et al. everolimus plus Exemestane for hormone-receptor-positive, human epidermal growth factor receptor-2-negative adavanced breast cancer: overall survival results from BOLERO-2 dagger. Ann Oncol, 2014, 25 (12): 2357-2362.

[6] Cristofanilli M, Turner NC, Bondarenko I, et al. Fulvestrant plus palbociclib versus fulvestrant plus placebo for treatment of hormone-receptor-positive, HER2-negative metastatic breast cancer that progressed on previous endocrine therapy (PALOMA-3): Final analysis of the multicentre, double-blind, phase 3 randomised controlled trial. Lancet Oncol, 2016, 17 (4): 425-439.

[7] Bajetta E, Procopio G, Celio L, et al. Safety and efficacy of two different doses of capecitabine in the treatment of advanced breast cancer in older women. J Clin Oncol, 2005, 23 (10): 2155-2161.

病例 32　乳腺癌合并乳腺分叶状肿瘤

王耀辉　蒋一维　陆劲松*

上海交通大学医学院附属仁济医院

【病史及治疗】

➢ 患者女性，40 岁，未绝经。

➢ 20 年前发现左乳腺肿块，无压痛，无乳头溢血、溢液，一直未予以重视，自觉肿块增大，遂于我院就诊，体检：双乳腺对称，发育正常。左乳腺外侧扪及一大小约 5 cm 肿块，肿块固定，活动度差，右乳腺未扪及明显肿块，双侧腋下及锁骨上未及明显增大淋巴结。

【辅助检查】

➢ 乳腺超声（图 32-1）示双乳腺小叶增生，左乳腺下方等回声团块 48 mm×28 mm［乳腺影像报告和数据系统（breast imaging reporting and data system，BI-RADS）4A］，左乳腺外上低回声结节 9.2 mm×7.4 mm（BI-RADS 4A），双侧腋下目前未见明显增大淋巴结。

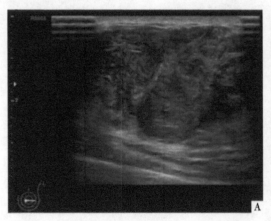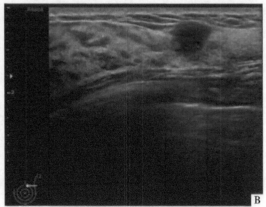

图 32-1　乳腺超声

注：A. 左乳腺下方等回声团块 48 mm×28 mm；B. 左乳腺外上低回声结节 9.2 mm×7.4 mm

➢ 钼靶（图 32-2）示双侧乳腺增生症，左乳腺偏内下象限团块影（BI-RADS 0）。

➢ 左乳腺肿块穿刺病理示左乳腺肿块倾向纤维腺瘤。

---

* 为通信作者，邮箱：lujjss@163.com

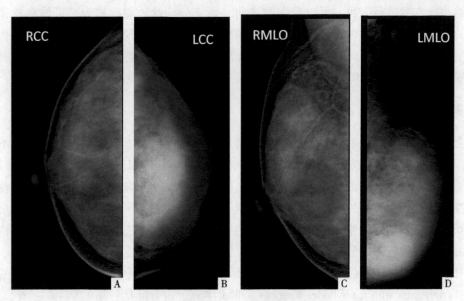

图 32-2　乳腺钼靶

注：A. 右乳腺 CC 位钼靶检查；B. 左乳腺 CC 位钼靶检查，左乳腺偏内下象限团块影；C. 右乳腺 MLO 位钼靶检查；D. 左乳腺 MLO 位钼靶检查，左乳腺偏内下象限团块影

【病史及治疗续一】

➤ 患者入院后完善各项检查，于 2015-08-26 日行，左侧乳腺象限切除术，术后病理示左乳腺外侧肿块浸润性导管癌 Ⅰ～Ⅱ 级，大小为 0.6 cm×0.4 cm×0.2 cm。左乳腺内下肿块低级别叶状肿瘤，另见纤维腺瘤 7 cm×6 cm×3 cm。免疫组织化学示左乳腺外侧肿块浸润性导管癌。肿瘤细胞 ER（>90%）、PR（>90%）、HER-2（2+）、P120（+）、E-cadherin（+）、Ki-67 阳性率（20%）、CK5/6（-），周围 SMA、P63、CD10 阳性的肌上皮缺失。FISH 检测 HER-2 基因无扩增。

➤ 遂于 2015-09-06 在全身麻醉下行保乳根治术、腋下淋巴结活检术。术后病理示左乳腺肿块周围，未见肿瘤残留。上、下、内、外切缘，基底切缘均阴性。前哨淋巴结（0 枚/7 枚）（-）未见癌转移。

➤ 术后给予 FEC→T 方案（F，氟尿嘧啶；E，表柔比星；C，环磷酰胺；序贯以 T，多西他赛）治疗，化疗完成后放疗，后开始他莫昔芬治疗至今。

【本阶段小结】

乳腺癌合并乳腺分叶状肿瘤是非常罕见的情况，在我们乳腺中心曾出现过同侧乳腺分叶状肿瘤内发生低级别导管原位癌病例，同侧乳房邻近部位既发生分叶状肿瘤，又发生浸润性导管癌病例，以及双侧乳房一侧为分叶状肿瘤，一侧为浸润性癌病例，限于书籍篇幅有限，本次仅报道 1 个病例。检索文献发现，世界范围内这种同时存在乳腺癌与分叶状肿瘤的情况有个案报道，多集中在亚洲地区。在这些报道中，乳腺癌可以在分叶状肿瘤中存在，也可在分叶状肿瘤邻近乳腺组织存在，甚至是在对侧乳房中存在，这些乳腺癌有导管癌、小叶癌等各种类型。传统认为，分叶状肿瘤是来源间质的，其上皮细胞未发生异常改变。在同时存在乳腺癌与分叶状肿瘤的情况中，其间质成分形成分叶状肿瘤，上皮的成分地发生不同程度不典型增生、导管内癌，甚至是浸润性癌。由于其罕见，针对上述情况，目前并没有标准的治疗方案，而是分别按照的分叶状肿瘤及乳腺癌标准的治疗方案进行。我们可以发现在术前，由于分叶状肿瘤比较大，可能在影像学上很难发现其旁的乳腺癌，很多时候是在肿块整体切除后病理检查中发现，所有上述罕见病例也提醒我们在临床上如果影像发现倾向分叶状肿瘤的大肿块，其邻近的形态欠佳的小肿块不能轻易掉以轻心，可以随访，对于手术切除的分叶状肿瘤标本，更细致的病理检查也非常重要。

【专家点评】

临床上，乳腺分叶状肿瘤伴发导管原位癌尤其是低级别导管原位癌或导管上皮的不典型增生偶可遇见，而同侧乳腺内既发生分叶状肿瘤又伴发浸润性导管癌或浸润性小叶癌相对少见。

组织病理学上根据肿瘤的间质细胞密度、细胞异型性、核分裂及肿瘤边缘情况等将其分为良性、交界性和恶性 3 个级别，其中良性多见。乳腺分叶状肿瘤与癌共存极为罕见，有以下情况：一是分叶状肿瘤伴发同侧肿瘤以外或对侧乳腺的原位癌或浸润性癌；二是分叶状肿瘤内的上皮成分癌变，可以表现为包括导管或小叶的原位癌，也可表现为浸润性癌（浸润性导管癌、浸润性小叶癌、小管癌、浸润性筛状癌甚至化生性的鳞状细胞癌）。分叶状肿瘤内的上皮成分癌变称为叶状肿瘤内癌（carcinoma within phyllodes tumors），非常罕见，占分叶状肿瘤的 0.4%～2%。

分叶状肿瘤伴癌常见于中年女性，平均 44 岁。绝大部分可触及乳腺内的肿块，个别患者可有疼痛。肿瘤多数位于外上象限，活动，与周围组织无粘连，局部淋巴结转移罕见。

良性、交界性、恶性分叶状肿瘤均可伴发原位癌和浸润性癌，癌可位于分叶状肿瘤内或与同侧或对侧乳腺癌并存。分叶状肿瘤内癌的存在与否与其本身的良恶性无关。在报道的 39 例分叶状肿瘤伴癌中，恶性分叶状肿瘤 19 例，伴发癌灶的 22 个，癌主要发生于同侧或对侧乳腺，而发生于分叶状肿瘤内的仅 7 例。主要以伴发导管癌为主。在恶性分叶状肿瘤伴发癌的病例中，1 例查见腋窝淋巴结转移。良性分叶状肿瘤内癌的发生率高于恶性，而伴同侧和对侧乳腺癌的发生率低于恶性分叶状肿瘤。16 例伴有癌的良性分叶状肿瘤中 10 例为分叶状肿瘤内癌，5 例伴同侧分叶状肿瘤外的乳腺癌，1 例伴对侧乳腺癌。分叶状肿瘤内含的 10 例乳腺癌类型主要为浸润性导管癌，也可伴有诸如浸润性小叶癌等其他类型。交界性叶状肿瘤伴癌的仅 3 例，2 例为瘤内癌，且同侧乳腺均伴发导管原位癌，而在瘤周伴发小叶原位癌和浸润性癌。

分叶状肿瘤内的癌的预后究竟如何目前还没有统一的结论，但大多数文献显示这些肿瘤预后相对不是很差。在 11 例随访 3 个月至 9 年的资料中，9 例疾病无进展，1 例复发，1 例死于其他疾病。

（上海长海医院　郑唯强）

导管内癌（ductal carcinoma in situ，DCIS）进展为浸润性癌的危险因素与患者年龄、肿瘤体积、切缘情况和组织病理学分级有关。

下列情况可以考虑他莫昔芬 5 年治疗以降低保乳手术后同侧乳腺癌的发病风险：①接受保乳手术（肿块切除术）加放疗的患者尤其是 ER（+）的 DCIS 患者；②仅接受保乳手术的患者，对于接受全乳房切除术的 DCIS 患者，术后可通过口服他莫昔芬或雷洛昔芬降低对侧乳腺癌风险。因此，该患者 ER（+），行保乳手术，可以口服他莫昔芬 5 年治疗。

DCIS 保乳术后行全乳房放疗可以降低约 50% 的同侧复发风险，对临床医师评估为低复发风险的患者，可仅行保乳手术而不接受放疗，患者 VIPI 分数较低，可不行放疗。

乳腺癌分子亚型的出现，使我们认识到并非所有患者都需要化疗，对于一些低危，如淋巴结阴性、<2 cm、HER-2（-）、Ki-67 低表达的 Luminal 型乳腺癌可能仅需要内分泌治疗就可以获得

很好的获益，但是对于那些有一定的危险度［如淋巴结无转移或微转移、>0.5 cm、ER（+）、HER-2（-）］的患者是否需要化疗仍有疑问。21基因检测技术的发展使得人们可以精准评估预后，判断内分泌治疗和化疗的反应性，从而决定患者是否需要接受辅助化疗。但是，考虑目前尚没有基于中国乳腺癌人群基因组的检测标准，且缺乏相关机构检测共识，（NCCN指南指出21基因检测可作为参考手段，但目前不作为常规推荐）。

乳腺分叶状肿瘤是一种较少见的纤维上皮性肿瘤，平均40~50岁，亚洲国家中的发病年龄较轻，平均25~30岁。

根据2012版世界卫生组织（World Health Organization，WHO）分类的诊断标准，从肿瘤边界、间质细胞丰富程度、核分裂象、细胞异型性等方面将分叶状肿瘤分为良性、交界性、恶性。

（湖南省肿瘤医院　李　晶　欧阳取长）

【指南背景】

1. WHO乳腺癌肿瘤分类　1981年版WHO分类曾将目前的"叶状肿瘤（phyllodes tumors）"称为叶状囊肉瘤，至2003年版WHO分类中改为"叶状肿瘤"，2012年版WHO沿用了2003年版的分类，同时增加了一些病理诊断上的细节。

2. 2012版WHO乳腺肿瘤分类　目前认为浸润性导管癌起源于乳腺终末导管小叶单位，而非所谓的"导管"。因此WHO建议使用非特殊型浸润性癌这一名称可以避免此误导。但由于临床上浸润性导管癌的诊断沿袭已久，无论是在病理诊断范畴还是在临床实践中，使用此名称特定指代缺乏特殊形态学改变的浸润性癌并无不妥，因此目前实践中仍然采用乳腺浸润性导管癌这一术语。

（上海长海医院　郑唯强）

【核心体会】

当临床上出现较大的肿块（>4 cm）或短期内快速增长的乳腺肿块应警惕可能为叶状肿瘤；当穿刺检查病理显示为梭形细胞病变时要排除是叶状肿瘤的间质成分。当叶状肿瘤内出现异型上皮成分时要注意排除是否合并乳腺癌的存在。

（上海长海医院　郑唯强）

乳腺癌合并乳腺分叶状肿瘤是非常罕见的情况，处理可按乳腺癌的治疗原则与分叶状肿瘤的治疗原则综合考虑。

（湖南省肿瘤医院　李　晶　欧阳取长）

参 考 文 献

［1］Sin EI, Wong CY, Yong WS, et al. Breast carcinoma and phyllodes tumour: a case series. J Clin Pathol, 2016; 69 (4): 364-369.

［2］Nio Y, Iguchi C, Tsuboi K, et al. Ductal carcinoma in situ arising within a benign phyllodes tumor: A case report with a review of the literature. Oncol Lett, 2011, 2 (2): 223-228

病例 33　初诊Ⅳ期乳腺癌

刘　慧* 陈　琦

河南省肿瘤医院

【病史及治疗】

➢ 患者女性，44 岁，患者未绝经。未婚未孕。父亲死于"肺癌"，母亲健在。既往合并"子宫肌瘤"，月经量过大。

➢ 2013-06 因"左乳腺肿块"至我院就诊。入院后行"经皮空芯针穿刺活检术"，活检病理示左侧乳腺浸润性导管癌。免疫组织化学示雌激素受体（estrogen receptor，ER）（95%）、孕激素受体（progesterone receptor，PR）（40%）、人类上皮细胞生长因子受体 2（human epiderma growth factor receptor 2，HER-2）（2+）、Ki-67 阳性率（45%）。荧光原位杂交（fluorescence in situ hybridization，FISH）检测结果示 HER-2 基因扩增。免疫分型为 Luminal B、HER-2（+）型。相关辅助检查结果提示合并双肺转移及骨转移。入院血常规提示中度贫血（63 g/L）。美国东部肿瘤协作组（Eastern Cooperative Oncology Group，ECOG）评分 1 分。初步诊断为左侧乳腺癌伴双肺转移、骨转移。

【辅助检查】

➢ 2013-06 彩色超声示左乳头上方及外上象限可见一个低回声光团，大小为 61 mm×23 mm。左腋窝可见数个低回声光团，其一大小为 15 mm×10 mm，其二大小为 9 mm×5 mm，边界清。

➢ 骨扫描示第 5 腰椎骨质旺盛病灶，考虑骨转移。

➢ 胸部、腰椎计算机体层摄影术（computed tomography，CT）扫描（图 33-1）示第 5 腰椎椎体不规则密度增高影，考虑骨转移；双肺多发结节影，考虑转移。

---

* 为通信作者，邮箱：13803866726@163.com

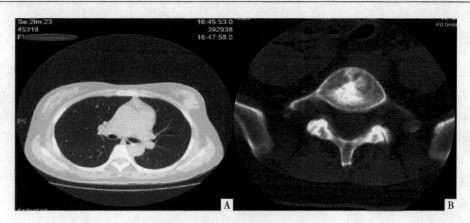

图 33-1 患者初诊时胸部及腰椎 CT

注：A. 初诊时胸部 CT，显示右肺散在小结节，考虑转移；B. 初诊时腰椎 CT，显示第 5 腰椎体高密度结节，考虑为骨转移

【病史及治疗续一】

➢ 方案选择为化疗+靶向治疗+卵巢功能抑制+唑来膦酸。具体方案为紫杉醇脂质体 120 mg，每周 1 次；卡培他滨（希罗达）1.5 g，每天 2 次，第 1～14 天；曲妥珠单抗（赫赛汀）8 mg/kg 首剂；6 mg/kg 序贯+戈舍瑞林 3.6 mg，每 28 天 1 次+唑来膦酸 4.0 mg，每 28 天 1 次。

➢ 2 个疗程后疗效评价乳腺病灶部分缓解，肺部病灶稳定。

【辅助检查】

➢ 2013-08-09 复查彩色超声示左乳头上方及外上象限可见一个低回声光团，大小为 38 mm×15 mm，内可见密集的强回声光点。左腋窝可见数个低回声光团，大小分别为 11 mm×8 mm、7 mm×7 mm，边界尚清。

➢ 2013-10-15 彩色超声示左乳头上方及外上象限可见一个低回声光团，大小为 30 mm×14 mm，内可见密集的强回声光点。左腋窝可见数个低回声光团，大小分别为 7 mm×6 mm、7 mm×7 mm，边界尚清。

➢ 化疗期间复查胸部 CT 示两肺转移灶较前变化不大。

➢ 继续原方案治疗，6 个疗程后疗效评价乳腺病灶部分缓解，肺部病灶稳定（图 33-2）。

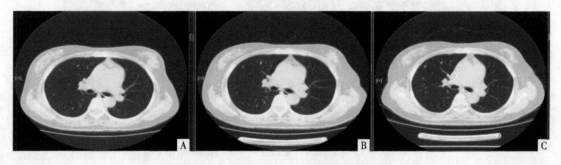

图 33-2 患者化疗期间肺部病灶 CT 影像

注：A. 治疗前肺部转移灶影像；B. 治疗 2 个疗程后肺部转移灶影像；C. 6 个疗程后肺部转移灶影像，提示化疗过程中肺部病灶稳定

【本阶段小结】

患者为初诊Ⅳ期乳腺癌，结合免疫分型行化疗、靶向治疗、卵巢功能抑制及抗骨转移治疗。6个疗程后疗效评估乳腺病灶及腋窝病灶均部分缓解，肺部转移灶稳定。初诊Ⅳ乳腺癌局部手术治疗是否获益颇具争议，部分患者可行姑息性手术切除，2013年前证据均来自回顾性研究，存在选择偏倚。患者及其家属手术意愿强烈，遂于2013-10-18行姑息性左侧乳腺癌改良根治术。术后病理示左侧乳腺浸润性癌，乳头未受累。腋窝淋巴结（11枚/19枚）见癌转移。免疫组织化学示 ER（95%）、PR（<1%）、HER-2（+）、Ki-67 阳性率（35%）。该患者初诊为Ⅳ期姑息性手术治疗后，术后免疫分型改变，HER-2 状态转阴。

【病史及治疗续二】

➤ 根据中国晚期乳腺癌专家共识，对于晚期乳腺癌，治愈已不是治疗目的，应尽可能保证患者的生活质量。而对于 HER-2（+）乳腺癌，即使化疗后术后的免疫指标发生改变，只要有一次 HER-2（+）结果均应该接受靶向治疗。该患者为激素受体阳性且 HER-2（+）乳腺癌。在联合化疗有效之后的后续维持治疗选择中，可考虑内分泌治疗联合靶向治疗或者单药化疗联合靶向治疗。而单药化疗的原则是根据患者的毒性反应及耐受情况，选用原联合方案中的一种药物进行维持，优先考虑选择使用方便、耐受性好的药物。经过与患者及其家属的沟通，下一步方案选择卡培他滨联合曲妥珠单抗治疗。

➤ 2013-11~2014-02 接受卡培他滨（希罗达）联合曲妥珠单抗（XH）方案维持治疗。

➤ 2014-02-15~2014-03-01 行紫杉醇联合曲妥珠单抗（PH）方案化疗1个疗程。

【本阶段小结】

患者Ⅳ期乳腺癌姑息性手术治疗后，单药化疗联合靶向维持治疗（XH 方案及 PH 方案），复查影像学检查提示肺部病灶进展（图33-3，图33-4）。下一步治疗策略为内分泌治疗。

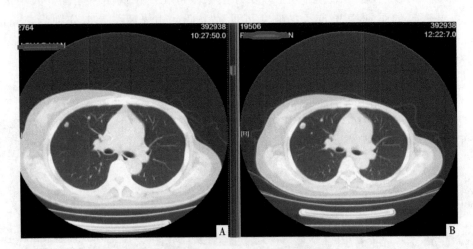

图 33-3　XH 方案治疗前及治疗后肺部转移灶 CT

注：A. XH 方案治疗前肺部转移灶影像；B. XH 方案治疗 2 个疗程后肺部转移灶影像，肺部转移灶明显增大，提示肺部病灶进展

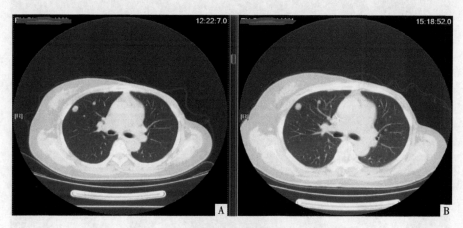

图33-4　PH方案治疗前及治疗后肺部转移灶CT

注：A. PH方案治疗前肺部转移灶影像；B. PH方案化疗1个疗程后肺部转移灶影像，病灶较前进展

【病史及治疗续三】

➢ 2014-04~2014-07行他莫昔芬+戈舍瑞林+曲妥珠单抗治疗。期间复查CT提示肺部病灶稳定。2014-08复查CT提示肺部病灶较前增多，部分结节增大。遂于2014-08-01后改行来曲唑+戈舍瑞林+曲妥珠单抗治疗。

【辅助检查】

➢ 2014-07-30复查CT（图33-5）示肺部病灶较前增多、部分结节增大。

➢ 2015-12-15复查CT（图33-6）示双肺转移灶较前增多、增大。同期局部彩色超声示左胸壁多发低回声团，考虑局部复发。

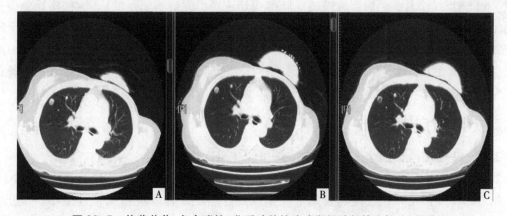

图33-5　他莫昔芬+戈舍瑞林+曲妥珠单抗治疗期间肺部转移灶CT影像

注：A. 他莫昔芬+戈舍瑞林+典妥珠单抗初始治疗时肺部病灶；B. 他莫昔芬+戈舍瑞林+曲妥珠单抗治疗期间复查影像；C. 2014-07复查CT提示肺部结节较前增大、增多

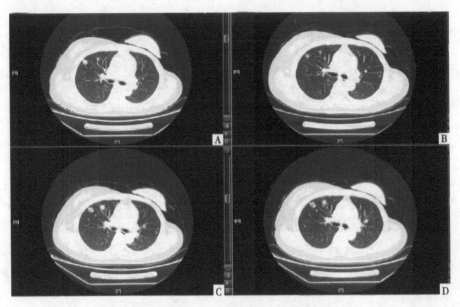

图33-6　来曲唑+戈舍瑞林维持治疗期间胸部CT

注：A. 改来曲唑+戈舍瑞林治疗前影像；B、C. 来曲唑+戈舍瑞林治疗期间复查影像，均提示肺部病灶稳定；C. 2015-12-15复查CT提示双肺转移灶部分增大

➢ 左侧胸壁结节切除活检，病理示左胸壁结节皮下纤维组织内癌浸润/转移。结合病史考虑乳腺来源可能。免疫组织化学示 ER（95%）、PR（<1%）、HER-2（2+）、Ki-67 阳性率（13%）。FISH 检测 *HER-2* 基因扩增。

【本阶段小结】

化疗维持治疗失败后选择内分泌治疗，给予他莫昔芬+戈舍瑞林+曲妥珠单抗治疗，无进展生存期（progression-free-survival，PFS）3个月，改行二线内分泌方案治疗为来曲唑+戈舍瑞林+曲妥珠单抗。PFS 达 17 个月，之后疾病进展（肺部病灶进展、胸壁局部复发）。胸壁病灶免疫分型为 Luminal、HER-2（+）型。考虑该患者内分泌治疗敏感，拟选择氟维司群继续治疗。由于经济原因，患者拒绝。根据中国晚期乳腺癌诊疗专家共识，对于晚期乳腺癌患者，治愈已不是治疗目的，应尽量保持患者生存质量，尽可能考虑单药化疗作为首选方案。因此下一步治疗方案选择：长春瑞滨联合曲妥珠单抗（赫赛汀）（自2015-12-26始）。

【病史及治疗续四】

➢ 2015-12-26 开始给予长春瑞滨+曲妥珠单抗（NH）方案化疗。

➢ 2个疗程后复查胸部CT示肺部病灶较前减小。彩色超声提示左侧胸壁结节较前减小。

➢ 继续 NH 方案化疗，左侧胸壁结节逐渐减少、缩小。肺部转移灶持续缩小。截止 2016-07-22 完成 NH 方案化疗 10 个疗程（图33-7）。

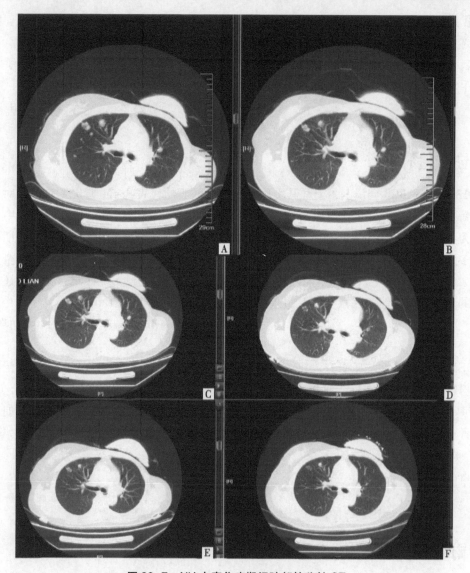

图 33-7　NH 方案化疗期间肺部转移灶 CT

注：A. NH 方案治疗前；B. 2 个疗程后肺部转移灶影像，结节较前明显缩小；C、D、E、F. 均为 NH
方案化疗期间定期复查肺部转移灶影像，提示肺部转移灶较前明显缩小、减少

【专家点评】

ABC1 指南对于 HER-2（+）乳腺癌，除非有使用禁忌，应尽快使用曲妥珠单抗治疗。

在选用何种化疗方案与曲妥珠单抗联合时，一般不考虑非进展序贯治疗的模式。该患者为Ⅳ期乳腺癌，按照治疗原则只要一个抗 HER-2 联合方案有效，就可以一直用到疾病进展，除非出现不可耐受的毒性或主动退出。在选择一线方案时，只要指南推荐的方案都可以选择或者可以优先考虑 PFS 的获益。该患者使用紫杉醇脂质体+卡培他滨+曲妥珠单抗方案 6 个疗程，乳腺病灶部分缓解，肺部病灶稳定，可以继续使用曲妥珠单抗靶向治疗。曲妥珠单抗由于其作用机制的不同，患者曾经治疗有效而其后出现疾病进展时并不一定需要停药，可以保留曲妥珠单抗继续使用，而换用其他化疗药物，化疗停止后，可使用 HER-2 靶向治疗联合芳香化酶抑制药维持治疗。

关于Ⅳ期乳腺癌原发灶手术价值的争议从未停止。一项在土耳其进行的多中心研究，入组未经治疗的Ⅳ期乳腺癌后即刻进行随机化，一组行局部手术治疗+全身治疗，对照组为全身治疗组，主要研究终点是总生存期，结果显示两者无统计学差异。

本患者多处骨转移，肺部多个转移灶，手术意义不大，但如果本患者家属强烈要手术，充分沟通后，手术也可行。

（湖南省肿瘤医院　李　晶　欧阳取长）

【循证背景】

在 2013 年的 SABCS 会议上，土耳其乳腺疾病学会联盟的代表 Soran 博士发言称，对于纳入未经治疗的新发转移性乳腺癌的土耳其患者，患者直接接受手术或仅接受全身性治疗的中位生存期的差异约为 3.5 年，无统计学意义。亚组分析提示，手术治疗单发骨转移患者有生存期优势，但却缩短了多发肝转移或肺转移患者的生存期。手术治疗组患者的局部区域进展率仅为全身性治疗组患者的 20%。Soran 博士认为，早期随访数据显示，总生存期差异无统计学意义，但还需要开展更长时间的随访，有可能存在重要的亚组差异。

（湖南省肿瘤医院　李　晶　欧阳取长）

TAnDEM 研究为Ⅲ期临床研究，比较了阿那曲唑联合曲妥珠单抗与阿那曲唑单药治疗 208 例 ER（＋）/HER-2（＋）转移性乳腺癌患者的疗效，结果显示联用组 PFS 较单药组延长 1 倍（4.8 个月与 2.4 个月比较，$P = 0.001\,6$），但两组总生存期未观察到统计学差异。由于阿那曲唑单药组 70% 的患者在疾病进展后接受了含曲妥珠单抗的治疗方案，可能会影响总生存期结果，探索性分析比较了联合组与单药组中未交叉接受靶向治疗的患者，结果提示联合组具有生存优势（Wilcoxon $P = 0.048$）。

（复旦大学附属中山医院　杨子昂）

【指南背景】

1. ABC1 指南　对于 HER-2（＋）乳腺癌，除非有使用禁忌，应尽快使用曲妥珠单抗治疗。

2.《中国晚期乳腺癌诊治专家共识（2015 版）》　对于初诊Ⅳ期乳腺癌患者，切除原发灶是否能获益尚有争议，部分患者可以考虑姑息性手术。需注意目前证据均来自回顾性研究，存在选择性偏倚，因此最终结果有待前瞻性临床试验进一步证实。

（湖南省肿瘤医院　李　晶　欧阳取长）

1. 2016 版 NCCN 指南　HER-2（＋）乳腺癌的一线推荐药物为曲妥珠单抗联合帕妥珠单抗联合多西他赛或紫杉醇。其他可选择药物包括曲妥珠单抗-DM1、曲妥珠单抗联合紫杉醇±卡铂、曲妥珠单抗联合多西他赛/长春瑞滨/卡培他滨。对于曲妥珠单抗治疗失败患者可选择方案为拉帕替尼联合卡培他滨、曲妥珠单抗联合卡培他滨、曲妥珠单抗联合拉帕替尼、曲妥珠单抗联合其他化疗药。部分研究提示在激素受体阳性、HER-2（＋）乳腺癌患者中在内分泌治疗基础上加入抗 HER-2 靶向治疗可以进一步提高患者 PFS。

2. ABC3 指南　对于 ER（＋）/HER-2（＋）转移性乳腺癌，当选择内分泌治疗时，需同时应用抗 HER-2 靶向治疗（曲妥珠单抗或拉帕替尼）。当一线治疗选择化疗联合靶向治疗时，可考虑将内分泌治疗联合靶向治疗作为维持治疗，尽管目前还未在随机临床试验中证实，但临床经验以及内分泌药物的安全性均使得该策略成为一个合理的治疗选择。

3.《中国晚期乳腺癌诊治专家共识2016》 辅助治疗未使用过曲妥珠单抗或曲妥珠单抗治疗结束后超过1年复发转移的HER-2（+）晚期乳腺癌，曲妥珠单抗联合化疗疗效和安全性均优于拉帕替尼联合化疗。一线抗HER-2治疗方案首选曲妥珠单抗联合帕妥珠单抗和紫杉类药物，除了联合紫杉醇、多西他赛以外，也可联合其他的化疗药物。

二线以后的治疗，在无法获得曲妥珠单抗-DM1时可选择其他方案，包括继续曲妥珠单抗联合另一种细胞毒药物；拉帕替尼联合卡培他滨、曲妥珠单抗联合拉帕替尼双靶向治疗。有证据证实相比于阿法替尼，曲妥珠单抗作为二线抗HER-2治疗与长春瑞滨联合有更多生存获益。另有研究显示，mTOR抑制药依维莫司联合曲妥珠单抗对于既往接受过曲妥珠单抗治疗的晚期乳腺癌患者有一定的生存获益，也可作为二线治疗的选择。

激素受体阳性患者可以考虑曲妥珠单抗联合内分泌维持治疗。

4.《中国抗癌协会乳腺癌诊治指南与规范（2015版）》 曲妥珠单抗联合紫杉醇或多西他赛可以作为首选的一线方案。曲妥珠单抗联合紫杉醇的同时也可加用卡铂进一步提高疗效。曲妥珠单抗也可联合长春瑞滨、卡培他滨等其他化疗药物作为一线治疗。

曲妥珠单抗治疗疾病进展后的治疗策略为在曲妥珠单抗-DM1不能获得的情况下，可有下列治疗策略：拉帕替尼联合卡培他滨；曲妥珠单抗联合卡培他滨；曲妥珠单抗联合拉帕替尼的非细胞毒药物的方案；继续使用曲妥珠单抗，更换其他化疗药物。

（复旦大学附属中山医院　杨子昂）

【核心体会】

HER-2（+）Ⅳ期乳腺癌，除非有使用禁忌，应尽快使用化疗联合曲妥珠单抗治疗。

（湖南省肿瘤医院　李　晶　欧阳取长）

根据《中国晚期乳腺癌诊治专家共识2016》，对于晚期乳腺癌患者，治愈已不是治疗目的，应尽量保持患者生存质量，尽可能考虑单药化疗作为首选方案。在激素受体阳性、HER-2（+）乳腺癌患者中，内分泌治疗联合抗HER-2靶向治疗的地位尚不明确，但可考虑作为维持治疗的选择之一。至于局部治疗，尚属探讨阶段。

（复旦大学附属中山医院　杨子昂）

参 考 文 献

[1] Cardoso F, Costa A, Senkus E, et al. 3rd ESO-ESMO international consensus guidelines for Advanced Breast Cancer (ABC 3). Breast, 2017, 31: 244-259.

[2] 徐兵河、江泽飞、胡夕春. 中国晚期乳腺癌临床诊疗专家共识2016. 中华医学杂志, 2016, 96（22）: 1719-1727.

[3] Kaufman B, Mackey JR, Clemens MR, et al. Trastuzumab plus anastrozole versus anastrozole alone for the treatment of postmenopausal women with human epidermal growth factor receptor 2-positive, hormone receptor- positive metastatic breast cancer: results from the randomized phase Ⅲ TAnDEM study. J Clin Oncol, 2009, 27: 5529-5537.

[4] Soran A, Ozbas S, Kelsey SF, et al. Randomized trial comparing locoregional resection of primary tumor with no surgery in stage IV breast cancer at the presentation (Protocol MF07-01): a study of Turkish Federation of the National Societies for Breast Diseases. Breast J, 2009, 15: 399-403.

病例 34　左侧乳腺癌术后 elite 旋切活检明确左锁骨上淋巴结转移

于　跃　方　敏　吴凯男　李恒宇　盛　湲*

上海长海医院

【病史及治疗】

➢ 患者女性，65 岁（2016 年），53 岁已绝经。无乳腺癌及其他恶性肿瘤家族史。

➢ 患者因体检发现左乳腺肿块伴腋窝淋巴结增大 2 周收入院。核心针穿刺示左侧乳腺癌浸润性导管癌，遂于全身麻醉下行左侧乳腺癌改良根治术。术后病理示左侧乳腺癌浸润性导管癌 II 级，左腋窝淋巴结（8 枚/15 枚）见癌转移。免疫组织化学示雌激素受体（estrogen receptor，ER）（90%），孕激素受体（progesterone receptor，PR）（-），人类上皮细胞因子受体 2（human epiderma growth factor receptor 2，HER-2）（3 +），Ki-67 阳性率（5%）。荧光原位杂交（fluorescence in situ hybridization，FISH）检测 HER-2 基因无扩增。

➢ 术后 TEC 方案（T，多西他赛；E，表柔比星；C，环磷酰胺）辅助化疗 6 个疗程，后续行左腋窝放疗及来曲唑治疗。

➢ 患者于术后 13 个月复查时，超声发现左锁骨上淋巴结增大，直径为 1.5 cm×0.7 cm。2015-09 来诊。

【辅助检查】

➢ 肿瘤标志物糖类抗原（carbohydrate antigen，CA）153 为 9.5 U/ml（正常值 0~31.30 U/ml），癌胚抗原（carcino-embryonic antigen，CEA）为 3.63 μg/L（正常值 0~5.00 μg/L），CA125 为 25.6 U/ml（正常值 0~35.00 U/ml）。

➢ 锁骨上淋巴结超声（图 34-1）　示左锁骨上淋巴结增大。

【病史及治疗续一】

➢ 为进一步明确左锁骨上淋巴结是否为肿瘤转移。我们在超声引导下使用真空辅助微创旋切系统（elite）对左锁骨上淋巴结进行旋切活检（图 34-2，图 34-3）。手术过程 11 分钟，穿刺淋巴结组织 5 条。手术顺利，出血约 3 ml。术后患者恢复顺利。

➢ 穿刺病理示左锁骨上转移性乳腺癌。免疫组织化学示 ER（-）、PR（-）、HER-2（+）。给予卡培他滨口服，目前患者病情平稳，锁骨上淋巴结病情稳定（stable disease，SD）。

---

* 为通信作者，邮箱：sheng528yuan@smmu. edu. cn

本研究由长海医院"1255"基金支持（基金号：CH125540800）

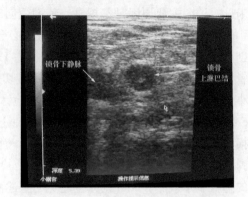

图 34-1　穿刺前超声图像

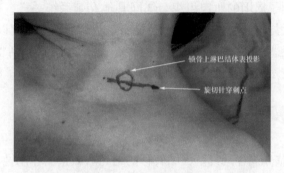

图 34-2　穿刺前体表定位

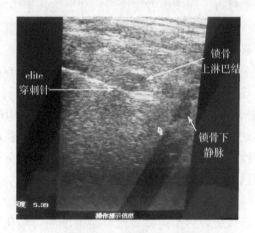

图 34-3　穿刺术中超声

【本阶段小结】

　　对于进展期乳腺癌，原发灶与转移灶的分子病理情况往往不一致。本例患者原发灶与转移灶的免疫组织化学情况也同样证明了这一点。所以对于存在远处转移的患者，指南推荐尽量获取远处转移灶的病理组织。

　　近年来针对远处转移灶行微创活检手术的比例逐渐增大。微创穿刺活检主要分为真空辅助微创旋切系统和弹射式空芯针两大类。真空辅助微创旋切系统主要应用于乳腺病灶的活检手术中，但用于淋巴结的活检手术尚未见报道。主要原因是常规真空辅助微创旋切系统（麦默通），国内常规穿刺针内径为 8 G。如此粗的穿刺针对于淋巴结进行旋切活检势必会造成较多的出血。针对本患者，我们使用了真空辅助微创旋切系统（elite）。elite 穿刺针内径为 13 G，较常规 8 G 穿刺针明显细，所以穿刺后出血少。笔者使用 elite 后感觉其穿刺针较麦默通旋切系统更为锐利，进针阻力小，操作更容易，组织创伤也更小。另外，临床常用的另一种穿刺活检针为弹射式核心针。其穿刺针内径为 12 G 和 14 G，与 elite 穿刺针内径相仿。但此种核心针在穿刺过程中因为弹射的作用，针头方向和距离不易控制，容易损伤周围组织。所以在对于像腋窝区、锁骨下、靠近胸壁等位置进行操作时，风险较大。另外，弹射式核心针受限于其当初的设计，活检时需要反复多次将穿刺针插入、移除腺体组织，会较大的降低手术效率。elite 则完全避免了上述两个问题的发生。

虽然 elite 有以上优势，但仍然存在一定的不足。①穿刺针内径较小，取出的组织量较少，常规组织量不适合做术中冷冻检查。②elite 穿刺针凹槽完全打开约 1.5 cm，较普通淋巴结大，在切割淋巴结的同时也切割到了周围的肌肉组织。③同其他穿刺系统一样，存在肿瘤随穿刺针道转移的可能。但对于已存在远处转移的患者，这种可能所造成的后果几乎可以忽略不计。

综上所述，对于怀疑恶性肿瘤淋巴结转移的患者，使用 elite 旋切活检病变淋巴结是一种安全、高效的方法。随着使用技术的不断进步，我们将来可以考虑将其用于早期乳腺癌患者的前哨淋巴结活检手术中。

【专家点评】

患者是 65 岁女性，临床属伴局部淋巴结转移的绝经后激素受体阳性乳腺癌，病理分子分型为腔面 A 型。术后虽然采用了化疗方案（TEC 方案）、放疗和内分泌治疗，但后续病程的发展是可预测的。腔面 A 型的绝经后乳腺癌是一种发展缓慢，预后相对较好的乳腺癌类型，如果在早期手术治疗干预，可能会有较好的疗效，而该患者初诊时病程已进展至中期以上，故后续术后 13 个月即出现左锁骨上淋巴结增大，超声引导下使用真空辅助微创旋切系统（elite）对左锁骨上淋巴结的旋切活检也证实乳腺癌转移，病理分子分型为三阴性。

根据美国国家综合癌症网络（National Comprehensive Cancer Network，NCCN）指南、中国抗癌协会乳腺癌诊治指南与规范（2016 版）、2012 版欧洲肿瘤内科学会（European Society for Medical Oncology，ESMO）指南、《中国晚期乳腺癌诊治专家共识 2016》，对于进展期的激素受体阳性乳腺癌，原发灶与转移灶的分子病理情况会不一致，推荐尽量获取转移灶的病理组织以供后续治疗考量，这是复发转移性乳腺癌与早期原发乳腺癌治疗的一个重要区别。本例患者原发灶与转移灶的免疫组织化学病理已发生改变，不排除检测的误判，更多的还是乳腺癌本身病理的变异，这决定了后续治疗的选择。一般还是推荐采用可持续的、比较温和的、维持患者较好的生活质量的治疗方案，首选单药化疗。该患者后续选择口服卡培他滨的持续化疗是比较好的方案，卡培他滨在乳腺癌辅助治疗中有证据在三阴性乳腺癌亚组中疗效明显。

针对转移灶行微创穿刺活检是明确转移病灶的病理方法，主要分为真空辅助微创旋切系统和弹射式空芯针两大类。使用真空辅助微创旋切系统（elite），相对其他手段的优点是出血少、组织创伤小、更安全，尤其适用于像腋窝区、锁骨上下区、胸壁区的穿刺操作。

目前国内没有相关报道运用于锁骨上转移淋巴结的穿刺活检，值得借鉴。

（复旦大学附属华山医院　汪　洁）

随着器械设备的不断更新与发展，乳腺病灶穿刺活检诊断的有效率也得到了大大的提高。从最初的细针穿刺到后来的空芯针穿刺（core needle biopsy，CNB），到现在的真空辅助旋切系统（vacuum-assisted biopsy，VAB），在不增加患者合并症的前提下，为各类乳腺疾病的术前诊断带来了很大的提升。最新在临床开展应用的真空辅助旋切系统可以在各种影像检查的引导下对病灶进行活检或切除。

目前，已有报道显示VAB相比CNB对乳腺疾病有更好的敏感度和特异度，并且CNB的诊断准确性与穿刺的条数有关，要获得较高的诊断准确性一般需要3~4条组织标本。而VAB的诊断准确性独立于样本数。我们知道穿刺对于一些乳腺癌的病灶可能造成低估，Bada的研究显示对于不典型增生及导管内癌的诊断，CNB对于两者造成的低估比例都要高于VAB。因此，临床上逐渐采用VAB替代了CNB对乳腺病灶的穿刺诊断。

然而，对于VAB和CNB用于淋巴结的穿刺孰优孰劣尚待进一步的研究论证。Maxwell等报道的随机对照临床研究对乳腺癌患者腋下淋巴结穿刺进行了两种方法的比较。结果显示两种方法耗时约2分钟，患者术后3天的疼痛评分空芯针为1/10，elite穿刺针为2/10，具有显著的差异（$P=0.04$）。当需要再次穿刺检查时，之前空芯针穿刺的患者接受度略高，两者敏感度相似。因此，VAB和CNB用于淋巴结穿刺活检的优劣还有待更多的临床研究明确。

单就elite的活检而言还是有很多优点的。elite穿刺针本身可有10 G和13 G的选择，虽然从13 G到10 G穿刺内径只是从2.6 mm增加到了3.5 mm，但从组织量来看却是明显增加。尤其对于一些恶性病灶，10 G的穿刺标本质实、量大，可以为病理科医师提供足够的组织量。相应的，穿刺所造成的血肿风险也会增加，尤其是对于一些可疑的囊实性病灶，穿刺前可以在病灶周围注射肾上腺素，穿刺后对局部进行压迫止血。

此外，VAB用于乳腺癌前哨淋巴结的活检目前在临床并非常规应用，其应用前景还有待更多的研究证实。Britton等的报道显示穿刺的过程患者是可以耐受的，82%的患者成功进行前哨淋巴结活检，检测出转移的敏感度为58.8%。然而在进行后续的前哨淋巴结活检手术时，VAB对48%的患者产生了中到重度的影响，8.3%的患者前哨淋巴结活检失败。因此，将VAB应用于前哨淋巴结活检还需要进一步探索与研究，制订合理的手术适应证，提高前哨淋巴结的检出率，使得VAB进行前哨淋巴结活检在某些选择性的患者中或可替代传统的开放活检手术。

（上海交通大学医学院附属仁济医院　周力恒）

【循证背景】

1. Liedtke等比较了原发和转移灶的ER、PR、HER-2状态，结果发现不一致率分别为18.4%、40.3%和13.6%。

2. 2012年的一项前瞻性研究也证实了原发及转移灶之间分别有16%、40%、和10%的ER、PR、HER-2发生变化，而且再次活检后导致14%的患者后续治疗决策发生变化。

（复旦大学附属华山医院　汪　洁）

【指南背景】

1. 2016版NCCN指南　对于绝经后激素受体阳性浸润性乳腺癌伴淋巴结转移患者，推荐辅助化疗+辅助内分泌治疗+区域放疗。

2. 2015版ESMO指南　对于复发或进展期乳腺癌，推荐尽量对转移病灶再次活检，明确转移病灶的病理分子分型。转移灶的激素受体和HER-2状态再评估十分重要。Luminal A型患者复发转移后，转移病灶再次活检仍激素受体阳性的患者，继续内分泌治疗有良好预后，如果受体状态改变，则预后较差。

3.《中国晚期乳腺癌诊治专家共识2016》 多数转移性乳腺癌是不可治愈的，治疗目的是在保证患者生活质量基础上，控制肿瘤，减轻症状，延长肿瘤控制时间和可能的情况下延长患者的生存时间。化学药物适应证：激素受体阴性；有症状的内脏转移；激素受体阳性但三线或以上内分泌治疗失败患者。

（复旦大学附属华山医院　汪　洁）

【核心体会】

对于复发或进展期乳腺癌，推荐尽量转移病灶再次活检，明确转移病灶的病理分子分型类型十分重要，这决定后续治疗决策。真空辅助微创旋切系统对锁骨上转移淋巴结的穿刺活检相对其他穿刺手段的优点是组织创伤小、更安全。

（复旦大学附属华山医院　汪　洁）

VAB 较 CNB 对于乳腺疾病的诊断有更高的敏感度和特异度，可作为临床常规的选择应用。VAB 在转移性淋巴结以及前哨淋巴结活检中应用的价值还需要进一步研究。穿刺造成的疼痛、血肿等不良反应与病例的选择及穿刺技术相关，还需要进一步优化手术适应证，探索更多的临床应用价值。

（上海交通大学医学院附属仁济医院　周力恒）

参 考 文 献

［1］Houssami N, Macaskill P, Balleine RL, et al. HER2 discordance between primary breast cancer and its paired metastasis: tumor biology or test artefact? Insights through meta-analysis. Breast Cancer Res Treat, 2011, 129（3）: 659-674.

［2］中国女医师协会临床肿瘤学专业委员会, 中国抗癌协会乳腺癌专业委员会. 中国进展期乳腺癌共识指南（CABC 2015）. 癌症进展, 2015, 13（3）: 223-245.

［3］Eisenhauer EA, Therasse P, Bogaerts J, et al. New response evaluation criteria in solid tumours: revised RECIST guideline（version 1.1）. Eur J Cancer, 2009, 45（2）: 228-247.

［4］Gutwein LG, Ang DN, Liu H, et al. Utilization of minimally invasive breast biopsy for the evaluation of suspicious breast lesions. Am J Surg, 2011, 202（2）: 127-132.

［5］王知力, 黄炎, 万文博. 三种真空辅助微创旋切技术治疗乳腺良性病灶的疗效及并发症比较. 中华医学超声杂志, 2012, 9（2）: 63-67.

病例 35 激素受体阳性乳腺癌患者术后 3 年出现肺转移的治疗

陈 凯*

苏州大学附属第一医院

【病史及治疗】

➢ 患者女性，2007 年初诊时 60 岁，已绝经 10 年。

➢ 因右侧乳腺癌于 2007-06 在外院行右侧乳腺癌根治术，术后病理示右侧乳腺浸润性导管癌 Ⅱ 级，右腋窝淋巴结（2 枚/14 枚）见癌转移，$T_2N_1M_0$、Ⅱ B 期，雌激素受体（estrogen receptor，ER）（3+）、孕激素受体（progesterone receptor，PR）（2+）、CerbB-2（2+）。

➢ 术后行 CEF 方案（C，环磷酰胺；E，表柔比星；F，氟尿嘧啶）化疗 6 次，并行局部放疗。

➢ 2008-03 开始服用阿那曲唑（瑞宁得）。

➢ 2008-11 患者因出现全身酸痛后自行停用阿那曲唑，考虑为使用阿那曲唑后导致骨密度下降所致，使用"唑来膦酸"后疼痛缓解。

➢ 2009-01 开始服用依西美坦（阿诺新），1 个月后再次出现全身疼痛不适，再次停药，改服"他莫昔芬"，治疗 10 天后因下腹部疼痛、白带增多再次自行停药。

➢ 2011-04-26、06-25 给予树突状细胞诱导的杀伤细胞（dendritic cells-cytokine induced killer cell，DC-CIK）免疫治疗。后服用阿仑膦酸钠（福善美），阿那曲唑治疗中。

➢ 2013-06 感右肩部疼痛，2113-06-18 外院肩关节磁共振成像（magnetic resonance imaging，MRI）示右侧冈上肌腱及冈下肌腱损伤，右侧肱骨近端内生软骨瘤，右侧肩锁关节退变。

➢ 2013-06-18 外院彩色超声示左锁骨下淋巴结增大。

➢ 2013-07-09 我院正电子发射计算机断层显像（positron emission computed tomography，PET-CT）示左颈部、右纵隔及右肺门淋巴结增大，伴葡萄糖代谢增高，如图 35-1 所示，考虑乳腺癌多发转移；右肺中下叶小结节，如图 35-2 所示。

➢ 我院淋巴结活检示乳腺癌转移，免疫病理示 ER、PR 强阳性，荧光原位杂交（fluorescence in situ hybridization，FISH）检测人类上皮细胞生长因子受体 2（human epiderma growth factor receptor 2，HER-2）基因无扩增。

➢ 于 2013-07-12 起行紫杉醇单药化疗 4 个疗程，期间发生骨髓抑制，多为Ⅱ度，经 G-CSF 处理后能恢复正常。疗效评估病情稳定（stable disease，SD），2013-08-21 胸部 CT 检查如图 35-3 所示。

➢ 患者于 2013-10 开始使用氟维司群（每月 250 mg）进行治疗。2013-11-26 复查胸部 CT 示右侧乳腺癌术后改变，右上纵隔淋巴结增大，如图 35-4 所示。

---

* 为通信作者，邮箱：cky9920@163.com

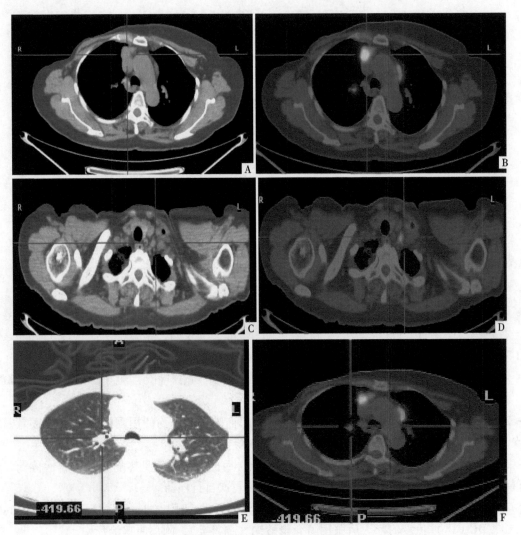

图 35-1 2013-07-09 PET-CT

注：A、B. PET-CT 示右纵隔淋巴结增大伴葡萄糖代谢增高；C、D. 左颈部淋巴结增大伴葡萄糖代谢增高；E、F. PET-CT 示右肺门淋巴结增大伴葡萄糖代谢增高

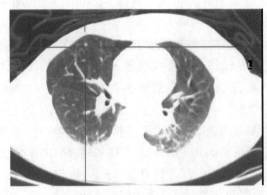

图 35-2 2013-07-09 胸部 CT

注：右肺中下叶小结节

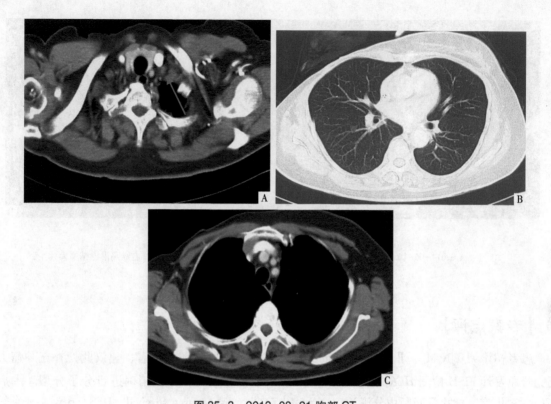

图 35-3 2013-08-21 胸部 CT

注：A. 右颈部淋巴结增大；B. 右肺门增大淋巴结；C. 右纵隔淋巴结增大

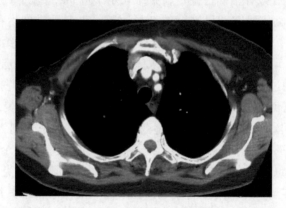

图 35-4 2013-11-26 胸部 CT 示右上纵隔淋巴结增大

➤ 2014-04 开始使用氟维司群，每月 500 mg 至今，已使用 26 个月，期间评价为 SD。2014-06-10 及 2014-10-24 复查胸部 CT 示右侧乳腺癌术后改变，右上纵隔淋巴结增大（图 35-5）。腹部 CT 扫描未见明显异常。颅脑 CT 检查未见异常。

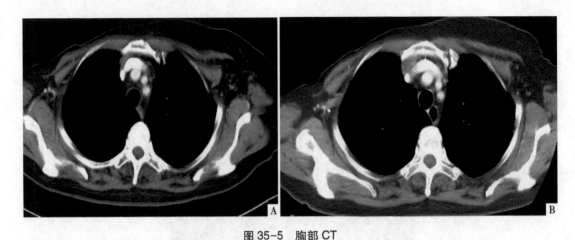

图 35-5　胸部 CT

注：A. 2014-06-10 胸部 CT，右纵隔淋巴结增大；B. 2014-10-24 胸部 CT，右纵隔淋巴结增大

【专家点评】

患者初诊为 $T_2N_1M_0$、ⅡB 期、Luminal 型、HER-2（-）乳腺癌患者，建议此处补充肿瘤大小及完善原发灶 FISH 检测 HER-2 基因扩增及 Ki-67 阳性率情况，以便精确进行分子分型。术后行 FEC 方案化疗、放疗及间断内分泌治疗，无病生存期（disease free survival, DFS）6 年。复发转移病灶为多发淋巴结及肺部结节，其中左锁骨下淋巴结、右侧纵隔和右肺门淋巴结可作为靶病灶，肺部结节为不可测量病灶；淋巴结活检提示复发病灶分子分型为 Luminal 型、HER-2（-）。一线紫杉醇单药治疗 4 个疗程疗效评估病情稳定，氟维司群 250 mg，每月 1 次更换为 500 mg，每月 1 次，推测依据 CONFIRM 临床研究结果进行的剂量调整，患者无进展生存期（progression-free-survival, PFS）目前已 >26 个月。根据 ABC2 指南和《中国晚期乳腺癌诊治专家共识 2016》，对于 Luminal 型、HER-2（-）乳腺癌患者优先选择内分泌治疗，焦点在于选择何种内分泌治疗药物。该患者在阿那曲唑治疗的过程中出现疾病进展，对于非甾体类芳香化酶抑制药治疗进展的晚期一线患者，基于目前的证据可考虑换用甾体类芳香化酶抑制药，如依西美坦，更换为氟维司群 500 mg 或依西美坦+依维莫司。考虑芳香化酶抑制药下调雌激素水平分别为阿那曲唑 95%，来曲唑 98% 和依西美坦 96%~97%，芳香化酶抑制药间药物互换 PFS 改善约 3 个月。BOLERO-2 研究中依维莫司的使用剂量为 10 mg/d，在临床实践中由于其口腔炎、间质性肺炎、乙型肝炎病毒再激活等不良反应，往往会减量甚至停药从而影响疗效，在中国大陆尚未批准其用于治疗晚期乳腺癌，而芳香化酶抑制药治疗过程中的继发耐药机制之一就是 ESR1 基因突变，有研究提示，对于存在 ESR1 基因突变者，芳香化酶抑制药治疗不敏感；而氟维司群 500 mg PFS 改善约 6.5 个月。实际治疗证实该患者氟维司群治疗 PFS 改善显著长于紫杉类药物，故对于激素受体阳性复发转移性乳腺癌患者，如没有内脏危象，首先内分泌治疗，对于非甾体类芳香化酶抑制药继发耐药者，特别是存在 ESR1 基因突变者，氟维司群 500 mg 为可考虑选择的内分泌治疗药物。

（上海交通大学医学院附属仁济医院　徐迎春

吉林大学中日联谊医院　林玉梅）

【核心体会】

对于激素受体阳性复发转移性乳腺癌患者，如没有内脏危象，首先内分泌治疗，对于非甾体类芳香化酶抑制药继发耐药者，特别是存在 *ESR1* 基因突变者，氟维司群 500 mg 为可考虑选择的内分泌治疗药物。

（上海交通大学医学院附属仁济医院　徐迎春

吉林大学中日联谊医院　林玉梅）

参 考 文 献

[1] Piccart M, Hortobagyi GN, Campone M, et al. Everolimus plus exemestane for hormone-receptor-positive, human epi-dermal growth factor receptor-2-negative advanced breast cancer: overall survival results from BOLERO-2. Ann Oncol, 25（12）：2357-2362.

[2] Di Leo A, Jerusalem G, Petruzelka L, et al. Results of the CONFIRM phase III trial comparing fulvestrant 250 mg with fulvestrant 500 mg in postmenopausal women with estrogen receptor-positive advanced breast cancer. J Clin Oncol, 2010, 28（30）：4594-4600.

[3] 徐兵河. 中国晚期乳腺癌诊治专家共识（2016 版）. 北京：人民卫生出版社，2016.

[4] Cardoso F, Costa A, Norton L, et al. ESO-ESMO 2nd international consensus guidelines for advanced breast cancer （ABC2）. Breast, 2014, 23（5）：489-502.

病例 36 双侧乳腺癌术后肺转移，氟维司群治疗好转

沈松杰[*]

北京协和医院

【病史及诊治经过】

➤ 患者女性，78 岁，已绝经，孕 1 产 1，否认乳腺癌及其他恶性肿瘤家族史。

➤ 2003-08 患者因左乳腺肿物行左侧乳腺癌改良根治术，病理检查示浸润性导管癌（invasive ductal carcinoma，IDC）伴导管内癌（ductal carcinoma in situ，DCIS）（2 cm），淋巴结（0 枚/13 枚）未见癌转移。免疫组织化学示雌激素受体（estrogen receptor，ER）（-）、孕激素受体（progesterone receptor，PR）（-）、人类上皮细胞生长因子受体 2（human epiderma growth factor receptor 2，HER-2）（+）。

➤ 术后行紫杉醇+表柔比星化疗 3 个疗程，患者因不耐受未继续化疗。

➤ 2012-08 患者因右乳腺肿物就诊，查体示肿物直径约 4 cm，腋窝可触及一枚直径约 1 cm 质硬淋巴结，于 2012-08 行右侧乳腺癌改良根治术，病理示 IDC（G3，3.8 cm），淋巴结（1 枚/13 枚）见癌转移。免疫组织化学示 ER（70%）、PR（90%）、HER-2（+）、Ki-67 阳性率（25%）。

➤ 术后行 TC 方案（T，多西他赛；C，环磷酰胺）化疗 4 个疗程，后续阿那曲唑（瑞宁得）内分泌治疗，并定期复查。

➤ 2015-03 胸部计算机体层摄影术（computed tomography，CT）（图 36-1）示双肺转移，纵隔淋巴结转移，右侧胸腔积液；其他部位未见转移病灶；患者诉轻度憋气，拒绝肺部病变穿刺活检。

➤ 考虑患者阿那曲唑治疗过程中出现远处转移，于是 2015-04 停用阿那曲唑，开始氟维司群（芙仕得）治疗，500 mg，28 天 1 次，第 14 天强化给药 1 次。

➤ 2015-06 胸部 CT（图 36-2）复查提示双肺转移灶增多、增大，评估疗效疾病进展（progressive disease，PD）；但患者感觉憋气症状明显好转（胸腔积液减少），详细知情后，要求继续使用氟维司群治疗。

➤ 2015-12 胸部 CT（图 36-3）复查提示双肺病灶明显缩小，疗效评估部分缓解，继续使用氟维司群。

➤ 2016-05 胸部 CT（图 36-4）复查提示双肺病灶进一步缩小，评估疗效部分缓解。目前继续氟维司群治疗。

---

[*] 为通信作者，邮箱：pumcssj@163.com

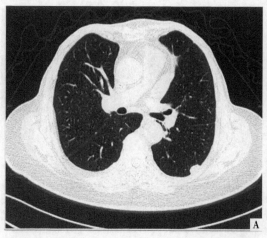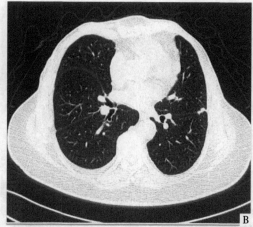

图 36-1　2015-03 胸部 CT

注：图中所示为肺内多发转移结节

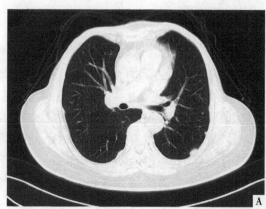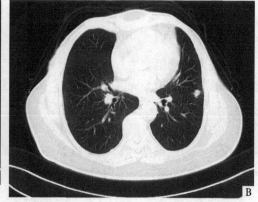

图 36-2　2015-06 胸部 CT

注：A. 肺内新发病灶出现；B. 部分结节增大

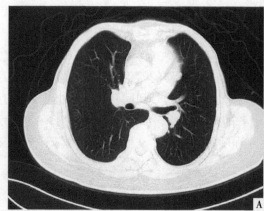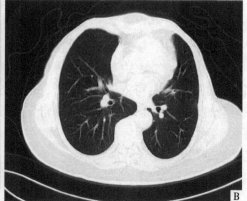

图 36-3　2015-12 胸部 CT

注：图中所示为肺内多发转移结节明显缩小

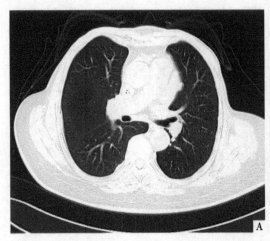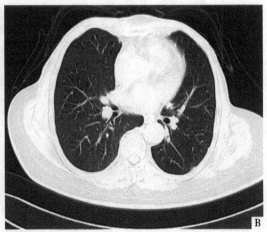

图 36-4   2016-05 胸部 CT
注：图中所示为肺内多发转移结节进一步缩小

【本阶段小结】

本患者是 1 例老年女性，13 年前诊断左侧乳腺癌，病理提示为三阴性乳腺癌，4 年前诊断右侧乳腺癌，病理提示为 Luminal B 型，鉴于两者分子分型不同，且间隔 9 年，考虑右侧乳腺癌为第二原发癌，而非转移癌。右侧乳腺癌术后 2 年余出现肺转移，有轻度憋气，属于有症状的内脏转移，但非内脏危象，患者既往原发灶激素受体阳性，且恐惧化疗，故首选内分泌治疗。患者辅助内分泌治疗药物为阿那曲唑，根据最新的美国国家综合癌症网络（National Comprehensive Cancer Network，NCCN）指南，后续内分泌治疗的方案可以考虑更换芳香化酶抑制药、他莫昔芬、氟维司群、依维莫司+依西美坦等方案。向患者进行详细知情告知后，最终选择氟维司群治疗。3 个月后评估疗效 PD，此时应该更换治疗方案，但患者自我症状明显好转，故详细知情后决定继续原方案治疗。6 个月后再次评估疗效，令人惊讶的是疗效却很好，肺部病灶明显缩小，目前无进展，生存已经超过 1 年。

本例患者在氟维司群治疗过程中，第 1 次疗效评估为 PD，但患者要求继续原方案治疗后，再次疗效评估竟然是部分缓解，而且此后无进展生存已经超过 1 年。分析其原因，可能是由于第一次评估时间间隔过短，氟维司群的疗效没有充分体现，从而导致差点错失一个有效的治疗方案。对于内分泌治疗的疗效评估间隔，2016 版 NCCN 指南推荐肺转移的 CT 扫描间隔为 2~6 个月。本例患者的第 1 次评估时间是 3 个疗程后，也在 NCCN 指南推荐的时间间隔内。因此，对于有症状的复发转移性乳腺癌，在治疗过程中要充分重视患者的症状变化，如症状加重，则 2~3 个疗程后进行评估，而如果症状缓解，则可以考虑 4~6 个疗程后进行评估，从而既避免频繁评估，又避免无效药物耽误治疗。

【专家点评】

2003 年左侧乳腺癌改良根治术后行紫杉醇+表柔比星方案作为辅助化疗方案，并非 NCCN 指南推荐的首选方案。

目前 65 以上定义为老年人，由于多数临床试验的纳入标准将老年人排除在外，因此，缺乏针对该群体的循证医学指南，老年乳腺癌的术后辅助治疗尚无统一标准。根据 SEER 登记处的分析结果，与年轻女性相比，老年乳腺癌有较低的增生指数。激素受体表达率更高，HER-2 过表达率较低，浸润性导管癌是老年乳腺癌人群中最常见的组织类型。但随着年龄增长，更惰性的乳腺癌（如黏液癌和乳头状癌）往往更为多见。老年乳腺癌激素受体阳性者术后辅助化疗受益不大。激素受体阴性且淋巴结阳性患者术后辅助化疗能够获益，激素受体阴性、淋巴结阴性但有多种高危因素者（如肿瘤较大、侵犯皮肤或胸肌、分化差等）也能够从辅助化疗中受益。

术后阿那曲唑内分泌治疗进展后采用二线氟维司群治疗，较早期研究探索了 250 mg 氟维司群在晚期乳腺癌二线治疗中的疗效。其中的 0020 和 0021 对比了 250 mg 氟维司群和 1 mg 阿那曲唑用于既往内分泌治疗（95% 是他莫昔芬）失败的晚期乳腺癌患者的疗效。合并分析结果显示，两组至疾病进展时间（time to progression，TTP）类似，不良反应相似，提示对进展期乳腺癌患者的二线治疗 250 mg 氟维司群与阿那曲唑疗效相似，且耐受性良好。基于上述研究，氟维司群（250 mg）分别于 2002 年和 2004 年先后在美国及欧洲上市。2010 年，在中国完成了与之相似的双盲随机对照临床研究（D6997L00004），氟维司群组的 TTP 为 110 天，总有效率为 10%，临床获益率为 36%，同阿那曲唑组无统计学差异。据此，2011-03 氟维司群（250 mg）获得国家食品和药品监督管理总局批准在中国上市。EFECT 研究是一项大型 III 期研究，针对非甾体芳香化酶抑制药治疗失败的患者比较了 250 mg 氟维司群与依西美坦的疗效，显示氟维司群和依西美坦疗效相似，TTP 均为 3.7 个月（$P = 0.65$），客观反应率分别为 7.4% 和 6.7%（$P = 0.74$）。临床前与 I、II 期临床研究发现氟维司群的疗效具有剂量依赖性，Global CONFIRM 研究及 China CONFIRM 研究均证实，氟维司群 500 mg 相比于 250 mg 在经内分泌治疗进展的晚期乳腺癌患者二线治疗中具有优势，提高了的无进展生存期（progression-free-survival，PFS）及总生存期。

FIRST II 期研究纳入了既往接受过内分泌治疗的患者，对比了氟维司群 500 mg 与阿那曲唑一线治疗绝经后激素受体阳性乳腺癌的疗效。结果显示，氟维司群组患者的中位总生存期为 54.1 个月，较阿那曲唑组显著延长了 5.7 个月（$HR\ 0.70$，$P = 0.041$）。FALCON 研究则进一步验证了FIRST II 期研究的结果。同样入组的是绝经后未经内分泌治疗的患者，头对头地比较了氟维司群500 mg 与阿那曲唑在绝经后激素受体阳性晚期乳腺癌一线内分泌治疗中的疗效。中位随访 25 个月后，氟维司群较阿那曲唑能够显著改善患者 PFS（16.6 个月与 13.8 个月比较，$HR\ 0.797$，$95\%\ CI$0.637~0.999，$P = 0.048\ 6$）。亚组分析显示，在无内脏转移的亚组中，氟维司群相对于阿那曲唑延长了 PFS 达 9.5 个月（22.3 个月与 13.8 个月比较，$HR\ 0.59$，$95\%CI\ 0.42~0.84$）。而在有内脏转移患者中，两组之间无明显差异。总体来说，对于既往未接受内分泌治疗的绝经后激素受体阳性的局部晚期或转移性乳腺癌，氟维司群一线内分泌治疗较阿那曲唑具有更好的疗效。

（福建省肿瘤医院　刘　健）

双侧乳腺癌，也称对侧乳腺癌，指两侧乳腺同时或间隔一段时间后（异时）发生的癌，本患者为间隔 9 年后出现对侧乳腺癌，激素受体的表达不一致，因此该患者为异时性双侧乳腺癌，2003 年左乳腺为三阴性乳腺癌，2012 年右乳腺为 Luminal B 型乳腺癌，2015-03 出现双肺转移，胸腔积液后，如何选择最佳的一线治疗至关重要。尽管该患者有轻度憋气症状，有肺转移，但患者使用阿那曲唑＞2 年，且年龄 78 岁，换用氟维司群 500 mg 治疗是合适的。对于非甾体类芳香化酶抑制药耐药的患者，甾体类芳香化酶抑制药+依维莫司也是一种选择，但依维莫司有口腔炎、肺炎、高血糖等不良反应，鉴于患者年龄 78 岁，暂不考虑首选。

（湖南省肿瘤医院　李　晶　欧阳取长）

【循证背景】

1. 0020 和 0021 研究 0020 研究为开放式研究，患者来自欧洲、澳大利亚和南非，0021 研究为双盲研究，患者来自北美。入组激素敏感型绝经后晚期乳腺癌患者，既往激素治疗后进展，1∶1 随机分为氟维司群 250 mg 组和阿那曲唑 1 mg 组，联合分析氟维司群组 428 例，阿那曲唑组 423 例，氟维司群组中位 TTP 5.5 个月，阿那曲唑组 4.1 个月（$P = 0.48$）。随访 27 个月后发现，氟维司群组总生存期 27.4 个月，阿那曲唑组 27.7 个月（$P = 0.809$）。

2. EFECT 研究 一项大型 III 期临床研究，比较氟维司群与依西美坦在二线治疗中的疗效。共纳入 693 例非甾体类芳香化酶抑制药治疗失败的患者，采用氟维司群 250 mg 负荷剂量（500 mg，第 1 天；250 mg，第 14、28 天，后续每 28 天 250 mg），依西美坦 25 mg，结果显示两组疗效相似，主要终点 TTP 均为 3.7 个月（$P = 0.65$），总有效率分别为 7.4% 和 6.7%（$P = 0.74$），CBR 分别为 32.2% 和 31.5%（$P = 0.85$）。

3. Global CONFIRM 研究 入组既往内分泌治疗进展或复发的绝经后晚期乳腺癌患者，随机分为氟维司群 500 mg 组（362 例）和 250 mg 组（374 例），结果发现，500 mg 组明显延长 PFS，降低进展风险 20%，中位 PFS 分别为 6.5 个月和 5.5 个月（HR 0.80，95%CI 0.68~0.94，$P = 0.006$），并延长总生存期 4.1 个月，降低死亡风险 19%，中位总生存期分别为 26.4 个月和 22.3 个月（HR 0.81，95%CI 0.69~0.96，$P = 0.016$）。

4. China CONFIRM 研究 入组既往内分泌治疗进展或复发的绝经后晚期乳腺癌患者，随机分为氟维司群 500 mg 组（111 例）和 250 mg 组（110 例），在中国研究中，各治疗组之间以类似比例招募既往抗雌激素药物或芳香化酶抑制药后的患者，以反映全球研究。结果发现 500 mg 组延长 PFS，降低进展风险 25%，中位 PFS 分别为 8 个月和 4 个月（HR 0.75，95%CI 0.54~1.03，$P = 0.078$），与全球 CONFIRM 结果一致。

5. FIRST 研究 一项 1∶1 随机、开放性一线治疗雌激素受体阳性绝经后晚期乳腺癌研究，一组为氟维司群 500 mg，一组为阿那曲唑 1 mg，主要终点中临床获益率分别为 72.5% 和 67%（$P = 0.386$），提示氟维司群 500 mg 不劣效于阿那曲唑。两组中位 TTP 分别为 23.4 个月和 13.1 个月（$P = 0.01$），两组中位总生存期分别为 54.1 个月和 48.4 个月（$P = 0.041$）。

6. FALCON 研究 共纳入 462 例激素受体阳性、HER-2（-）局部晚期或转移性乳腺癌，入组之前未接受任何内分泌治疗，但允许患者接受一线化疗。头对头比较氟维司群与阿那曲唑的疗效，中位随访 25 个月后，氟维司群组较阿那曲唑组明显改善 PFS（16.6 个月与 13.8 个月，HR 0.797，95%CI 0.637~0.999，$P = 0.048\,6$）。次要终点客观缓解率，氟维司群为 46.1%，临床获益率为 78.3%。亚组分析发现，基线时未发生内脏转移的患者其 PFS 改善更为显著，氟维司群延长 PFS 达 8.5 月（22.3 个月与 13.8 个月比较，HR 0.59，95%CI 0.42~0.84）。安全性分析表明，氟维司群与阿那曲唑对患者生活质量的影响基本无差异，最常见的不良反应为关节痛和潮热。

（福建省肿瘤医院　刘　健）

1. FIRST 研究是一项 II 期、随机、开放、多中心临床试验，旨在比较氟维司群 500 mg 与阿那曲唑一线治疗晚期乳腺癌的总生存期。该研究选择既往未经治疗的绝经后激素受体阳性、局部晚期或转移性乳腺癌患者，接受氟维司群 500 mg（第 0、14、28 天，此后每 28 天 1 次）或阿那曲唑 1 mg/d。主要终点为氟维司群 500 mg 组与阿那曲唑组的临床获益率（分别为 72.5% 和 67.0%）和中位疾病进展时间（分别为 23.4 个月和 13.1 个月）。研究结果表明，氟维司群 500 mg 较阿那曲唑延长晚期乳腺癌患者的总生存期。

2. 2012 年 SABCS 大会上公布了 CONFIRM 研究的最终结果。作为比较氟维司群不同剂量（500 mg、250 mg）治疗晚期乳腺癌的Ⅲ期研究，CONFIRM 入组了 736 例患者。结果显示，与 250 mg 组相比，500 mg 治疗组的 PFS 由 5.5 个月延至 6.5 个月，总生存期显著延长了 4.1 个月（26.4 个月与 22.3 个月比较）。

3. 为进一步获得氟维司群 500 mg 在中国绝经后晚期乳腺癌使用中的适应证，探索氟维司群 500 mg 剂量对比 250 mg 剂量在中国乳腺癌患者中的疗效和安全性，中国人民解放军第三〇七医院江泽飞教授等开始了 China CONFIRM 研究的探索。这一项在中国开展的Ⅲ期多中心双盲随机对照研究，将经内分泌治疗复发或进展的绝经后晚期乳腺癌患者按照随机 1:1 的比例分配到氟维司群 500 mg 剂量组（111 例）或 250 mg 剂量组（110 例），并根据既往是抗雌激素治疗或芳香化酶抑制药治疗进行分层，其中抗雌激素治疗进展患者的比例为 55%，芳香化酶抑制药治疗后进展患者的比例为 45%。患者特征比例基本与 Global CONFIRM 的结果保持一致。氟维司群 500 mg 治疗组的 PFS 为 8.0 个月，250 mg 剂量组的 PFS 为 4.0 个月（*HR* 0.75）；且 500 mg 剂量组较 250 mg 剂量组在客观有效率和临床获益率上都有所改善，且并不增加不良事件的发生。更值得注意的是，在对经芳香化酶抑制药治疗组进行亚组分析时发现，在经芳香化酶抑制药治疗后复发转移患者亚组中，氟维司群 500 mg 治疗组较 250 mg 治疗组的 PFS 差异更为显著，可以延长 1 倍（5.8 个月与 2.9 个月比较，*HR* 0.65）。

4. BELERO-2 试验（$n=724$）对于在接受或完成非甾体类芳香化酶抑制药（来曲唑或阿那曲唑）治疗时疾病进展的 ER（+）、HER-2（-）绝经后乳腺癌患者，随机给予依维莫司+依西美坦或依西美坦+安慰剂，结果显示前者在 PFS 上优于后者（$P<0.001$），但在总体生存率上没有差异。

5. FALCON 试验（$n=462$）对于既往未接受内分泌治疗的 ER（+）、HER-2（-）局部晚期或转移性乳腺癌患者，随机给予氟维司群 500 mg 或阿那曲唑 1 mg，结果显示，氟维司群获得更长的 PFS（中位 PFS：16.6 个月与 13.8 个月比较，$P=0.0486$）。

（湖南省肿瘤医院　李　晶　欧阳取长）

【指南背景】

2017 版 NCCN 指南对于 HER-2（-）乳腺癌术后患者，首选化疗方案为剂量密集 AC 序贯双周紫杉醇、剂量密集 AC 序贯单周紫杉醇或 TC 方案（多西他赛+环磷酰胺）。对于复发转移性乳腺癌的内分泌治疗，氟维司群是合适选择之一。

（福建省肿瘤医院　刘　健）

1. 2015 版 NCCN 指南　对于激素受体阳性的绝经后晚期乳腺癌患者，若他莫昔芬辅助治疗失败。首选芳香化酶抑制药；若芳香化酶抑制药治疗失败，则推荐使用氟维司群。

2.《中国晚期乳腺癌诊治专家共识 2016》　绝经后患者一线内分泌治疗首选芳香化酶抑制药。目前对于二线内分泌治疗失败后的转移性乳腺癌没有标准内分泌治疗方案，可以选择的药物包括他莫昔芬、不同机制的芳香化酶抑制药、氟维司群、甲地孕酮等。

（湖南省肿瘤医院　李　晶　欧阳取长）

【核心体会】

氟维司群对既往内分泌治疗后进展的晚期乳腺癌患者提供了一个新的内分泌治疗药物选择，

耐受性好，延长了内分泌治疗的获益时间。

（福建省肿瘤医院　刘　健）

激素受体阳性、疾病发展缓慢、无内脏转移或无症状的内脏转移患者，可以选择"内分泌治疗优先"策略，如果患者年龄大，内脏转移症状不是很严重，也可以考虑内分泌治疗。

（湖南省肿瘤医院　李　晶　欧阳取长）

参 考 文 献

［1］Robertson JF, Llombart-Cussac A, Rolski J, et al. Activity of fulvestrant 500 mg versus anastrozole 1 mg as first-line treatment for advanced breast cancer: results from the FIRST study. J Clin Oncol, 2009, 27（27）: 4530-4555.

［2］Di Leo A, Jerusalem G, Petruzelka L, et al. Final overall survival: fulvestrant 500 mg vs 250 mg in the randomized CONFIRM trial. J Natl Cancer Inst, 2014, 106（1）: djt337.

［3］Di Leo A, Jerusalem G, Petruzelka L, et al. Results of the CONFIRM phase Ⅲ trial comparing fulvestrant 250 mg with fulvestrant 500 mg in postmenopausal women with estrogen receptor-positive advanced breast cancer. J Clin Oncol, 2010, 28（30）: 4594-4600.

［4］Zhang Q, Shao Z, Shen K, et al. Fulvestrant 500 mg vs 250 mg in postmenopausal women with estrogen receptor-positive advanced breast cancer: a randomized, double-blind registrational trial in China. Oncotarget, 2016, 7（35）: 57301-57309.

［5］Piccart M, Hortobagyi GN, Campone M, et al. Everolimus plus exemestane for hormone-receptor-positive, human epidermal growth factor receptor-2-negative advanced breast cancer: overall survival results from BOLERO-2. Ann Oncol, 2014, 25（12）: 2357-2362.

［6］Hortobagyi GN. Everolimus plus exemestane for the treatment of advanced breast cancer: A review of subanalyses from BOLERO-2. Weoplasia, 2015, 17（3）: 279-288.

［7］Roberston JF, Bondarenko IM, Trishkina E, et al. Fulvestrant 500 mg versus anastrozole 1 mg for hormone receptor-positive advanced breast cancer（FALCON）: an international, randomised, double-blind, phase 3 trial. Lancet, 2016, 388（10063）: 2997-3005.

病例 37 雌激素受体阳性人类上皮细胞生长因子受体 2 阴性晚期乳腺癌治疗

邢 雷*

重庆医科大学附属第一医院

【病史及治疗】

➢ 患者女性，53 岁。

➢ 2006-04-20 因"右侧乳腺癌（$T_2N_1M_0$、ⅡB）"于我院行右侧乳腺癌改良根治术。术后病例活检示右侧浸润性乳腺癌，Ⅱ级 6 分，前哨淋巴结（1 枚/1 枚）见癌转移，余腋窝淋巴结（0 枚/12 枚）未见癌转移。免疫组织化学示雌激素受体（estrogen receptor，ER）（30%）、孕激素受体（progesterone receptor，PR）（−）、CerbB-2（−）、P53（−）。术后予以 FEC 方案（F，氟尿嘧啶；E，表柔比星；C，环磷酰胺）化疗 6 个疗程。化疗后患者未在我院随访，也未进行内分泌治疗。

➢ 2011-10-08 患者绝经 4 年，出现咳嗽、咳痰 3 个月，痰中带血 10 天入我院呼吸内科，计算机体层摄影术（computed tomography，CT）示双肺多发结节影，纵隔及双肺门可见增大淋巴结，考虑乳腺癌转移。发射型计算机体层成像（emission computed tomography，ECT）示顶骨、右侧第 1 肋骨转移。

➢ 2013-11 患者自觉右膝疼痛，走路不便，腿部肌肉萎缩，2014-01 来我院门诊就诊。

➢ 2011-10-09 纤维支气管镜检查于左侧上下叶间嵴及右上叶、中间支气管间嵴钳夹活检。术后病理活检提示左肺上叶间嵴及右侧中间支气管间嵴符合乳腺癌转移。免疫组织化学示 ER（60%）、PR（5%）、CerbB-2（2+）、P53（30%）、Ki-67 阳性率（20%）。荧光原位杂交（fluorescence in situ hybridization，FISH）检测 HER-2 基因无扩增。

➢ 患者于 2011-10-22 开始行 TP 方案（T，多西他赛；P，顺铂）化疗，共 11 个疗程，其中 2011-12-01 第 3 次化疗前病灶较前缩小；2012-01-12、2012-03-25、2012-05-05 第 5、8、10 次化疗前病灶稳定；2012-09-25 第 11 次化疗后病灶增大。未给予双膦酸盐治疗。

➢ 2012-10 患者开始口服阿那曲唑（瑞宁得）内分泌治疗 6 个月+双膦酸盐治疗。3 个月复查胸部 CT 示肺部结节缩小，继续服用阿那曲唑+双膦酸盐 3 个月后结节再次增大。

➢ 2013-06-04 开始 NG 方案（N，长春瑞滨；G，吉西他滨）方案化疗 5 个疗程。化疗前腹部 CT 未见转移。化疗后病灶明显消退，但患者不能耐受化疗。

➢ 2014-12-25 再次使用 NG 方案化疗，共 5 个疗程，病变明显消退。患者无法耐受化疗。

➢ 2015-06-08 开始氟维司群 500 mg，每月 1 次，持续 6 个月治疗。

* 为通信作者　邮箱：tiger861220@126.com

> 2015-12-03 因患者出现咳嗽、活动后气喘，复查 CT 示双肺多发转移，较前片双肺内病灶增多、增大。肝多发转移瘤，较前片为新发。

【病史及治疗续一】

> 2016-01-08 开始行多柔比星 60 mg 单药化疗。第 3 个疗程化疗后，复查胸、腹部 CT 示肝病灶较前增大。且复查 CA153 提示较 2 个疗程化疗前也有升高，考虑病情继续进展。

> 2016-04-05 开始行紫杉醇 240 mg，第 1 天，单药化疗，一般情况较前好转。

> 2016-06-06 胸、腹 CT 提示肝和肺病灶较前减少。目前患者还在继续化疗中。

【本阶段小结】

做好肿瘤患者的随访工作，该患者在初次手术化疗后使用内分泌治疗，结局可能会有改变。做好肿瘤患者的多学科会诊，对于有骨转移证据的患者尽早使用双膦酸盐治疗。对于晚期乳腺癌，原则上疾病进展缓慢的激素反应性乳腺癌患者可以首选内分泌治疗，疾病进展迅速的复发转移患者应首选化疗。对于芳香化酶抑制药耐药的患者，原则上选择氟维司群或者依维莫司联合依西美坦内分泌治疗。

【专家点评】

虽然 ER（+）、HER-2（-）的乳腺癌预后较好，无病生存期（disease free survival，DFS）时间长，但一旦复发转移，同样很难治愈，我们可以采取"细水长流、延年益寿"的策略，兼顾疗效和毒性的平衡，获得最佳的生存时间和生活质量是治疗的目的。因此，如何选择最佳的一线治疗至关重要。对于该患者，因为是有症状的内脏转移，多种指南推荐首选化疗，化疗方案应考虑到一线治疗后的维持治疗，当然因该患者具有激素受体阳性、疾病发展缓慢、已绝经、既往未经内分泌治疗等特征，维持治疗选择一线治疗方案中不良反应小的单药化疗或内分泌治疗均可。该患者一线治疗后内分泌维持 6 个月后进展，肿瘤负荷不大，因此，二线治疗同样可以选择不良反应较轻的单药化疗或内分泌治疗，特别是该患者 2013-06-04 开始二线 NG 方案化疗 5 个疗程，尽管肿瘤控制，但耐受性差，于 2014-12-25 再次使用 NG 化疗方案共 5 个疗程，该患者全年以 NG方案联合化疗，但仅完成 10 个疗程，可以想象患者几乎每个疗程均延长周期，这种断断续续的联合化疗是患者生活质量差、及时转为单药维持化疗是关键。

（浙江省肿瘤医院 陈占红）

1. HER-2（-）乳腺癌辅助化疗策略 进行辅助治疗前要评估患者复发/死亡风险，以及系统治疗的获益。目前证据级别较强的预后因素包括年龄、肿瘤大小、肿瘤分化、腋窝淋巴结累及数目和 HER-2 状态。基因分型对于判断复发风险、生存及指导治疗同样具有重要作用。其中对于激素受体阳性的乳腺癌又分为 Luminal A 型和 Luminal B 型。Luminal A 型要求 ER 与 PR 均为（+），HER-2（-）和 Ki-67 低表达，但对于 Ki-67 表达水平高低的截断值各研究机构存在差异、有研究者认为 Ki-67 阳性率<14% 与 Luminal A 型明显相关。PR 水平高低对于区分 Luminal A 型和 B 型具有重要意义，研究发现 PR≥20% 与 Luminal A 型明显相关。Luminal B 型包括 HER-2（-）和 HER-2（+）乳腺癌。HER-2（-）是指 ER（+）、HER-2（-），同时满足 Ki-67 高表达，PR（-）或水平较低，多基因检测复发风险较高这 3 个条件中任一个。HER-2（+）是指激素受体阳性、HER-2过表达或扩增，Ki-67 和 PR 水平不限。由于指南均指出 Luminal B 型 HER-2（-）这类患者对化疗疗效的不确定性，因此，该类患者采用化疗需要综合考虑复发风险，肿瘤的侵犯程度和生物学行

为，与患者沟通后才能决定。目前的临床研究（TAILORx、RxPONDER、MINDACT）也希望能通过基因检测来筛选 HR（+）、HER-2（-）等低复发风险乳腺癌辅助化疗的优势人群。对于辅助化疗方案的选择，临床研究也较多。NSABP B-36 研究中发现，6 个疗程 FEC 方案比 4 个疗程的 AC 方案在淋巴结阴性乳腺癌的辅助治疗中 DFS 没有优势，反而增加不良反应发生，导致患者生活质量下降，因而 NCCN 指南将 FEC/CEF 方案和 FAC/CAF 方案排除在辅助化疗选择之外。欧洲肿瘤内科学会（European Society for Medical Oncology，ESMO）指南同样认为，6 个疗程含蒽环类的三药联合方案存在争议，因此临床也不推荐使用。NCCN 指南对 HER-2（-）乳腺癌辅助化疗推荐剂量密集 AC→密集 T、密集 AC→单周 T、TC 方案，其他推荐方案还包括 AC 方案、TAC 方案，CMF 方案、EC 方案等。对于该患者这样中危乳腺癌，辅助化疗进行 4 疗程的 TC 方案可能是一个不错的选择。

2. HER-2（-）乳腺癌复发/转移后的化疗选择　对于激素受体阳性、HER-2（-）转移性乳腺癌，病变局限在乳腺、骨和软组织及无症状、肿瘤负荷不大的内脏转移患者，可以优先选择内分泌治疗。但如果存在内脏危象或内分泌治疗耐药情况，则可以选择化疗。对于复发/转移的晚期乳腺癌化疗，ESMO 和 NCCN 指南均指出联合和单药治疗都是合理的选择，联合方案可能会带来更高的有效率和更长的中位无进展生存期，但随之也带来更重的不良反应。指南推荐首选单药治疗，联合方案则用于临床进展迅速危及生命的内脏转移，需要快速控制疾病的这部分患者。在需要化疗的 HER-2（-）转移性乳腺癌中，如果在既往未用过蒽环类或紫杉类药物，单药蒽环类或紫杉类方案可能作为首选。如果用过，化疗中断时间超过 1 年，紫杉类药物仍然可以选择，其他如单药卡培他滨、长春瑞滨或艾布瑞林都是不错的选择。其他选择还包括吉西他滨、铂类、脂质体多柔比星等，当然还需要结合患者情况进行个体化选择药物。

3. 绝经定义　NCCN 指南对于绝经的定义是指：①既往双侧卵巢切除；②年龄 ≥60 岁；③年龄<60 岁且在没有化疗、他莫昔芬、托瑞米芬或卵巢抑制的情况下闭经 ≥12 个月而且促卵泡素与雌二醇在绝经后范围内；④如果服用他莫昔芬或托瑞米芬并且年龄<60 岁，则血浆促卵泡素与雌二醇在绝经后范围内。对于正在接受 LHRH 激动药或拮抗药的女性确定绝经状态是不可能的，在辅助化疗开始时的绝经前女性中，闭经不是绝经状态的一个可靠指标，因为尽管无排卵/闭经，卵巢功能可能仍然是完好的或在化疗后恢复。对于这些治疗引起的闭经女性，如果考虑使用芳香化酶抑制药作为内分泌治疗，则需要卵巢切除或连续测定促卵泡素和（或）雌二醇，以确保绝经状态。该患者发现疾病进展后已经停经 4 年，临床上考虑停经，但按照指南要求可能还需要检测促卵泡素和雌二醇证实。

4. 复发/转移性乳腺癌内分泌治疗选择　对于激素受体阳性、HER-2（-）转移性乳腺癌，病变局限在乳腺、骨和软组织及无症状、肿瘤负荷不大的内脏转移患者，可以优先选择内分泌治疗。对于既往内分泌治疗有效的患者（至疾病进展时间>6 个月），无论患者是否绝经，后续内分泌治疗仍然有可能控制肿瘤，疾病进展后可以换用不同作用机制的其他内分泌药物治疗。氟维司群作为雌激素受体拮抗药在多项临床研究中均发现在激素受体阳性的晚期乳腺癌中的治疗与芳香化酶抑制药对比 TTP 和总生存期均具有优势。palbociclib（高选择性的 CDK4/6 激酶活性抑制药）与内分泌药物联合治疗 ER（+）转移性乳腺癌。一项 II 期、多中心、开放性随机研究对比 palbociclib 联合来曲唑和来曲唑治疗 ER（+）、HER-2（-）晚期乳腺癌的安全性和有效性研究，palbociclib 联合来曲唑与来曲唑比较中位 PFS 分别为 20.2 个月、10.2 个月（*HR* 0.488，95% *CI* 0.319～0.748）。PALOMA-3 研究对比 palbociclib 联合氟维司群与氟维司群在初始内分泌治疗进展的激素受体阳性、HER-2（-）绝经前/后患者中的疗效，palbociclib 联合氟维司群与氟维司群中位无进展生存期分别为 9.2 个月、3.8 个月（*HR* 0.42，*P*<0.000 001），而不良反应类似。基于临床研究结

果 NCCN 指南推荐 palbociclib 联合来曲唑作为激素受体阳性、HER-2 (-) 绝经后转移性乳腺癌的一线治疗。另外，在最新的版本中也将 palbociclib 联合氟维司群最作为Ⅰ类证据推荐用于激素受体阳性、HER-2 (-) 既往接受内分泌治疗后进展的绝经后或绝经前同时使用 LHRH 进行卵巢抑制的转移性乳腺癌的治疗。该患者使用来曲唑、氟维司群均在6个月左右出现疾病进展，按照 ABC3 指南对于内分泌治疗耐药的定义，该患者属于原发内分泌耐药。目前关于内分泌耐药机制的认识主要在2个方面：一是 ER 基因的改变，包括突变、扩增或易位；二是其他通路的激活，如 mTOR 信号转导通路的激活。目前对于耐药后的处理，通用的做法包括换用其他内分泌药物，联合应用其他通路抑制药。BOLERO-2 研究发现依维莫司联合依西美坦与依西美坦中位无进展生存期为11.0个月、4.1个月 ($HR\ 0.38$, $95\%CI\ 0.31\sim0.48$, $P<0.000\ 1$)。但联合组的不良反应较高，基于 BOLERO-2 研究结果，NCCN 指南也包括依维莫司联合依西美坦治疗方式。但该患者本身存在肺转移，呼吸困难，使用依维莫司的风险大，不推荐使用。该患者2种内分泌治疗方法均未得到很好的疗效，且应用时间短，提示原发内分泌耐药。患者当时出现呼吸困难，需要尽快换成细胞毒药物是合理的选择，事实证明，患者还是从化疗中获益，TP 方案维持了约10个月，而长春瑞滨+吉西他滨也维持了约4个月。此类（激素受体阳性，但不能从内分泌治疗中获益）患者临床并不少见，需要我们进一步探索内分泌治疗耐药的机制。

（安徽省立医院　姚艺玮　潘跃银）

【循证背景】

1. PALOMA-3 研究　palbociclib 联合氟维司群与氟维司群在初始内分泌治疗进展的激素受体阳性、HER-2 (-) 绝经前/后患者的疗效，palbociclib 联合氟维司群与氟维司群中位无进展生存期分别为9.2个月、3.8个月 ($HR\ 0.42$, $P<0.000\ 001$)，而不良反应类似。

2. NSABP B-36 研究　6个疗程 FEC 方案和4个疗程 AC 方案在淋巴结阴性的乳腺癌辅助化疗疗效对比，结果显示长疗程的 FEC 方案在 DFS 方面并没有得到明显的优势，不良反应反而增加，两组Ⅲ~Ⅳ级不良反应发生率有明显差异，其中 AC 方案与 FEC 方案比较，乏力分别为3.55%、8.45%；发热性中性粒细胞减少分别为3.70%、9.42%，血小板减少分别为0.74%、4.41%。

3. BOLERO-2 研究　对比依维莫司联合依西美坦和单药依西美坦在绝经后激素受体阳性的晚期乳腺癌的疗效，发现依维莫司联合依西美坦与依西美坦中位无进展生存期分别为11.0个月、4.1个月 ($HR\ 0.38$, $95\%CI\ 0.31\sim0.48$, $P<0.000\ 1$)。但联合组出现黏膜炎、肺炎、高血糖等不良反应比例增加。

（安徽省立医院　姚艺玮　潘跃银）

【核心体会】

晚期乳腺癌的全程管理理念贯穿治疗的全过程，对于 ER (+)、HER-2 (-) 的晚期乳腺癌可采用"内分泌治疗和单药化疗优先"策略。

（浙江省肿瘤医院　陈占红）

参 考 文 献

[1] Cardoso F, Costa A, Senkus E, et al. 3rd ESO-ESMO international consensus guidelines for advanced breast cancer

（ABC 3）. Ann Oncol, 2017, 28（1）：16-33.

［2］徐兵河，江泽飞，胡夕春. 中国晚期乳腺癌临床诊疗专家共识（2016 版）. 中华医学杂志, 2016, 96（22）：1719-1727.

［3］Finn RS, Crown JP, Lang I, et al. The cyclin-dependent kinase 4/6 inhibitor palbociclib in combination with letrozole versus letrozole alone as first-line treatment of oestrogen receptor-positive, HER2-negative, advanced breast cancer（PALOMA-1/TRIO-18）：a randomised phase 2 study. Lancet Oncol, 2015, 16：25-35.

病例 38 初治Ⅳ期未绝经的乳腺癌综合治疗

陈 鑫 马 杰*

唐山市人民医院

【病史及治疗】

➢ 患者女性，年龄 50 岁（2012-06 首诊年龄）。24 岁结婚，育 1 子 1 女，孕 3 产 2，流产 1。月经史：18 岁（4~6 天）／（30 天）。末次月经：2012-05。无相关疾病家族史。

➢ 患者主因左乳腺肿物 3 个月就诊。查体：左乳腺肿物 4 cm×4 cm×2 cm，质硬，界欠清。肿块局部皮肤受侵呈橘皮样伴左乳头凹陷。左腋窝增大淋巴结 2 cm×2 cm×1 cm。右乳腺未触及肿物，右腋下及双侧锁骨上未触及淋巴结。

【辅助检查】

➢ 2012-06-22 乳腺彩色超声（图 38-1）示左乳腺肿物为 3.9 cm×3.8 cm×1.7 cm ［乳腺影像报告和数据系统（breast imaging reporting and data system，BI-RADS）4］。左腋窝淋巴结大小为 1.7 cm×1.0 cm×0.9 cm。

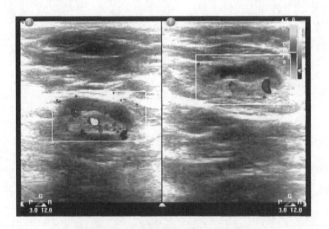

图 38-1 左乳腺肿物彩色超声

注：左乳腺肿物为 3.9 cm×3.8 cm×1.7 cm

* 为通信作者，邮箱：majietangshan@sina.com

> 2012-06-24 双乳钼靶（图 38-2）示左乳腺高密度肿物 3.5 cm×3.0 cm×1.5 cm，BI-RADS 4。

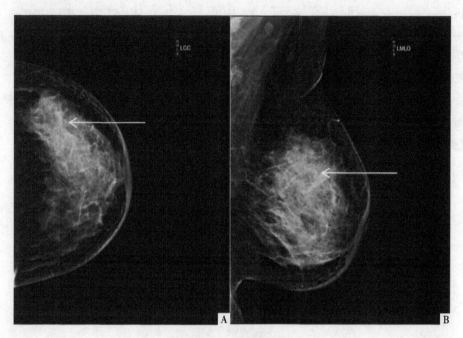

图 38-2　左乳腺钼靶

注：A. 左乳腺 CC 位钼靶图像（箭头所示为肿物所在位置）；B. 左乳腺 MLO 位钼靶图像（箭头所示为肿物所在位置）

> 2012-06-24 胸部、上腹部计算机体层摄影术（computed tomography，CT）示肺、肝未见异常。

> 发射型计算机体层成像（emission computed tomography，ECT）（图 38-3）示右股骨上端骨盐高代谢考虑转移瘤。

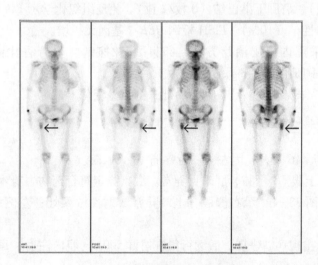

图 38-3　发射型计算机体层成像

注：图中箭头所指为病变所在位置

➢ 2012-06-30 左乳腺肿物穿刺病理示浸润性导管癌。免疫组织化学示雌激素受体（estrogen receptor，ER）（80%）、孕激素受体（progesterone receptor，PR）（30%）、人类上皮细胞生长因子受体2（human epiderma growth factor receptor 2，HER-2）（2+）、Ki-67 阳性率（10%）。鉴于患者 HER-2（2+）继续加查荧光原位杂交（fluorescence in situ hybridization，FISH）检测。FISH 检测 *HER*-2 基因无扩增。

➢ 临床诊断为左侧乳腺癌（$cT_4N_1M_1$、IV期），右侧股骨转移。

➢ 2012-05~2012-10 行6个疗程 TAC 方案（T，多西他赛；A，表柔比星；C，环磷酰胺）化疗（每3周1次），联合唑来膦酸（每3周1次）。左乳腺肿物及左腋下淋巴结逐渐缩小（表38-1）。复查 ECT 较前未见明显变化。

表 38-1　治疗 6 个疗程彩色超声评估对比

疗程	左乳腺肿物（cm）	左腋下淋巴结（cm）
1	3.9×3.8	1.7×0.9
2	3.5×3.4	1.5×0.8
3	2.1×2.0	1.0×0.5
4	1.2×0.9	未探及
5	0.9×0.8	未探及
6	0.6×0.5	未探及

【病史及治疗续一】

➢ 2012-10 在全身麻醉下行左侧乳腺切除+腋窝淋巴结清扫术。

➢ 2012-10 术后病理示浸润性导管癌，II级，累及内上象限。脉管内见癌栓，未见神经侵犯。乳头、皮肤及基底切缘未见癌累及。Miller&Payne 分级：G3（肿瘤细胞显著减少约70%）。各组淋巴结转移情况：淋巴结总计 10 枚/23 枚，腋窝淋巴结（9 枚/20 枚）、肌间淋巴结（0 枚/0 枚）、腋尖淋巴结（1 枚/1 枚）、肩胛下淋巴结（0 枚/2 枚）。免疫组织化学示 ER（80%）、PR（30%）、HER-2（2+）、Ki-67 阳性率（10%）。FISH 检测 *HER*-2 基因无扩增。

➢ 术后 2 周继续采用内分泌治疗方案，卵巢去势/抑制联合芳香化酶抑制药（戈舍瑞林 3.6 mg，每 28 天 1 次+阿那曲唑 1 mg，每天 1 次）。

➢ 2013 年复查 ECT 未见新发病灶，原始病灶未见明显变化。

【病史及治疗续二】

➢ 2014-03 患者术后 16 个月，因左胸、背疼痛 10 天入院。

➢ 2014-03 胸部、上腹 CT 示肺、肝未见异常。激素测定符合药物去势术后水平。

➢ 2014-03 ECT（图 38-4）示右侧股骨上端异常放射性浓聚灶；左侧第 3、5、12 肋异常浓聚灶。

➢ 患者骨转移病灶出现病情进展。后续行氟维司群 500 mg 肌内注射，每 4 周 1 次。

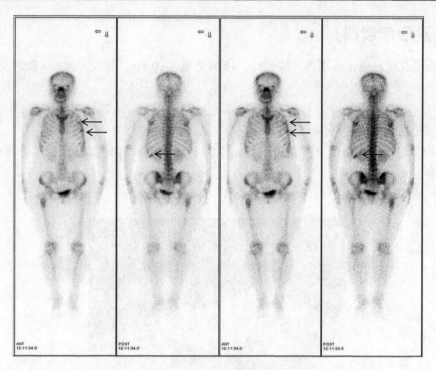

图 38-4　发射型计算机体层成像

注：图中箭头所指为病变所在位置

【病史及治疗续三】

➤ 2014-08 患者术后 21 个月。复查胸部 CT（图 38-5）示双肺多发结节，考虑转移瘤。ECT 结果同前，激素测定符合绝经期水平。病情较前进展。

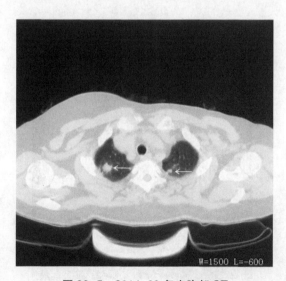

图 38-5　2014-08 复查胸部 CT

注：箭头所示为病变所在位置

【病史及治疗续四】

➢ 患者拒绝化疗，选择采用内分泌治疗：依维莫司（10 mg，每天1次）+依西美坦（25 mg，每天1次）。

➢ 2015-01患者术后26个月，复查胸部CT（图38-6），对比2014-08胸部CT，提示双肺多发结节，考虑转移瘤，较前明显缓解。

➢ 全身ECT结果同前。结合相关检查提示双肺转移瘤较前好转，激素测定符合绝经期水平。病情较前缓解。

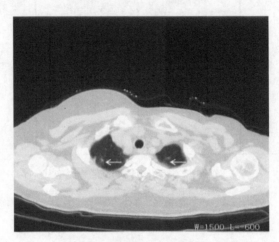

图38-6　2015-01复查胸部CT

注：箭头所示为病变所在位置

➢ 2015-05患者术后30个月，复查胸部CT（图38-7），对比2014-08胸部CT，提示双肺未见明显转移瘤。

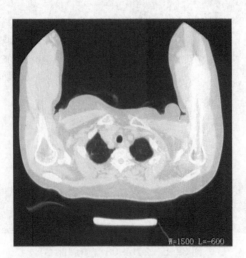

图38-7　2017-05复查胸部CT

➤ 2015-05 ECT（图38-8）与2014-03 ECT对比，左侧第3、5、12肋未见明显异常放射性浓聚灶，右股骨上端骨盐高代谢考虑转移瘤。激素测定符合绝经后水平，病情较前明显好转。

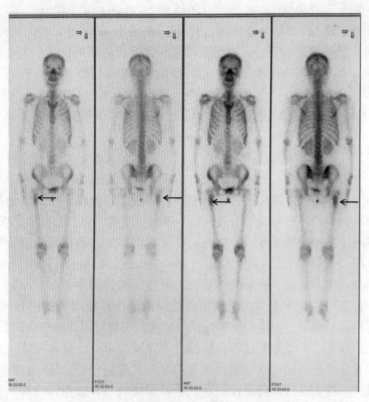

图38-8 2015-05复查发射型计算机体层成像

注：图中箭头所指为右股骨上端转移瘤

【专家点评】

该患者初诊时已为晚期乳腺癌，有骨转移，经6个疗程的TAC方案化疗后，取得部分缓解。此时是否就局部乳腺及腋窝病灶给予姑息性手术治疗，学术上仍有争议。一项在土耳其进行的多中心研究，入组未经治疗的Ⅳ期乳腺癌后即刻进行随机化分组，一组行局部手术治疗加全身治疗，对照组未全身治疗，主要研究终点是总生存期，结果显示两者无统计学差异。本患者化疗6个疗程后部分缓解，为Luminal A型患者，患有骨转移，手术能提高生活质量，若患者充分理解，可以考虑手术治疗。

对于接受药物去势的患者，不推荐在药物去势进程中检测雌激素水平和根据检测报告来决定是否继续药物去势。

BOLERO-2试验，对于在接受或完成非甾体类芳香化酶抑制药（来曲唑或阿那曲唑）治疗时疾病进展的ER（+）、HER-2（-）绝经后乳腺癌患者，依维莫司+依西美坦可明显改善无进展生存期，但要注意口腔炎等不良反应。

（湖南省肿瘤医院 李 晶 欧阳取长）

这是1例典型的围绝经期激素受体阳性的乳腺癌治疗病例，患者入院诊断明确，入院后先给予 TAC 方案新辅助化疗，为开展手术取得较好效果，患者术后分级高危，术后内分泌治疗初始方案选择卵巢功能抑制（ovarian function suppression, OFS）+芳香化酶抑制药，契合《中国早期乳腺癌卵巢功能抑制临床应用专家共识》（2016 年版）对绝经前激素受体阳性的早期乳腺癌年轻及高危患者，建议 OFS 联合芳香化酶抑制药治疗。2015 年 St. Gallen 专家共识建议，对于≥4 枚淋巴结转移、组织学分级为 3 级或≤35 岁等作为选择 OFS 联合芳香化酶抑制药治疗的影响因素，在 SOFT 和 TEXT 研究中得到进一步评估。这两项研究联合分析的结果显示，OFS 联合芳香化酶抑制药治疗组相对于 OFS 联合他莫昔芬治疗组，5 年无病生存率分别为 91.1% 和 87.3%，绝对获益率为 3.8%（HR 0.72，$P<0.001$）；5 年无乳腺癌生存率分别为 92.8% 和 88.8%，绝对获益率为 4%（HR 0.66，$P<0.001$），在接受化疗患者中，远处复发率降低了 2.6%（TEXT 研究）和 3.4%（SOFT 研究）。

晚期乳腺癌患者在治疗方案的选择及疗效方面是有其特殊性的，目前尚缺乏公认的标准治疗方案。但是，对于激素受体阳性乳腺癌如果没有内脏危象，首先应当考虑内分泌治疗，而不是化疗。遵循各大指南，患者病情进展后迅速给予氟维司群治疗，取得了较好的治疗效果，随着临床试验的进行，能否将氟维司群更早期使用值得进一步研究探索，患者随后接受依维莫司+依西美坦的治疗，Ⅲ期随机对照临床研究 BOLERO-2 证实：对非甾体类芳香化酶抑制药治疗失败后的激素受体阳性、HER-2（-）绝经后进展期乳腺癌（advanced breast cancer, ABC）患者，依维莫司联合依西美坦与依西美坦单药相比，显著延长无进展生存期（分别为 11 个月和 4.1 个月），依维莫司联合依西美坦不良反应发生率较高，应根据病情权衡治疗可能取得的疗效和药物的不良反应、药物的可获得性及患者的意愿，决定治疗的选择。目前，依维莫司尚未在中国获批此适应证。

晚期乳腺癌的治疗是一个复杂的过程，应综合考虑肿瘤本身、患者机体状态及现有治疗手段等多种因素。因缺乏高水平循证医学证据，现有的晚期乳腺癌治疗措施仍存在一定局限性，综合考虑此病例治疗过程，特别是内分泌治疗过程，紧紧围绕病情评估指标选择治疗方案，充分依据指南和有关共识，是一个值得分享学习的病例，对于类似患者的治疗有很好的示范作用。

（山东大学齐鲁医院　杨其峰　张　宁）

【循证背景】

BELERO-2 试验（$n=724$）。对于在接受或完成非甾体类芳香化酶抑制药（来曲唑或阿那曲唑）治疗时疾病进展的 ER（+）、HER-2（-）绝经后乳腺癌患者，随机给予依维莫司+依西美坦或依西美坦+安慰剂，结果显示，前者无进展生存期优于后者（$P<0.001$），但在总体生存率上没有差异。

（湖南省肿瘤医院　李　晶　欧阳取长）

1. INTERGROUP 研究　药物去势与手术去势无治疗失败生存和总生存相当，药物去势可快速降低性激素水平至绝经状态。

2. BOLERO-2 研究　之前治疗对依维莫司的获益没有影响，推荐将依维莫司用于无病间期且内分泌治疗不再敏感的患者。

（山东大学齐鲁医院　杨其峰　张　宁）

【指南背景】

ABC2 指南认为，激素受体阳性、HER-2（-）晚期乳腺癌以内分泌治疗为主，除非患者发生了重要器官转移或病情发展迅速急需缓解症状，可以考虑化疗。总体而言，内分泌治疗不良反应小，疗效与化疗基本相似，对患者的生存质量影响小。

（湖南省肿瘤医院　李　晶　欧阳取长）

1. 2016 版 NCCN 指南、《中国晚期乳腺癌诊治专家共识（2015 版）》 内分泌治疗是激素受体阳性疾病的优选治疗方案，即使对于存在内脏转移的患者而言，除非存有对内分泌耐药的顾虑或疾病需要快速缓解，都应优选内分泌治疗。

2.《中国抗癌协会乳腺癌诊治指南与规范（2015 版）》 ER（+）绝经前乳腺癌患者可采取卵巢手术切除或其他有效的 OFS 治疗，随后遵循绝经后女性内分泌治疗指南。没有经过抗雌激素治疗或无复发时间比较长的绝经后患者，他莫昔芬、芳香化酶抑制药或氟维司群都是合理的选择。

（山东大学齐鲁医院　杨其峰　张　宁）

【核心体会】

非甾体类芳香化酶抑制药治疗失败后，可以考虑氟维司群或依维莫司+依西美坦，但医师应根据病情权衡疗效、不良反应、药物的可获得性及患者意愿。

（湖南省肿瘤医院　李　晶　欧阳取长）

参 考 文 献

[1] Piccart M, Hortobagyi GN, Campone M, et al. Everolimus plus exemestane for hormone-receptor-positive, human epidermal growth factor receptor-2-negative advanced breast cancer: overall survival results from BOLERO-2. Ann Oncol, 2014, 25 (12): 2357-2362.

[2] Hortobagyi GN. Everolimus plus exemstane for the treatment of advanced breast cancer: A review of subanalyses from BOLERO-2. Weoplasia, 2015, 17 (3): 279-288.

病例 39 受体阳性乳腺癌术后肺、肝转移，多发骨转移

孙 丽*

徐州市中心医院

【病史及治疗】

➤ 患者女性，43岁，未停经。

➤ 2009-09-08 因"左乳腺肿块"，行左侧乳腺癌改良根治术，术后病理示左侧乳腺浸润性小叶癌伴浸润性导管癌。免疫组织化学示雌激素受体（estrogen receptor，ER）（2+）、孕激素受体（progesterone receptor，PR）（2+）、人类上皮细胞生长因子受体2（human epiderma growth factor receptor 2，HER-2）（+）。左侧乳头输乳管见癌组织残留，腋窝淋巴结（0枚/16枚）未见癌转移。荧光原位杂交（fluorescence in situ hybridization，FISH）检测 HER-2 基因无扩增。

➤ 术后辅助化疗6个疗程，具体为环磷酰胺0.8 g+吡柔比星80 mg+亚叶酸钙100 mg。化疗6个疗程后给予内分泌治疗，2014-09 停用内分泌药物。

➤ 2015-06-02 因"全身酸痛不适"就诊。查胸部计算机体层摄影术（computed tomography，CT）、骨扫描、胸椎+腰椎磁共振成像（magnetic resonance imaging，MRI）、上腹部增强CT示全身多处转移。

➤ 2015-06-09 肝穿刺病理示肝右叶恶性肿瘤，免疫组织化学提示乳腺癌转移，ER（80%）、PR（50%）、HER-2（-）。

【辅助检查】

➤ 2015-06-09 骨扫描示全身多发转移性骨损害表现，颅骨、脊柱、胸骨、双侧肩胛骨、肋骨、骨盆骨、四肢骨见多发异常放射性浓聚影。胸部CT（图39-1）示双肺多发结节。上腹部增强CT示肝右叶转移灶，胸、腰椎多发低密度影，考虑转移。胸椎+腰椎MRI平扫示胸、腰、骶椎广泛转移瘤，第12胸椎椎体压缩性骨折。

---

* 为通信作者，邮箱：xzsonya@sohu.com

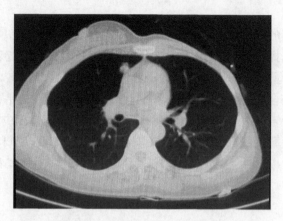

图 39-1　2015-06-09 胸部 CT

注：胸部 CT 示双肺多发结节

【病史及治疗续一】

➢ 2015-06-13、2015-07-07、2015-07-31 给予吉西他滨 1.6 g，第 1 天；1.4 g，第 8 天+顺铂 40 mg，第 2~4 天，化疗 3 个疗程。

➢ 2015-07-06 给予第 12 胸椎椎体放疗 1 个疗程。

➢ 2015-07-27 复查胸部+上腹部 CT 示胸、腰椎骨质密度异常，肝右叶低密度影较前好转，2015-08-21 给予原方案化疗第 4 个疗程，出现Ⅳ度骨髓抑制。

➢ 2015-09-17 复查 CT 病情稳定。再次给予原方案化疗第 5 个疗程，2015-10-16 减量化疗，行吉西他滨 1.6 g，第 1 天+顺铂 40 mg，第 2~4 天，化疗后再次出现Ⅳ度骨髓抑制，给予输血小板、预防性应用抗生素、止血药物治疗，好转后出院。

【辅助检查】

➢ 2015-09-17 胸部、上腹部 CT 示肝右叶低密度影较前好转。

【本阶段小结】

患者激素受体阳性乳腺癌，术后行辅助化疗，内分泌治疗并不规范，术后 5 年余，停内分泌治疗 9 个月后出现全身多发骨转移、肝转移、肺转移，给予吉西他滨联合顺铂化疗 6 个疗程，疗效评价达部分缓解，因出现严重的骨髓移植，无法耐受化疗。

【病史及治疗续二】

➢ 2015-11-24 起按期给予戈舍瑞林、唑来膦酸治疗，现氟维司群内分泌治疗。

➢ 2016-04-27 胸部高分辨 CT 轴向增强+全腹部高分辨增强 CT 示乳腺癌术后改变，右肺下叶少许炎症样改变，所见骨质多发高密度影，全腹部增强 CT 未见明确占位性病变。骨发射型计算机体层成像（emission computed tomography，ECT）示骨转移病灶较前无明显增多。

【本阶段小结】

患者化疗后病情控制好，但因无法耐受化疗，改内分泌治疗，5 个月后复查病情稳定。

【专家点评】

对于无病生存期较长的 ER（+）、HER-2（-）晚期乳腺癌患者，只有软组织和骨转移或无症状的内脏转移时，一般选择内分泌治疗作为一线治疗。该患者停内分泌治疗 9 个月后出现全身多发骨转移、肝转移、肺转移，考虑患者存在内分泌耐药并且肿瘤负荷较大，估计内分泌治疗疗效差，一线治疗选择化疗是合理的，在方案选择上应兼顾疗效和毒性的平衡，使患者获得最佳的生存时间和生活质量。患者吉西他滨+顺铂方案化疗后病情控制，不良反应无法耐受，改内分泌治疗是明智的选择，同时也提醒我们对于化疗不良反应的管理是化疗得以顺利进行的关键。

（浙江省肿瘤医院 陈占红）

【核心体会】

Luminal 型晚期乳腺癌一线治疗可采用"内分泌治疗优先"策略，化疗时不良反应的管理决定治疗成败。

（浙江省肿瘤医院 陈占红）

参 考 文 献

［1］徐兵河. 中国晚期乳腺癌诊治专家共识（2015 版）. 北京：人民卫生出版社，2015.
［2］中国抗癌协会乳腺癌专业委员会. 中国抗癌协会乳腺癌诊治指南与规范（2015 版）. 中国癌症杂志，2015，25（96）：692-754.

病例 40 晚期乳腺癌病例

赵 俐[*]

广州市第一人民医院

【病史及治疗】

➢ 患者女性，77 岁，已婚已育，绝经 24 年。

➢ 1999-04 发现左乳腺外上象限可及 5.0 cm×4.5 cm 肿物，边界不清，活动度差，表皮未见红肿及橘皮样改变。外院行左侧乳腺癌改良根治术。术后病理示雌激素受体（estrogen receptor，ER）（85%）、孕激素受体（progesterone receptor，PR）（90%）、CerbB-2（+）、Ki-67 阳性率（40%）。腋窝淋巴结（0 枚/10 枚）未见癌转移。

➢ 患者因发现右下肺 1.5 cm×1.0 cm×1.0 cm 结节影就诊。

【辅助检查】

➢ 2015 年 PET-CT 示右肺下叶见一组织结节 1.5 cm×1.0 cm×1.0 cm；左髂骨翼异常骨浓聚灶，考虑骨转移。

➢ 胸腔镜下行右肺肿物切除术，术后病理示右下肺浸润性导管癌，考虑来源于乳腺。

➢ 免疫组织化学示 ER（80%~90%）、PR（60%~70%）、人类上皮细胞生长因子受体 2（human epiderma growth factor receptor 2，HER-2）（+），荧光原位杂交（fluorescence in situ hybridization，FISH）检测 *HER-2* 基因无扩增，Ki-67 阳性率（40%~50%）。

➢ 右壁胸膜胸腔镜示镜下可见 3 处大小为 1.0 cm×0.8 cm×0.2 cm 隆起，取其中一个活检可见浸润性癌组织。

➢ 循环肿瘤细胞（circulating tumor cell，CTC）示阳性，异常上皮来源细胞 3 个（三体）。

➢ 分期为 $T_2N_0M_1$、Ⅳ期，分型为 Luminal B、HER-2（+）。

【病史及治疗续一】

➢ 1999-04 开始给予 FEC 方案（F，氟尿嘧啶；E，表柔比星；C，环磷酰胺）化疗 6 次，其中环磷酰胺 0.7 g，氟尿嘧啶 0.75 g，表柔比星 70 mg。

➢ 1999-09 化疗结束，口服他莫昔芬 5 年。

➢ 2004-09 他莫昔芬内分泌治疗结束，一直随访。

【本阶段小结】

内分泌治疗主要作用于雌激素和雌激素受体。从药理学角度而言，与作用于配体的药物比较，

──────────
[*] 为通信作者，邮箱：13609752799@163.com

作用于受体的药物起效更加直接，并且变异小。FIRST 研究在无突变人群中证实氟维司群优于芳香化酶抑制药，我们选择氟维司群 500 mg+唑来膦酸治疗。

现患者术后 5 个月复查各项影像学［胸部 X 线片、超声、胸部计算机体层摄影术（computed tomography，CT）平扫+增强］均未见异常。肿瘤指标均在正常范围。

【专家点评】

该病例特点为 Luminal B、HER-2（-）型，老年女性，常规术后辅助治疗结束，他莫昔芬停药 10 年后发现肺转移、胸膜转移、髂骨转移，给予氟维司群+唑来膦酸治疗后 5 个月稳定。根据美国国家综合癌症网络（National Comprehensive Cancer Network，NCCN）指南、欧洲肿瘤内科学会（European Society for Medical Oncology，ESMO）指南、中国抗癌协会乳腺癌诊疗指南以及中国晚期乳腺癌诊治专家共识，激素受体阳性、HER-2（-）乳腺癌患者一线治疗复发后继续内分泌治疗较化疗获益更大，他莫昔芬治疗失败后，建议更换另外作用机制的内分泌治疗药物继续应用。而根据 FIRST、FALCON 等研究结果，我们看到氟维司群疗效要优于芳香化酶抑制药，故绝经后女性，一线他莫昔芬治疗失败后，在经济条件允许情况下推荐选择氟维司群进行治疗。而针对骨转移双膦酸盐的治疗也是一直被指南推荐的。

此病例中右下肺结节病灶在手术前已有发现，10 余年后手术证实其确为转移病变，由此推测当时 M_0 分期可能存在低估，而恰逢患者 HR 强阳性、HER-2（-），治疗对转移病灶有较强的控制，才使得病情进展延缓，如果当初就能够有 M_1 的判断，后续综合治疗策略会有重大调整。因此，术前评估应认真对待每一处可疑发现，使患者受益。

病例中提到了最近比较受关注的 CTC，最近更新的美国癌症联合会（American Joint Committee on Cancer，AJCC）乳腺癌分期系统中也肯定了 CTC 的意义，临床晚期乳腺癌外周血 CTC≥5 个/7.5 ml，临床早期乳腺癌外周血 CTC≥1 个/7.5 ml 提示预后不良，证据水平Ⅱ级，可以根据上述标准对患者预后提供参考依据。

（中国医科大学附属第一医院　陈　波）

初诊为老年 Luminal B、HER-2（-）型、$T_2N_0M_0$ 患者，接受 FEC 方案化疗后续以他莫昔芬治疗。治疗符合当时的规范。

但是，该病例描述欠清晰，时间逻辑性差。应该按时间顺序描述病史及治疗。另外，在接受方案中各药物所用剂量应以每平米所用总剂量描述。

患者初始治疗后 6 年出现右肺及胸膜转移，肺病灶再次手术切除后的病理仍然为 Luminal B、HER-2（-）型，选择给予氟维司群治疗也是符合 2017 版 NCCN 指南推荐的。

（上海长海医院　王雅杰）

【指南背景】

2017 版 NCCN 指南，对于 ER（+）转移性乳腺癌患者，氟维司群作为ⅡA 类治疗推荐。

（上海长海医院　王雅杰）

【循证背景】

FALCON Ⅲ期研究（$n=462$）将 ER（+）无法手术的局部晚期或转移性乳腺癌随机分配入氟

维司群 500 mg 治疗组（$n=230$）或阿那曲唑 1 mg 治疗组（$n=232$）。中位随访 25 个月后结果显示，相较于阿那曲唑组，氟维司群组患者的无进展生存期显著改善 21%（16.6 个月与 13.8 个月比较）。进一步亚组分析显示，对于基线时肿瘤尚未侵犯肝或肺的乳腺癌患者，氟维司群对无进展生存期的影响更为明显（22.3 个月与 13.8 个月比较）。

（上海长海医院　王雅杰）

参 考 文 献

[1] 徐兵河. 中国晚期乳腺癌诊治专家共识（2015 版）. 北京：人民卫生出版社，2015.

[2] Robertson JFR, Bondarenko IM, Trishkina E, et al. Fulvestrant 500 mg versus anastrozole 1 mg for hormone receptor-positive advanced breast cancer（FALCON）：an international, randomised, double-blind, phase 3 trial. Lancet, 2016, 388（10063）：2997-3005.

病例 41　超声引导下亚甲蓝注射定位法切除触诊阴性乳腺肿块

方 敏　林 健　李 莉　盛 湲*　于 跃*

上海长海医院

【病史】

➢ 患者女性，76 岁，无乳腺癌或卵巢癌家族史，于 26 岁顺产育有 1 女，目前已绝经。

➢ 患者因"体检发现左乳腺肿块 2 周"于 2016-06-19 收入第二军医大学附属长海医院甲状腺乳腺外科治疗，体格检查未触及明显肿块。

➢ 于 2016-06-21 给予术前超声引导下亚甲蓝注射定位后行肿块切除活检术。手术过程 35 分钟，简要步骤：术前再次超声检查肿块大小、形态及位置；于体表定位肿块并选择合适的亚甲蓝注射点及切口位置（图 41-1）；术前 5 分钟，于超声引导下通过 5 ml 注射器注射 1∶1（亚甲蓝∶生理盐水）的亚甲蓝溶液。对肿块的基底部、顶部及左右边缘进行多点标记，每个标记部位注射亚甲蓝溶液 0.2~0.3 ml，退出针头后轻压片刻（图 41-2）；术中根据蓝染范围完整切除肿块（图 41-3，图 41-4）。

➢ 术后病理诊断为脂肪坏死。

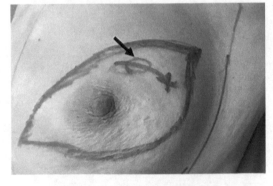

图 41-1　术前体表定位及标记

注：术前超声引导下对肿块进行体表定位，标注切口位置及亚甲蓝注射进针位置（图中箭头所指）

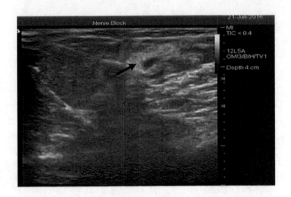

图 41-2　术前亚甲蓝注射标记（图中箭头所指）

* 为通信作者，邮箱：fangmin0530@163.com

本研究由长海医院"1255"基金支持（基金编号：CH125540800）

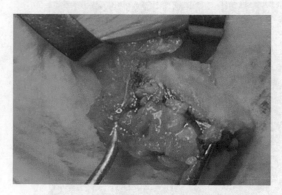

图 41-3　术中根据蓝染标记精准切除肿块

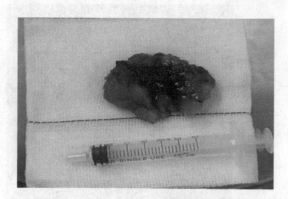

图 41-4　标本展示左侧乳腺外上象限肿块

【辅助检查】

> 2016-06-20 肿瘤标志物示糖类抗原（carbohydrate antigen，CA）125 为 14.3 U/ml（正常值 0~35.00 U/ml），CA153 为 8.80 U/ml（正常值 0~31.30 U/ml），癌胚抗原（carcino-embryonic antigen，CEA）为 1.92 μg/L（正常值 0~5.00 μg/L）。

> 2016-06-21 乳腺超声（图 41-5）示左乳腺 2~3 点钟位乳头旁见范围为 1.6 cm×1.0 cm 团状高回声，边界欠清，其内可见范围 0.8 cm×0.5 cm 无回声区。

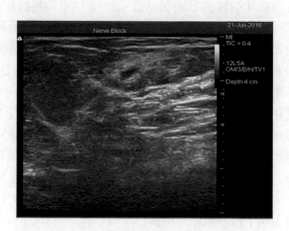

图 41-5　术前超声下乳腺肿块影像

> 2016-06-14 乳腺钼靶（图 41-6）示左乳腺外上象限距乳头基底部约 2.8 cm 处见一结节状高密度影，边界尚清，直径为 0.9 cm，乳腺影像报告和数据系统（breast imaging reporting and data system，BI-RADS）3~4。

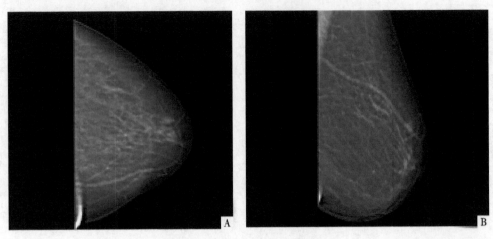

图 41-6　术前钼靶下乳腺肿块影像

注：A. 头尾位；B. 内外侧斜位

【本阶段小结】

随着乳腺诊疗技术的进步及乳腺体检的普及，越来越多触诊阴性的乳腺病灶被检出。对于此类肿块，切除活检的主要方式有麦默通微创旋切活检手术和传统开放手术活检。

麦默通微创旋切活检手术因其在超声引导下进行，可对肿块进行准确定位、精确切除，被认为是目前切除触诊阴性乳腺病灶的首选方法。根据《2015 年中国癌症统计》，农村地区居民在不同年龄的肿瘤整体发病率和病死率显著高于城市居民。而由于麦默通微创旋切活检手术尚未在基层医院普及及其手术费用昂贵的问题，很难在农村地区推广。本手术方式仅需要一台超声仪就可以进行，对器械要求很低。而且手术费较麦默通微创旋切活检手术减少约 4000 元，可以为低收入及贫困患者节约较多手术费用。

传统开放手术主要适用于体表可触及肿块的切除，而对于触诊阴性的乳腺病灶，选用该手术方式会造成漏诊率的明显增加及手术范围的盲目扩大。如本患者术前超声提示肿块位于左乳腺外上象限，若行传统开放手术，临床医师往往会为了降低漏诊风险而选择行区段切除术，从而导致乳腺变形，影响美容效果，加重患者心理创伤。术前超声引导下注射亚甲蓝定位，既能对肿块进行精准切除，又减小了手术切除范围。本手术方式在保证手术效果的同时，对正常乳腺组织的切除可以达到最小化，同时做到了精准和相对微创。

总之，使用术前超声引导下亚甲蓝注射定位法对触诊阴性乳腺肿块进行精准切除，既能获得准确的病理学诊断，又能避免对乳腺组织的盲目扩大切除。因此，在经济欠发达地区或对于经济条件欠佳的患者，本手术方式是一种性价比更高的选择。

【专家点评】

随着乳腺检查技术的提高，很多临床上不能被触及的乳房内病变会被检测出来，为明确病理诊断，行影像学［乳腺超声、磁共振成像（magnetic resonance imaging，MRI）］下定位活检，真空旋切活检或放置钩针定位是目前最常用的方法。本病例应用亚甲蓝在术前定位下活检也是一种可选的方法之一。缺点是亚甲蓝在组织中易扩散污染术野，使切除的组织量增多。

（上海交通大学医学院附属瑞金医院　李亚芬）

由于乳腺癌筛查、保乳治疗、新辅助治疗及前哨淋巴结活检的广泛开展，传统的乳腺癌诊断模式已经不适于当前的临床实践，需要优化乳腺病变的诊断流程。影像学引导下乳腺组织学活检是指在微创超声和 MRI 等引导下进行乳腺组织活检，特别适合不可扪及的乳腺病灶（如小肿块、钙化灶及结构扭曲等）。鉴于术中冷冻切片病理诊断的诸多缺点，众多指南与专家共识均推荐术前微创活检明确诊断。美国国家综合癌症网络（National Comprehensive Cancer Network，NCCN）指南推荐除少数情况外，首选术前空芯针微创活检，而非切开活检，具备空芯针微创活检条件时不应选择细针穿刺细胞学诊断。《中国抗癌协会乳腺癌诊治指南与规范（2015 版）》推荐，对有条件的单位积极提倡在手术前进行影像引导下的微创活检（空芯针微创活检或真空辅助活检），如不具备条件，则可考虑直接行影像引导下钢丝定位手术活检。2009 年第三届"影像发现的乳腺癌国际共识会"，推荐乳腺微创活检技术是影像发现乳腺异常诊断的金标准，乳腺切开活检的使用率应控制在 5%~10%。

中国临床肿瘤学会指南工作委员会指出，"近年来，国际上指南的制定出现了一个新的趋势，即基于资源可及性的指南，这尤其适合发展中国家和地区差异性显著的国家。中国是一个幅员辽阔但地区发展不平衡的发展中国家，相关指南必须兼顾地区发展不平衡、药物和诊疗措施的可及性及肿瘤治疗的价值"。基于资源可及性的指南是目前最适合我国国情的指南。

本文作者在认可指南与专家共识对乳腺病变微创活检推荐的同时，探索使用术前超声引导下亚甲蓝注射定位法对触诊阴性乳腺肿块进行精准切除，既能获得准确的病理学诊断，又能避免对乳腺组织的盲目扩大切除。因此，在经济欠发达地区或对于经济条件欠佳的患者，该手术方式是一种性价比更高的选择。

（山东省肿瘤医院　王永胜）

【核心体会】

对于乳房内不能触及的病灶选择影像学引导下的活检，首选真空旋切活检或钩针定位。此外，手术前超声引导下穿刺活检，可明确病灶的病理，避免不必要的开放活检手术。

（上海交通大学医学院附属瑞金医院　李亚芬）

尊重指南的前提下，基于资源可及性、创新性地发展指南。

（山东省肿瘤医院　王永胜）

参 考 文 献

[1] 吕晶，霍彦平，邱新光，等. 麦默通微创手术对早期乳腺癌诊断的价值. 中华内分泌外科杂志，2004，8（5）：378-379.

[2] Gutwein LG, Ang DN, Liu H, et al. Utilization of minimally invasive breast biopsy for the evaluation of suspicious breast lesions. Am J Surg, 2011, 202 (2): 127-132.

[3] 王知力，黄炎，万文博. 三种真空辅助微创旋切技术治疗乳腺良性病灶的疗效及并发症比较. 中华医学超声杂志，2012，9（2）：63-67.

[4] Chen W, Zheng R, Baade PD, et al. Cancer statistics in China, 2015. CA Cancer J Clin, 2016, 66 (2): 115-132.

病例 42　受体阳性乳腺癌术后骨转移

张超杰　戴　旭*

湖南省人民医院

【病史及治疗】

➢ 患者女性，48 岁（出生于 1969 年），未绝经。既往史、家族史无特殊。

➢ 2011-09-05 因"左乳腺肿块外院切检为癌"入院。会诊湘潭市江南医院蜡块的病理结果：左侧乳腺中分化浸润性导管癌，部分为微乳头癌，雌激素受体（estrogen receptor，ER）（2+），孕激素受体（progesterone receptor，PR）（+），人类上皮细胞生长因子受体 2（human epiderma growth factor receptor 2，HER-2）（-）；2011-09-08 行左侧乳腺癌改良根治术。术后病检示（左乳腺肿块切除术后根治标本）乳腺腺病，乳头及胸肌未见肿瘤侵犯，腋窝淋巴结（3 枚/13 枚）转移性癌。临床分期为 $pT_3N_1M_0$，ⅢA 期，激素反应性乳腺癌，Luminal A 型。化疗为 TAC 方案（T，多西他赛；A，多柔比星；C，环磷酰胺），每 3 周 1 次，6 个疗程。未遵医嘱行放疗。他莫昔芬 10 mg，每天 2 次。其后未规律复查。2014-01-10 我院复查未见复发转移。2015-11-02 因"左下肢疼痛、跛行"入院。未达到绝经后状态，发现骨转移。

【辅助检查】

➢ 2015-11-03 骨骼显像示左侧髂骨骨质代谢异常，考虑肿瘤骨转移。

➢ 2015-11-04 骨盆 CT 示左侧髂骨、髋臼骨质破坏，考虑转移瘤。

【病史及治疗续一】

➢ 2015-11 至今，戈舍瑞林 3.6 mg，皮下注射+氟维司群 500 mg，肌内注射。

【本阶段小结】

晚期乳腺癌是一种慢性疾病，明确患者该优先选择哪种治疗方法很重要，需掌握晚期乳腺癌内分泌治疗的指征。ER 阳性的绝经前患者可采取卵巢手术切除或其他有效的卵巢功能抑制治疗，随后遵循绝经后妇女内分泌治疗指南。他莫昔芬治疗失败的绝经后患者可选芳香化酶抑制药或氟维司群。内分泌治疗的选择较多，疾病控制时间长、不良反应小、使用方便的治疗方法应该及早使用。一、二线使用氟维司群能使患者获益更多，500 mg 高剂量较低剂量疗效更好。

【专家点评】

本例是典型的激素受体阳性、HER-2（-）绝经前乳腺癌患者，使用他莫昔芬作为辅助内分泌

---

* 为通信作者，邮箱地址：1216409271@qq.com

治疗，无病生存期（disease free survival，DFS）超过 4 年后出现伴有疼痛的骨转移，属于内分泌治疗敏感的 Luminal 型乳腺癌，一线治疗应优先选择内分泌治疗。绝经前乳腺癌患者复发转移后，辅助治疗中使用过他莫昔芬的，建议首选卵巢功能抑制（药物或手术去势）联合内分泌治疗，内分泌治疗应遵循绝经后患者的治疗原则，一线选择芳香化酶抑制药、CDK4/6 抑制药联合芳香化酶抑制药、氟维司群等均为合理治疗。该患者选择氟维司群 500 mg 治疗，肿瘤得到控制，症状改善，FIRST 和 FAL-CON 的研究结果，巩固了氟维司群 500 mg 在一线内分泌治疗中的地位。乳腺癌骨转移以全身治疗为主，骨调节药（双膦酸盐）可以预防和治疗骨相关事件，骨转移灶局部姑息性放疗可以缓解疼痛、降低病理性骨折的发生风险、改善生活质量，应考虑联合这两种治疗方法，使患者得到更大的获益。

（湖南省肿瘤医院　刘莉萍　欧阳取长）

【循证背景】

1. 晚期乳腺癌一线内分泌选择　芳香化酶抑制药与他莫昔芬内分泌治疗比较，芳香化酶抑制药较他莫昔芬显著延长至疾病进展时间（time to progression，TTP），且芳香化酶抑制药一线治疗晚期乳腺癌的临床获益率高、客观应答高，疗效更优。

2. FALCON 研究（$n=462$）　比较氟维司群 500 mg 与阿那曲唑 1 mg 一线治疗激素受体阳性晚期乳腺癌的随机 III 期研究。研究的主要终点为无进展生存期（progression-free-survival，PFS），结果显示，中位随访 25 个月后，相较于阿那曲唑组，氟维司群组患者的 PFS 显著改善 21%（16.6 个月与 13.8 个月比较，$P=0.048\,6$）。进一步亚组分析显示，对于无内脏转移的乳腺癌患者，氟维司群对 PFS 的影响更为明显（22.3 个月与 13.8 个月比较）。

3. PALOMA-2 研究（$n=666$）　比较来曲唑+palbociclib 和来曲唑+安慰剂一线治疗绝经后激素受体阳性/HER-2（-）晚期乳腺癌患者。主要研究终点为研究者评估的 PFS。结果显示，与来曲唑+安慰剂相比，palbociclib + 来曲唑显著延长了 PFS 时间（24.8 个月与 14.5 个月，$P<0.000\,1$），达到了研究的主要终点；在亚组分析中，研究者评估的亚洲女性患者中的中位 PFS，palbociclib+来曲唑治疗组为 25.7 个月（95%CI 19.2 个月~无法评估），来曲唑+安慰剂组为 13.9 个月（95%CI 7.4~22.0 个月），数据具有统计学显著差异（HR 0.48，95%CI 0.27~0.87，单侧检验 $P=0.007$）。该研究结论为晚期乳腺癌一线治疗提供了新的选择。

（湖南省肿瘤医院　刘莉萍　欧阳取长）

【核心体会】

对于内分泌敏感型晚期乳腺癌患者，按"内分泌治疗优先"的原则，尽可能推迟化疗开始的时间。

（湖南省肿瘤医院　刘莉萍　欧阳取长）

参 考 文 献

［1］Gradishar WJ, Anderson BO, Balassanian R, et al. NCCN guidelines insights breast cancer, Version 1. 2016. J Natl Compr Canc Netwk, 2015, 13（12）：1475-1485.

［2］徐兵河，江泽飞，胡夕春. 中国晚期乳腺癌临床诊疗专家共识 2016. 中华医学杂志，2016，96（22）：

1719-1727.

[3] Robertson JF, Bondarenko IM, Trishkina E, et al. Fulvestrant 500 mg versus anastrozole 1 mg or hormonereceptor-positive advanced breast cancer (FALCON): an international, randomised, double-blind, phase 3 trial. Lancet, 2016, 388 (10063): 2997-3005.

病例 43　受体阳性乳腺癌术后肝、肺转移

唐甜甜*

河北医科大学第四医院

【病史及治疗】

➤ 患者女性，33岁，孕5产2流3，育有1子1女，未停经。家族中无相关病史。

➤ 因发现左乳腺肿块1年，于2011-11-08行左侧乳腺癌改良根治术，术后病理示肿物大小为2.5 cm×2.0 cm×2.0 cm，乳腺黏液腺癌，未见脉管瘤栓。腋窝淋巴结：第一水平1枚/10枚，第二水平0枚/3枚、第三水平0枚/1枚转移。免疫组织化学示雌激素受体（estrogen receptor，ER）（90%），孕激素受体（progesterone receptor，PR）（20%），人类上皮细胞生长因子受体2（human epiderma growth factor receptor 2，HER-2）（+），Ki-67阳性率（30%），Topo Ⅱ（+）。

➤ 术后行FAC→T方案（F，氟尿嘧啶；A，多柔比星；C，环磷酰胺；序贯以T，多西他赛）×3方案化疗6个疗程，化疗结束后行临床靶区（clinical target volume，CTV）左胸壁、部分腋窝组织及CTV1左锁骨上区5000 cGy/25次放疗，放疗结束后全身评估未见转移征象，之后他莫昔芬10 mg，每天2次。内分泌治疗后规律复查。

【病史及治疗续一】

➤ 2015-12-10复查计算机体层摄影术（computed tomography，CT）提示肝、肺转移。患者无咳嗽、咳痰、胸闷、腹部不适等症状。

➤ 2015-12-10治疗过程中曾建议患者行内分泌治疗，药物选择氟维司群，因适应证为绝经后患者，而患者为绝经前女性，建议行卵巢抑制或手术去势，患者同意行手术去势。遂行双侧卵巢切除术。

➤ 2015-12-21给予氟维司群治疗（第1、15、29天，500 mg，每月1次）。

【辅助检查】

➤ 肿瘤指标示癌胚抗原（carcino-embryonic antigen，CEA）8.48 μg/L，糖类抗原（carbohydrate antigen，CA）153为75.93 U/ml（↑），CA125为17.2 U/ml。

➤ 骨扫描、颅脑CT未见异常。

➤ 2015-12-10胸部、上腹部CT示双肺多发结节，肝多发低密度结节影，考虑肺转移、肝转移（图43-1，图43-2）。

* 为通信作者，邮箱：tangtiantian1208@126.com

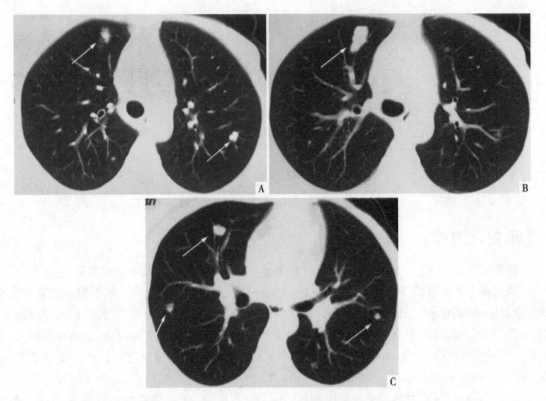

图 43-1　2015-12-10 胸部 CT 提示双肺多发转移结节

注：A. 右肺上叶前段及左肺上叶尖后段转移结节（箭头）；B. 右肺上叶前段转移结节（箭头）；C. 右肺上叶前段、后段及左肺上叶后段转移结节（箭头）

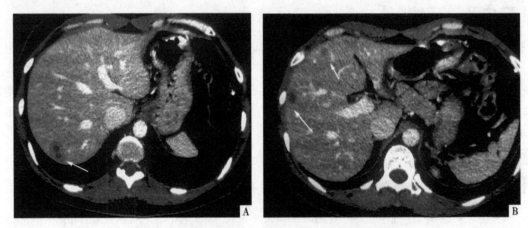

图 43-2　2015-12-10 上腹部 CT 提示肝多发转移结节

注：A. 肝右后叶上段转移灶（箭头）；B. 肝右前叶上段及肝左内叶转移灶（箭头）

➤ 2015-12-18 肝穿刺病理示低分化腺癌。

➤ 2015-12-22 免疫组织化学示 ER（90%），PR（2%），HER-2（3+），Ki-67 阳性率（20%），Topo Ⅱ（10%）。患者拒绝分子靶向治疗。

【本阶段小结】

患者术后49个月复查时提示肝、肺转移。肝穿刺病理结果为激素受体阳性、HER-2阳性。建议分子靶向治疗，患者拒绝，给予卵巢切除+氟维司群治疗。

【病史及治疗续二】

➤ 患者应用2个疗程氟维司群后，2016-03-09复查胸部、上腹部CT评估病灶情况，疗效评价病情稳定（stable disease，SD）（根据RECIST标准，所有转移病灶最长径之和进行比较，缩小29%）。患者无咳嗽、咳痰、胸闷、腹部不适等症状，饮食无改变，体重无明显变化。

【辅助检查】

➤ 2016-03-09氟维司群应用2个疗程后胸部、上腹部CT评估肺部及肝转移灶（图43-3，图43-4）。

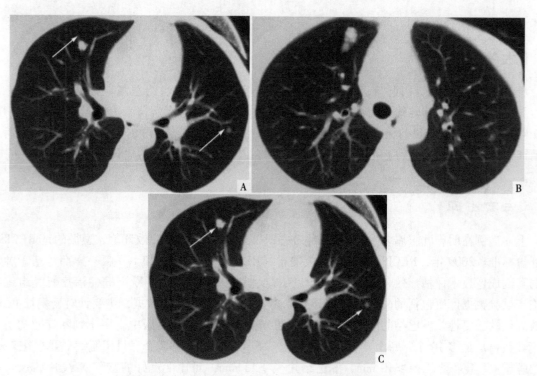

图43-3　2016-03-09胸部CT示双肺多发转移结节

注：A. 右肺上叶前段及左肺上叶尖后段转移结节（箭头）；B. 右肺上叶前段转移结节；C. 右肺上叶前段、后段及左肺上叶后段转移结节（箭头）；A、B、C. 显示分别与2015-12-10同一层面转移结节对应

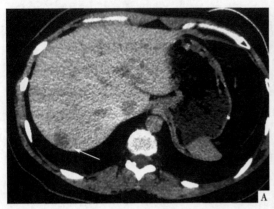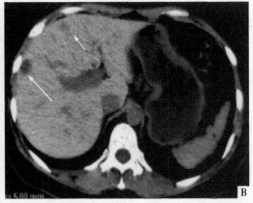

图 43-4　2016-03-09 上腹部 CT 示肝多发转移病灶

注：A. 肝右后叶上段转移灶（箭头）；B. 肝右前叶上段及肝左内叶转移灶（箭头）；A、B. 显示同一层面转移病灶情况分别与 2015-12-10 上腹部 CT 的部位对应

【本阶段小结】

患者卵巢切除+氟维司群治疗 3 个月复查，疗效评估 SD。患者为左侧乳腺癌术后 4 年，常规术后复查时发现肝、肺转移，无胸闷、腹部不适等症状。结合患者病情，为激素受体阳性且 HER-2 阳性转移性乳腺癌，目前无症状，建议内分泌治疗，并给予氟维司群治疗，治疗 2 个疗程后患者病情评估为 SD，建议继续应用内分泌治疗。但根据患者个人情况，建议应用曲妥珠单抗靶向治疗。

【专家点评】

上述病例在明确乳腺癌多发肺、肝转移并采取相应治疗后进行疗效评价，遵循的是 RECIST 疗效评价标准。2009 年，RECIST 标准修订版发布（RECIST 1.1），它和 1.0 版一样都是基于肿瘤负荷的解剖成像技术评估疗效，其具有循证性，以文献为基础，应用了欧洲癌症治疗研究组织实体瘤临床试验数据库所包括的6500例患者 18 000 多处目标靶病灶检验数据，主要针对靶病灶的数目、疗效确认的必要性及淋巴结的测量等方面作了更新。在 RECIST 1.1 版中，用于判断疗效的可测量靶病灶数目从最多 10 个、每个器官 5 个改为最多 5 个、每个器官 2 个。目标靶病灶要求在5 mm的薄层螺旋 CT 上病灶长径≥10 mm，淋巴结短径≥15 mm；对比度良好的胸部 X 线片病灶长径≥20 mm。重新明确疾病进展（progressive disease，PD）的定义，对可测量病灶 PD 不仅是原靶病灶长径总和增加 20%，还包括了绝对数增大 5 mm；出现新病变也视为 PD。在该版本中还增加了有病理意义的淋巴结疗效评估指南：短径<10 mm 的淋巴结视为正常淋巴结而不给予记录和随访；短径≥10 mm 和<15 mm 的淋巴结被视为有病理意义的不可测量非靶病灶。CT 扫描中短径≥15 mm 的淋巴结可作为有病理意义的可测量靶病灶，疗效评估时靶病灶总数目可将其包括进去。

（上海交通大学医学院附属仁济医院　陈　洁）

本例患者首次手术时原发灶的免疫组织化学提示为激素受体阳性、HER-2（-）的 Luminal B 型乳腺癌，辅助内分泌治疗药物为他莫昔芬，但患者年轻（年龄 33 岁），存在中危复发风险，目前指南推荐这部分患者辅助内分泌治疗选择卵巢功能抑制联合芳香化酶抑制药或他莫昔芬比单用他莫昔芬更获益。该患者4年后出现多发的肝、肺转移，肝肿块活检示低分化腺癌，免疫组织化学提示激素受体阳性、HER-2（+），转移灶与原发灶的HER-2出现了不一致的结果，由阴性转化为阳性，导致原发灶与转移灶检测结果不一致的原因可能是肿瘤的异质性、肿瘤生物学特征的改变及检测技术的差异等。HER-2是乳腺癌患者重要的预后指标，是有别于肿瘤大小、淋巴结状态、受体状态的独立预后因素，是抗HER-2药物治疗疗效的主要预测指标。因此，复发转移性乳腺癌患者应尽量再检测HER-2，以明确转移灶的HER-2状态，无论原发灶还是转移灶的HER-2是阳性时，都应该给予患者抗HER-2的靶向治疗机会。该患者存在多发的内脏转移，治疗原则应优先考虑曲妥珠单抗联合化疗，病情控制后可考虑在抗HER-2靶向治疗的基础上联合芳香化酶抑制药维持治疗。病史提示患者拒绝靶向治疗，建议一线治疗选择化疗，病情得到控制后，再考虑卵巢功能抑制联合芳香化酶抑制药或氟维司群治疗更合理。

（湖南省肿瘤医院　刘莉萍　欧阳取长）

【循证背景】

1. TEXT和SOFT的联合分析（TEXT $n=2672$，SOFT $n=3066$） 比较依西美坦/他莫昔芬联合卵巢功能抑制治疗绝经前激素受体阳性早期乳腺癌的患者。结果显示，两组总生存期无显著性差异；相比于他莫昔芬联合卵巢功能抑制（ovarian function suppression，OFS），依西美坦联合OFS显著改善DFS、无乳腺癌间期与远期无复发间隔，是绝经前激素受体阳性早期乳腺癌患者新的治疗选择；部分确诊为绝经前激素受体阳性的乳腺癌患者有非常良好的预后，单纯的内分泌治疗效果显著。

2. CLEOPATRA研究（$n=808$） 纳入HER-2（+）晚期乳腺癌患者，随机分为两组，分别接受帕妥珠单抗+曲妥珠单抗+多西他赛、曲妥珠单抗+多西他赛+安慰剂治疗。最终结果显示，在标准一线治疗方案中增加帕妥珠单抗显著延长中位总生存期达15.7个月，在晚期乳腺癌中，56.5个月的总生存期是前所未有的，证实了帕妥珠单抗方案是HER-2阳性转移性乳腺癌患者的一线标准治疗方案。

3. TAnDEM研究（$n=207$） 将激素受体阳性、HER-2（+）转移性乳腺癌患者随机分为阿那曲唑联合曲妥珠单抗组（即联合组）、阿那曲唑单药组。结果显示，联合组PFS时间优于阿那曲唑单药组，并且具有统计学意义。

（湖南省肿瘤医院　刘莉萍　欧阳取长）

【核心体会】

OFS可显著降低乳腺癌的复发和死亡风险，中高危的绝经前激素受体阳性早期乳腺癌辅助内分泌治疗推荐OFS+他莫昔芬或芳香化酶抑制药。激素受体阳性、HER-2（+）转移性乳腺癌患者，一线治疗首选化疗联合抗HER-2靶向治疗；疾病控制后，可选择芳香化酶抑制药联合靶向维持治疗。

（湖南省肿瘤医院　刘莉萍　欧阳取长）

参 考 文 献

[1] Robertson JF, Come SE, Jones SE, et al. Endocrine treatment options for advanced breast cancer--the role of fulves-

trant. Eur J Cancer, 2005, 41 (3): 346-356.

[2] Cardoso F, Costa A, Norton L, et al. ESO-ESMO 2nd international consensus guidelines for advanced breast cancer (ABC2) †. Ann Oncol, 2014, 25 (10): 1871-1888.

[3] Eisenhauer EA, Therasse P, Bogaerts J, et al. New response evaluation criteria in solid tumours: revised RECIST guideline (version 1.1). Eur J Cancer, 2009, 45 (2): 228-247.

[4] 江泽飞, 邵志敏, 徐兵河. 人表皮生长因子受体 2 阳性乳腺癌临床诊疗专家共识 2016. 中华肿瘤杂志, 2016, 96 (14): 1091-1095.

[5] Gradishar WJ, Anderson BO, Balassanian R, et al. NCCN guidelines insights breast cancer, Version 1. 2016. J Natl Compr Canc Netwk, 2015, 13 (12): 1475-1485.

病例 44 化疗联合内分泌治疗晚期乳腺癌

汪 颖* 刘 强

中山大学孙逸仙纪念医院

【病史及治疗】

➢ 患者女性，28 岁，未绝经。

➢ 2008-06 发现右乳腺肿物，11.2 cm×10.1 cm，$cT_4N_2M_0$，右侧乳腺浸润性导管癌，雌激素受体（estrogen receptor，ER）（+），孕激素受体（progesterone receptor，PR）（+），CerbB-2（2+），荧光原位杂交（fluorescence in situ hybridization，FISH）检测人类上皮细胞生长因子受体 2（human epiderma growth factor receptor 2，HER-2）基因无扩增。

➢ 行新辅助化疗，ET 方案（E，表柔比星；T，多西他赛），具体为表柔比星 80 mg/m² + 多西他赛 75 mg/m²，化疗 5 个疗程后疗效评估为部分缓解，肿块大小为 3.0 cm×2.5 cm。

➢ 2008-10 行右侧乳腺癌改良根治术，术后病理为右侧乳腺浸润性导管癌 Ⅱ 级，3.0 cm×3.0 cm×2.5 cm，淋巴结（11 枚/16 枚）转移，脉管癌栓（−），$ypT_2N_3M_0$ Ⅲ C 期，免疫组织化学示ER（−），PR（−），CerbB-2（−），Ki-67 阳性率（10%），FISH 检测 *HER-2* 基因无扩增，术后行 ET 方案化疗 1 个疗程，放疗 30 次；放疗完成后，自 2009-01 起，托瑞米芬 60 mg，每天 1 次 + GnRHa。

【辅助检查】

➢ 2014-09 胸部 CT（图 44-1）提示左肺上叶纵隔旁及胸膜下、右肺多发肺转移，直径 1 cm；左侧少量胸腔积液；第 2~7 肋骨转移。

➢ 癌胚抗原（carcino-embryonic antigen，CEA）27.5 μg/L（↑），糖类抗原（carbohydrate antigen，CA）153 39.3 U/ml（↑）。

* 为通信作者，邮箱：yingwang1101@126.com

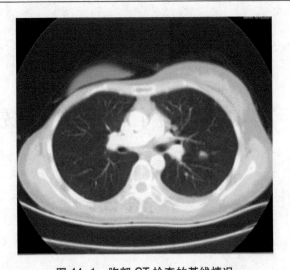

图 44-1　胸部 CT 检查的基线情况

注：2014-09 患者化疗前的基线胸部 CT 提示左肺转移，左侧
少量胸腔积液

【病史及治疗续一】

➢ 2014-09 NC 方案（N，长春瑞滨；C，卡铂 AUC=5），具体为长春瑞滨 25 mg/m²，第 1、8
天+卡铂 AUC=5，第 1、8 个疗程+唑来膦酸，转移灶部分缓解（图 44-2），肿瘤指标进行性下降。

➢ 2015-03 氟维司群+GnRHa+唑来膦酸，维持治疗。

➢ 2015-06 至 2015-09 肿瘤标志物水平升高，PET-CT 疗效评估病情稳定（stable disease，
SD）。

➢ 2015-09 氟维司群+卡培他滨（1.25 g/m²，每天 2 次，第 1~14 天）治疗至今，2015-10 肿
瘤指标下降，影像学表现一直稳定，无进展生存期（progression-free-survival，PFS）21 个月。

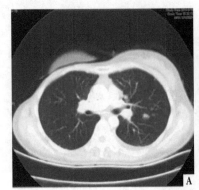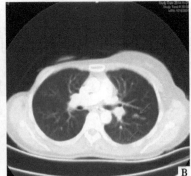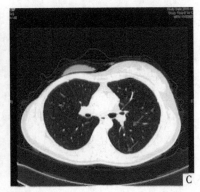

图 44-2　多个疗程化疗后疗效评估的胸部 CT 表现

注：A. 患者化疗前的基线胸部 CT 表现，显示左肺病灶及左侧胸腔积液；B. 2 个疗程化疗后左肺病灶较前明显缩小，左
侧胸腔积液明显减少；C. 4 个疗程化疗后左肺病灶进一步缩小，左侧胸腔积液完全吸收

【本阶段小结】

对于晚期乳腺癌患者，化疗联合内分泌治疗存在一定的争议，尤其是既往的他莫昔芬、芳香

化酶抑制药等传统内分泌治疗药物，但新型内分泌治疗药物氟维司群联合化疗的方案得到较多研究的肯定，2010年体外研究提示微管相关蛋白Tau（microtubule-associated protein Tau，MAPT）与紫杉类化疗药物的敏感性相关，而氟维司群可以通过下调MAPT提高乳腺癌细胞对紫杉类化疗药物的敏感性。2014年的Ⅱ期临床研究进一步探讨了氟维司群联合卡培他滨节拍化疗对仅接受过一线姑息内分泌治疗的激素受体阳性、HER-2（-）晚期乳腺癌的治疗效果，研究结论显示氟维司群联合化疗的中位PFS为14.98个月，中位至疾病进展时间为26.94个月，中位总生存期为28.65个月，患者耐受性良好，该研究提示氟维司群联合化疗在晚期乳腺癌中具有潜在应用价值。本例患者在二线姑息治疗中采用氟维司群联合卡培他滨的治疗方案，获得较好的疾病控制时间，进一步提示晚期乳腺癌治疗的个体化和灵活性，而化疗联合内分泌治疗在晚期乳腺癌中也是可以选择的治疗策略之一。

【专家点评】

这是1例绝经前ER（-）、HER-2（-）复发转移的乳腺癌，由于肿瘤比较大，术前给予新辅助降期治疗，ET方案提示有效，术后病理与术前存在差异，患者由ER（+）转为ER（-），这种情况在新辅助治疗的患者中比较常见，术后仍推荐行内分泌治疗。患者内分泌治疗约5年的时间出现肺部转移及骨转移，此时应考虑化疗，首选毒性低的单药维持化疗，由于既往使用了蒽环类和紫杉醇类药物，在复发化疗阶段首选卡培他滨，也可选择长春瑞滨、铂类等，局部骨转移症状可加用唑来膦酸治疗。在病情控制后可选择OFS+芳香化酶抑制药类药物行内分泌治疗直至肿瘤进展。后续治疗：在多次化疗及连续3个内分泌治疗方案后肿瘤复发转移的情况下，如何行进一步治疗是一个难题，对三阴性乳腺癌亚型，可以尝试使用卡铂单药，患者既往蒽环类、紫杉醇类药物有效，也可继续考虑紫杉醇单药维持至肿瘤进展。

（福建医科大学附属第二医院　许双塔）

1. E1193试验（$n=739$）　对多柔比星单药、紫杉醇单药及多柔比星+紫杉醇联合方案作为一线治疗方案应用于晚期复发转移性乳腺癌患者的治疗对比，结果发现，在中位生存时间上，联合治疗方案并未显示出优势（18.9个月、22.2个月、22.0个月）；相反，单药治疗方案显示出了更好的化疗耐受性，在改善生存质量方面，单药方案也显示出了更大的优势。

2. E2100试验（$n=722$）　分组对复发转移性乳腺癌患者行紫杉醇单药化疗及紫杉醇+贝伐珠单抗联合化疗方案进行疗效评估，结果发现联合治疗组的无病生存时间显著延长（11.8个月与5.9个月比较），但并不延长总生存时间。

3. RIBBON-1试验（$n=1237$）　分别比较了贝伐珠单抗联合卡培他滨、紫杉醇、蒽环类方案及其他单药化疗方案，结果发现，贝伐珠单抗联合卡培他滨组显著延长无病生存期（8.6个月与5.7个月比较），但不延长总生存时间。

4. CALGB 40603试验（$n=433$）　对比三阴性乳腺癌患者接受标准蒽环类、紫杉醇类联合或不联合卡铂方案的临床Ⅲ期研究，结果发现，联合卡铂组的病理完全缓解率显著提高（54%与41%比较），但联合卡铂方案可增加血液毒性，主要是粒细胞减少与血小板减少。

5. CONFIRM试验（$n=736$）　对比氟维司群500 mg与氟维司群250 mg在转移性雌激素受体阳性乳腺癌患者的获益性，结果发现，氟维司群500 mg可进一步增加生存获益和无病生存期（生存延长4.1个月，死亡风险降低19%）。

（福建医科大学附属第二医院　许双塔）

【指南背景】

1. 2016 版 NCCN 指南 对于 ER（-）、PR（-）及 HER-2（-）的复发转移性乳腺癌，仅有骨转移或伴有无症状的内脏转移患者，首选化疗，可选方案包括 FAC/CAF、FEC、AC、EC、CMF 等联合方案，多西他赛、卡培他滨、吉西他滨、长春瑞滨、卡铂、贝伐珠单抗等单药方案。推荐行单药化疗。临床上 ER 存在假阴性的可能，特别是在既往内分泌治疗有效的情况下，对于无内脏危象患者，仍可首选继续内分泌治疗，绝经前可考虑 OFS+芳香化酶抑制药、OFS+氟维司群、OFS+依西美坦+依维莫司等方案。化疗方案选择上，卡铂对三阴性乳腺癌具有一定的优势，可作为三阴性乳腺癌复发转移时的首选用药。

2.《中国晚期乳腺癌诊治专家共识（2015 版）》 对于三阴性复发转移性乳腺癌患者，首选单药化疗，未使用过蒽环类、紫杉醇类药物者，首选蒽环类或紫杉醇类单药。其他有效方案包括卡培他滨、长春瑞滨、吉西他滨等。既往使用过蒽环类及紫杉醇类，不需要联合化疗者，首选口服卡培他滨单药方案。辅助治疗中已用过紫杉醇类药物，在紫杉醇类辅助化疗结束后 1 年以上出现肿瘤进展者，复发转移后可再次使用，但首选之前未使用过的药物。三阴性晚期乳腺癌可选卡铂单药治疗，一线需联合方案者，推荐含顺铂的联合方案。内分泌治疗耐药、肿瘤快速进展、内脏广泛转移或症状明显、需要快速减轻肿瘤负荷的患者应该先予化疗等更有效的措施，在疾病得到有效控制后再给予内分泌治疗维持。

（福建医科大学附属第二医院　许双塔）

【核心体会】

对于术后 ER（-）、PR（-）、HER-2（-）乳腺癌患者，若术前新辅助化疗病理提示为 ER（+），可能存在病理上的不一致，在进行化疗与放疗后，推荐继续内分泌治疗。对于复发转移性乳腺癌患者，治疗应以缓解症状、延缓疾病复发、改善生存质量为目的，选择不良反应最轻的治疗方案进行治疗。

（福建医科大学附属第二医院　许双塔）

参 考 文 献

[1] Robertson JF, Lindemann JP, Llombart-Cussac A, et al. Fulvestrant 500 mg versus anastrozole 1 mg for the first-line treatment of advanced breast cancer: follow-up analysis from the randomized 'FIRST' study. Breast Cancer Res Treat, 2012, 136（2）: 503-511.

[2] Ikeda H, Taira N, Hara F, et al. The estrogen receptor influences microtubule-associated protein tau（MAPT）expression and the selective estrogen receptor inhibitor fulvestrant downregulates MAPT and increases the sensitivity to taxane in breast cancer cells. Breast Cancer Res, 2010, 12（3）: R43.

[3] Ikeda H, Taira N, Nogami T, et al. Combination treatment with fulvestrant and various cytotoxic agents（doxorubicin, paclitaxel, docetaxel, vinorelbine, and 5-fluorouracil）has a synergistic effect in estrogen receptor-positive breast cancer. Cancer Sci, 2011, 102（11）: 2038-2042.

[4] Schwartzberg LS, Wang G, Somer BG, et al. Phase Ⅱ trial of fulvestrant with metronomic capecitabine for postmenopausal women with hormone receptor-positive, HER2-negative metastatic breast cancer. Clin Breast Cancer, 2014, 14（1）:13-19.

[5] Robert NJ, Dieras V, Glaspy J, et al. RIBBON-1: randomized, double-blind, placebo-controlled, phase Ⅲ trial

of chemotherapy with or without bevacizumab for first-line treatment of human epidermal growth factor receptor 2-negative, locally recurrent or metastatic breast cancer. J Clin Oncol, 2011, 29: 1252-1260.

[6] Miller K, Wang M, Gralow J, et al. Paclitaxel plus bevacizumab versus paclitaxel alone for metastatic breast cancer. N Engl J Med, 2007, 357: 2666-2676.

[7] Sledge GW, Neuberg D, Bernardo P, et al. Phase III trial of doxorubicin, paclitaxel, and the combination of doxorubicin and paclitaxel as front-line chemotherapy for metastatic breast cancer: an intergroup trial (E1193). J Clin Oncol, 2003, 21: 588-592.

病例 45 受体阳性乳腺癌术后胸壁复发

张聚良* 凌 瑞

第四军医大学西京医院

【病史及治疗】

➢ 患者女性，59 岁，15 岁初次月经，月经规律，53 岁绝经，顺产育有 2 子，均体健。

➢ 因发现右侧乳腺肿块，于 2011-03-07 行右侧乳腺癌改良根治术，术后病理示右侧乳腺浸润性导管癌，世界卫生组织 3 级/8 分，右侧腋窝淋巴结 2 枚/24 枚查见转移癌。病理分期：美国癌症联合会（American Joint Committee on Cancer，AJCC），pT_2N_1。免疫组织化学示雌激素受体（estrogen receptor，ER）（3+），孕激素受体（progesterone receptor，PR）（-），人类上皮细胞生长因子受体 2（human epiderma growth factor receptor 2，HER-2）（+），Ki-67 阳性率（30%）。

➢ 术后行 TEC 方案（T，多西他赛；E，表柔比星；C，环磷酰胺）化疗 6 个疗程，未放疗，化疗结束后口服阿那曲唑片，1 mg/d。

➢ 2015-12 复查，计算机体层摄影术（computed tomography，CT）及超声发现有胸壁包块，穿刺活检证实为乳腺癌复发。

【辅助检查】

➢ 肿瘤标志物糖类抗原（carbohydrate antigen，CA）153 18.08 U/ml（↑），癌胚抗原（carcinoembryonic antigen，CEA）21.8 μg/L（↑）。

➢ 骨扫描示未见异常浓集病灶。

➢ 2015-12-05 乳腺癌术后局部胸壁超声示右侧胸壁近肋间可见一 2.5 cm×1.8 cm 包块，边界欠清，形态不规则，内可见血流信号，考虑复发灶（图 45-1）。

➢ 2015-12-06 胸部 CT 示胸骨右前可见一大小约 1.8 cm×1.5 cm 结节影，左侧胸腔积液，建议进一步检查（图 45-2）。

➢ 胸壁包块穿刺活检结合病史提示符合乳腺癌复发，ER（>95%）、PR（>95%）、HER-2（+），Ki-67 阳性率≤5%。

---

* 为通信作者，邮箱：vascularzhang@163.com

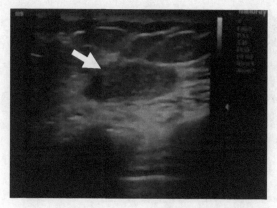

图 45-1 2015-12-05 乳腺癌术后局部胸壁超声

注：超声示右侧胸壁包块（箭头），边界欠清，形态不规则

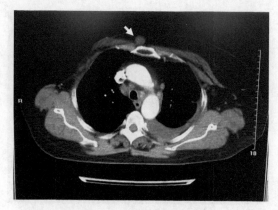

图 45-2 2015-12-06 胸部 CT

注：胸部 CT 示胸骨右前结节影（箭头），合并左侧胸腔积液

【病史及治疗续一】

➤ 患者拒绝手术，2015-12-10 予口服依西美坦 25 mg/d 治疗，用药 1 个月。

【本阶段小结】

患者系乳腺癌术后 5 年，复查发现右侧胸壁复发，伴有胸腔积液，待除外肺和（或）胸膜转移，术后给予阿那曲唑辅助内分泌治疗接近 5 年，考虑为阿那曲唑继发性耐药，与患者沟通后，拒绝局部手术治疗，要求继续内分泌治疗，考虑到依西美坦为甾体类芳香化酶抑制药，结合 EFECT 及 SOFEA 研究，少部分患者由非甾体类芳香化酶抑制药转换为甾体类后可获益，尝试更换为依西美坦 25 mg/d，用药 1 个月。

【病史及治疗续二】

➤ 2016-01-15 复查，物理查体及超声均提示胸壁包块无明显变化。

➤ 2016-01-18 予氟维司群 500 mg 肌内注射，第 1、14、28 天。之后每 28 天 500 mg 维持。

➤ 2016-04-21 超声示右侧胸壁包块较前缩小，1.1 cm×0.8 cm，边界欠清，形态不规则，血供丰富。

➤ 2016-04-25 胸部 CT（图 45-3）示胸骨右前结节影，大小为 1.5 cm×1.0 cm，双肺野清晰，左侧胸腔积液较前明显好转，少量积液。

➤ 2016-09-20 胸部 CT（图 45-4）示胸骨右前结节影较前缩小，大小为 1.0 cm×0.8 cm，双肺野清晰，左侧胸腔少量积液。

➤ 2017-02-15 乳腺癌手术后局部胸壁超声（图 45-5）示右侧胸壁未见明显包块图形。

➤ 2017-02-16 胸部 CT（图 45-6）示胸骨右前未见结节影，双肺野清晰，左侧纵隔胸膜及侧胸膜肥厚。

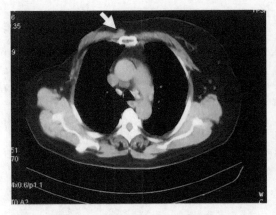

图 45-3　2016-04-25 胸部 CT

注：胸部 CT 示胸骨右前结节影（箭头），左侧胸腔积液好转

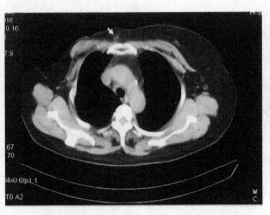

图 45-4　2016-09-20 胸部 CT

注：胸部 CT 示胸骨右前结节影（箭头）较前缩小

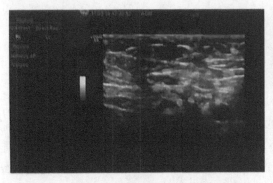

图 45-5　2017-02-15 乳腺癌手术后局部胸壁超声

注：超声提示右侧胸壁未见明确包块

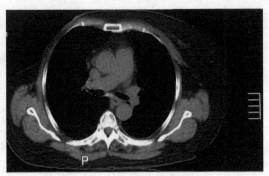

图 45-6　2017-02-16 胸部 CT

注：胸部 CT 示胸骨右前未见结节影，左侧胸膜增厚

【本阶段小结】

患者更换为依西美坦后，用药 1 个月包块未见明显变化，结合相关研究的结果，CONFIRM 研究证实，500 mg 氟维司群临床获益优于 250 mg，而 FIRST 及 FALCON 的研究也表明在既往未进行过内分泌治疗的晚期乳腺癌患者中，尤其是在非内脏转移的患者中，氟维司群优于阿那曲唑。从作用机制看，氟维司群可降解雌激素受体，逆转 ER1 突变导致的内分泌耐药等，遂更换内分泌治疗方案为氟维司群 500 mg 肌内注射，每 28 天 1 次，在用药 3 个月、8 个月及 13 个月时复查，病情达到了临床完全缓解。

【专家点评】

该患者整个诊断治疗过程均是遵循规范化原则，同时结合患者意愿个体化制定治疗决策，并且取得了很好的治疗效果。但其中一些细节问题也很值得我们注意。

患者初始诊断 TNM 分期为 ⅡB（$pT_2N_1M_0$），但是自从第 8 版 AJCC 公布后，给分期系统带来翻天覆地的变化，如果加入一些预后因素，此患者分期明显升级，应是 ⅢB、$T_2N_1M_0$、G3、HER-2（-）、ER（+）、PR（-），当然患者初治时这个分期系统还没有公布。

患者初治时术后病理示腋窝有 2 枚淋巴结转移，同时伴有组织学Ⅲ级、PR（－）、Ki-67 阳性率（30%）、肿块直径超过 2 cm 诸多高危因素，因此应该做术后胸壁及区域淋巴结引流区的放疗，这在 NCCN 指南中也是明确建议的，并且是Ⅱ A 类证据。

患者在术后 5 年时出现患侧胸壁局部复发，同时伴有胸腔积液，但胸腔积液的性质并没有明确（虽然从治疗结局看考虑为乳腺癌转移导致）。因为如果胸腔积液并非乳腺癌引起的，单纯的胸壁复发我们可以考虑手术切除后加放疗，同时给予内分泌治疗；但如果胸腔积液是乳腺癌转移所致，肯定不适合局部切除手术，这在治疗选择上还是有所差别的。另外，胸腔积液的性质对于疗效评价也有影响。在 RECIST 评价标准中，胸腔积液是不可评估病灶，但要评价为病理完全缓解，则胸腔积液必须完全消失。

患者发生阿那曲唑耐药后，再换成甾体类芳香化酶抑制药依西美坦在理论上是可行的，但临床观察有效率并不高，而且这个患者换用依西美坦 1 个月病灶大小无变化即更换药物，是否时间过短？现已有多个临床试验证实 *ESR1* 基因突变检测能够更好地指导内分泌治疗耐药的晚期乳腺癌治疗决策的制定。

虽然在激素受体阳性绝经后晚期乳腺癌一线解救治疗中，芳香化酶抑制药、氟维司群和 CDK4/6 抑制药+芳香化酶抑制药三足鼎立，但氟维司群 500 mg 依然是有效性和可及性最好的选择（FIRST 及 FALCON 等多项研究证实）。

这个患者疗效可以评价为完全缓解，今后维持治疗。从疗效、经济、低毒等方面考虑，他莫昔芬未尝不是一种选择。

（哈尔滨医科大学附属肿瘤医院　王劲松）

参 考 文 献

[1] Chia S, Gradishar W, Mauriac L, et al. Double-blind, randomized placebo controlled trial of fulvestrant compared with exemestane after prior nonsteroidal aromatase inhibitor therapy in postmenopausal women with hormone receptor-positive, advanced breast cancer: results from EFECT. J Clin Oncol, 2008, 26（10）：1664-1670.

[2] Zhang Q, Shao Z, Shen K, et al. Fulvestrant 500 mg vs 250 mg in postmenopausal women with estrogen receptor-positive advanced breast cancer: a randomized, double-blind registrational trial in China. Oncotarget, 2016, 7（35）：57301-57309.

[3] Ellis MJ, Llombart-Cussac A, Feltl D, et al. Fulvestrant 500 mg versus anastrozole 1 mg for the first-line treatment of advanced breast cancer: overall survival analysis from the phase Ⅱ FIRST study. J Clin Oncol, 2015, 33（32）：3781-3787.

[4] Robertson JF, Bondarenko IM, Trishkina E, et al. Fulvestrant 500 mg versus anastrozole 1 mg for hormone receptor-positive advanced breast cancer（FALCON）：an international, randomised, double-blind, phase 3 trial. Lancet, 2016, 388（10063）：2997-3005.

[5] Lindsay A, Nick B, Agnes J, et al. ESR1 mutations: Moving towards guiding treatment decision-making in metastatic breast cancer patients. Cancer Treat Rev, 2017, 52：33-40.

病例 46 Luminal A 型乳腺癌患者保乳术后肝转移

瞿 欢* 张亚男

东南大学附属中大医院

【病史及治疗】

> 患者女性，46 岁。家族无特殊遗传病史，末次月经 2011-04-25。

> 因"发现左乳腺包块 6 个月"于 2011-05-11 入院，病程中无其余不适主诉。乳腺钼靶示左乳腺内上肿块影伴钙化，低度恶性肿瘤？建议手术。

> 2011-05-13 行保留乳房的乳腺癌切除术。术后病理示乳腺实质性乳头状癌伴浸润性黏液癌，肿块最大直径 2 cm，脉管及神经未见癌组织侵犯，切缘阴性，腋窝 24 枚淋巴结未见癌转移。病理分期为 I A（$T_{1c}N_0M_0$）。免疫组织化学示雌激素受体（estrogen receptor，ER）（3+）、孕激素受体（progesterone receptor，PR）（2+）、人类上皮细胞生长因子受体 2（human epiderma growth factor receptor 2，HER-2）（-）、Ki-67 阳性率（约 5%）。

> 辅助化疗：多西他赛 110 mg+环磷酰胺 750 mg，3 周 1 次，共 4 次，2011-08-10 完成。化疗结束后开始保乳术后常规放疗及他莫昔芬辅助内分泌治疗。2011-07-15 月经来潮后未再有月经。定期复查。

> 2012 年腹部计算机体层摄影术（computed tomography，CT）平扫+增强示肝可疑低密度灶。

> 外院行 PET-CT 检查示肝多发低密度影，葡萄糖代谢异常增高，考虑多发肝转移；右锁骨窝一小淋巴结，葡萄糖代谢轻度增高，考虑转移可能，必要时活检定性。

> 外院行淋巴结穿刺活检为阴性。

> 外院专家给予来曲唑治疗，并建议 3 个月后全面复查，患者在服用他莫昔芬 1 年后因发现可疑肝转移病灶改用来曲唑进行内分泌治疗。

> 多次复查肝磁共振成像（magnetic resonance imaging，MRI），病灶逐渐缩小直至磁共振成像下不能发现。

> 2015-06、2015-07 复查 MRI 再次发现肝内病灶。

> 在外院行腹腔镜下左半肝切除，病理考虑肝肿瘤为乳腺来源，免疫组织化学结果与原肿瘤相符合。

> 2015-08 月开始使用氟维司群每月 500 mg，2015-11、2016-04 复查肝 MRI 未发现可疑病灶，患者未出现服药不良反应。

---

* 为通信作者，邮箱 jaceqh@163.com

【专家点评】

患者术后病理分型为 Luminal A 型乳腺癌，病理类型为实质性乳头状癌伴浸润性黏液癌，脉管及神经未见癌组织侵犯。乳腺乳头状癌及黏液癌均属于预后相对较好的病理类型，结合肿瘤组织中未见明显脉管及神经侵犯、术后分期较早等因素，综合考虑复发风险较低，辅助治疗给予 TC 方案化疗，后续给予他莫昔芬内分泌治疗，治疗较规范。但患者在使用他莫昔芬辅助内分泌治疗一年后出现无症状的肝转移，原则上来说，术后辅助内分泌治疗 2 年内出现复发转移者属于原发性内分泌耐药，应先给予化疗，但考虑到 Luminal A 型患者化疗获益相对较少，对于这类激素治疗敏感型的绝经后患者，复发转移后一线治疗选择非甾体类芳香化酶抑制药内分泌治疗是合理的，患者获得了长达 3 年的无进展生存期（progression-free-survival，PFS）。疾病进展后，二线选择氟维司群 500 mg 治疗，肿瘤得到控制，PFS 已达 8 个月。因此，对于非甾体类芳香化酶抑制药治疗失败的患者，甾体类芳香化酶抑制药虽然是可以考虑的选择，但获益有限，换用与芳香化酶抑制药作用机制不同的氟维司群更为合适，可作为激素受体阳性、HER-2（-）绝经后晚期乳腺癌二线内分泌治疗的标准治疗。该患者 46 岁，辅助治疗后闭经达 1 年时间，应该检测雌二醇（E_2）、卵泡刺激素（FSH）水平，准确判断其已达到绝经标准后，方可按绝经后原则治疗，否则，应该加入卵巢功能抑制（ovarian function suppression，OFS）治疗后，再按绝经后原则治疗。

（湖南省肿瘤医院　刘莉萍　欧阳取长）

这是 1 例 Luminal A 型乳腺癌，遵照 NCCN 指南，对于原发肿瘤>0.5 cm 的 N_0 患者推荐行 21 基因复发风险评估而决定是否行辅助化疗，未做的患者应当选择辅助内分泌治疗合并或单独辅助化疗（Ⅰ类证据）。对于激素受体阳性、HER-2（-）晚期乳腺癌，病变无症状、肿瘤负荷不大的内脏转移患者，应当优选内分泌治疗。既往内分泌治疗疾病进展后，换用不同作用机制的其他内分泌治疗药物仍然有可能控制肿瘤。针对肝转移灶的手术治疗并不能使患者在总生存期上获益，指南只推荐在急需缓解症状或解除并发症的患者上采用。

（湖北省肿瘤医院　龚益平）

【循证背景】

1. 晚期乳腺癌一线内分泌治疗选择　芳香化酶抑制药对比他莫昔芬内分泌治疗，芳香化酶抑制药较他莫昔芬显著延长 TTP 时间，且芳香化酶抑制药一线治疗晚期乳腺癌的临床获益率高、客观应答高，疗效更优。

2. CONFIRM 研究（$n=736$）　将既往内分泌治疗失败后的绝经后 ER（+）晚期乳腺癌患者随机分为 2 组，分别接受氟维司群 500 mg 或氟维司群 250 mg 二线内分泌治疗。最终结果显示氟维司群 500 mg 组较氟维司群 250 mg 组显著提高总生存期及 PFS。

3. BOLERO-2 研究（$n=705$）　将绝经后 ER（+）、非甾体类芳香化酶抑制药治疗后疾病进展的乳腺癌患者随机分为 2 组，分别接受依维莫司+依西美坦（即联合用药组）或安慰剂+依西美坦治疗，最终结果显示联合用药组较单用依西美坦组显著延长 PFS（研究者评估：7.8 个月与 3.2 个月比较，风险比 0.45，95%CI 为 0.38~0.54；log-rank $P<0.0001$；中心评估：11.0 个月与 4.1 个月比较，风险比 0.38，95%CI 为 0.31~0.48；log-rank $P<0.0001$）。

（湖南省肿瘤医院　刘莉萍　欧阳取长）

1. FALCON 研究比较了氟维司群 500 mg 与阿那曲唑用于绝经后激素受体阳性晚期乳腺癌一线内分泌治疗的疗效和安全性。在中位随访 25 个月后，与阿那曲唑治疗组相比，氟维司群能够显著延长患者的 PFS（16.6 个月与 13.8 个月比较）。

2. CALOR 试验表明，仅出现局部复发的激素受体阳性乳腺癌患者人群中，5 年无病生存期（disease free survival, DFS）在化疗治疗组和内分泌治疗组分别为 70%、69%，化疗在激素受体阴性的患者人群中获益更多。

（湖北省肿瘤医院　龚益平）

【指南背景】

1. 2016 版 NCCN 指南　对于激素受体阳性、HER-2（-）、无内脏危象的绝经后转移性乳腺癌患者，除非疾病需快速控制或存在内分泌耐药顾虑，应首选内分泌治疗。

2.《中国晚期乳腺癌诊治专家共识 2016》　对于既往内分泌治疗有效的患者（至疾病进展时间≥6个月），无论患者是否绝经，后续内分泌治疗仍然有可能控制肿瘤，疾病进展后可以换用不同作用机制的其他内分泌药物治疗，连续三线内分泌治疗无效通常提示内分泌耐药，应该换用细胞毒药物治疗。

（湖南省肿瘤医院　刘莉萍　欧阳取长）

1.《中国晚期乳腺癌诊治专家共识（2015 版）》　对于激素受体阳性、HER-2（-）晚期乳腺癌，病变局限在骨和软组织及无症状、肿瘤负荷不大的内脏转移患者，应当优选内分泌治疗。在接受全身治疗的基础上，对于急需缓解症状或解除并发症的患者可采用局部治疗。

2.《中国抗癌协会乳腺癌诊治指南与规范（2015 版）》　绝经前激素受体阳性的乳腺癌出现复发并且曾有内分泌治疗史的患者，可考虑行卵巢抑制。没有接受过抗雌激素治疗或无复发时间较长的绝经后复发患者，他莫昔芬、芳香化酶抑制药或氟维司群都是合理选择。他莫昔芬辅助治疗失败的绝经后患者可选芳香化酶抑制药或氟维司群。二线内分泌治疗之后的内分泌治疗应选择既往内分泌治疗获益的药物。

（湖北省肿瘤医院　龚益平）

【核心体会】

激素受体阳性、HER-2（-）、Luminal A 型是激素敏感型乳腺癌，无内脏危象时的治疗原则是首选内分泌治疗，疾病进展后可以换用不同作用机制的内分泌治疗药物，改善患者生活质量，使患者得到更大获益。

（湖南省肿瘤医院　刘莉萍　欧阳取长）

对于激素受体阳性、HER-2（-）晚期乳腺癌，病变局限在骨和软组织，可以优选内分泌治疗，疾病进展后可以换用不同作用机制的其他内分泌治疗药物。

（湖北省肿瘤医院　龚益平）

参 考 文 献

［1］中国女医师协会临床肿瘤学专业委员会, 中国抗癌协会乳腺癌专业委员会. 中国进展期乳腺癌共识指

南（CABC 2015）. 癌症进展，2015，3（13）：223-245.

[2] Di Leo A, Jerusalem G, Petruzelka L, et al. Results of the CONFIRM phase Ⅲ trial comparing fulvestrant 250 mg with fulvestrant 500 mg in postmenopausal women with estrogen receptor-positive advanced breast cancer. J Clin Oncol, 2010, 28（30）：4594-4600.

[3] Gradishar WJ, Anderson BO, Balassanian R, et al. NCCN guidelines insights breast cancer, Version 1. 2016. J Natl Compr Canc Netwk, 2015, 13（12）：1475-1485.

[4] 徐兵河，江泽飞，胡夕春. 中国晚期乳腺癌临床诊疗专家共识 2016. 中华医学杂志，2016，96（22）：1719-1727.

病例 47　晚期激素受体阳性乳腺癌

蒋　雷　孙　涛*

辽宁省肿瘤医院

【病史及治疗】

➤ 患者女性，60 岁。2013 年诊断为 2 型糖尿病，口服阿卡波糖（拜糖平）控制血糖，空腹血糖 6~7 mmol/L。14 岁初次月经，月经规律，50 岁绝经，孕 1 产 1。否认恶性肿瘤家族史。

➤ 患者主因"左侧乳腺癌术后 5.5 年，骨转移 3 年余，肺转移 1 周"于 2015-01-10 入院。

➤ 患者 2006-03 发现左侧乳腺肿物就诊于我院乳腺外科，诊断为乳腺癌，于 2006-04-27 行左侧乳腺癌保乳切除术，术后病理示肿物大小 1.5 cm×1.5 cm×1.0 cm，小叶浸润癌，淋巴结（0 枚/11 枚）无转移。免疫组织化学示雌激素受体（estrogen receptor，ER）（2+），孕激素受体（progesterone receptor，PR）（2+），人类上皮细胞生长因子受体 2（human epidermal growth factor receptor 2，HER-2）（-），Ki-67（+）；诊断为左侧乳腺癌，$pT_1N_0M_0$ IA期。术后未行化疗，局部放疗 5 Gy/25 次。

➤ 2006-05 至 2007-11 行来曲唑 2.5 mg，每天 1 次口服，后自行停药。患者 2011-11 出现腰痛逐渐加重就诊于外院，行磁共振成像（magnetic resonance imaging，MRI）示骶骨、髂骨、胸椎、腰椎骨转移，行胸椎、腰椎骨水泥填充治疗，患者疾病复发，无病生存期（disease free survival，DFS）5.5 年。诊断为左侧乳腺癌骨转移，Ⅳ期。

➤ 2011-12 至 2013-11 行来曲唑 2.5 mg，每天 1 次口服及唑来膦酸 4 mg，28 天 1 次，静脉滴注。

➤ 2013-12 至 2014-12 骨转移灶增多，一线至疾病进展时间（time to progression，TTP）1 年 11 个月。行依西美坦 25 mg，每天 1 次口服及唑来膦酸 4 mg，28 天 1 次，静脉滴注；2015-01 患者出现肺转移，来我科就诊。二线 TTP 1 年。

【辅助检查】

➤ 胸部计算机体层摄影术（computed tomography，CT）示肺内多发结节，考虑转移。椎体、骶骨多发转移灶。糖类抗原（carbohydrate antigen，CA）153 为 201 U/L。循环肿瘤细胞（circulating tumor cell，CTC）：15 个/7.5 ml 外周血。

【病史及治疗续一】

➤ 2015-01-15 开始氟维司群 500 mg，第 0、14、28 天，各肌内注射 1 次，之后每 28 天肌内注

---

* 为通信作者，邮箱：jianong@126.com

射 1 次。

> 2015-11 患者复查肺内结节增大，骨转移病灶稳定，疗效评定病情稳定（stable disease，SD），患者出现骨痛加重，完善血液学多基因检测：*AKT* 基因 E17k 激活突变（丰度 58%），*CCND1* 基因扩增约 3.5 倍。2015-11-16 开始行依维莫司 10 mg，每天 1 次口服及氟维司群 500 mg，每 28 天 1 次，肌内注射。末次复查时间为 2016-06，病情稳定。

【本阶段小结】

患者为晚期激素受体阳性，术后口服来曲唑内分泌 18 个月后自行停药，无病生存期（disease free survival，DFS）为 66 个月，出现单纯骨转移，根据 ABC 共识为内分泌治疗敏感，患者一线非甾体类芳香化酶抑制药来曲唑及二线甾体类芳香化酶抑制药依西美坦均获益良好。2012 年 SABCS 报道了一项 II 期临床研究结果。该研究探讨了依维莫司联合氟维司群对 30 例经芳香化酶抑制药治疗失败的晚期激素受体阳性乳腺癌患者的疗效。结果显示，治疗的中位 TTP 为 7.4 个月，客观缓解率（objective response rate，ORR）为 13%，病情稳定率为 35%，毒性可管理，提示依维莫司联合氟维司群对芳香化酶抑制药治疗失败的激素受体阳性转移性乳腺癌患者有一定的活性。并且患者在氟维司群治疗出现增大的 SD 及临床加重后完善的多基因检测也提示患者存在 *CCND1* 基因扩增及 PI3K-AKT-mTOR 通路的激活突变。因此，给予患者氟维司群联合依维莫司的治疗，患者获益时间较长。对于激素受体阳性的晚期乳腺癌患者，在无内脏危象及疾病进展迅速的情况下，内分泌治疗是优选，而多基因检测在晚期多线治疗的患者中也在治疗决断上给予我们一定的参考价值。

【专家点评】

患者为激素受体阳性的绝经后女性，左侧乳腺保乳术后 66 个月余出现骨转移。对于接受辅助结束后 >1 年出现进展的患者，芳香化酶抑制药、他莫昔芬、500 mg 氟维司群、来曲唑 +CDK4/6 抑制药都是一线内分泌治疗可选择的方案。对于芳香化酶抑制药治疗后进展的患者，ABC3、2016 版 NCCN 及《中国抗癌协会乳腺癌诊治指南与规范（2015 版）》等指南，一类芳香化酶抑制药治疗失败的患者可选另外一类芳香化酶抑制药（加或不加依维莫司）或氟维司群；若未证实有他莫昔芬抵抗，也可选用他莫昔芬。目前若 CDK4/6 抑制药可以获得的话，可以用于与内分泌治疗联合。对于当时的患者，氟维司群、依维莫司和 CDK4/6 抑制药还不能获得，芳香化酶抑制药也是一个有效的选择。

患者乳腺癌转移后一线来曲唑 TTP 近 2 年，二线依西美坦 TTP 1 年，内分泌治疗控制时间仍令人较为满意，后即使出现肺转移，患者无肺转移相关症状，仍可考虑内分泌治疗。对于转移后使用芳香化酶抑制药治疗后进展的患者，CONFIRM、BOLERO-2 及 PALOMA-3 给出了这类患者的循证医学证据。CONFIRM 研究提示，内分泌治疗后进展的激素受体阳性的绝经后转移性乳腺癌患者，500 mg 氟维司群疗效优于 250 mg 氟维司群组，PFS 延长具有统计学意义。BOLERO-2 提示既往接受非甾体类芳香化酶抑制药治疗后进展的激素受体阳性绝经后转移性乳腺癌患者，依维莫司 +依西美坦的疗效优于单药依西美坦，并且 PFS 延长具有统计学意义。PALOMA-3 临床研究提示在转移性乳腺癌内分泌治疗后进展的患者，氟维司群联合 palbociclib 显著延长患者 PFS。氟维司群（加或不加 palbociclib），依西美坦 +依维莫司是转移后乳腺癌芳香化酶抑制药治疗后进展的患者的合适选择。此例患者转移后进行芳香化酶抑制药治疗后进展，换用氟维司群的 PFS>10 个月，患者从氟维司群治疗中仍有获益。

依维莫司通过抑制 PI3K/mTOR 信号通路，逆转内分泌耐药。既往 TAMRAD 与 BOLERO-2 研究中，依维莫司与他莫昔芬或依西美坦联合，增加内分泌治疗的疗效。对于依维莫司与氟维斯群联合治疗的循证医学证据，PrECOG0102 提示依维莫司联合氟维司群较单药氟维司群治疗显著提高患者的 PFS。本例患者氟维司群+依维莫司治疗 3 个月后疗效评价 SD，期待其后续疗效和生存的随访。

（复旦大学附属肿瘤医院　王碧芸）

【循证背景】

1. PrECOG0102 研究（$n=130$）　既往芳香化酶抑制药治疗的激素受体阳性绝经后的转移性乳腺癌患者，比较依维莫司+氟维司群与氟维司群单药的疗效。研究结果显示，依维莫司联合氟维司群组（即联合组）较单药氟维司群组（即单药组）治疗显著提高患者的 PFS（联合组和单药组：10.4 个月、5.1 个月，$HR\ 0.61$，$P=0.02$）。两组总生存期无显著差异。

2. CONFIRM 研究（$n=736$）　既往内分泌治疗后进展的激素受体阳性的绝经后转移性乳腺癌患者，随机分为 500 mg 氟维司群组及 250 mg 氟维司群组，分别接受相应的治疗。最终结果显示 500 mg 氟维司群较 250 mg 氟维司群显著延长 PFS，其 PFS 分别为 6.5 个月、5.5 个月（$P=0.006$），同时显著延长总生存期，其总生存期分别为 26.4 个月、22.3 个月（$P=0.02$）。

3. BOLERO-2 试验（$n=724$）　既往接受非甾体类芳香化酶抑制药治疗后进展的激素受体阳性绝经后转移性乳腺癌患者，随机分为两组，分别接受依维莫司+依西美坦或依西美坦单药治疗。最终结果显示依维莫司+依西美坦的疗效要优于单药依西美坦，其 PFS 时间显著延长（依西美坦+依维莫司：7.8 个月；依西美坦：3.2 个月），并且具有统计学意义（$P<0.0001$）。

4. PALOMA-3 研究（$n=521$）　既往内分泌治疗后进展的激素受体阳性的绝经后转移性乳腺癌患者，随机分为 palbociclib 联合氟维司群组及氟维司群组，分别接受相应的治疗。最终结果显示，对比氟维司群组，palbociclib 联合氟维司群组显著延长 PFS（palbociclib+氟维司群组与氟维司群组比较：9.5 个月与 4.6 个月比较，$P<0.0001$）。

（复旦大学附属肿瘤医院　王碧芸）

1. BIG-198 试验　该研究主要针对他莫昔芬和来曲唑序贯疗法进行评估。分析结果显示，和他莫昔芬相比，来曲唑使绝经后激素敏感的早期乳腺癌患者受益更多，接受来曲唑治疗的患者比接受他莫昔芬治疗的患者显著降低复发风险 19%。

2. FIRST 试验　对于晚期乳腺癌患者，单药氟维司群已经成为标准的一线用药，在 FIRST 研究中，单药氟维司群 500 mg 治疗的患者其 PFS 为 23.4 个月，较单药阿那曲唑 1 mg 治疗显著延长 10 个月以上，且明显提升总生存期至 54.1 个月，降低死亡风险 30%（$P=0.04$）。

3. FALCON 试验　此试验比较了氟维司群 500 mg 与阿那曲唑 1 mg 用于绝经后激素受体阳性晚期乳腺癌一线内分泌治疗的疗效和安全性，是一项Ⅲ期临床试验，在中位随访 25 个月后，与阿那曲唑治疗组相比，氟维司群能够显著延长患者的 PFS（16.6 个月对 13.8 个月比较），证实了单药氟维司群 500 mg 明显优于阿那曲唑 1 mg。

4. PrECOG0102 试验　将 ER（+）、HER-2（-）芳香化酶抑制药抵抗的转移性乳腺癌患者随机双盲法分为两组，氟维司群+依维莫司组（即联合组）64 例，依维莫司+安慰剂组 66 例，中位年龄 61 岁，主要研究终点是 PFS，计划发生 98 个事件后试验揭盲。最终联合组以中位 10.4 个月作为 PFS，显著延长 TTP，下调复发风险达 39%（$HR\ 0.61$，$P=0.02$）。

（哈尔滨医科大学附属第二医院　张建国）

【指南背景】

1. 2016 版 NCCN 指南 对于激素受体阳性的绝经后转移性乳腺癌患者，既往接受过芳香化酶抑制药辅助内分泌治疗且结束治疗距复发>1 年，一线内分泌治疗使用芳香化酶抑制药、palbociclib 联合来曲唑、氟维司群 500 mg 及他莫昔芬治疗都是合理的选择。对于芳香化酶抑制药治疗后进展的患者，可选择氟维司群（加或不加 palbociclib）、依西美坦+依维莫司。

2. ABC3 指南 除外具有内脏危象或内分泌耐药证据，激素受体阳性的绝经后转移性乳腺癌患者，推荐一线内分泌治疗使用芳香化酶抑制药、他莫昔芬、氟维司群 500 mg 及芳香化酶抑制药+palbociclib。对于芳香化酶抑制药治疗后进展的患者，可选择氟维司群（加或不加 palbociclib）、依西美坦+依维莫司。

3.《中国抗癌协会乳腺癌诊治指南与规范（2015 版）》 没有接受过抗雌激素治疗或无复发时间较长的绝经后复发患者，他莫昔芬、芳香化酶抑制药或氟维司群都是合理的选择。一类芳香化酶抑制药治疗失败的患者可选另外一类芳香化酶抑制药（加或不加依维莫司）或氟维司群（500 mg）；若未证实有他莫昔芬抵抗，也可选用他莫昔芬。

（复旦大学附属肿瘤医院　王碧芸）

1.《中国抗癌协会乳腺癌诊治指南与规范（2015 版）》 原发性内分泌耐药指术后辅助内分泌治疗 2 年内出现复发转移的情况或转移性乳腺癌一线内分泌治疗 6 个月内出现疾病进展，对于存在内脏危象、症状严重、明确内分泌治疗耐药的患者，如果其在内分泌治疗阶段出现疾病进展，可以首选化疗。也有部分专家认为，即使是激素受体阳性的患者，也可以优先选择化疗，之后序贯内分泌治疗以维持治疗效果，患者也可能会获益。

2.《中国晚期乳腺癌诊治专家共识 2016》 对于激素受体阳性、HER-2（-）转移性乳腺癌，病变局限在乳腺、骨和软组织，以及无症状、肿瘤负荷不大的内脏转移患者，可以优先选择内分泌治疗；在内分泌治疗期间，应每 2~3 个月评估 1 次疗效，对病情稳定、部分缓解患者应继续维持治疗，乳腺肿瘤出现进展，应根据病情决定更换新的内分泌治疗或改用化疗等其他治疗。

3. 2016 版 NCCN 指南 对于 ER（+）、PR（+）转移性乳腺癌，若 1 年内使用过内分泌治疗，未出现明显内脏转移症状者，可以试用新的内分泌治疗，直到出现疾病进展或出现无法接受的不良反应后改用化疗。本例患者虽有内脏转移，但并未出现明显转移症状，因此尝试新的内分泌治疗也是可行的。也有相关研究表明，依维莫司联合来曲唑对比来曲唑+安慰剂有着更长的 PFS。

（哈尔滨医科大学附属第二医院　张建国）

【核心体会】

对于激素受体阳性的绝经后转移性乳腺癌患者，以内分泌治疗为主要治疗手段，除非出现有症状的内脏转移需要化疗快速缓解症状。合理的内分泌治疗手段可有效地推迟化疗的时间，延长患者的生存。

（复旦大学附属肿瘤医院　王碧芸）

内分泌解救治疗，任重而道远，如何既能延长患者生存时间，又能保持生存质量，是解救治疗的难点，也是重点。

（哈尔滨医科大学附属第二医院　张建国）

参 考 文 献

[1] 徐兵河, 江泽飞, 胡夕春. 中国晚期乳腺癌临床诊疗专家共识 2016. 中华医学杂志, 2016, 96（22）: 1719-1727.

[2] Massarweh S, Romond E, Black EP, et al. A phase Ⅱ study of combined fulvestrant and everolimus in patients with metastatic estrogen receptor（ER）-positive breast cancer after aromatase inhibitor（AI）failure. Breast Cancer Research and Treatment, 2015, 149（2）: 565.

[3] Robertson JF, Bondarenko IM, Trishkina E, et al. Fulvestrant 500 mg versus anastrozole 1 mg for hormone receptor-positive advanced breast cancer（FALCON）: an international, randomised, double-blind, phase 3 trial. Lancet, 2017, 388（10063）: 2997.

病例 48　受体阳性骨转移乳腺癌的诊治

王婧洁　王少华*

南京军区南京总医院普通外科研究所

【病史及治疗】

➢ 患者女性，47 岁，安徽来安人。月经史：15 岁初潮，7 天/30 天。育有 1 子 1 女。无乳腺癌家族史。2012-08 接受双侧卵巢+全子宫切除术。

➢ 右侧乳腺癌改良根治术后 8 年 2 个月余，全身多发骨转移 3 年 11 个月余。

➢ 2006-12 患者无意中发现右乳腺包块（1 cm×1 cm）。

➢ 2008-05-07 我院超声提示右乳腺外上实性肿块（16 mm×21 mm），考虑乳腺癌可能；我院钼靶提示右乳腺外上结构紊乱伴少许钙化；颅脑、胸部、腹部计算机体层摄影术（computed tomography，CT）检查未见脑、肝、骨、肺等远处脏器转移。

➢ 2008-05-15 患者行局部麻醉下右侧乳腺肿块切除术，术中快速冰冻切片病理提示乳腺癌，于是改行右侧乳腺癌改良根治术，术后病理提示右侧乳腺浸润性导管癌 Ⅱ~Ⅲ 级，脉管内见癌栓，基底切缘及乳头无癌浸润，右腋窝淋巴结（9 枚/10 枚）见癌转移。免疫组织化学示雌激素受体（estrogen receptor，ER）（2+），孕激素受体（progesterone receptor，PR）（2+），CerbB-2（+），Ki-67 阳性率未做，FISH 检测人类上皮细胞生长因子受体 2（human epiderma growth factor receptor 2，HER-2）基因没有扩增。

【本阶段小结】

根据《中国抗癌协会乳腺癌诊治指南与规范（2008 版）》的分型，术后辅助治疗的选择依据危险度评分。因为此患者有 9 枚淋巴结转移，属于高度风险，选择辅助化疗，随后辅助内分泌治疗。

【病史及治疗续一】

➢ 2008-05 至 2008-09 患者于我院行 6 个疗程 TEC（多西他赛+表柔比星+环磷酰胺）方案辅助化疗。

➢ 2008-09 患者行颅脑、胸部、腹部 CT，脑、肝、肺未见异常。骨骼 ECT 示左侧第 11 肋骨异常浓聚灶，提示代谢活跃。胸部 CT 三维显像未见异常。

➢ 2009-01-15 患者于我院放疗科行胸壁和区域淋巴结预防性放疗（部位：右侧锁骨上、胸壁、腋窝、内乳，剂量 50 Gy/25 次）。

---

* 为通信作者，邮箱：wanglaifu2@126.com

> 2009-01 至 2012-08 患者行他莫昔芬辅助内分泌治疗，但期间患者未遵医嘱定期复查。

【本阶段小结】

根据《中国抗癌协会乳腺癌诊治指南与规范（2008 版）》来看，受体阳性、腋窝淋巴结阳性的绝经前乳腺癌患者，术后给予蒽环类、紫杉类药物联合辅助化疗，化疗后行患侧胸壁、腋窝、锁骨上区域预防性放疗及他莫昔芬辅助内分泌治疗药物，每 6 个月 1 次常规复查。

【病史及治疗续二】

> 2012-08 患者行颅脑、胸部、腹部 CT 未见脑、肝、肺等脏器转移。全身骨骼 ECT 提示多发骨异常浓聚灶，考虑骨转移癌可能性大（第 2、3、9 胸椎椎体，右侧第 8 肋）（图 48-1A）。胸部 CT 三维显像提示溶骨性骨破坏（图 48-2）。

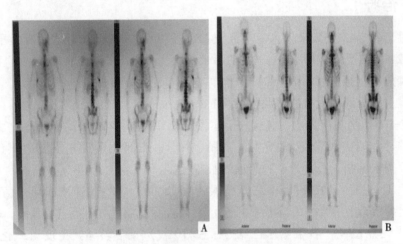

图 48-1　2008-09 与 2012-08 全身骨骼 ECT 检查情况

注：A. 2012-08 全身骨骼 ECT；B. 2008-09 全身骨骼 ECT

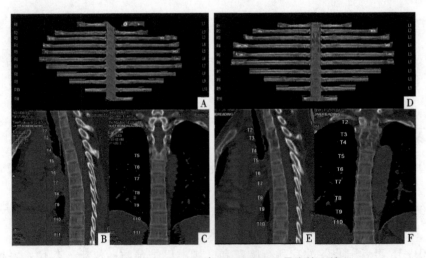

图 48-2　2008-09 与 2012-08 胸部 CT 骨窗检查情况

注：A. 2008-09 胸部 CT 肋骨重建；B. 2008-09 胸部 CT 矢状位；C. 2008-09 胸部 CT 冠状位；
D. 2012-08 胸部 CT 肋骨重建；E. 2012-08 胸部 CT 矢状位；F. 2012-08 胸部 CT 冠状位

【本阶段小结】

根据《中国抗癌协会乳腺癌诊治指南与规范（2011 版）》，进展缓慢的激素反应性乳腺癌首选内分泌治疗，而非首选化疗。近 1 年内接受过内分泌治疗的 ER（+）、PR（+）绝经前患者，建议卵巢去势（药物去势或手术去势），依照绝经后内分泌治疗方案进行治疗。而绝经后复发转移性乳腺癌，一线内分泌治疗的首选为第三代芳香化酶抑制药。

【病史及治疗续二】

➢ 2012-08 患者于我院行手术去势（双侧卵巢+子宫全切除术）。

➢ 2012-08 患者开始行来曲唑（弗隆）解救内分泌治疗，同时辅以唑来膦酸抑制骨破坏治疗。

➢ 2013-03-06 一线解救内分泌治疗 6 个月后患者行颅脑、胸部、腹部 CT，未见脑、肝、肺等脏器转移。全身骨骼 ECT 提示多发骨异常浓聚灶，考虑肿瘤骨转移，与 2012-08-08 ECT 相比病灶增多（图 48-3）。胸部 CT 三维显像提示骨破坏较前加重（图 48-4）。

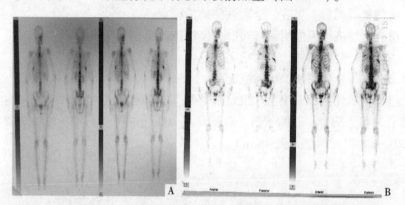

图 48-3　2012-08 与 2013-03 全身骨骼 ECT 检查情况

注：A. 2012-08 全身骨骼 ECT；B. 2013-03 全身骨骼 ECT

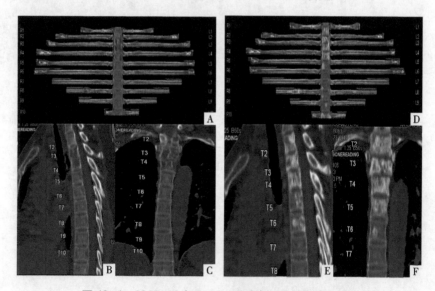

图 48-4　2013-03 与 2012-08 胸部 CT 骨窗检查情况

注：A. 2012-08 胸部 CT 肋骨重建；B. 2012-08 胸部 CT 矢状位；C. 2012-08 胸部 CT 冠状位；
D. 2013-03 胸部 CT 肋骨重建；E. 2013-03 胸部 CT 矢状位；F. 2013-03 胸部 CT 冠状位

【本阶段小结】

患者应用内分泌治疗 3 年余出现进展，提示患者出现继发性内分泌耐药，仍旧不选择化疗，进入进一步解救内分泌治疗。指南中提出抗雌激素治疗中进展的绝经后雌激素受体阳性的局部晚期乳腺癌或转移性乳腺癌，可选用依西美坦、氟维司群、依维莫司，三者是并列的关系。我们与患者及其家属沟通后，患者家属决定选择氟维司群。当时氟维司群有 250 mg 和 500 mg 两种剂量，但 2010 年Ⅲ期 CONFIRM 研究提示，氟维司群 500 mg 治疗既往内分泌治疗失败的绝经后激素受体阳性乳腺癌患者较氟维司群 250 mg 显著且有临床意义地延长了 PFS。所以，给患者选择了 500 mg，每月 1 次的方案。

【病史及治疗续三】

➤ 2013-06 患者停用来曲唑，换用氟维司群 500 mg，每月 1 次。

➤ 2013-10 应用氟维司群 3 个月后，全面评估病情稳定。

➤ 2014-06 应用氟维司群 1 年后，全面评估病情稳定。

➤ 2014-06 患者因经济原因停用氟维司群，换用依西美坦。

➤ 2015-01 患者进行全面评估，病情稳定。

➤ 2015-08 患者进行全面评估，病情稳定。

➤ 2016-03 患者全面评估，未见脑、肝、肺等脏器转移。全身骨骼 ECT 提示：多发骨异常浓聚灶，考虑肿瘤骨转移，胸骨、双侧髋臼、双侧股骨头病灶进展（图 48-5）。全脊柱 CT 三维重建提示骨破坏较 2015-08 程度加重（图 48-6）。

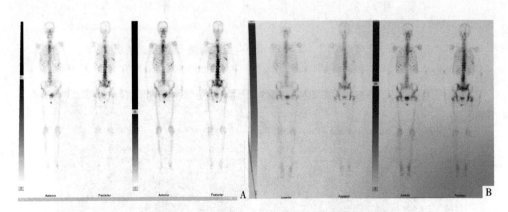

图 48-5 2015-08 与 2016-03 全身骨骼 ECT 检查情况

注：A. 2015-08 全身骨骼 ECT；B. 2016-03 全身骨骼 ECT

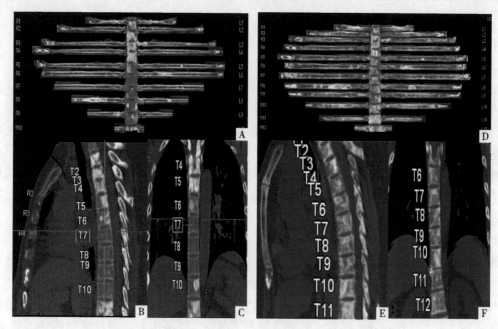

图 48-6　2015-08 与 2016-03 胸部 CT 骨窗检查情况

注：A. 2015-08 胸部 CT 肋骨重建；B. 2015-08 胸部 CT 矢状位；C. 2015-08 胸部 CT 冠状位；D. 2016-03 胸部 CT 肋骨重建；E. 2016-03 胸部 CT 矢状位；F. 2016-03 胸部 CT 冠状位

【本阶段小结】

指南中提出，二线内分泌治疗以后的内分泌治疗，应选用既往内分泌治疗获益的药物，患者这时可选择的药物有氟维司群和依维莫司。患者之前应用氟维司群的确是获益的，所以患者再次选择了氟维司群。

【病史及治疗续四】

➢ 2016-04-01 患者停用依西美坦，换用氟维司群 500 mg，每月 1 次三线解救内分泌治疗。

【本阶段小结】

患者的规范随访对于监测患者的疾病进展有举足轻重的作用，因此，要加强患者的随访意识，加强科普；骨转移诊断方式的选择：ECT 进行初筛，针对可疑病灶进行 CT 平扫及三维显像评价骨转移的范围、程度、溶骨性及成骨性情况；进展缓慢的（尤其是骨转移）受体阳性乳腺癌患者，治疗首选内分泌治疗，而非首选化疗。

【专家点评】

该患者术后病理未做 Ki-67 检测，但从组织学 II～III 级来看，应当为 Ki-67 高表达，为 Luminal B 型。由于 9 枚淋巴结转移，属高复发风险。依照指南，及时而足疗程的辅助治疗能显著降低复发风险。很明显，该患者的术后辅助放疗和内分泌治疗在时间上有滞后，由于 2015-09-01 至 2015-12-08 期间未复查，其内分泌治疗是否有中断亦不明确，这些都可能是日后复发的影响因素。复发后的解救治疗遵照《中国晚期乳腺癌诊治专家共识》进行，属规范治疗。

（湖北省肿瘤医院　龚益平）

对于 ER 和（或）PR（+）、HER-2（-）的转移性乳腺癌患者，如果没有内脏危象，仍然首选内分泌治疗。

ABC3 指南。原发内分泌耐药定义为术后辅助内分泌治疗 2 年内出现复发转移，或转移性乳腺癌一线内分泌治疗 6 个月内出现疾病进展。继发耐药是指：①术后辅助内分泌治疗过程中，治疗≥2年后出现疾病进展。②辅助内分泌治疗结束后 12 个月内出现复发转移。③转移性乳腺癌一线内分泌治疗≥6 个月出现疾病进展。

他莫昔芬治疗后进展的 ABC 可以更换为芳香化酶抑制药，而芳香化酶抑制药治疗进展后，可以根据患者的实际情况，考虑以下几种治疗方式：①非甾体类芳香化酶抑制药（来曲唑、阿那曲唑）治疗失败后，可以考虑更换为甾体类芳香化酶抑制药依西美坦，反之亦然。②大剂量氟维司群（500 mg/4 周）治疗有效。③palbociclib 联合来曲唑/氟维司群，但目前 palbociclib 未上市。④非甾体类芳香化酶抑制药（来曲唑、阿那曲唑）治疗失败后，依维莫司+依西美坦也是有效的治疗方式。⑤他莫昔分可以是一种治疗选择。⑥孕激素是治疗选择。

《中国晚期乳腺癌诊治专家共识 2016》。对于激素受体阳性、HER-2（-）转移性乳腺癌，病变局限在乳腺、骨和软组织及无症状、肿瘤负荷不大的内脏转移患者，可以优先选择内分泌治疗。但对于内分泌治疗耐药、肿瘤快速进展、内脏广泛转移或症状明显、需要快速减轻肿瘤负荷的患者应该先给予化疗等更有效的治疗。对于既往内分泌治疗有效（TTP>6 个月）的患者，无论患者是否绝经，后续内分泌治疗仍然有可能控制肿瘤，疾病进展后可以换用不同作用机制的其他内分泌治疗药物。连续三线内分泌治疗无效通常提示内分泌耐药，应该换用细胞毒药物治疗。目前对一线内分泌治疗失败后的转移性乳腺癌，可以选择的药物包括：他莫昔芬、托瑞米芬、不同机制的芳香化酶抑制药、氟维司群、孕激素类药等。Ⅲ期随机对照临床研究 BOLERO-2 证实：对非甾体类芳香化酶抑制药治疗失败后的激素受体阳性、HER-2（-）绝经后 ABC 患者，依维莫司联合依西美坦（即联合组）与依西美坦单药相比，显著延长 PFS，分别为 11 个月和 4.1 个月，联合组不良反应发生率较高，应根据病情，权衡治疗可能取得的疗效和药物的不良反应、药物可获得性及患者的意愿决定治疗的选择。目前，依维莫司尚未在中国获批此适应证。

（安徽省立医院　姚艺玮　潘跃银）

【循证背景】

1. BOLERO-2 试验表明，依维莫司（EVE）联合依西美坦（EXE）对比安慰剂（PBO）+依西美坦（EXE）能够显著延长激素受体阳性、HER-2（-）绝经后晚期乳腺癌患者的无进展生存期（progression-free-survival，PFS），研究者中心评估的结果分别为 7.8 个月、3.2 个月，独立中心评估的结果分别为 11.0 个月、4.1 个月。

2. TEXT 和 SOFT 临床试验的联合分析显示，依西美坦联合卵巢功能抑制的无疾病生存获益显著优于他莫昔芬联合卵巢功能抑制。

3. SWOG S0226 试验结果表明，阿那曲唑（瑞宁得）+氟维司群（芙仕得）联合用药方案可使初治的激素受体阳性转移性乳腺癌绝经后女性患者生命延长 6 个月，单纯阿那曲唑治疗组中位总生存期为 41.3 个月，而阿那曲唑+氟维司群联合治疗组为 47.7 个月。中位无进展生存期（主要终点指标）也呈统计学显著性改善（13.5 个月与 15 个月比较）。

（湖北省肿瘤医院　龚益平）

1. TEXT、SOFT 研究 对比绝经前激素受体阳性乳腺癌患者接受卵巢功能抑制（ovarian function suppression，OFS）+芳香化酶抑制药和 OFS+他莫昔芬 2 种不同治疗在无病生存率等方面的差异。中位随访 68 个月，OFS+依西美坦组 5 年无病生存率为 91.1%，OFS+他莫昔芬组 5 年无病生存率为 87.3%，两组之间的差异具有统计学意义。对于绝经前激素受体阳性的早期乳腺癌患者，5 年 OFS+依西美坦治疗比 5 年 OFS+他莫昔芬显著降低复发风险。

2. PALOMA-1/TRIO-18 研究 palbociclib 联合来曲唑和来曲唑治疗 ER（+）、HER-2（-）晚期乳腺癌的安全性和有效性研究，palbociclib 联合来曲唑与来曲唑中位 PFS 分别为 20.2 个月、10.2 个月（$HR\ 0.488$，$95\%CI\ 0.319 \sim 0.748$）。

3. PALOMA-3 研究 palbociclib 联合氟维司群与氟维司群在初始内分泌治疗进展的激素受体阳性、HER-2 阴性绝经前/后患者的疗效，palbociclib 联合氟维司群组与氟维司群组中位 PFS 分别为 9.2 个月、3.8 个月（$HR\ 0.42$，$P<0.000\ 001$），而不良反应类似。

（安徽省立医院　姚艺玮　潘跃银）

【指南背景】

1.《中国晚期乳腺癌诊治专家共识（2015 版）》 对于激素受体阳性、HER-2（-）晚期乳腺癌，病变局限在骨和软组织，以及无症状、肿瘤负荷不大的内脏转移患者，应当优选内分泌治疗。

2. 2016 版 NCCN 指南 绝经前激素受体阳性乳腺癌患者复发骨转移无内脏转移时，首选辅助内分泌治疗，可行卵巢功能抑制联合芳香化酶抑制药治疗，若连续 3 个内分泌治疗方案后无获益或出现有症状的内脏转移可考虑化疗。对于有局部疼痛症状或发生于椎体的骨转移，预防病理性骨折可选择双膦酸盐辅助治疗。依西美坦联合依维莫司可考虑用于 12 个月内出现疾病进展的患者。氟维司群可作为绝经后激素受体阳性患者的选择之一。

3.《中国抗癌协会乳腺癌诊治指南与规范 2015 版》 术后放疗应在完成末次化疗后 2~4 周开始。对于激素受体阳性的复发或转移性乳腺癌，如仅为骨或软组织转移灶，原则上首选内分泌治疗，对于内分泌治疗后出现复发者可行卵巢去势联合第三代芳香化酶抑制药。

（湖北省肿瘤医院　龚益平）

【核心体会】

激素受体阳性乳腺癌出现骨转移而无其他脏器转移的患者，原则上首选内分泌治疗，绝经前并有内分泌治疗史者应考虑卵巢功能抑制联合芳香化酶抑制药。

（湖北省肿瘤医院　龚益平）

参 考 文 献

[1] 中国抗癌协会乳腺癌专业委员会. 中国抗癌协会乳腺癌诊治指南与规范（2008 版）. 中国癌症杂志，2008，19（6）：448-474.

[2] 中国抗癌协会乳腺癌专业委员会. 中国抗癌协会乳腺癌诊治指南与规范（2011 版）. 中国癌症杂志，2011，21（5）：367-417

[3] 中国抗癌协会乳腺癌专业委员会. 中国抗癌协会乳腺癌诊治指南与规范（2013 版）. 中国癌症杂志，2013，23（8）：637-684.

[4] 中国抗癌协会乳腺癌专业委员会. 中国抗癌协会乳腺癌诊治指南与规范（2015 版）. 中国癌症杂志，2015，

25 （9）：692-754.

[5] Di Leo A. Results of the CONFIRM phase Ⅲ trial comparing fulvestrant 250 mg with fulvestrant 500 mg in postmeno-pausal women with estrogen receptor-positive advanced breast cancer. J Clin Oncol, 2010, 28 （30）：4594-4600.

[6] Eubank WB, Mankoff DA. Evolving role of positron emission tomography in breast cancer imaging. Semin Nucl Med, 2005, 35 （2）：84-99.

[7] 江泽飞, 邵志敏, 徐兵河. 人表皮生长因子受体 2 阳性乳腺癌临床诊疗专家共识 2016. 中华肿瘤杂志, 2016, 96 （14）：1091-1095.

病例 49　激素受体阳性乳腺癌综合治疗

农　丽*

广西医科大学附属肿瘤医院

【病史及治疗】

➤ 患者女性，33 岁，未停经。

➤ 2014-01-06 行左侧乳腺癌改良根治术，术后病理示左侧乳腺浸润性导管癌 II 级，瘤体大小为 3.5 cm×3.0 cm，腋窝淋巴结（4 枚/18 枚）转移。免疫组织化学示雌激素受体（estrogen receptor，ER）（3+），孕激素受体（progesterone receptor，PR）（2+），人类上皮细胞生长因子受体 2（human epiderma growth factor receptor 2，HER-2）（-），Ki-67 阳性率（约 60%）。术后诊断为左侧乳腺癌（$pT_2N_2M_0$，III A 期，Luminal B1 型）。

➤ 2014-01-28 至 2014-07-10，术后行 FEC→T 方案（F，氟尿嘧啶；E，表柔比星；C，环磷酰胺；序贯以 T，多西他赛）化疗 8 个疗程；2014-7-30 至 2014-09，行辅助放疗，PTV 5130 cCy/27 次；2014-09 至 2015-06 行辅助内分泌治疗，他莫昔芬 10 mg，每天 2 次。

➤ 2015-07 患者常规回医院复查。

【辅助检查】

➤ 肿瘤指标癌胚抗原（carcino-embryonic antigen，CEA）425 μg/L（↑），糖类抗原（carbohydrate antigen，CA）125 352 U/ml（↑），CA153 278 U/ml（↑）。

➤ 肝穿活检病理示 ER（>90%），PR（约 5%），HER-2（-），Ki-67 阳性率（约 20%）。

➤ 2015-07-05 腹部计算机体层摄影（computed tomography，CT）（图 49-1）示肝多发转移。

---

* 为通信作者，邮箱：79311988@qq.com

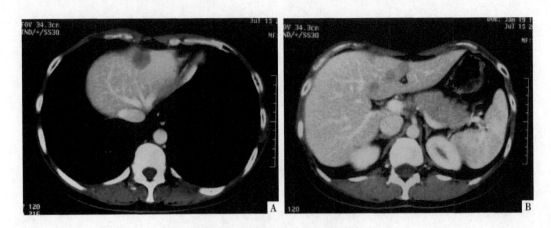

图 49-1 2015-07-05 腹部 CT

注：A. 肝右叶近膈顶可见一个转移瘤；B. 第一肝门层面 S4 段可见多发转移瘤

【病史及治疗续一】

➢ 2015-07 至 2015-10 紫杉醇 75 mg/m^2，第 1、8、15 天+卡培他滨（希罗达）1 g/m^2，每天 2 次，第 1~14 天，共化疗 4 个疗程，同时每月给予戈舍瑞林 3.6 mg 保护卵巢。

➢ 不良反应分级：Ⅳ度骨髓抑制，Ⅱ度胃肠道反应，Ⅱ度至Ⅲ度手足综合征，Ⅱ度关节痛。

➢ 2015-09-01 复查腹部 CT（图 49-2），与 2015-07-15 对比，疗效评估部分缓解。

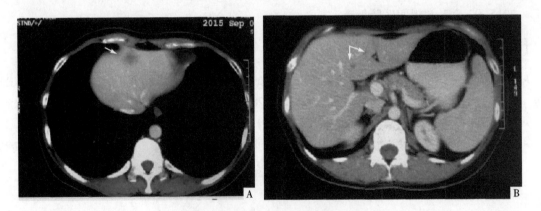

图 49-2 2015-09-01 复查腹部 CT

注：A. 化疗 2 个疗程后，靠近膈顶层面肝内转移瘤（箭头）缩小，疗效达部分缓解；B. 化疗 2 个疗程后，S4 段肝内转移瘤（箭头）部分缩小、消失，疗效达部分缓解

➢ 2015-10-26 复查腹部 CT（图 49-3），与 2015-07-15 对比，疗效评估部分缓解。

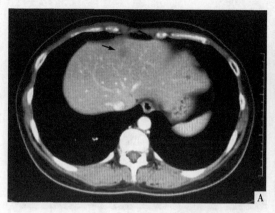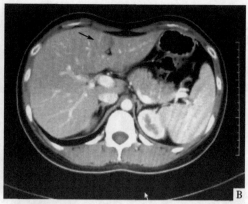

图 49-3　2015-10-26 腹部 CT

注：A. 化疗 4 个疗程后，近膈顶层面肝内转移瘤（箭头）继续缩小，疗效部分缓解；B. 化疗 4 个疗程后，S4 段肝内转移瘤（箭头）继续缩小，疗效部分缓解

【本阶段小结】

患者辅助内分泌治疗不到 1 年快速进展，出现肝转移，晚期一线使用紫杉醇+卡培他滨化疗 4 个疗程，疗效达到部分缓解。为了让患者达到更高的生活质量，选择内分泌维持治疗。

【病史及治疗续二】

➢ 2015-11 行氟维司群 500 mg，肌内注射，每月 1 次，同时每月给予戈舍瑞林 3.6 mg 药物去势，进行内分泌维持治疗。

➢ 2016-01-05 复查腹部 CT（图 49-4）示肝内转移瘤变化不大，病情稳定。

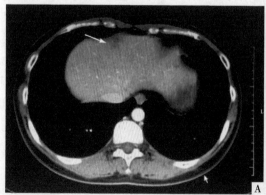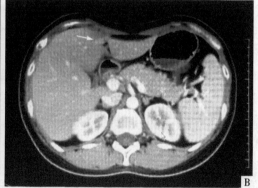

图 49-4　2016-01-05 腹部 CT

注：A. 氟维司群维持治疗 2 个月后 CT 所见，靠近膈顶层面肝内转移瘤（箭头）变化不大，病灶稳定；B. 氟维司群维持治疗 2 个月后 CT 所见，S4 段肝转移瘤（箭头）变化不大，病灶稳定

➢ 2016-03-01 复查腹部 CT（图 49-5）示肝内转移病灶继续缩小，疾病维持稳定。

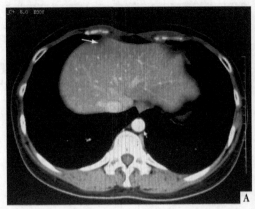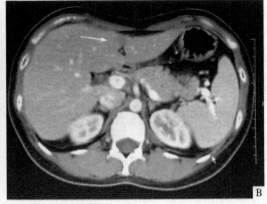

图 49-5　2016-03-01 腹部 CT

注：A. 氟维司群维持治疗 4 个月后 CT 所见，近膈顶处肝内转移瘤（箭头）继续缩小，病情稳定；B. 氟维司群维持治疗 4 个月后 CT 所见，S4 段肝内转移瘤（箭头）继续缩小，病情稳定

➤ 2015-07 到 2016-04 肿瘤标志物检查，CEA、CA125、CA153 逐渐下降，2015-10 已降至正常，并维持在正常值范围内至 2016-04。

【本阶段小结】

患者一线化疗后肿瘤负荷减小，选择内分泌维持治疗，肝转移瘤较前缩小，肿瘤标志物降到正常水平，治疗至今疗效评估病情稳定（stable disease，SD）。

【专家点评】

该病例特点为 33 岁年轻女性，分期为 $T_2N_2M_0$、Luminal B、HER-2（-），系统进行术后辅助化疗、放疗及内分泌治疗，在应用他莫昔芬内分泌治疗过程中（1 年）出现肝转移，继续行卵巢功能抑制（ovarian function suppression，OFS）+TX 周疗方案 4 个疗程达到部分缓解，因不良反应不耐受更换治疗方案为 OFS+氟维司群 2 个月，肿瘤负荷进一步减少。该患者属于乳腺癌复发转移高风险人群，依据 TEXT、SOFT 等研究结果，一线内分泌治疗首选 OFS+芳香化酶抑制药，由于病例时间早，上述研究结果没能最终改变当时的治疗方案，而选择了他莫昔芬治疗，治疗失败后，依据 NCCN 指南、ESMO 指南、中国抗癌协会乳腺癌诊疗指南及中国晚期乳腺癌诊治专家共识等，激素受体阳性、HER-2 阴性患者他莫昔芬治疗失败后，应更换不同作用机制的内分泌治疗药物继续治疗，存在高危因素的患者可加用细胞毒药物，并推荐应用 OFS。该患者目前在此治疗策略下已获益。

值得一提的还有患者在应用他莫昔芬治疗期间发生肝转移，可能存在他莫昔芬耐药的可能，可进行 CYP2D6 酶检测加以验证，此项检测目前未写入指南，但相关研究正在进行，如此项检测确实能够对他莫昔芬耐药做出预测，将会使治疗更加精准，使更多患者受益。

（中国医科大学附属第一医院　陈　波）

患者为激素受体表达阳性的绝经前年轻女性，术后病理示 ER（3+）、PR（2+），HER-2（-）、Ki-67（约 60%）、淋巴结（4 枚/18 枚）转移。对于绝经前高危的年轻乳腺癌患者，

SOFT 和 TEXT 研究提示对于入组前既往接受化疗、年龄<35 岁的绝经前患者，芳香化酶抑制药联合 LH-RHa 的 5 年标准治疗可显著降低患者的复发风险，增加患者获益，延长患者生存。《中国抗癌协会乳腺癌诊治指南与规范（2015 版）》中也建议，高度风险且化疗后未导致闭经的患者，卵巢去势后可考虑与第三代芳香化酶抑制药联合应用。对于此例中患者年龄 33 岁，接受辅助化疗，高复发风险，且处于绝经前状态，建议使用芳香化酶抑制药联合 LH-RHa 治疗 5 年。

患者辅助内分泌治疗 10 个月后出现肝转移，依据 ABC3 对于患者内分泌治疗敏感性的定义，此患者属于原发内分泌耐药的患者，应首先考虑化疗，或内分泌联合靶向治疗。此患者选择了紫杉醇联合卡培他滨方案，4 个疗程后内分泌维持治疗。对于这类患者的内分泌治疗选择，CONFIRM、BOLERO-2 及 PALOMA-3 的研究有一定提示作用，这些研究均入组了辅助内分泌治疗期间的绝经后患者，结果表明 500 mg 氟维司群、依西美坦+依维莫司、氟维司群+palbociclib 可延长患者的 PFS。这些研究仅在绝经后患者中进行，对于绝经前患者，尚未有大型Ⅲ期临床试验对于其转移后内分泌治疗进行研究，但共识也指出，绝经前患者可通过 LH-RHa 达到绝经后状态后再使用绝经后患者的内分泌治疗方案。此例患者在 LH-RHa 联合 500 mg 氟维司群治疗后疗效评估病情稳定，PFS 已经>6 个月。

（复旦大学附属肿瘤医院　王碧芸）

【循证背景】

1. CONFIRM 研究（$n=736$） 既往内分泌治疗后进展的激素受体阳性的绝经后转移性乳腺癌患者，随机分为 500 mg 氟维司群类及 250 mg 氟维司群组，分别接受相应的治疗。最终结果显示，500 mg 氟维司群较 250 mg 氟维司群显著延长 PFS，其 PFS 分别为 6.5 个月、5.5 个月（$P=0.006$）；同时显著延长总生存期，其总生存期分别为 26.4 个月、22.3 个月（$P=0.02$）。

2. BOLERO-2 试验（$n=724$） 既往接受非甾体类芳香化酶抑制药治疗后进展的激素受体阳性绝经后转移性乳腺癌患者，随机分为两组，分别接受依维莫司+依西美坦或依西美坦单药治疗。最终结果显示，依维莫司+依西美坦的疗效要优于单药依西美坦，其 PFS 时间显著延长（依西美坦+依维莫司：7.8 个月；依西美坦：3.2 个月）并且具有统计学意义（$P<0.0001$）。

3. PALOMA-3 研究（$n=521$） 既往内分泌治疗后进展的激素受体阳性的绝经后转移性乳腺癌患者，随机分为 palbociclib 联合氟维司群组及氟维司群组，分别接受相应的治疗。最终结果显示，对比氟维司群，palbociclib 联合氟维司群显著延长 PFS（palbociclib+氟维司群与氟维司群：9.5 个月与 4.6 个月比较，$P<0.0001$）。

（复旦大学附属肿瘤医院　王碧芸）

【指南背景】

1. 对于辅助内分泌治疗后进展的患者，palbociclib 联合来曲唑、氟维司群 500 mg、他莫昔芬及芳香化酶抑制药治疗都是合理的选择。绝经前患者需接受手术或 LH-RHa 药物去势治疗。

2. ABC3 指南。根据一线内分泌治疗的方案，二线内分泌治疗的可选药物包括芳香化酶抑制药、他莫昔芬、palbociclib 联合来曲唑、芳香化酶抑制药+依维莫司、他莫昔芬+依维莫司、500 mg 氟维司群等。原发内分泌耐药是指在辅助内分泌治疗中 2 年内出现疾病复发或转移性乳腺癌一线内分泌治疗时间<6 个月。

3.《中国抗癌协会乳腺癌诊治指南与规范（2015 版）》。一类芳香化酶抑制药治疗失败的患者可选另外一类芳香化酶抑制药（加或不加依维莫司）或氟维司群（500 mg）；若未证实有他莫昔芬抵抗，也可选用他莫昔芬。

（复旦大学附属肿瘤医院　王碧芸）

【核心体会】

转移性乳腺癌化疗达到一定疗效后，若毒性不可耐受，可选择内分泌维持治疗。

（复旦大学附属肿瘤医院　王碧芸）

参 考 文 献

[1] Sini V, Cinieri S, Conte P, et al. Endocrine therapy in post-menopausal women with metastatic breast cancer: from literature and guidelines to clinical practice. Crit Rev Oncol Hematol, 2016, 100: 57-68.

[2] Cardoso F, Costa A, Norton L, et al. ESO-ESMO 2nd international consensus guidelines for advanced breast cancer (ABC2). Ann Oncol, 2014, 25 (10): 1871-1888.

[3] Robertson JF, Llombart-Cussac A, Rolski J, et al. Activity of fulvestrant 500 mg versus anastrozole 1 mg as first-line treatment for advanced breast cancer: results from the FIRST study. J Clin Oncol, 2009, 27 (27): 4530-4535.

[4] Robertson JF, Lindemann JP, Llombart-Cussac A, et al. Fulvestrant 500 mg versus anastrozole 1 mg for the first-line treatment of advanced breast cancer: follow-up analysis from the randomized 'FIRST' study. Breast Cancer Res Treat, 2012, 136 (2): 503-511.

[5] Baselga J, Campone M, Piccart M, et al. Everolimus in postmenopausal hormone-receptor-positive advanced breast cancer. N Engl J Med, 2012, 366 (6): 520-529.

病例50 受体阳性晚期乳腺癌的治疗

王炳高 侯 红*

青岛市中心医院

【病史及治疗】

➢ 患者女性，60岁，孕1产1，无乳腺癌家属史，无毒物及放射性物质接触史。

➢ 发现左乳腺皮肤"酒窝征"，于凹陷处触及肿块，伴胸闷、憋气、咳嗽、胸痛。查体：左乳腺内下见"酒窝征"，可及肿块3 cm×4 cm，质硬，与皮肤粘连，边界不清，活动度差；左腋可及淋巴结1 cm×1 cm，活动度可，压痛明显。

➢ 2014-04-04行肿块穿刺活检，病理示左侧乳腺浸润性癌。免疫组织化学示雌激素受体（estrogen receptor, ER）（90%），孕激素受体（progesterone receptor, PR）（90%），人类上皮细胞生长因子受体2（human epiderma growth factor receptor 2, HER-2）（1+），Ki-67阳性率（10%），E-cad（3+）。正电子发射计算机断层显像（positron emission tomography-computed tomography, PET-CT）示考虑乳腺癌并双肺、多发（右肺门、纵隔）淋巴结转移；右侧胸膜转移合并右侧胸腔积液。右肺尖条索影及右肺下叶钙化灶，考虑陈旧性病灶；双侧颈部小淋巴结并轻度代谢增高，考虑炎性反应增生。行环磷酰胺800 mg+表柔比星140 mg，化疗4个疗程，序贯以紫杉醇（泰素）90 mg，化疗12个疗程。

➢ 环磷酰胺800 mg+表柔比星140 mg，化疗4个疗程后，2014-07-01复查胸部CT（图50-1）示双肺多发结节，考虑为转移瘤；右肺纤维灶；左侧乳腺内结节，考虑为乳腺癌。

➢ 环磷酰胺800 mg+表柔比星140 mg，化疗4个疗程，序贯以紫杉醇（泰素）90 mg，化疗6个疗程后于2014-08-27复查胸部CT（图50-2）示双肺多发结节灶，符合转移瘤CT表现，比较2014-07-01胸部CT病变缩小；左乳腺外上象限占位，大致同前；右侧胸膜局灶性肥厚。

➢ 环磷酰胺800 mg+表柔比星140 mg，化疗4个疗程，序贯以紫杉醇（泰素）90 mg，化疗12个疗程后于2014-10-09复查胸部CT（图50-3）示双肺多发结节灶，符合转移瘤CT表现，比较2014-08-27胸部CT病变变化不大；右侧胸膜局灶性肥厚；左侧乳腺外上象限占位，大致同前。

---

* 为通信作者，邮箱：hohon@163.com

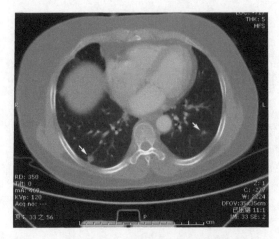

图 50-1 2014-07-01 患者化疗 4 个疗程后胸部 CT

注：箭头处为双肺较大的转移瘤

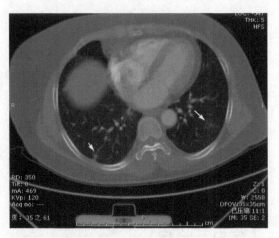

图 50-2 2014-08-27 患者化疗 4 个疗程环磷酰胺+表柔比星序贯紫杉醇 6 个疗程后胸部 CT

注：箭头示双肺转移瘤较 2014-07-01 明显缩小

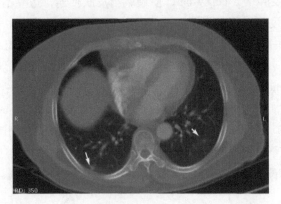

图 50-3 2014-10-09 患者化疗 4 个疗程环磷酰胺+
表柔比星序贯紫杉醇 12 个疗程后胸部 CT

注：箭头示双肺转移瘤较 2014-08-27 无明显变化

【本阶段小结】

患者经化疗后，影像学检查未见新发转移灶，肺部转移灶达到部分缓解。化疗效果较好。

【病史及治疗续一】

➤ 2014-10-10 行"左侧乳腺癌改良根治术"。病理示左侧乳腺浸润性癌，非特殊型，组织学分级 I 级（2+2+1=5 分），肿物范围 2.0 cm×1.0 cm×2.5 cm，乳腺管内进展（+），脂肪（+），未见脉管内癌栓，乳头、基底未见癌；符合治疗后反应 I b 级；淋巴结见癌转移（2 枚/11 枚）。免疫组织化学示 ER（80%），PR（70%），HER-2（2+），Ki-67 阳性率（5%），GATA-3（3+）。术后行氟维司群注射液（芙仕得）内分泌治疗。至今病情稳定。

【辅助检查】

> 2015-07-23 行氟维司群治疗 10 个月后复查胸部 CT（图 50-4）示右肺占位和多发结节灶，考虑多发转移灶，较前变化不大；右侧胸膜局限性增厚；纵隔内稍大淋巴结；乳腺癌术后所见，左侧乳腺缺如。

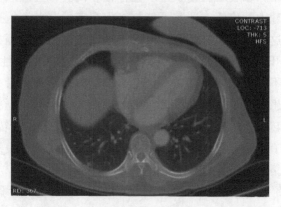

图 50-4　2015-07-23 患者内分泌治疗 10 个月后胸部 CT

注：箭头示双肺转移瘤较 2014-10-09 无明显变化

【本阶段小结】

患者现持续氟维司群内分泌治疗，病情稳定。

【专家点评】

对于Ⅳ期患者是否行手术切除原发灶，其价值还不明确。有若干个研究已经发表或正在进行。主要是两种策略，一种是开始就手术，一种是全身控制稳定的情况下，出于原发灶局部缓解症状目的的手术。代表性的 2 个前瞻性研究分别为来自土耳其和印度的研究。土耳其的 MF07-01 研究提示短期随访（36 个月）2 组生存率无差异，长期随访后发现手术治疗组的中位生存显著优于非手术治疗组，亚组分析提示肿瘤生物学行为较好的转移性乳腺癌，例如 ER（+）、HER-2（-），单发骨转移，年龄<55 岁的患者可以从初始接受手术治疗中得到显著的生存获益。印度的研究提示初治Ⅳ期患者手术切除组与非手术组的总生存期无差异，分别为 18.8 个月和 20.5 个月（$P=0.60$），且年龄，ER、HER-2 状态，转移部位及转移部位数目在亚组分析中两组无差异。

患者为初治Ⅳ期、激素受体表达阳性的绝经后乳腺癌患者。对于初治Ⅳ期的激素受体阳性的乳腺癌患者，先选择内分泌治疗还是化疗，是否需要接受局部手术及放疗，一直存在争议。一项荷兰真实世界数据表明：激素受体阳性晚期乳腺癌一线内分泌治疗 PFS 及总生存期获益均显著优于化疗。且 Luminal A 型患者对内分泌治疗敏感，化疗相对不敏感。对于此初治Ⅳ期的患者，肺淋巴结胸膜转移但无明显症状，应考虑行内分泌一线治疗，增加患者获益，提高患者生活质量。

患者行来曲唑治疗，后换为氟维司群治疗，具体换药的原因未知。

（复旦大学附属肿瘤医院　王碧芸）

本病例为激素受体阳性、HER-2 阴性Ⅳ期乳腺癌，治疗的目的在于延长生存期、提高生活质量，而非治愈。中国晚期乳腺癌临床诊疗专家共识（2016 版）、NCCN 指南（2016 年第 2 版）及 ESMO 指南（2015 版）均认为内分泌治疗优于化疗，除非证实存在内分泌治疗耐药或肿瘤快速进展出现有症状的内脏转移。从本病例化疗前后（对比 2014-07-1 和 2014-10-09 胸部 CT）及来曲唑治疗前后（对比 2014-10-09 和 2015-07-23 胸部 CT）对于肺部转移灶的治疗效果来看，也再一次验证了这个结论（来曲唑至少不劣于本病例选用的 EC→P 方案）。

对于晚期乳腺癌患者切除原发灶能否获益一直存在争议。一些回顾性的研究肯定了手术治疗在进展期乳腺癌原发灶处理中的价值，证实了能带来生存率的获益，但这些回顾性试验中都存在着明显的患者选择偏倚，这可能会影响结果。2013 年圣安东尼奥乳腺癌大会上首次报道了两项重要的随机临床试验结果，开启了比较进展期乳腺癌是否进行局部姑息性手术的前瞻性研究先河。来自印度的研究显示手术不能带来生存获益，但是也没有对总生存期带来不利影响。来自土耳其的研究显示，接受手术的患者较仅接受全身性治疗的患者中位生存期延长了约 4 个月，亚组分析显示，手术治疗对单发骨转移患者有生存期优势，却缩短了多发肝、肺转移患者的生存期。

晚期肿瘤治疗遵循"有效不改"的原则，除非出现难以耐受的不良反应。本病例在缺乏肿瘤进展依据的情况下换用价格更为昂贵的氟维司群，这个选择是不妥的。

（浙江大学医学院附属第二医院　邓甬川）

【循证背景】

1. MF07-01 研究（$n=274$）　研究入组未治疗的初治Ⅳ期乳腺癌患者，随机分为手术治疗组及未手术治疗组，两组后续均接受系统性治疗。短期随访（36 个月）两组生存率无差异，长期随访后发现手术治疗组的中位生存期显著优于非手术治疗组（46 个月与 37 个月比较；HR 0.66，$P=0.005$），两组的 5 年总生存率分别为 41.6% 和 24.4%，亚组分析提示肿瘤生物学行为较好的转移性乳腺癌，例如 ER（+）、HER-2（-）、单发骨转移、年龄<55 岁的患者可以从初始接受手术治疗中得到显著的生存获益。

2. NCT00193778 研究（$n=350$）　入组的初治Ⅳ期患者，随机分为手术治疗组及未手术治疗组，术前允许接受 6 个疗程的化疗。结果显示，随访 17 个月，手术切除组与非手术组的总生存期无差异，分别为 18.8 个月、20.5 个月（$P=0.60$），2 年生存率分别为 40.8%、43.3%，且年龄、ER 和 HER-2 状态、转移部位及转移部位数目在亚组分析中两组无差异。

（复旦大学附属肿瘤医院　王碧芸）

1. Gnerlich 等的回顾性研究（$n=9734$）　对美国国家癌症研究所 1988—2003 年 SEER 数据库中 9734 例Ⅳ期乳腺癌患者进行分析，其中 47% 的患者接受了手术治疗，接受手术患者的中位生存期比未手术患者显著延长（31 个月与 21 个月比较，$P<0.001$），手术降低了Ⅳ期乳腺癌患者 37% 的死亡风险（校正后风险比为 0.63，95%CI 0.60~0.66）。

2. Fields 等的回顾性研究（$n=409$）　对 1996—2005 年的 409 例Ⅳ期乳腺癌患者进行研究，手术切除乳腺癌的患者中位生存期比未手术者延长（31.9 个月与 15.4 个月比较，$P<0.001$）。

3. 一项来自印度的临床试验　招募了 350 例初始化疗后缓解的Ⅳ期乳腺癌患者入组，然后随机接受或者不接受局部区域手术。中位总生存期为 18 个月，局部区域治疗组的 5 年生存率为 19.2%，对照组为 20.5%，差异无统计学意义（$P=0.79$）。各亚组间均未发现明显的组间差异。

4. MF07-01 试验（$n=278$）　Ⅳ期乳腺癌患者随机分成手术组和非手术组，随访 54 个月时，初期分析结果显示两组总生存率并无明显差异（35% 与 31% 比较，$P=0.24$），但在亚组分析中仅有骨转移患者手术组比非手术组平均生存期延长 7.1 个月，其中接受手术的单发骨转移者比未接受手术的单发骨转移者和多处骨转移接受或不接受手术者获得了统计学上明显的生存获益（$P = 0.03$）。

（浙江大学医学院附属第二医院　何海飞　邓甬川）

【指南背景】

1. 2016 版 NCCN 指南　对于同时有转移灶及原发灶的乳腺癌患者，首选的治疗方案是系统性治疗。系统性治疗后的姑息性局部治疗用于缓解症状，如溃疡、出血等并发症。当全身药物治疗取得很好的疗效，其他转移部位无致命危险且原发灶手术切缘干净时，才可考虑姑息性的局部治疗。

2. ABC3 指南　初治Ⅳ期患者局部治疗不增加其总体生存获益，但部分患者如单纯骨转移患者可能从局部治疗中获益。姑息性手术主要适用于需要缓解症状的患者，且手术切缘干净是重要的手术指征。

3.《中国抗癌协会乳腺癌诊治指南与规范（2015 版）》　局部治疗，如手术和放疗在初治为Ⅳ期乳腺癌中的价值还不明确。只有当全身药物治疗取得很好的疗效时，才可考虑姑息性的局部治疗，以巩固全身治疗的效果。

（复旦大学附属肿瘤医院　王碧芸）

1. 2016 版 NCCN 指南　对乳腺癌复发或Ⅳ期乳腺癌患者全身治疗主要以延长生存期、提高生活质量为目的，而非治愈。因此，应优先选择毒性尽可能小的治疗方案，只要情况允许，毒性较小的内分泌治疗优于细胞毒治疗。以 ER 和（或）PR（+）肿瘤为特征的复发或转移性乳腺癌患者首选内分泌治疗。

2. 2015 版 ESMO 指南　对于激素受体阳性的患者，内分泌治疗是更优的选择，即使在有内脏转移的情况下，除非有内分泌耐药的证据或需要快速缓解，ⅠA 证据。

3.《中国晚期乳腺癌诊治专家共识 2016》　对于激素受体阳性、HER-2 阴性的转移性乳腺癌，病变局限在乳腺、骨和软组织及无症状、肿瘤负荷不大的内脏转移患者，可以优先选择内分泌治疗，但对于内分泌治疗耐药、肿瘤快速进展、内脏广泛转移或症状明显、需要快速减轻肿瘤负荷的患者应该先行化疗。

（浙江大学医学院附属第二医院　何海飞　邓甬川）

【核心体会】

对于初治Ⅳ期乳腺癌进行原发灶手术的意义仍有争议。

（复旦大学附属肿瘤医院　王碧芸）

对于激素受体阳性、HER-2 阴性转移性乳腺癌内分泌治疗优于化疗。对于Ⅳ期乳腺癌患者切除原发灶能否获益尚有争议，部分患者可以考虑姑息手术。治疗方案的更改要有依据。

（浙江大学医学院附属第二医院　何海飞　邓甬川）

参 考 文 献

[1] Lobbezoo DJ, van Kampen RJ, Voogd AC, et al. In real life, one-quarter of patients with hormone receptor-positive metastatic breast cancer receive chemotherapy as initial palliative therapy: a study of the Southeast Netherlands Breast Cancer Consortium. Ann Oncol, 2016, 27 (2): 256-262.

[2] Cardoso F, Costa A, Senkus E, et al. 3rd ESO-ESMO international consensus guidelines for Advanced Breast Cancer (ABC 3). Breast, 2017, 31: 244-259.

[3] Gnerlich J. Surgical removal of the primary tumor increases overall survival in patients with metastatic breast cancer: analysis of the 1988-2003 SEER data. Ann Surg Oncol, 2007, 14 (8): 2187-2194.

病例 51 受体阳性乳腺癌术后肝转移多线治疗

刘莉萍* 田 璨 欧阳取长

中南大学湘雅医学院附属肿瘤医院 湖南省肿瘤医院

【病史及治疗】

➢ 患者女性，46 岁，已绝经。孕 1 产 1，无家族史，无不良嗜好。

➢ 2008-08 发现右乳腺肿块 2 个多月。2008-08-18 行右侧乳腺癌改良根治术。术后病理示乳腺髓样癌；右腋窝淋巴结未见癌转移（0 枚/8 枚）；皮肤及基底切缘未见癌。

➢ 2008-09 至 2009-01 行 TA 方案（T，多西他赛；A，多柔比星）辅助化疗 6 个疗程。化疗耐受良好，定期复查无复发转移征象。

➢ 2009-01-19 我院会诊病理示右侧乳腺浸润性导管癌Ⅲ级；免疫组织化学示雌激素受体（estrogen receptor，ER）（+），孕激素受体（progesterone receptor，PR）（+），CerbB-2（-），Ki-67 阳性率（>40%）。

➢ 2009-02 至 2012-02 给予"他莫昔芬 10 mg，每天 2 次"辅助内分泌治疗。

➢ 2012-02-14 患者出现第 1 次进展，因"子宫颈癌"第 1 次入我院。

➢ 2012-02-17 行广泛子宫切除术+双附件切除术+盆腔清扫术+肝肿块活检术。术后病理示（肝肿块）结合免疫组织化学结果，符合分化差的腺癌，结合病史，倾向乳腺癌转移；免疫组织化学示 ER（2+）、PR（-）、HER-2（+）、甲胎蛋白（-）。子宫颈中分化鳞癌伴小区腺癌成分，侵犯深度>1/2 子宫颈壁厚度。

➢ 第一次治疗为一线治疗采用化疗，并根据不良反应出现情况调整方案及剂量（表 51-1）。

表 51-1 第一次进展后的治疗时间、方案、剂量、不良反应及疗效评估

时间	治疗	肝磁共振成像（magnetic resonance imaging，MRI）检查	不良反应	疗效评估
化疗前	无	肝内多发低密度结节，考虑转移（大者 2.8 cm×1.2 cm）	无	无
2012-04 至 2012-05（2 个疗程）	TX 方案（T，多西他赛；X，卡培他滨）×2：多西他赛 110 mg + 卡培他滨 3 g/d，（1.5 g，每天 2 次），第 1~14 天	肝异常强化灶较前缩小、减少（大者 1.5 cm×1.1 cm）	Ⅱ度手足综合征（手指肿胀疼痛）	部分缓解

* 为通信作者，邮箱：ping_er_liu@126.com

时间	治疗	肝磁共振成像（magnetic resonance imaging，MRI）检查	不良反应	疗效评估
2012-05（1 个疗程）	TX 方案（多西他赛 110 mg + 卡培他滨 2.5 g/d，第 1~14 天）	未检查	Ⅲ度手足综合征（手指肿胀疼痛、湿性脱皮、掉指甲）	未评价疗效
2012-06（1 个疗程）	多西他赛 140 mg	未检查	Ⅱ度手足综合征（手指肿胀疼痛）	未评估疗效
2012-07（1 个疗程）	多西他赛 140 mg	肝内异常强化灶同前（与 2 个疗程化疗后复查的肝 MRI 进行对比）	Ⅱ度手足综合征（手指肿胀疼痛）	部分缓解

【病史及治疗续一】

➤ 第一次进展后给予 5 个疗程化疗后，拒绝继续静脉化疗，手足综合征缓解。

进入卡培他滨维持化疗，共 22 个月（表 51-2）。

表 51-2　卡培他滨维持治疗时间、方案、不良反应及疗效评估

时间	用药剂量	不良反应	疗效评估
2012-08 至 2012-09（共 1 个月）	卡培他滨 1.5 g，每天 2 次，第 1~14 天，每 28 天 1 个疗程	Ⅱ度手足综合征（手指胀痛）	部分缓解
2012-09 至 2013-02（共 5 个月）	卡培他滨 1.5 g（早），1.0 g（晚），第 1~14 天，每 28 天 1 个疗程	Ⅱ度手足综合征（手指胀痛）	部分缓解
2013-02 至 2013-06（共 4 个月）	卡培他滨 1.0 g，每天 2 次，第 1~14 天，每 28 天 1 个疗程	Ⅱ度手足综合征（手指胀痛）	部分缓解
2013-06 至 2014-06（共 12 个月）	卡培他滨 0.5 g，每天 3 次	Ⅰ度手足综合征	2013-08 复查达到完全缓解（complete response，CR）

➤ 维持治疗中完全缓解后 10 个月以后，复查胸部 CT 提示异常。

【辅助检查】

➤ 肝胆道 MRI 提示未见转移瘤征象。

➤ 2014-06-25 胸部 CT（图 51-1）示双肺见散在小结节状及条索状致密影，并见较多蜂窝状透光区，边缘模糊。

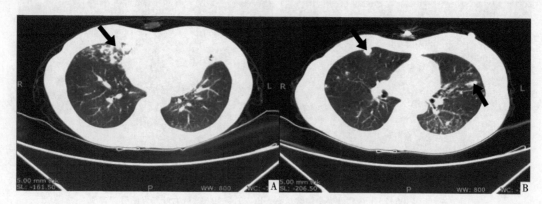

图51-1 2014-06-25 胸部CT

注：A. 右肺蜂窝状透光区（箭头）；B. 右肺及左肺散在小结节（箭头）

【病史及治疗续二】

> 外院支气管灌洗液培养见抗酸杆菌。诊断为双肺结核。
> 停卡培他滨；停化疗2个月。2014-07至2015-01抗结核治疗。

【辅助检查】

> 2014-08-13 胸部CT（图51-2）示双肺散在结节较前缩小。

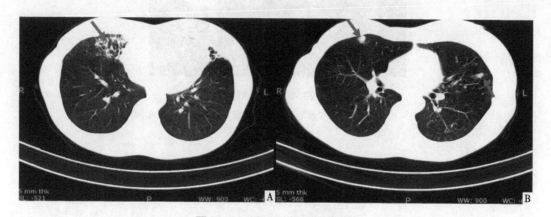

图51-2 2014-08-13 胸部CT

注：A. 右肺蜂窝状透光区好转（箭头）；B. 右肺及左肺散在小结节缩小（箭头）

> 2014-10-13（抗结核治疗4个月后）肝胆道MRI（图51-3B）示肝右叶新发结节（1.4 cm×1.2 cm），考虑转移瘤。

【病史及治疗续三】

> 2014-10-14起继续原方案进行治疗，卡培他滨1.5 g，每天2次，第1~14天。

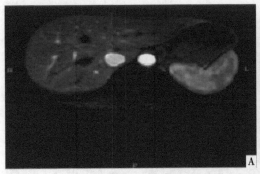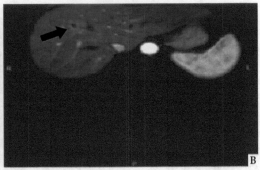

图 51-3　抗结核治疗前后肝胆道 MRI 比较

注：A. 2014-06-25 肝内病灶完全缓解状态；B. 2014-10-13 肝右叶新发结节（箭头）

【辅助检查】

➤ 2014-11-24 肝胆道 MRI（图 51-4）示肝右前叶强化灶较前缩小。

➤ 患者出现Ⅱ度手足综合征，调整剂量：卡培他滨 1.0 g，每天 2 次，第 1~14 天。

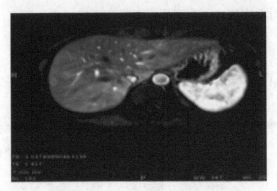

图 51-4　2014-11-24 肝胆道 MRI

注：卡培他滨治疗 2 个疗程后肝胆道 MRI 示肝内病灶较前缩小

➤ 2015-03-27 肝胆道 MRI（图 51-5）示肝内转移灶较前增多。

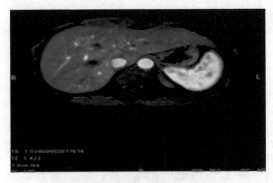

图 51-5　2015-03-27 肝胆道 MRI

注：卡培他滨治疗 6 个疗程后肝胆道 MRI 示肝内病灶增多

【病史及治疗续四】

➤ 2015-03-28 起阿那曲唑 1 mg，每天 1 次，治疗 2 个月。

【辅助检查】

➤ 2015-06-04 肝胆道 MRI（图 51-6）示肝内转移灶较前增多、增大。疗效评价为疾病进展（progressive disease，PD）。

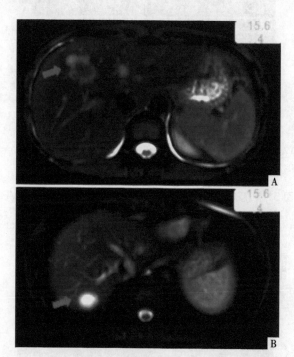

图 51-6　2015-06-04 阿那曲唑治疗 2 个月后肝胆道 MRI

注：A. 肝右叶病灶较前增大（箭头）；B. 肝右后叶新发病灶（箭头）

【病史及治疗续五】

➤ 2015-06-05 起给予氟维司群 500 mg，每 28 天 1 次，首剂 500 mg，第 0、14、28 天，治疗至今。

【辅助检查】

➤ 2015-08-27 肝胆道 MRI（图 51-7）示肝内多发转移灶缩小、减少。

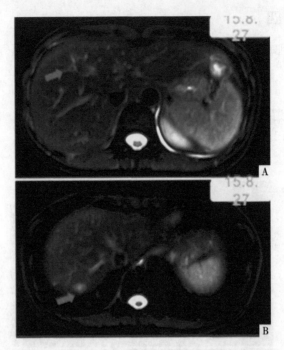

图 51-7　2015-08-27 氟维司群治疗 2 月余后肝胆道 MRI

注：A. 肝右叶病灶较前缩小（箭头）；B. 肝右后叶病灶较前缩小（箭头）

➢ 2015-12-27 肝胆道 MRI（图 51-8）示肝内多发转移灶明显缓解。

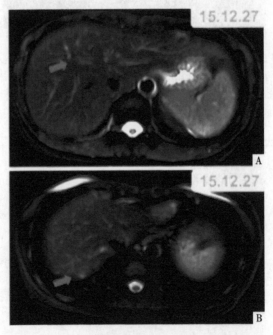

图 51-8　2015-12-27 氟维司群治疗 6 月余后肝胆道 MRI

注：A. 肝右叶病灶明显缩小（箭头）；B. 肝右后叶病灶较前进一步缩小（箭头）

➢ 2016-05-13 肝胆道 MRI（图 51-9）示肝内多发转移灶缓解同前。

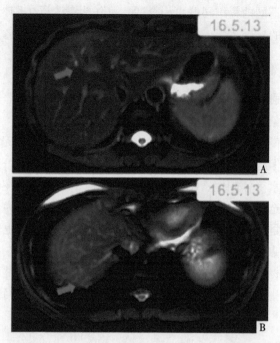

图 51-9　2016-05-13 氟维司群治疗 11 月余后肝胆道 MRI
注：A. 肝右叶病灶明显缩小（箭头）；B. 肝右后叶未见明显病灶（箭头）

【阶段小结】

对于早期乳腺癌患者来说，治愈是目标；而对于晚期乳腺癌患者来说，优化治疗决策，使患者不仅活得更长，而且活得更好。从这例患者的治疗过程来看，维持化疗是一种治疗理念，我们不应该轻易放弃。

激素受体阳性、HER-2 阴性患者在无重要脏器危象情况下，可以首选内分泌治疗。氟维司群用于既往用芳香化酶抑制药治疗进展的患者，疗效确切。

【专家点评】

患者初治时是激素受体阳性、HER-2 阴性、Luminal B 型绝经前乳腺癌患者，使用他莫昔芬辅助内分泌治疗，无病生存期（disease free survival，DFS）达到了 3 年。发现子宫颈癌时同时确诊乳腺癌肝转移，子宫颈癌分期早，术后不需要放化疗，术中进行了卵巢切除术，患者肝转移时已处于绝经后状态。由于患者肝内多发转移瘤，存在中度负担的内脏转移，一线选择化疗或内分泌治疗都是合适的，该患者一线采用了 TX 方案化疗，后续选择卡培他滨维持化疗 22 个月，无进展生存期（progression-free-survival，PFS）长达 30 个月。患者因肺结核停用卡培他滨后再次出现肝内肿块，继续使用卡培他滨仍然获得了 5 个月的 PFS，第三次进展后选择阿那曲唑内分泌治疗无效，二线内分泌治疗选择氟维司群 500 mg 治疗，肿瘤控制，PFS 至今已达 11 个月。在激素受体阳性、HER-2（-）晚期乳腺癌中，化疗和内分泌治疗给患者带来的生存获益是相似的，但是化疗能更快地缓解症状、控制病情、获得更高的缓解率，而 X-based 后给予卡培他滨维持治疗明显延长了患者的 PFS、缓解持续时间（duration of response，DOR）。对于非甾体类芳香化酶抑制药治疗失败的患者，甾体类芳香化酶抑制药虽然是可以考虑的选择，但获益有限。有研究显示，在接受芳香化酶抑制药治疗的 ER（+）晚期乳腺癌患者中，20%～50%的 ER 基因存在获得性 *ESR1* 突变，导致芳香化酶抑制药的获得性耐药，而氟维司群是对抗 ER 相关内分泌耐药的治疗选择，因此换用与芳香化酶抑制药作用机制不同的氟维司群更为合适，可作为激素受体阳性、HER-2（-）绝经后晚期乳腺癌二线内分泌治疗的标准治疗。

（湖南省肿瘤医院　刘莉萍　欧阳取长）

此例患者是一个治疗成功的病例，但也为临床医师提供了一个非常热门的讨论话题：什么是脏器危象？或者说脏器危象的标准是什么？

大家都熟知 NCCN 指南规定：激素受体阳性、HER-2（-）患者在无重要脏器危象情况下，内分泌治疗可以作为首选，但这例患者为什么没有在 2012 年第一次出现肝转移时，包括免疫组织化学也证实肝转移灶仍是激素受体阳性、HER-2（-）的情况下首选内分泌治疗而是选择了化疗？甚至到了第二次进展时仍旧选择了口服化疗，只是在第三次进展时才改为芳香化酶抑制药？其实答案就在于临床医师对脏器危象的评判并没有什么标准，目前各人指南也都没有明确规定，临床操作性很差。我认为以下几点情况可列为脏器危象的判断指标，供参考：①有无临床表现或症状。②是否已出现重要生化指标的变化。③特殊部位的病灶，如肝门区域淋巴结增大，虽然只有孤立病灶，又没有临床症状和生化指标变化，但是一旦病灶没有控制，会导致阻塞性黄疸等。

（江苏省肿瘤医院　陈凌翔）

【循证背景】

1. ML25241 研究（*n* = 206）　这是比较 TX 方案+后续卡培他滨（TX-X 组）维持用药和 NX 方案+后续卡培他滨（NX-X 组）维持用药治疗转移性乳腺癌的疗效和安全性研究。主要研究终点为 PFS，结果显示 TX-X 组中位 PFS 和中位 DOR 均明显优于 NX-X 组（*P* 值有统计学意义），亚组分析中提示，40 岁以上、绝经后人群、内脏转移患者获益明显。

2. CONFIRM 研究（*n* = 736）　将既往内分泌治疗失败后的绝经后 ER（+）晚期乳腺癌患者随机分为两组，分别接受氟维司群 500 mg 或氟维司群 250 mg 二线内分泌治疗。最终结果显示，氟维司群 500 mg 组较氟维司群 250 mg 组显著提高总生存期及 PFS。

3. BOLERO-2 研究（*n* = 705）　将绝经后 ER（+）、非甾体类芳香化酶抑制药治疗后疾病进展的乳腺癌患者随机分为两组，分别接受依维莫司+依西美坦或安慰剂+依西美坦治疗，最终结果显示，联合用药组较单用依西美坦组显著延长 PFS（研究者评估：7.8 个月对比 3.2 个月，风险比 0.45，95%*CI* 为 0.38～0.54；log-rank *P* < 0.000 1；中心评估：11.0 个月对比 4.1 个月，风险比 0.38，95%*CI* 为 0.31～0.48；log-rank *P* < 0.000 1）。

（湖南省肿瘤医院　刘莉萍　欧阳取长）

【指南背景】

1. 2016 版 NCCN 指南　对于激素受体阳性、HER-2（-）、肿瘤负荷重、临床症状明显的绝经后转移性乳腺癌患者，可考虑化疗。晚期内分泌治疗方案可选择非甾体类/甾体类芳香化酶抑制药、palbociclib+来曲唑、氟维司群、依西美坦+依维莫司、他莫昔芬或托瑞米芬、甲地孕酮等。

2.《中国晚期乳腺癌诊治专家共识 2016》　激素受体阳性乳腺癌化疗有效之后，采用化疗或内分泌维持都是合理的选择。联合化疗有效之后的单药维持治疗，根据患者的毒性反应及耐受情况，选用原联合方案中的一个药物进行维持，优先考虑选择使用方便、耐受性好的药物，如口服卡培他滨。

（湖南省肿瘤医院　刘莉萍　欧阳取长）

【核心体会】

对于需要联合化疗的患者，树立"一线+维持"的理念，选择最佳的一线联合化疗方案和后续维持化疗方案；密切观察、及时有效地处理卡培他滨所致的手足反应，是保证治疗顺利进行的关键，我们不应该轻易放弃一个有效的治疗手段；对于激素受体（+）、HER-2（-）患者，在无重要脏器危象的情况下，内分泌治疗可以首选，氟维司群用于既往芳香化酶抑制药治疗失败的患者，疗效确切。

（湖南省肿瘤医院　刘莉萍　欧阳取长）

临床上亟需进行有关脏器危象标准的讨论和制定。

（江苏省肿瘤医院　陈凌翔）

参 考 文 献

［1］徐兵河，江泽飞，胡夕春，等. 中国晚期乳腺癌临床诊疗专家共识 2016. 中华医学杂志，2016，96（22）：1719-1727.

［2］Gradishar WJ, Anderson BO, Balassanian R, et al. NCCN guidelines insights breast cancer, Version 1. 2016. J Natl Compr Canc Netwk, 2015, 13 (12)：1475-1485.

［3］Beaver JA, Park BH. The BOLERO-2 trial：the addition of everolimus to exemestane in the treatment of postmenopausal hormone receptor-positive advanced breast cancer. Future oncol, 2012, 8 (6)：651-657.

病例 52 左侧乳腺癌术后左肺及胸膜转移，一线氟维司群治疗完全缓解并维持 2 年余

张永强*

北京医院

【病史及治疗】

➤ 患者女性，77 岁。既往患 2 型糖尿病、冠状动脉粥样硬化性心脏病、高脂血症 10 余年，颈动脉狭窄行颈动脉内膜剥脱术 1 年，1 年前诊断为甲状腺乳头状癌（穿刺病理证实）给予观察未行手术。育有 2 女 1 子，均体健。50 岁绝经。否认肿瘤家族史及遗传性疾病史。

➤ 2008-08 患者 71 岁时，因左乳腺肿物在外院行左侧乳腺癌改良根治术；病理示左侧乳头导管内乳头状瘤，部分癌变为导管内乳头状癌，中分化，雌激素受体（estrogen receptor，ER）（-），孕激素受体（progesterone receptor，PR）（+），人类上皮细胞生长因子受体 2（human epiderma growth factor receptor 2，HER-2）（-），左侧腋窝淋巴结（0 枚/15 枚）未见癌转移。

➤ 术后分期 $pT_1pN_0M_0$；化疗 6 个疗程（具体方案不详），未行内分泌治疗。

【病史及治疗续一】

➤ 2014-05 患者 77 岁时因左侧胸痛、喘憋就诊；胸部计算机体层摄影术（computed tomography，CT）示左肺多发结节，左侧胸膜结节伴胸腔积液，左侧膈肌角淋巴结增大，考虑转移瘤（图 52-1）；胸腔积液病理找到腺癌细胞，ER（95%），PR（2%），HER-2（-）；诊断为左侧乳腺癌术后（导管内乳头状癌），左肺、左侧胸膜转移，左侧恶性胸腔积液。

➤ 2014-06 氟维司群 500 mg，肌内注射，第 1、14、28 天，此后每 28 天注射 1 次。治疗前胸部 CT 见图 52-2。

➤ 2014-09 氟维司群治疗 3 个月时，胸部 CT 显示转移病灶较用药前缩小，疗效评价为稳定（图 52-3）。继续使用氟维司群。

➤ 2015-01 氟维司群治疗 7 个月时，胸部 CT 显示转移病灶明显缩小，疗效评价为部分缓解（图 52-4）。继续使用氟维司群。

➤ 2015-05 氟维司群治疗 12 个月，胸部 CT 显示转移病灶进一步缩小，疗效评价为维持部分缓解（图 52-5）。继续使用氟维司群。

➤ 2015-11 氟维司群治疗 18 个月时，胸部 CT 显示原转移结节消失，胸腔积液未再出现，疗效评价为完全缓解（图 52-6）。继续使用氟维司群。

* 为通信作者，邮箱：zhyq95@163.com

➢2016-05 氟维司群治疗 24 个月时，胸部 CT 未再显示新病灶，疗效评价维持完全缓解（图 52-7）。继续使用氟维司群。

➢2016-11 氟维司群治疗 29 个月时，胸部 CT 仍未见病灶复发，无新病灶出现，疗效评价维持完全缓解（图 52-8）。继续使用氟维司群。

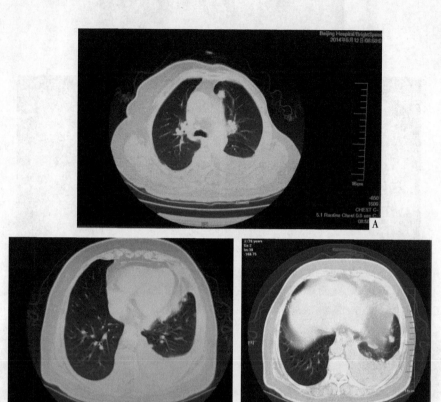

图 52-1　2014-05 复发转移时胸部 CT

注：A. 左上肺转移结节；B、C. 左下肺和左侧胸膜多发结节，左侧胸腔积液

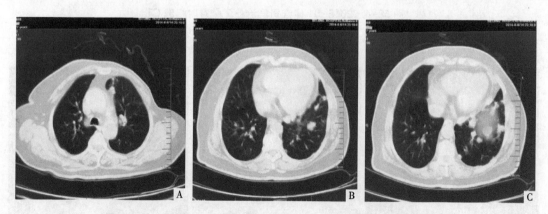

图 52-2　2014-06 发现肺部转移后 3 周、氟维司群治疗前胸部 CT

注：A. 左上肺转移结节；B、C. 左下肺和左侧胸膜多发结节较 3 周前增大，胸腔积液引流后显示左侧胸腔积液较前减少

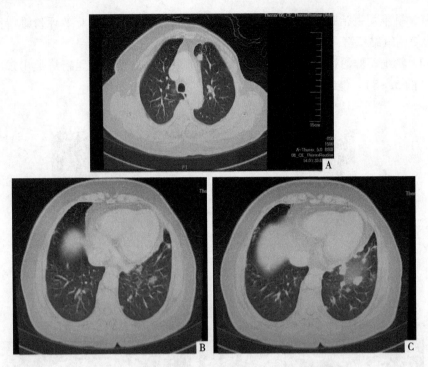

图 52-3　2014-09 氟维司群治疗 3 个月时胸部 CT

注：A. 左上肺转移结节较用药前未再增大或略有缩小；B、C. 左下肺和左侧胸膜多发结节较用药前未再增大或缩小，胸腔积液进一步减少

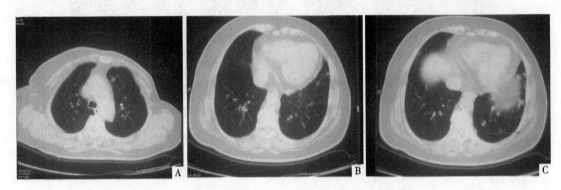

图 52-4　2015-01 氟维司群治疗 7 个月时胸部 CT

注：A. 左上肺转移结节明显缩小；B、C. 左下肺和左侧胸膜多发结节较前进一步缩小，部分消失，胸腔积液消失

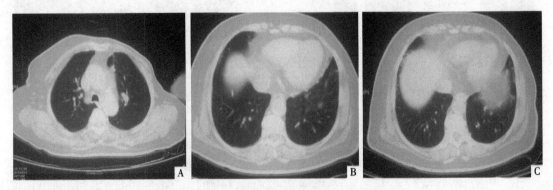

图 52-5　2015-05 氟维司群治疗 12 个月时胸部 CT

注：A. 左上肺转移结节进一步缩小；B、C. 左下肺和左侧胸膜多发结节较前进一步缩小或消失，胸腔积液未再出现

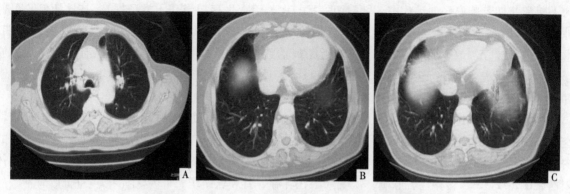

图 52-6　2015-11 氟维司群治疗 18 个月时胸部 CT

注：A. 左上肺转移结节消失；B、C. 左下肺和左侧胸膜多发结节消失，胸腔积液未再出现

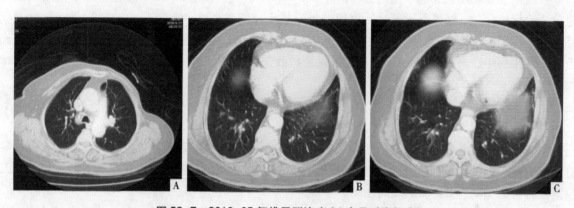

图 52-7　2016-05 氟维司群治疗 24 个月时胸部 CT

注：A. 左上肺转移结节未再出现；B、C. 左下肺和左侧胸膜多发结节未再显示，未见胸腔积液，无新病灶出现

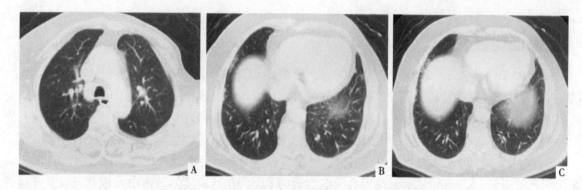

图 52-8　2016-11 氟维司群治疗 29 个月时胸部 CT

注：A、B、C. 左肺和左侧胸膜多发结节及胸腔积液未再显示，双肺及其他脏器无新病灶出现

【专家点评】

1. Ⅰ期（pT$_1$N$_0$M$_0$）乳腺癌局部治疗　大部分情况下，早期乳腺癌患者行手术治疗（乳房肿瘤切除术或乳房切除术）加或不加放疗。局部治疗后，根据原发肿瘤特征可能进行全身辅助治疗，

如肿瘤大小、分级，淋巴结转移、ER、PR 和 HER-2 表达状态。一些随机对照试验表明，大多数的 I 期和 II 期乳腺癌局部治疗中，乳腺切除术与保乳治疗生存相当（I 类证据）。在该病例，可选肿块切除+腋窝分期（I 类证据），或全乳切除+腋窝分期±乳房重建。若行肿块切除+腋窝分期，术后行全乳放疗加或不加瘤床的光子 γ、近距离治疗或电子束的推量照射，如果有化疗指征，放疗应在化疗后进行。若行全乳切除+腋窝分期±乳房重建，术后腋窝淋巴结阴性者不行放疗（对于有多种高危复发因素的患者应考虑术后放疗）。

2. 激素受体阳性、HER-2（−）患者的内脏转移治疗 内脏危象指由症状、体征、实验室检查、疾病快速进展确认的数个脏器功能异常。内脏危象并非单纯指存在内脏转移，而是指危重的内脏情况需快速有效治疗以控制疾病进展，尤其指进展后就失去化疗机会的情况。对于激素受体阳性、HER-2（−）转移性乳腺癌，病变局限在乳腺、骨和软组织，以及无症状、肿瘤负荷不大的内脏转移患者，可以优先选择内分泌治疗。在内分泌治疗期间，应每 2~3 个月评估 1 次疗效，未进展患者应继续维持治疗。如肿瘤出现进展，应根据病情决定更换新的内分泌治疗或改用化疗等治疗。在绝经后晚期乳腺癌一线内分泌治疗中，FIRST 研究比较了 500 mg 氟维司群与 1 mg 阿那曲唑单药治疗的疗效。结果显示氟维司群组的无进展生存期（progression-free-survival，PFS）与总生存期明显优于优于阿那曲唑组。基于 Global Confirm 研究的结果，在内分泌治疗复发或进展的绝经后晚期乳腺癌中，氟维司群 500 mg 相比于氟维司群 250 mg 可以将总生存期提高 4.1 个月，且不增加毒性。

（安徽省立医院　潘跃银）

患者既往左侧乳腺癌病理提示为左侧乳头导管内乳头状瘤，部分癌变为导管内乳头状癌。导管内乳头状癌应处于癌前病变的范畴，分期应为 $pTispN_0M_0$。病理应仔细寻找是否有浸润灶，以及浸润灶部分的 ER、PR、HER-2 的性质。

转移后仅有细胞学检测是不够的，尤其当初只是"导管内乳头状癌"，并且合并有甲状腺癌的病史，穿刺证实后未行手术切除，若条件允许，应进一步行转移灶活检明确诊断。

（复旦大学附属肿瘤医院　王碧芸）

【循证背景】

1. FIRST 研究（$n = 200$） 比较 500 mg 氟维司群与 1 mg 阿那曲唑在 ER（+）和（或）PR（+）的局部晚期和转移性乳腺癌患者一线内分泌治疗中的疗效。中位进展时间，氟维司群组与阿那曲唑组对比分别为 23.4 个月、13.1 个月；中位总生存期，氟维司群组与阿那曲唑组对比分别为 54.1 个月、48.4 个月。亚组分析中组间治疗效果大致相当，未观察到新的安全问题。

2. Global Confirm 研究 在内分泌治疗复发或进展的绝经后晚期乳腺癌中，氟维司群 500 mg 相比于氟维司群 250 mg 可以延长晚期乳腺癌患者的 PFS。在其后续的随访中发现其可以显著延长总生存期 4 个月，结果均具有统计学意义，并且没有增加毒性反应。

（安徽省立医院　潘跃银）

【指南背景】

1. 2017 版 NCCN 指南 对于 I、IIA、IIB 或者 $T_3N_1M_0$ 分期者，除非不能保乳，局部治疗包括肿块切除+腋窝分期（I 类证据），或全乳切除+腋窝分期±乳房重建。

2.《中国晚期乳腺癌诊治专家共识 2016》 对于激素受体阳性、HER-2（－）转移性乳腺癌，病变局限在乳腺、骨和软组织及无症状、肿瘤负荷不大的内脏转移患者，可以优先选择内分泌治疗。但对于内分泌治疗耐药、肿瘤快速进展、内脏广泛转移或症状明显、需要快速减轻肿瘤负荷的患者应该先给予化疗等更有效的治疗。

（安徽省立医院　潘跃银）

【核心体会】

激素受体阳性、HER-2（－）绝经后无内脏危象的晚期乳腺癌患者，内分泌治疗是首选治疗。

（安徽省立医院　潘跃银）

参 考 文 献

［1］徐兵河，江泽飞，胡夕春，等. 中国晚期乳腺癌临床诊疗专家共识 2016. 中华医学杂志，2016，96（22）：1719-1727.

［2］Paridaens RJ, Dirix LY, Beex LV, et al. Phase Ⅲ study comparing exemestane with tamoxifen as first-line hormonal treatment of metastatic breast cancer in postmenopausal women：the European Organisation for Research and Treatment of Cancer Breast Cancer Cooperative Group. J Clin Oncol, 2008, 26（30）：4883-4890.

病例 53 从 1 例激素受体阳性乳腺癌病例谈内分泌治疗及耐药后治疗选择

李 俏* 徐兵河

中国医学科学院肿瘤医院

【病史及治疗】

➢ 患者女性，37 岁，未停经。既往史、个人史、婚育史、家族史均无特殊。

➢ 患者因发现右乳腺肿块，2005-02-19 于当地医院行右侧乳腺癌改良根治术；术后病理示乳腺浸润性导管癌，2.0 cm，雌激素受体（estrogen receptor，ER）（2+），孕激素受体（progesterone receptor，PR）（2+），人类上皮细胞生长因子受体 2（human epiderma growth factor receptor 2，HER-2）（2+），荧光原位杂交（fluorescence in situ hybridization，FISH）示 *HER-2* 基因无扩增；腋窝淋巴结转移（1 枚/13 枚）。分期为 $pT_1N_1M_0$、ⅡA 期。

➢ 术后于当地医院行吡柔比星+多西他赛方案辅助化疗 4 个疗程，未行内分泌治疗。

➢ 2010-12 开始出现咳嗽，为阵发性，不影响活动；2011-04-09 于当地医院复查颈胸部计算机体层摄影术（computed tomography，CT）示双肺多发转移，右锁骨上淋巴结转移。患者拒绝行转移灶穿刺活检，原发灶病理会诊为 ER（2+），PR（2+），HER-2（2+），FISH 示 *HER-2* 基因无扩增。

【辅助检查】

➢ 2011-04-09 胸部 CT（图 53-1）示双肺多发转移，右锁骨上淋巴结增大，考虑转移。

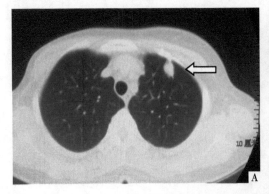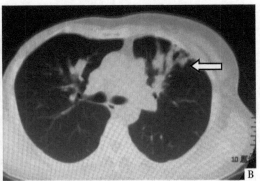

图 53-1 2011-04-09 胸部 CT

注：A. 左肺结节（箭头），考虑转移；B. 左肺多发结节及斑片（箭头），考虑转移

* 为通信作者，邮箱：liqiaopumc@qq.com

【病史及治疗续一】

➤ 2011-04-06 紫杉醇+卡铂化疗 2 个疗程，复查 CT 示双肺转移灶较前略缩小、减少，锁骨上淋巴结同前。疗效评价为病情稳定（stable disease，SD）。不良反应为Ⅲ度恶心呕吐，Ⅲ度骨髓抑制。

➤ 2011-06 换用戈舍瑞林+阿那曲唑治疗；定期复查 CT，右锁骨上淋巴结缩小，双肺转移灶略缩小。

【本阶段小结】

患者为激素受体阳性的绝经前乳腺癌患者，术后分期为 $pT_1N_1M_0$，ⅡA 期。术后行蒽环+紫杉类方案化疗 4 个疗程，未行辅助内分泌治疗。无病生存期（disease free survival，DFS）74 个月，发现双肺转移及右锁骨上淋巴结转移。对于复发或转移性乳腺癌，再次穿刺活检具有重要意义，然而该患者拒绝。后续治疗涉及内分泌治疗或化疗的选择。荷兰真实世界数据表明：激素受体阳性乳腺癌一线内分泌治疗无进展生存期（progression-free-survival，PFS）/总生存期（overall survival，OS）获益均显著优于化疗，而转移性乳腺癌的内分泌治疗和化疗相比，总死亡风险无显著差异。欧洲肿瘤内科学会（European Society for Medical Oncology，ESMO）、美国国家综合癌症网络（National Comprehensive Cancer Network，NCCN）指南均认为，对于激素受体阳性的转移性乳腺癌患者来说，无症状、肿瘤负荷不大的内脏转移患者，可优先考虑内分泌治疗。

【病史及治疗续二】

➤ 2014-07-08 轻度咳嗽，胸部 CT 提示双肺、胸膜转移灶较前增大、增多。患者仍拒绝转移灶穿刺，且对化疗较为顾虑。

➤ 2014-07 给予戈舍瑞林 + 氟维司群 500 mg + 依维莫司 5 mg，最佳疗效部分缓解；不良反应为Ⅱ度口腔黏膜炎（图 53-2）。

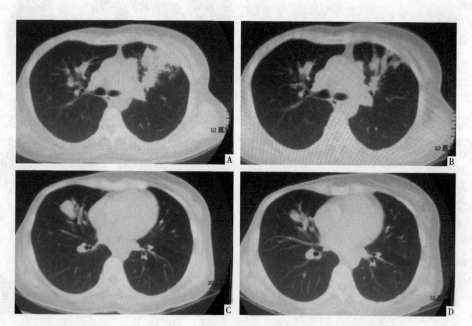

图 53-2　患者接受戈舍瑞林+氟维司群+依维莫司治疗前及治疗期间最佳疗效的胸部 CT 比较

注：A. 治疗前（2014-07）左肺斑片结节影；B. 治疗期间（2015-01）左肺结节较前缩小；C. 治疗前（2014-07）右肺结节影；D. 治疗期间（2015-01）右肺结节较前缩小

【本阶段小结】

患者一线内分泌治疗方案为促性腺激素释放激素类似物（GnRHa）+芳香化酶抑制药（aromatase inhibitor，AI），无进展生存期为37个月。内分泌药物的作用机制主要为2种：抑制雌激素形成或抑制雌激素受体。GnRHa及芳香化酶抑制药分别从下丘脑和肾上腺水平抑制雌激素的形成。AI类药物治疗失败后，如需调整内分泌治疗的顺序，应优先选择作用机制不同的药物。基于本例的情况，可考虑抑制雌激素受体的氟维司群或他莫昔芬，或换用另一种AI。EFECT和SoFEA研究显示，非甾体类AI治疗失败后，换用依西美坦疗效不佳。TAMRAD研究提示，AI失败后使用他莫昔芬疗效不佳。0020/0021研究的前瞻性合并分析纳入了851例激素敏感型绝经后晚期乳腺癌患者，既往辅助或晚期内分泌治疗后进展，随机分入氟维司群组和阿那曲唑组，结果发现氟维司群组的中位至肿瘤进展时间（5.5个月与4.1个月比较，$P=0.48$）及缓解持续时间（16.7个月与13.7个月比较，$P<0.01$）均长于阿那曲唑组。

另一方面，芳香化酶抑制药类耐药的机制还有很多，其中包括PI3K通路的第二信使突变等。该通路可通过非激素依赖途径激活雌激素受体，内分泌耐药患者中也观察到AKT异常活化或PTEN表达缺失。因此，mTOR是一个可以增强内分泌治疗疗效的靶点，BOLERO-2研究中依维莫司联合依西美坦组的PFS显著优于依西美坦单药组（7.8个月与3.2个月比较，$P<0.0001$）。

综上，患者选取了GnRH激动药联合氟维司群及依维莫司的治疗策略。

【病史及治疗续三】

➢ 2014-07至2016-01戈舍瑞林+氟维司群+依维莫司治疗，最佳疗效为部分缓解；2016-01复查CT示肺转移灶较前增大，胸腔积液增多（图53-3）。

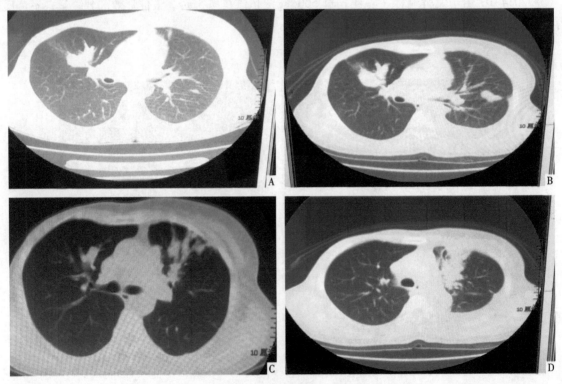

图53-3　患者2015-01与2016-01胸部CT的对比

注：A. 2015-01双肺结节；B. 2016-01双肺结节较前增大，左侧胸腔积液；C. 2015-01双肺结节斑片影；D. 2016-01双肺结节斑片影较前增大，左侧胸腔积液

> 2016-01 开始多西他赛+卡培他滨化疗，2个疗程评价病情稳定（stable disease，SD），病灶略缩小。

【本阶段小结】

本例患者为激素受体阳性的绝经前晚期乳腺癌患者，术后未行辅助内分泌治疗。本例具有如下几点值得探讨之处。①Luminal 型晚期乳腺癌内分泌治疗与化疗的权衡。对于骨、软组织转移或无症状的内脏转移，且激素敏感型患者，均可考虑内分泌治疗。②联合采用针对不同通路的治疗策略可能带来更大的临床获益，如 GnRH 激动药联合芳香化酶抑制药，氟维司群联合依维莫司等。③联合治疗过程中需注意控制不良反应。

【专家点评】

本例患者为激素受体阳性的绝经前晚期乳腺癌患者，术后未行辅助内分泌治疗。发生肺转移后选择了紫杉醇联合卡铂化疗，后以 GnRHa 联合阿那曲唑维持治疗37 个月。疾病进展后换用 GnRHa 联合氟维司群联合依维莫司二线内分泌治疗，PFS 为 17 个月，后换用多西他赛联合卡培他滨化疗。本例具有如下几点值得探讨之处。

1. Luminal 型晚期乳腺癌内分泌治疗与化疗的权衡。对于骨、软组织转移或无症状的内脏转移，且激素敏感型患者，均可考虑内分泌治疗。该患者出现有症状的内脏转移，行化疗控制症状是合理的选择。化疗后的内分泌维持治疗是转移性乳腺癌患者全程管理的重点。内分泌治疗方案包括他莫昔芬、芳香化酶抑制药、氟维司群 500 mg 及 palbociclib 联合来曲唑。由于该患者为绝经前，GnRHa+芳香化酶抑制药作为一线内分泌治疗是合理的选择。

2. 内分泌二线解救治疗联合采用针对不同通路的治疗策略可能带来更大的临床获益。对于转移后使用芳香化酶抑制药治疗后进展的患者，CONFIRM、BOLERO-2 及 PALOMA-3 给出了这类患者的循证医学证据。CONFIRM 研究提示内分泌治疗后进展的激素受体阳性的绝经后转移性乳腺癌患者，500 mg 氟维司群疗效优于 250 mg 氟维司群，PFS 延长具有统计学意义。BOLERO-2 提示既往接受非甾体类芳香化酶抑制药治疗后进展的激素受体阳性绝经后转移性乳腺癌患者，依维莫司+依西美坦的疗效优于单药依西美坦，并且 PFS 延长具有统计学意义。PALOMA-3 临床研究提示在转移性乳腺癌内分泌治疗后进展的患者，氟维司群联合 palbociclib 显著延长患者的 PFS。氟维司群（加或不加 palbociclib），依西美坦+依维莫司是转移后乳腺癌芳香化酶抑制药治疗后进展的患者合适的选择。

3. 依维莫司通过抑制 PI3K/mTOR 信号通路逆转内分泌耐药。2016 年 SABCS 大会上公布的 PrECOG0102 Ⅱ 期临床试验为依维莫司与氟维司群联合使用提供了最新循证医学证据，该研究结果显示，联合组较氟维司群单药组显著延长患者 PFS（10.4 个月与 5.1 个月比较，HR 0.61，P = 0.02）。此例患者转移后进行芳香化酶抑制药治疗后进展，二线选用 GnRHa 联合氟维司群联合依维莫司治疗，PFS 为 17 个月，患者从治疗中获益。

（复旦大学附属肿瘤医院　王碧芸）

本例患者为激素受体阳性的绝经前晚期乳腺癌患者，术后未行辅助内分泌治疗，无病生存期仍达 6 年余。解救化疗 2 个疗程后因疗效评价病情稳定且不良反应较大，更换方案显著获益，PFS 为 37 个月，体现了很好的内分泌反应性，为激素敏感型患者。因此，二线治疗仍选择内分泌治疗，以多药联合为主，针对不同通路的联合治疗策略显著优于单药治疗，可带来更大的临床获益。尽管如此，氟维司群联合依维莫司仍需前瞻性循证医学数据提供支持。联合内分泌治疗是发展方向与研究热点，疗效显著提高，但也面临高效、高价、高毒性问题，治疗中需特别重视不良反应管理，生物标记物筛选研究也将成为焦点。

（天津医科大学附属肿瘤医院　郝春芳）

【循证背景】

1. PrECOG0102 研究（$n=130$）　2016 年 SABCS 大会上公布的 PrECOG0102 II 期临床试验比较了在芳香化酶抑制药治疗失败的激素受体阳性、HER-2（-）绝经后转移性乳腺癌患者中，依维莫司联合氟维司群对比氟维司群单药的疗效。结果显示联合组显著延长患者 PFS（10.4 个月与 5.1 个月比较，*HR* 0.61，$P=0.02$）。

2. CONFIRM 研究（$n=736$）　既往内分泌治疗后进展的激素受体阳性的绝经后转移性乳腺癌患者，随机分为 500 mg 氟维司群及 250 mg 氟维司群组，分别接受相应的治疗。最终结果显示 500 mg 氟维司群较 250 mg 氟维司群显著延长 PFS，其 PFS 分别为 6.5 个月、5.5 个月（$P=0.006$）；同时显著延长总生存期，其总生存期分别为 26.4 个月、22.3 个月（$P=0.02$）。

3. BOLERO-2 试验（$n=724$）　既往接受非甾体类芳香化酶抑制药治疗后进展的激素受体阳性绝经后转移性乳腺癌患者，随机分为两组，分别接受依维莫司+依西美坦或依西美坦单药治疗。最终结果显示，依维莫司+依西美坦的疗效要优于单药依西美坦，其 PFS 时间显著延长（依西美坦+依维莫司：11.0 个月；依西美坦：4.1 个月）并且具有统计学意义（$P<0.0001$）。

4. PALOMA-3 研究（$n=521$）　既往内分泌治疗后进展的激素受体阳性的绝经后转移性乳腺癌患者，随机分为 palbociclib 联合氟维司群组及氟维司群组，分别接受相应的治疗。最终结果显示对比氟维司群，palbociclib 联合氟维司群显著延长 PFS（palbociclib+氟维司群与氟维司群单药比较：9.5 个月与 4.6 个月比较，$P<0.0001$）。

（复旦大学附属肿瘤医院　王碧芸）

1. PALOMA-1/TRIO-18 试验（$n=165$）　在 12 个国家、50 个中心进行的随机、开放标签的 II 期临床研究。关键入组标准为 ER（+）/HER-2（-）绝经后转移性乳腺癌，未接受针对晚期乳腺癌的既往治疗，过去 12 个月内未使用过来曲唑，结果联合组 PFS 得到显著延长（20.2 个月与 10.2 个月比较），临床获益率显著提高（81% 与 58% 比较）。

2. PALOMA3 试验（$n=521$）　一项在 17 个国家 144 个中心进行的双盲 III 期临床试验，关键入组标准为 ER（+）/HER-2（-）晚期乳腺癌，绝经前/围绝经期或绝经后患者；既往内分泌治疗进展。绝经前患者必须既往内分泌治疗进展，绝经后患者必须为既往芳香化酶抑制药治疗后进展。因 PFS 显著延长（9.2 个月与 3.8 个月比较），临床获益率显著提高（67% 与 40% 比较），试验提前终止。

3. BOLERO-2 试验（$n=724$）　入组标准为绝经后激素受体阳性、HER-2（-）晚期乳腺癌，既往非甾体类芳香化酶抑制药治疗后进展。主要研究终点为 PFS，依西美坦联合依维莫司组较单药依西美坦组显著延长（6.9 个月与 2.8 个月比较），PFS 亚组分析：依西美坦联合依维莫司组在既往接受治疗的次数越多，获益越大。推荐依维莫司联合依西美坦用于无病间期短（内分泌不再敏感）的患者。

（天津医科大学附属肿瘤医院　郝春芳）

【指南背景】

1. 2016 版 NCCN 指南 对于激素受体阳性的绝经后转移性乳腺癌患者，内分泌治疗中芳香化酶抑制药、氟维司群 500 mg、palbociclib 联合来曲唑及他莫昔芬治疗都是合理的选择。芳香化酶抑制药治疗后进展的患者，可考虑氟维司群 500 mg、依维莫司联合依西美坦、palbociclib 联合氟维司群等。绝经前患者选择卵巢功能抑制后可按照绝经后方案。

2. ABC3 指南 除外具有内脏危象或内分泌耐药证据，激素受体阳性的绝经后转移性乳腺癌患者推荐一线内分泌治疗使用芳香化酶抑制药、他莫昔芬、氟维司群 500 mg 及芳香化酶抑制药+palbociclib。对于芳香化酶抑制药治疗后进展的患者，可选择氟维司群（加或不加 palbociclib）、芳香化酶抑制药+依维莫司、他莫昔芬+依维莫司。

3.《中国抗癌协会乳腺癌诊治指南与规范（2015 版）》 既往接受过抗雌激素治疗并且距抗雌激素治疗 1 年内复发转移的绝经后患者，芳香化酶抑制药是首选的一线治疗。一类芳香化酶抑制药治疗失败患者可选另外一类芳香化酶抑制药（加或不加依维莫司）或氟维司群（500 mg）；若未证实有他莫昔芬抵抗，也可选用他莫昔芬。

（复旦大学附属肿瘤医院　王碧芸）

1. 2017 版 NCCN 指南 激素受体阳性的绝经前转移性乳腺癌，既往未用过抗雌激素治疗，初始内分泌治疗可选择雌激素受体调节药，或卵巢功能抑制基础上，联合绝经后治疗药物。绝经后内分泌治疗，芳香化酶抑制药优于他莫昔芬，500 mg 氟维司群优于阿那曲唑。联合内分泌治疗使选择增多，包括 CDK4/6 抑制药联合来曲唑、CDK4/6 抑制药联合氟维司群、依西美坦联合依维莫司、绝经前转移性乳腺癌联合卵巢功能抑制（ovarian function suppression，OFS）。当一线内分泌治疗敏感，疾病控制时间较长，疾病进展后仍适宜继续选择二线内分泌治疗。

2. ABC3 指南 即使有内脏转移，内分泌治疗仍是 ER（+）/HER-2（-）转移性乳腺癌首选治疗，除非有内脏危象或内分泌耐药。对于绝经前、围绝经期或绝经后患者，palbociclib 联合氟维司群治疗既往内分泌治疗发生进展的患者能显著延长 PFS，同时改善生活质量，总生存期数据尚未成熟，绝经前或围绝经期患者，使用该方案时需同时接受 LHRH 类似物。目前，除了激素受体状态还没有其他生物标志物能预测哪些患者从该方案中获益，仍需要进一步探索。依维莫司联合芳香化酶抑制药也是一个有效的方案，需注意毒性管理，个体化治疗。

3.《中国晚期乳腺癌诊治专家共识 2016》 绝经前转移性乳腺癌，首选卵巢功能抑制（戈舍瑞林或亮丙瑞林）或手术去势联合内分泌药物治疗。绝经后患者一线内分泌治疗首选芳香化酶抑制药；他莫昔芬或托瑞米芬也可以作为一线治疗药物。过半专家赞成 CDK4/6 抑制药联合来曲唑作为绝经后晚期乳腺癌的一线治疗。一线内分泌治疗失败后的转移性乳腺癌，可以选择的药物包括：他莫昔芬、托瑞米芬、不同机制的芳香化酶抑制药、氟维司群、孕激素类药物等。CDK4/6 抑制药联合氟维司群作为二线治疗Ⅲ期临床试验结果对比单药效果好，PFS 延长约 5 个月，同时生活质量获得改善。基于该结果，绝大多数专家赞成 CDK4/6 抑制药联合氟维司群作为二线治疗。对非甾体类芳香化酶抑制药治疗失败后的激素受体阳性、HER-2（-）绝经后 ABC 患者，依维莫司联合依西美坦与依西美坦单药相比，显著延长 PFS，但联合组不良反应发生率较高，应根据病情，权衡治疗可能取得的疗效和药物的不良反应、药物的可获得性及患者的意愿决定治疗的选择。目前，依维莫司尚未在中国获批此适应证。

（天津医科大学附属肿瘤医院　郝春芳）

【核心体会】

芳香化酶抑制药治疗后进展的患者，判断其对内分泌治疗的敏感性及选择有效的内分泌治疗方案是提高患者疗效的关键。

（复旦大学附属肿瘤医院　王碧芸）

ER（+）、HER-2（-）转移性乳腺癌除非有内脏危象或内分泌耐药，否则，内分泌治疗是首选治疗。联合内分泌治疗以其明确的疗效优势使选择增多，但也面临高效、高价、高毒性问题，治疗中需个体化选择方案。

（天津医科大学附属肿瘤医院　郝春芳）

参 考 文 献

［1］Jabbour MN, Massad CY, Boulos FI. Variability in hormone and growth factor receptor expression in primary versus recurrent, metastatic, and post-neoadjuvant breast carcinoma. Breast Cancer Res Treat, 2012, 135（1）: 29-37.

［2］Lobbezoo DJ, van Kampen RJ, Voogd AC, et al. In real life, one-quarter of patients with hormone receptor-positive metastatic breast cancer receive chemotherapy as initial palliative therapy: a study of the Southeast Netherlands Breast Cancer Consortium. Ann Oncol, 2016, 27（2）: 256-262.

［3］Chia S, Gradishar W, Mauriac L, et al. Double-blind, randomized placebo controlled trial of fulvestrant compared with exemestane after prior nonsteroidal aromatase inhibitor therapy in postmenopausal women with hormone receptor-positive, advanced breast cancer: results from EFECT. J Clin Oncol, 2008, 26（10）: 1664-1670.

［4］Johnston SR, Kilburn LS, Ellis P, et al. Fulvestrant plus anastrozole or placebo versus exemestane alone after progression on non-steroidal aromatase inhibitors in postmenopausal patients with hormone-receptor-positive locally advanced or metastatic breast cancer（SoFEA）: a composite, multicentre, phase 3 randomised trial. Lancet Oncol, 2013, 14（10）: 989-998.

［5］Bachelot T, Bourgier C, Cropet C, et al. Randomized phase Ⅱ trial of everolimus in combination with tamoxifen in patients with hormone receptor-positive, human epidermal growth factor receptor 2-negative metastatic breast cancer with prior exposure to aromatase inhibitors: a GINECO study. J Clin Oncol, 2012, 30（22）: 2718-2724

［6］Robertson JF, Osborne CK, Howell A, et al. Fulvestrant versus anastrozole for the treatment of advanced breast carcinoma in postmenopausal women: a prospective combined analysis of two multicenter trials. Cancer, 2003, 98（2）: 229-238.

［7］Baselga J, Campone M, Piccart M, et al. Everolimus in postmenopausal hormone-receptor-positive advanced breast cancer. N Engl J Med, 2012, 366（6）: 520-529.

病例 54 氟维司群在激素受体阳性伴骨转移的乳腺癌患者治疗中的作用

曹伟红 宋玉华 王海波*

青岛大学附属医院

【病史及治疗】

➤ 患者女性，57 岁，绝经后，孕 1 产 1。无乳腺癌家族史。

➤ 患者于 2015-02 因颈椎外伤行 PET-CT 考虑乳腺癌合并颈椎骨转移瘤可能性大，乳腺彩色超声示：右乳腺 12 点钟位距乳头 3 cm 见低回声肿块，大小 2.4 cm×1.3 cm，形态不规则，边界不清，右腋窝见增大的淋巴结，大小为 1.4 cm×0.9 cm，皮质增厚。行肿块空芯针穿刺，病理示乳腺浸润性癌，免疫组织化学示雌激素受体（estrogen receptor，ER）（90%）、孕激素受体（progesterone receptor，PR）（-）、CerbB-2（+）、Ki-67 阳性率（90%）。

➤ 给予 6 个疗程解救化疗，采用 TE 方案（T，多西他赛；E，表柔比星），剂量为多西他赛 120 mg，第 1 天；表柔比星 120 mg，第 1 天。化疗过程中肿块逐渐缩小。

➤ 2015-07-06 乳腺彩色超声示：右乳腺 12 点钟位距乳头 3 cm 见低回声肿块，大小为 0.9 cm×0.5 cm，形态不规则，边界不清，右腋窝见增大的淋巴结，大小为 1.4 cm×0.7 cm，皮质增厚。

➤ 2015-04 起规律应用唑来膦酸预防骨不良事件发生。

➤ 2015-07-09 在我院行右乳单纯切除+腋窝淋巴结清扫术，术后病理示根治性切除的乳腺中上象限浸润性导管癌（组织学Ⅲ级，伴神经内分泌分化，大小 2.5 cm×2.0 cm×1.3 cm）。间质脉管癌栓（+）;符合化疗反应Ⅰ度。区域淋巴结：腋窝淋巴结内可见癌转移（5 枚/17 枚）。病理学分期为 $pT_2N_2M_1$。免疫组织化学示 ER（90%）、PR（15%）、CerbB-2（2+）、CK5/6（-）、Ki-67 阳性率（20%）、Topo2（Ⅰ级）。荧光原位杂交（fluorescence in situ hybridization，FISH）检测人类上皮细胞生长因子受体 2（human epiderma growth factor receptor 2，HER-2）基因扩增阳性。术后恢复可。

【辅助检查】

➤ 各种肿瘤标志物未见明显异常。

➤ 2015-02-09 颈椎计算机体层摄影（computed tomography，CT）（图 54-1）示椎体多发骨转移。

➤ 2015-02-10 治疗前 PET-CT 示右乳腺内上象限软组织密度结节，代谢增高；右腋窝、右侧胸肌深面多个大小不等的淋巴结，部分淋巴结代谢增高；第 2 和第 5 颈椎椎体、第 6 颈椎左侧附

* 为通信作者，邮箱：hbwang66@126.com

件、第 4 腰椎椎体、右侧髂骨多发溶骨性骨质破坏灶，代谢增高。

> 2015-03-11 颈椎磁共振成像（magnetic resonance imaging，MRI）（图 54-2）示椎体多发骨转移。

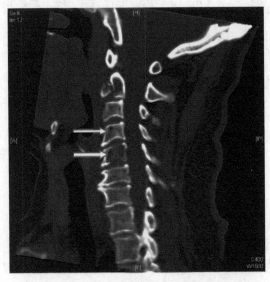

图 54-1　2015-02 颈椎 CT 示椎体多发骨转移（箭头）

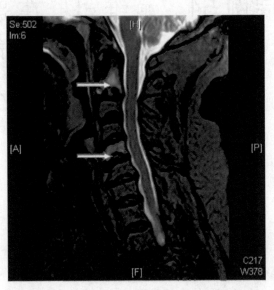

图 54-2　2015-03 颈椎 MRI 示椎体多发骨转移（箭头）

> 2015-07-06 术前化疗后 PET-CT 示右乳腺内上象限软组织密度结节，代谢增高，本次检查明显缩小，代谢略高；右腋窝、右侧胸肌深面多个大小不等的淋巴结，本次检查大部分消失，部分明显缩小，均未见明显代谢；第 2 和第 5 颈椎椎体、第 6 颈椎左侧附件、第 4 腰椎椎体、右侧髂骨多发溶骨性骨质破坏灶，均未见明显代谢增高，部分病灶处骨质轻度硬化改变。

【本阶段小结】

此病例为Ⅳ期乳腺癌患者，首发症状因颈椎外伤引起的疼痛，怀疑骨肿瘤，后经 PET-CT 及肿块空芯针穿刺病理确诊为乳腺癌合并骨转移。治疗前免疫组织化学检测为激素受体阳性、HER-2 阴性乳腺癌，Ki-67 阳性率较高，给予患者 6 个疗程的术前化疗，肿块逐渐缩小，疗效评价部分缓解，化疗有效。目前Ⅳ期乳腺癌患者原发灶是否切除尚有争议，此患者我们选择了手术，解决了局部的问题，经过化疗或者由于肿瘤异质性的原因，术后乳腺癌组织的免疫组织化学结果发生了改变，成为激素受体阳性、HER-2 阳性乳腺癌，后续治疗思路为：颈椎转移瘤的局部处理+全身系统的内分泌+靶向治疗。

【病史及治疗续一】

> 2015-08 在我院肿瘤放疗科行颈椎骨局部放疗 10 次。
> 氟维司群治疗前颈椎 CT（图 54-3）示椎体多发骨转移；氟维司群治疗后颈椎 CT（图 54-4）示椎体多发骨转移较前好转。
> 2015-09 起规律应用氟维司群 500 mg，肌内注射，第 1 个月，每 14 天 1 次，后续 500 mg，肌内注射，每月 1 次。

➤ 2015-10 起规律应用曲妥珠单抗 440 mg，每 28 天 1 次。

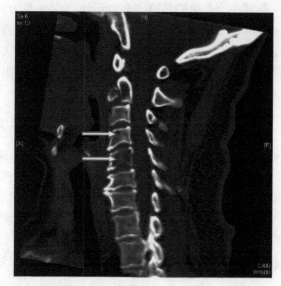
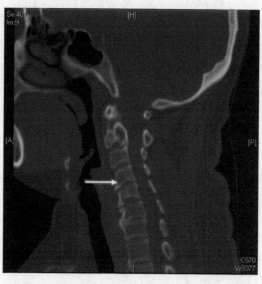

图 54-3　氟维司群治疗前颈椎 CT 示椎体多发骨转移（箭头）

图 54-4　氟维司群治疗后颈椎 CT 示椎体多发骨转移（箭头）较前好转

【辅助检查】

➤ 各种肿瘤标志物未见明显异常。

➤ 骨扫描（图 54-5）示上、中位颈椎见放射性分布异常浓聚灶。

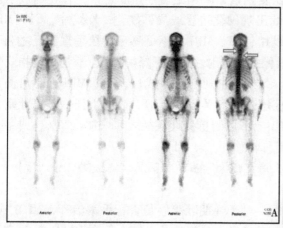
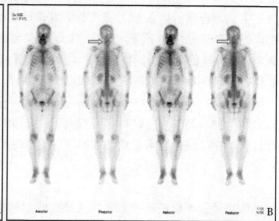

图 54-5　骨扫描

注：A. 2016-05-09 骨扫描示经过内分泌及靶向治疗后骨转移病灶（箭头）较前缩小、局限；B. 2016-07-11 骨扫描示经过内分泌及靶向治疗后骨转移病灶（箭头）较前缩小

【本阶段小结】

根据 ESMO 指南，激素受体阳性、HER-2（+）乳腺癌合并骨转移晚期患者后续治疗方案为内分泌+靶向治疗，颈椎骨转移病灶考虑其不稳定，有骨折引起截瘫的风险，遂给予局部放疗处理。根据 FIRST 研究 500 mg 氟维司群无进展生存期（progression free survival，PFS）优于阿那曲唑，因此我们选择氟维司群作为一线治疗，随访至今患者颈椎病灶稳定，髂骨病灶骨扫描已辨别不出，全身无新发病灶，疗效显著。

【专家点评】

病例中提供的 2015-02 颈椎 CT 矢状位重建图像示第 2 和第 5 颈椎椎体较其他椎体密度明显降低，局部骨皮质破坏，提示存在溶骨性骨质破坏，结合病史则进一步考虑为乳腺癌所致骨转移。2015-03 的颈椎 MRI T_2WI 压脂序列也提示第 2 和第 5 颈椎椎体呈异常高信号改变伴局部骨皮质显示欠清。乳腺癌远处转移中，首发症状为骨转移的占 27%～50%，多表现为多发性的溶骨性病变，常引起骨痛、骨损伤、骨相关事件及生活质量降低。患者在进行相应治疗后，2015-10 的颈椎 CT 矢状位重建图像示第 2 和第 5 颈椎椎体原溶骨性破坏区域出现硬化改变，局部密度增高，提示溶骨性病变出现了修复改变。

乳腺癌骨转移治疗的疗效评价在临床工作中经常会遇到。RECIST 标准最初将骨转移瘤定为不可测量病灶（非靶病灶），到 RECIST 1.1 标准才将伴有软组织侵犯>10mm 的骨转移瘤定义为可测量病灶，发射型计算机体层显像（emission computed tomography，ECT）、正电子发射断层显像（positron emission tomography，PET）和 X 线片不能作为可测量骨病变的成像技术，CT 或 MRI 达到可测量标准的才可作为可测量的目标靶病灶。美国 MD Anderson 肿瘤中心综合国际抗癌联盟（Union for International Cancer Control，UICC）、WHO 和 RECIST 有关骨转移瘤评价的标准，于 2004 年推出基于 X 线片、CT、MRI 和骨显像的乳腺癌骨转移灶疗效评价标准——MD Anderson 评价标准（MDA criteria），并于 2010 年推出修订版，也可为骨转移的疗效评价提供参考。完全缓解指 X 线片或 CT 见溶骨性病灶完全硬化、骨密度恢复正常，MRI 见信号强度正常，骨显像放射性分布正常。部分缓解指 X 线片或 CT 见溶骨性病灶出现硬化边缘或局部硬化，X 线片、CT、MRI 上靶病灶垂直双径之和下降≥50%，主观判定 X 线片、CT、MRI 上不可测量病灶垂直双径之和下降≥50%，骨显像见成骨闪烁现象，主观判定骨显像病灶放射性摄取下降≥50%。病情稳定指病灶无变化，或靶病灶垂直双径之和增加<25%、降低<50%，主观判定 X 线片、CT、MRI 上不可测量病灶增加<25%、降低<50%；且无新骨转移灶。疾病进展指 X 线片、CT、MRI 上任一靶病灶垂直双径之和增加≥25%，主观判定 X 线片、CT、MRI 上不可测量病灶双径之和增加≥25%，或主观判定骨显像病灶放射性摄取增加≥25%；或出现新骨转移灶。

（上海交通大学医学院附属仁济医院　陈　洁）

总体来说，本病例治疗方案的选择无明显错误，对于晚期乳腺癌是否行手术治疗，MF07-01 试验得出晚期乳腺癌也可从手术获益；另外，此患者未经内分泌治疗，完全符合 FALCON 研究入组人群，因此使用氟维司群是最优选择。

（哈尔滨医科大学附属第二医院　张建国）

【循证背景】

1. MF07-01 研究（n=274） 研究入组未治疗的初治Ⅳ期乳腺癌患者，随机分为手术治疗组和未手术治疗组，两组后续均接受系统性治疗。短期随访（36个月）两组生存率无差异，长期随访后发现手术治疗组的中位生存期显著优于非手术治疗组（46个月与37个月比较；$HR\ 0.66$，$P=0.005$），两组的5年总生存率分别为41.6%和24.4%，亚组分析提示肿瘤生物学行为较好的转移性乳腺癌，例如ER（+）、HER-2（-）、单发骨转移、年龄<55岁的患者可以从初始接受手术治疗中得到显著的生存获益。

2. NCT00193778研究（$n=350$） 入组的初治Ⅳ期患者，随机分为手术治疗组和未手术治疗组，术前允许接受6个疗程的化疗。结果显示，随访17个月，手术治疗组与非手术组的总生存期无差异，分别为18.8个月和20.5个月（$P=0.60$），2年生存率分别为40.8%及43.3%；且年龄，ER、HER-2状态，转移部位及转移部位数目在亚组分析中两组无差异。

3. FALCON研究（$n=462$） 研究结果证实，对于既往未接受内分泌治疗的绝经后激素受体阳性的局部晚期或转移性乳腺癌，氟维司群一线内分泌治疗较阿那曲唑具有更强的疗效。

4. FIRST研究（$n=205$） 对于激素受体阳性的绝经后晚期乳腺癌患者的一线内分泌治疗，氟维司群500 mg与芳香化酶抑制药相比可以显著提高总生存期和临床获益率、延长至疾病进展时间，且耐受性良好。

（复旦大学附属中山医院　杨子昂）

1. MF07-01研究 该试验主要以晚期乳腺癌手术能否获益作为研究目标，手术处理原发灶之后再进行系统治疗与单纯系统治疗相比，前者的中位生存期更长，研究组认为对Ⅳ期乳腺癌患者先进行原发灶手术干预的效果较好。

2. FALCON研究 此试验入组人群为之前未经历过内分泌治疗的患者，比较了氟维司群500 mg与阿那曲唑用于绝经后激素受体阳性晚期乳腺癌一线内分泌治疗的疗效和安全性，是一项Ⅲ期临床试验，在中位随访25个月后，与阿那曲唑治疗组相比，氟维司群能够显著延长患者PFS，16.6个月与13.8个月比较，证实了单药氟维司群500 mg明显优于阿那曲唑1 mg。

（哈尔滨医科大学附属第二医院　张建国）

【指南背景】

1. 2016版NCCN指南 对于同时有转移灶及原发灶的乳腺癌患者，首选的治疗方案是系统性治疗。系统性治疗后的姑息性局部治疗用于缓解症状及溃疡、出血等并发症。当全身药物治疗取得很好的疗效，其他转移部位无致命危险且原发灶手术切缘干净时，才可考虑姑息性的局部治疗。

2. ABC3指南 初治Ⅳ期患者局部治疗不增加其总体生存获益，但部分患者如单纯骨转移患者可能从局部治疗中获益。姑息性手术主要适用于需要缓解症状的患者，且手术切缘干净是重要的手术指征。除外具有内脏危象或内分泌耐药证据，激素受体阳性的绝经后转移性乳腺癌患者，推荐一线内分泌治疗使用芳香化酶抑制药、他莫昔芬、氟维司群500 mg及芳香化酶抑制药+palbociclib。

对于ER（+）、HER-2（+）转移性乳腺癌，当选择内分泌治疗时，需同时应用抗HER-2靶向治疗（曲妥珠单抗或拉帕替尼）。

3.《中国抗癌协会乳腺癌诊治指南与规范（2015版）》 局部治疗，如手术和放疗在初治为Ⅳ期乳腺癌中的价值尚不明确。只有当全身药物治疗取得很好的疗效时，才可考虑姑息性的局部治疗，以巩固全身治疗的效果。

（复旦大学附属中山医院　杨子昂）

1. 2016 版 NCCN 指南　对于全身转移或新发的Ⅳ期乳腺癌存在骨转移应加用唑来膦酸；对于以上患者，若免疫组织化学检测结果为 ER（+）和（或）PR（+）、HER-2（-）且 1 年内未使用内分泌治疗，推荐使用芳香化酶抑制药或选择性雌激素受体调节药或雌激素受体降调药。

2.《中国抗癌协会乳腺癌诊治指南与规范（2015 版）》　晚期乳腺癌治疗的目的主要是缓解症状、提高生活质量和延长患者生存期，局部治疗（手术及放疗）在初治为Ⅳ期乳腺癌中的价值尚不明确，但在全身药物治疗得到很好的疗效时，才考虑姑息性局部治疗。

3. 2015 CBCS 指南　PET-CT 被用于明确转移病灶，并且应在此之前行 CT 及 MRI 检查，对于早期复发、多部位复发患者可明确复发的病灶。另外，激素受体和 HER-2 均阳性的患者可以接受内分泌治疗联合靶向治疗（如曲妥珠单抗、拉帕替尼等），均能显示 PFS 的获益，特别是无化疗时间的延长。

4.《中国晚期乳腺癌诊治专家共识 2016》　乳腺癌骨转移综合治疗的首要目标：恢复功能，延缓肿瘤进展；预防及治疗骨相关事件，缓解疼痛，改善生活质量。如已发现骨转移，应在无骨痛症状时加用双膦酸盐类。

（哈尔滨医科大学附属第二医院　张建国）

【核心体会】

对于初治Ⅳ期乳腺癌进行原发灶手术的意义仍有争议。

（复旦大学附属中山医院　杨子昂）

参 考 文 献

［1］Robertson JF, Llombart-Cussac A, Rolski J, et al. Activity of fulvestrant 500 mg versus anastrozole 1 mg as first-line treatment for advanced breast cancer: results from the FIRST study. J Clin Oncol, 2009, 27 (27): 4530-4535.

病例55 激素受体阳性晚期乳腺癌治疗病例

张凌云* 滕月娥

中国医科大学附属第一医院

【病史及治疗】

➢ 患者女性，35岁，既往体健，月经规律。生育史：孕1产1，流产0次。肿瘤家族史：姨妈患"脑癌"去世，舅舅"肝门胆管癌"去世。

➢ 患者于2009-12因右乳腺肿物于辽宁省肿瘤医院就诊。超声引导下穿刺活检病理示浸润性导管癌。免疫组织化学示雌激素受体（estrogen receptor，ER）部分（+）、孕激素受体（progesterone receptor，PR）（2+）、人类上皮细胞生长因子受体2（human epiderma growth factor receptor 2，HER-2）（2+）、Ki-67阳性率（10%）。遂于该院接受右侧乳腺癌改良根治术。术后病理示浸润性导管癌Ⅱ级，肿物大小为1.3 cm×1.5 cm×1.3 cm，转移淋巴结数目为1/9。免疫组织化学示ER（2+）、PR（3+）、HER-2（-）。病理分期为$pT_1N_1M_0$，ⅡA期。

➢ 2010-01至2010-06行术后辅助CE方案（C，环磷酰胺；E，表柔比星）6个疗程。2010-06至2014-06行内分泌治疗，间断服用他莫昔芬20 mg/d（总服药时间约3年）。

➢ 2012-06（术后2.5年）患者发现右颈部肿物，先后出现右胸壁结节，右上肢肿胀，左乳外上近乳头处肿物，逐渐增大。患者于2014-06自行停用他莫昔芬。

➢ 2014-08患者因右上肢肿胀伴有疼痛影响睡眠，到我院门诊就诊并收入病房。入院疼痛评估：数字分级法（NRS）4分。体能评估：全身状况评估标准（ECOG）评分1分。

➢ 入院查体：生命体征平稳，痛苦面容。右颈部弥漫肿物伴破溃。双锁骨上下窝淋巴结多发增大、融合。右侧胸壁多发结节，左侧乳腺肿胀，质硬，呈"铠甲胸"外观。右上肢红肿，臂围较对侧明显增加。心、肺查体无明显异常，肝、脾未触及，双下肢无水肿。

➢ 诊断为乳腺癌（Ⅳ期，骨、肝、肺、颈部、腋窝淋巴结、右胸壁转移，左乳转移），Luminal A型。

【辅助检查】

➢ 癌胚抗原（carcino-embryonic antigen，CEA）10.56 μg/L，糖类抗原（carbohydrate antigen，CA）153>300 U/ml，CA125 221.9 U/ml。

➢ 乳腺超声示右胸壁多发实性占位性病变，6 cm×2 cm×3 cm（5级）；左乳腺实性占位性病变，7.6 cm×7.6 cm×3.7 cm（5级），几乎充满整个乳腺，与乳头界限不清；双腋窝、右颈部、双锁骨上下窝淋巴结增大（5级）；双侧胸壁皮肤及皮下脂肪层水肿样改变。

---

* 为通信作者，邮箱：zhangly1105@126.com

➢ 复发病灶病理：超声引导下穿刺活检左乳腺及右锁骨上窝淋巴结，病理均示乳腺浸润性导管癌Ⅱ级，免疫组织化学示 ER（>75%）、PR（>75%）、HER-2（＋）、Ki-67 阳性率（20%）。

➢ 颈部、胸部及盆腹腔增强 CT（图 55-1）示右侧颈部（图 55-1A）及锁骨下淋巴结增大（图55-1B），肺内强化结节（图 55-1C），右侧胸壁转移（图 55-1D），左侧乳腺肿物（图 55-1E），肝内多发转移（图 55-1F1，图 55-1F2），左髂骨骨质破坏（图 55-1G）。

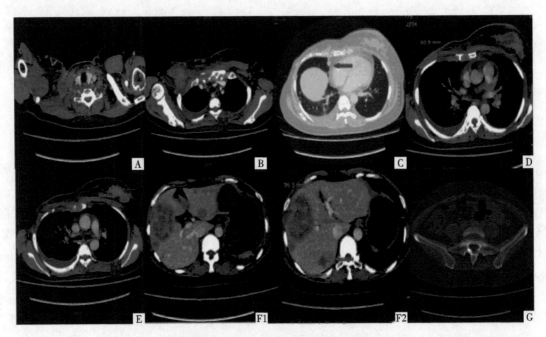

图 55-1　患者复发转移病灶示意图

注：图中所示为基线病灶；A. 右侧颈部淋巴结增大；B. 锁骨下淋巴结增大；C. 肺内结节；D. 右侧胸壁肿物；E. 左侧乳腺肿物；F1、F2. 肝内病灶；G. 左髂骨骨质破坏

【病史及治疗续一】

➢ 2014-09 行 GT 方案化疗 8 个疗程（吉西他滨 2.0 g，第 1、8 天；紫杉醇 300 mg，第 1 天，3 周方案），同时唑来膦酸（4 mg/28 天，静脉滴注）抗骨转移；盐酸曲马多对症镇痛治疗。

➢ 化疗后不良反应：Ⅲ～Ⅳ度骨髓抑制，Ⅱ度皮疹，Ⅱ度脱发，对症治疗后好转。

➢ 化疗 2 个疗程后，患者右臂肿胀缓解，皮肤破溃愈合，疼痛明显缓解。数字分级法（NRS）0～1 分。疗效评价为部分缓解，化疗 8 个疗程后（2015-03）维持部分缓解。但因骨髓抑制较重，化疗难以继续。

【病史及治疗续二】

➢ 2015-04 一线维持治疗：随机入组 PROOF 研究（戈舍瑞林联合氟维司群）。

戈舍瑞林 3.6 mg，每月 1 次；氟维司群 500 mg，第 1、15 天，以后每月 1 次。

疗效评价：入组后 3、6、9、12、15 个疗程疗效评价为部分缓解（图 55-2）。患者耐受良好，体能佳。

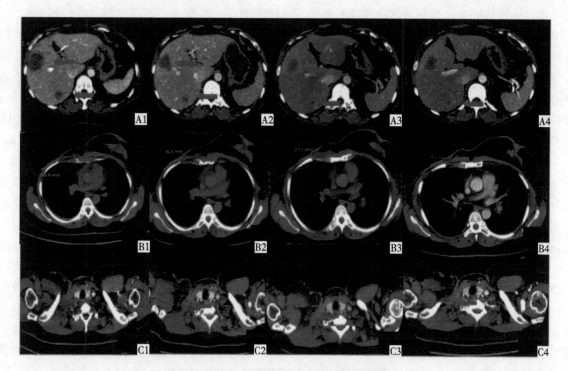

图 55-2　PROOF 入组后患者部分缓解

注：图 55-2 为靶病灶对比示意图；A1、B1、C1. 入组时基线（化疗 8 个疗程后）时的影像学表现；A2、B2、C2. 入组后 3 个疗程时的影像学表现；A3、B3、C3. 入组后 9 个疗程时的影像学表现；A4、B4、C4. 入组后 15 个疗程时的影像学表现，其中 A1~A4. 肝的靶病灶；B1~B4. 胸壁的靶病灶；C1~C4. 颈部淋巴结的靶病灶

【本阶段小结】

对于激素受体阳性晚期乳腺癌，内分泌治疗是主要治疗手段。而对伴有明显症状的内脏转移的患者，一线诱导化疗后内分泌维持是最佳选择；对于他莫昔芬治疗失败后的绝经前晚期乳腺癌患者，优选氟维司群联合卵巢功能抑制。

【专家点评】

患者女性，35 岁，病理分期 $pT_1N_1M_0$，为临床 ⅡA 期乳腺癌，Luminal A 型。根据 2017 版 NCCN指南针对患者的标准治疗应包括手术治疗、术后辅助化疗和内分泌治疗，并强烈建议行胸壁和区域淋巴结放疗。首先，根据 2017 版 NCCN 指南，此患者术后辅助化疗方案推荐选择 AC→T、TC、CE 方案，而此病例选择了 CE 方案治疗，鉴于有淋巴结转移、年龄较小，可能 AC→T 是更佳的选择。内分泌治疗选择了他莫昔芬且没有规律服用，患者依从性较差，术后 2.5 年出现了复发和转移，很难界定是原发性内分泌耐药还是继发性内分泌耐药。根据 SOFT 和 TEXT 研究，对于年轻女性患者，可以选择内分泌治疗+卵巢功能抑制。此患者开始可选用他莫昔芬+卵巢功能抑制进行治疗。根据 2017 版 NCCN 指南、《中国抗癌协会乳腺癌诊治指南（2015 版）》和 2017 年 St. Gallen 专家共识，此患者年龄 35 岁，手术切除了 9 枚淋巴结并且有 1 枚转移，应该推荐放疗。多项研究数据显示，对于 1~3 个淋巴结阳性的乳腺癌患者，全乳切除和腋窝淋巴结清扫后行胸壁和区域淋巴结放疗可提高无病生存率和总生存率，因此未进行放疗也是复发转移的重要原因之一。

第二，患者出现复发转移后给予 GT 化疗、唑来膦酸抗骨转移、盐酸曲马多对症镇痛治疗等，患者如果全身症状较明显，如骨转移后疼痛明显的话可以考虑在化疗基础上进行局部放疗以缓解症状。随访患者后续内分泌治疗和病情状况可以积累治疗经验。第三，病例描述患者发生了左乳转移，而提供的信息有右乳穿刺和术后病理，以及转移的左乳及右锁骨上窝淋巴结穿刺活检的病理，因为肿瘤存在异质性，不能确定左乳是右乳发生的转移或者是左乳原发的病灶。而根据 2017 版NCCN 指南，对于复发的乳腺癌，首先还是内分泌治疗，方案为内分泌单药治疗，如他莫昔芬或者托瑞米芬，或者卵巢功能抑制/卵巢切除+内分泌治疗。患者之前用过他莫昔芬治疗，CONFIRM和 China CONFIRM 研究证实治疗绝经后雌激素受体阳性晚期乳腺癌，氟维司群500 mg优于 250 mg组，并且在芳香化酶抑制药治疗后复发转移的患者中优势更明显。同时 2016 年 ESO-ESMO ABC3指南，激素受体阳性、HER-2 (−) 晚期乳腺癌以内分泌治疗为主，除非患者有重要内脏的转移或内分泌耐药。对于激素受体阳性的绝经前转移性乳腺癌患者，应该进行卵巢功能抑制或者卵巢切除术。因此本病例后续进行戈舍瑞林联合氟维司群 500 mg 来作为一线的治疗是合理的，但是后续随访工作建议继续跟踪。第四，本病例中右乳术前穿刺病理示 HER-2 (2+)，术后病理示 HER-2 (−)，后续左乳及右锁骨上窝淋巴结穿刺病理示 HER-2 (+)。而《中国晚期乳腺癌诊治专家共识 2016》和文献报道，当原发灶和转移灶检测结果不一致时，只要有 1 次激素受体和（或）HER-2 (+)，就应推荐相应的内分泌治疗和（或）抗 HER-2 治疗。同时复发转移性乳腺癌患者应尽量再次检测 HER-2，以明确 HER-2 状态。对病情发展不符合 HER-2 状态特点的患者，更应重新检测HER-2 状态，既可以是原发病灶，也可以是复发转移灶。因此，本病例中可再次重新评价肿瘤的HER-2 状态，考虑 FISH 检测发现可能的 *HER-2* 扩增以提供靶向治疗的方法，让患者受益。

（山东大学齐鲁医院　杨其峰　李小燕）

该患者为乳腺癌Ⅳ期患者，术后 4.5 年后出现胸壁及左乳肿块，两次病理类型相同，从酶标结果来看，ER、PR、HER-2 及 Ki-67 的表达相似，且该患者第一次手术时有淋巴结转移，本次出现局部胸壁占位性病变，以上均符合乳腺癌对侧转移的特点。

（上海交通大学医学院附属仁济医院　张雪晴）

患者系年轻 Luminal 型乳腺癌术后多发转移，转移部位有骨软组织、肝、肺和对侧乳腺转移。DFS 为 54 个月，术后辅助化疗和内分泌治疗，辅助化疗选择 EC 方案，辅助他莫昔芬治疗 48 个月。其中 EC 方案 6 个疗程值得商榷。

复发后的解救治疗选择 GT 方案（吉西他滨 2.0 g，第 1、8 天；紫杉醇 300 mg，第 1 天，3 周方案），同时唑来膦酸抗骨转移治疗符合晚期乳腺癌诊治共识。对于这类年轻、多发转移（尤其是合并内脏转移）患者，在患者的解救治疗控制后，选择维持治疗策略是目前的标准选择。如果患者维持治疗中不能继续耐受，可以转换成内分泌治疗。目前，对于解救治疗后的维持治疗选择化疗或者内分泌治疗，应该个体化，国内学者已经对此进行的一些研究，包括回顾性和前瞻性临床研究，正在进行的前瞻性研究为"前瞻性、多中心评价激素受体阳性、HER-2 阴性转移性乳腺癌一线选择卡培他滨联合化疗后非进展患者，序贯卡培他滨单药或内分泌治疗疗效与安全性研究"（CBCSG035，NCT 02597868），由本中心牵头发起。

（浙江省肿瘤医院　王晓稼）

【循证背景】

1. SOFT 和 TEXT 研究（*n*＝3066） 该组全部为绝经前患者，其中 1021 例接受他莫昔芬治疗，1024例接受他莫昔芬联合卵巢抑制药，1021例接受依西美坦联合卵巢抑制药。经过平均67个月的中位随访时间，结果显示整体5年的无病生存率在他莫昔芬联合卵巢抑制药组为86.6%，他莫昔芬组为84.7%；而在高危复发组，依西美坦联合卵巢抑制药组的5年无病生存率为85.7%，他莫昔芬联合卵巢抑制药为82.5%，他莫昔芬组为78%。因此，卵巢去势并不能使总体的研究人群显著获益，但是复发风险较高的未绝经的患者，他莫昔芬加卵巢抑制药能明显提高无病生存率，且依西美坦联合卵巢抑制药可进一步降低复发风险，尤其是35岁以下患者在无病生存率方面获益更突出。

2. EBCTCG Meta分析（$n=8135$） 汇总22项从1964—1986年关于乳腺癌根治术和腋窝手术后是否行胸壁和区域性淋巴结放疗对10年内复发影响的随机对照研究，最终结果显示乳腺癌根治术及腋窝切除术后行放疗在1~3枚淋巴结阳性的女性中能明显地降低复发率和乳腺癌病死率。

3. CONFIRM研究（$n=736$） 治疗绝经后雌激素受体阳性晚期乳腺癌，氟维司群500 mg治疗组的中位无进展生存时间（PFS）为8.0个月，250 mg剂量组的PFS期为4.0个月，HR 0.75；且500 mg剂量组较250 mg剂量组在客观有效率（ORR）和临床获益率（CBR）上都有所改善，且并不增加不良事件的发生。经芳香化酶抑制药治疗组的亚组分析结果显示，在经芳香化酶抑制药治疗后复发转移的患者亚组中，氟维司群500 mg治疗组较250 mg治疗组的PFS差异更为显著。

（山东大学齐鲁医院　杨其峰　李小燕）

【指南背景】

1. 2017版NCCN指南 对于$pT_1N_1M_0$的乳腺癌患者标准治疗包括手术治疗、术后辅助化疗、靶向治疗及内分泌治疗。对1~3枚腋窝淋巴结阳性患者，强烈建议行胸壁+锁骨上/下淋巴区域、内乳淋巴结及腋窝床任何有风险部位照射。对于复发的乳腺癌，首先还是内分泌治疗，方案为内分泌单药治疗，如他莫昔芬或者托瑞米芬，或者卵巢功能抑制/卵巢切除+内分泌治疗。

2.《中国抗癌协会乳腺癌诊治指南（2015版）》 全乳切除术后放疗可以使腋窝淋巴结阳性的患者5年局部-区域复发率降低到原来的1/4~1/3。全乳切除术后符合高危复发的预后因素及术后放疗的指征为：①原发肿瘤最大直径≥5 cm，或肿瘤侵及乳腺皮肤、胸壁；②腋窝淋巴结转移≤4枚；③淋巴结转移1~3枚的T_1/T_2。其中包含至少下列一项因素的患者可能复发风险更高，术后放疗更有意义：淋巴结转移1~3个的T_1/T_2患者；平均年龄≤40岁；腋窝淋巴结清扫数目<10枚时转移比>20%；激素受体阳性；HER-2过表达。

3. 2017年St. Gallen专家共识 对于年龄<35岁的患者有77.4%的学者赞同应进行卵巢功能抑制（OFS）；乳房切除术后对于1~3枚淋巴结阳性的年轻患者（<40岁），69.2%的学者赞同将胸壁和区域淋巴结的放疗作为患者的标准治疗。

4.《中国晚期乳腺癌诊治专家共识2016》 原发性内分泌耐药：术后辅助内分泌治疗2年内出现复发转移，或转移性乳腺癌内分泌治疗6个月内出现疾病进展。继发性内分泌耐药：术后辅助内分泌治疗2年后出现复发转移，或在完成辅助内分泌治疗12个月内出现复发转移，或一线内分泌治疗≥6个月出现进展。对于既往内分泌治疗有效的患者（TTP>6个月），无论患者是否绝经，后续内分泌治疗仍然有可能控制肿瘤，疾病进展后可以换用不同作用机制的其他内分泌药物治疗。

5. 2016年ASCO指南 对于大多数激素受体阳性的晚期乳腺癌女性，应优先接受序贯内分泌治疗，除非患者存在即刻威胁生命的疾病。

（山东大学齐鲁医院　杨其峰　李小燕）

【核心体会】

对于激素受体阳性的早期乳腺癌患者，术后化疗后应选择内分泌治疗±卵巢功能抑制，并且对高危患者应强烈推荐放疗；对发生复发转移的激素受体阳性的乳腺癌患者，一线治疗首选内分泌治疗+卵巢功能抑制。

（山东大学齐鲁医院　杨其峰　李小燕）

参 考 文 献

[1] Pagani O, Regan MM, Walley BA, et al. Adjuvant exemestane with ovarian suppression in premenopausal breast cancer. N Engl J Med, 2014, 371 (2): 107-118.

[2] Danish Breast Cancer Cooperative Group, Nielsen HM, Overgaard M, et al. Study of failure pattern among high-risk breast cancer patients with or without postmastectomy radiotherapy in addition to adjuvant systemic therapy: long-term results from the Danish Breast Cancer Cooperative Group DBCG 82 b and c randomized studies. J Clin Oncol, 2006, 24 (15): 2268-2275.

病例56 晚期转移性乳腺癌治疗

邹燕鹏*

惠州市第三人民医院

【病史及治疗】

➤ 患者女性，66岁，退休工人。2000年绝经。孕2产2，顺产。既往体健。

➤ 患者右侧乳腺癌术后14年，全身多发转移2年余。2001年在外院行"右侧乳腺癌改良根治术"，术后病理示考虑乳腺髓样癌，胸大肌少量淋巴细胞浸润，未见癌；右腋窝淋巴结见转移癌（2枚/7枚）；临床分期为Ⅲ期，术后行化疗、放疗（具体方案不详），后续口服他莫昔芬，10 mg，每天2次，内分泌治疗5年。此后未定期复查。

➤ 2014-01发现头顶部一肿物，大小约2.5 cm，质硬，边界清，活动度差，于2014-03-08在我院骨科门诊就诊，颅脑计算机体层摄影（computed tomography，CT）、胸部及腰椎正侧位X线片检查提示头颅顶部皮下软组织块，性质待查，颅骨多发斑片状高密度影，考虑乳腺癌成骨性转移癌可能性大；胸椎、腰椎、骶椎、骨盆骨质多发高密度影，考虑成骨性骨转移。遂于2014-03-10入住我科进一步检查治疗。患者无头痛、关节疼痛、咳嗽、胸闷气促、呼吸困难等不适。

➤ 体格检查：头顶部可及一皮下肿物明显隆起，大小2.5 cm×2.5 cm×0.5 cm，质地硬，边界清，活动度差。右胸壁可见一长约30 cm纵行手术瘢痕，未及皮下结节，右腋窝未触及肿物，左乳未触及肿物，双侧锁骨上下窝及左侧腋窝未触及增大淋巴结。

【辅助检查】

➤ 颅脑磁共振成像（magnetic resonance imaging，MRI）检查提示额骨多发斑片状异常信号，考虑转移瘤，顶部软组织结节，未除外转移瘤（图56-1A）。

➤ 颅脑、颈部、胸部、腹部CT检查提示头顶部皮下软组织块，性质待定，并颅骨多发斑片状高密度影，颈椎、胸椎、腰椎及附件、骶骨、双侧肋骨、髂骨、坐骨及耻骨局部密度增高，局部密度减低，考虑多发骨转移可能；左肺下叶近胸膜处及右肺中叶结节（5 mm），不除外转移灶（图56-1B）。

骨密度监测提示第1~4腰椎及左股骨近端骨测量值符合世界卫生组织骨质疏松诊断标准（T≤-2.5），提示骨质疏松改变。

➤ 实验室检查示丙氨酸氨基转移酶（ALT）14 U/L，天冬氨酸氨基转移酶（AST）25 U/L，丙氨酸氨基转移酶/天冬氨酸氨基转移酶（AST/ALT）1.8，乳酸脱氢酶（LDH）197 U/L，癌胚抗原（carcino-embryonic antigen，CEA）13.29 μg/L，糖类抗原（carbohydrate antigen，CA）153

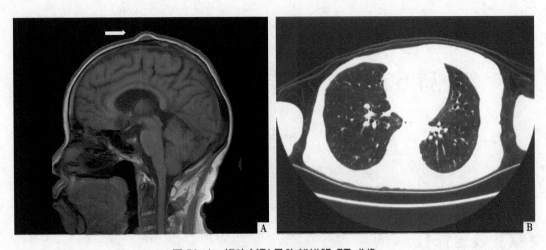

图 56-1　颅脑 MRI 及胸部增强 CT 成像

注：A. 顶部软组织结节（箭头）；B. 左肺下叶近胸膜处及右肺中叶结节（5 mm）

192.9 U/ml。

2001 年病理示右侧乳腺髓样癌，胸大肌少量淋巴细胞浸润，未见癌；右腋窝淋巴结见转移癌（2 枚/7 枚）。临床分期为Ⅲ期。

【病史及治疗续一】

➢ 患者诊断为右侧乳腺癌治疗后多发骨转移？头顶部转移瘤？双肺转移？骨质疏松。根据患者病史特点，推断为激素受体阳性转移性乳腺癌。

➢ 请呼吸科、神经外科、骨外科会诊，建议穿刺活检以明确诊断，但患者及家属拒绝。

治疗方案（2014-03）：来曲唑（弗隆）2.5 mg，每天 1 次；唑来膦酸（择泰）4 mg，每 28 天 1 次。

【本阶段小结】

➢ 欧洲肿瘤学校（European School of Oncology，ESO）-欧洲肿瘤内科学会（European Society for Medical Oncology，ESMO）进展期乳腺癌（ABC）2 国际专家共识指南中，内分泌治疗是激素受体阳性疾病患者的首选，即使在有内脏转移的疾病中，除非存有对内分泌耐药的顾虑或证据或需要疾病快速缓解。

➢ 绝经后转移性乳腺癌内分泌治疗符合 ESMO 指南。

【病史及治疗续二】

➢ 患者未诉不适。

➢ 体格检查：头顶部可及一皮下肿物隆起，大小为 2.0 cm×2.0 cm×0.5 cm，质地硬，边界清，活动度差。

➢ 胸部、腹部 CT（2014-06-09 与 2014-03-12 对比）提示胸椎、腰椎多个椎体及附件、双侧肋骨局部骨质密度增高，局部骨质密度减低，考虑多发骨转移可能性大；左肺下叶后基底段及右下肺内侧基底段结节影，较前明显减小；原右肺中叶结节消失；纵隔淋巴结增大；肝左叶低密度灶，未除外转移瘤。

> 颅脑 MRI（2014-10-12 与 2014-03-19 比较）提示额顶骨多发斑片状异常信号，考虑转移瘤；顶部软组织结节，大致同前；左额叶一缺血灶，大致同前；双侧上颌窦、筛窦炎症，大致同前（图 56-2）。

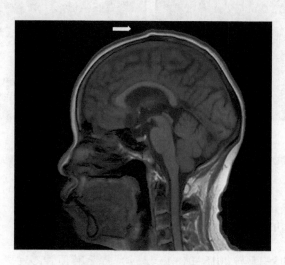

图 56-2 颅脑 MRI 检查

注：顶部软组织结节（箭头），大致同前

> 腹部 CT 平扫+增强+三维重建（2014-10-15）提示肝 S4 段可见一类圆形低密度灶，直径约 24 mm，增强扫描呈环形强化，中间可见无强化区。

> 实验室检查（2014-10-11）示天冬氨酸氨基转移酶 23 U/L，丙氨酸氨基转移酶 21 U/L，乳酸脱氢酶 199 U/L，CEA 7.27 μg/L，CA153 83.8 U/ml。

【病史及治疗续三】

> 患者仍未诉不适。体格检查：头顶部可及一皮下肿物隆起，大小约 3.0 cm×2.0 cm×0.8 cm，质地硬，边界清，活动度差。

> 颅脑 MRI（2015-01 与 2014-10）比较提示：额顶骨多发斑片状异常信号，考虑转移瘤，较前对比病灶略有增多；顶部软组织结节，较前增大；左额叶一缺血灶，大致同前；双侧上颌窦、筛窦、蝶窦炎症，大致同前（图 56-3A）。

> 胸部、腹部 CT（2015-01-11 与 2014-10-15）比较提示：新见肝 S3 段、S5 段结节灶（23 mm×25 mm、12 mm×9 mm），考虑转移瘤；肝 S4 段一转移瘤（35 mm），范围较前增大（图56-3B）；考虑胸骨、双侧股骨头、双侧肩胛骨、双侧多发肋骨、多个胸椎椎体及附件多发转移瘤，大致同前；腋窝、纵隔数枚小淋巴结；双上肺尖、左下肺及右中肺少许纤维灶，同前。

> 实验室检查（2015-01-11）示 ALT 18 U/L，AST 33 U/L，AST/ALT 1.8，LDH 203 U/L，CEA 8.91 μg/L，CA153 96.7 U/ml。

> 诊断为右侧乳腺癌治疗后多发骨转移？头顶部转移瘤？肝转移？

> 请普外科会诊，建议肝转移瘤穿刺活检，但患者及家属坚决拒绝。

> 治疗方案（2015-01）：注射用紫杉醇脂质体（力扑素）80 mg/m²，每周 1 次；唑来膦酸（择泰）4 mg，每 28 天 1 次。

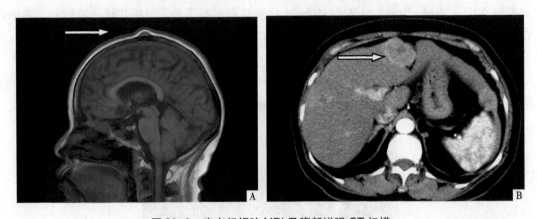

图 56-3 患者行颅脑 MRI 及腹部增强 CT 扫描

注：A. 顶部软组织结节（箭头）较前增大；B. 肝 S4 段一转移瘤（35 mm，箭头），范围较前增大

【病史及治疗续四】

➢ 颅脑 MRI（2015-05-15 与 2015-01-13 比较）提示额顶骨多发斑片状异常信号，考虑转移瘤，大致同前；顶部软组织结节，较前明显缩小；左额叶一缺血灶，大致同前；双侧上颌窦、筛窦、蝶窦炎症，大致同前（图 56-4A）。

➢ 2015-08-03 腹部 CT 提示肝左外叶下段，肝左内叶及肝右叶多发转移瘤部分较前缩小（图 56-4B）。

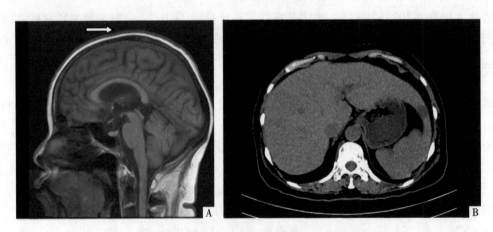

图 56-4 患者行颅脑 MRI 及腹部 CT 扫描

注：A. 顶部软组织结节（箭头），较前明显缩小；B. 肝左外叶下段、肝左内叶及肝右叶多发转移瘤部分较前缩小

➢ 脂质体紫杉醇（力扑素）周疗，共化疗 30 次。

➢ 不良反应：初始反应不明显，第 27~30 次化疗期间（2015-08）出现反复发热、食欲缺乏、恶心、呕吐等症状，以及骨髓抑制、输液港感染，并伴腰痛，剧烈时需卧床。

➢ 血常规提示白细胞计数 $0.8 \times 10^9/L$，血红蛋白 79 g/L。

➢ 细菌培养提示耐甲氧西林金黄色葡萄球菌。

➢ 腰椎 MRI 提示胸腰椎椎体及附件、骶骨多发骨质破坏并第 2~5 腰椎椎旁软组织肿块影，考虑转移瘤；第 4~5 腰椎、第 5 腰椎~第 1 骶椎椎间盘变性膨出；腰椎退行性变，第 1~5 腰椎椎体水平后方软组织水肿。

➢ 其余器械检查结果大致同前。

➢ 因难以耐受化疗不良反应，患者及家属抗拒化疗。

➢ 2015-08-25 治疗方案为：氟维司群（芙仕得）500 mg，首月加倍，每 28 天 1 次；唑来膦酸（择泰）4 mg，每 28 天 1 次。

【本阶段小结】

患者经脂质体紫杉醇化疗后病情稳定，但无法耐受化疗引起的并发症及其不良反应。而对化疗起效后的激素受体阳性转移性乳腺癌，内分泌维持治疗是预测化疗后无进展生存期（progression-free-survival，PFS）和总生存期时长的因素。2014 ABC2 指南：对于 ER（+）/HER-2（-）晚期乳腺癌，化疗后给予内分泌维持治疗是一种合理选择。

【病史与治疗续五】

➢ 患者无症状。

➢ 体格检查：头顶部未及肿物。

➢ 胸腹部 CT（2016-04-27 与 2016-01-20 比较）提示考虑胸骨、双侧股骨头、双侧肩胛骨、双侧多发肋骨、多个胸椎椎体及附件多发转移瘤，大致同前；肝左叶下段转移瘤，大致同前。肝左内叶及肝右叶病灶现未见明确显示；双上肺尖、左下肺及右中肺少许纤维灶，同前（图 56-5）。

➢ 肿瘤标志物正常。

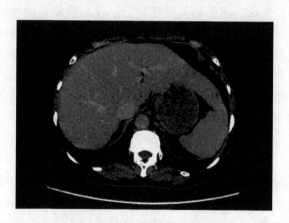

图 56-5 患者行腹部增强 CT 扫描

【本阶段小结】

患者推断为老年激素受体阳性转移性乳腺癌。2001 年，手术、化疗、放疗、内分泌治疗（他莫昔芬，10 mg，每天 2 次）。2014-03，来曲唑（弗隆）2.5 mg，每天 1 次。2015-02，脂质体紫杉醇 80 mg/m²，每周 1 次。2015-08，氟维司群（芙仕得）500 mg，首月加倍，每 28 天 1 次。芳香化酶抑制药辅助治疗失败后，氟维司群 500 mg 是有效的选择之一，且患者耐受性良好，但价格昂贵。

【专家点评】

该例患者为绝经后老年女性，诊断为右乳髓样癌，Ⅲ期。经过化疗、放疗和内分泌治疗后，在术后 13 年出现了疑似多发骨转移、头顶部转移瘤和双肺转移。但患者及家属拒绝穿刺活检以明确诊断。根据患者的病史特点，主治医师推断为激素受体阳性转移性乳腺癌，Ⅳ期。晚期乳腺癌不可治愈，复发或Ⅳ期乳腺癌的全身治疗主要以延长患者的无进展生存期及总生存期、提高生活质量为目的，而非治愈。目前根据最新的 ASCO 指南、ESO-ESMO ABC3 共识及《中国抗癌协会乳腺癌诊治指南与规范（2015 版）》的推荐，对于激素受体阳性、无病间期较长、肿瘤缓慢进展、无症状或轻微症状内脏转移的晚期乳腺癌患者应首选内分泌治疗。2017 版 NCCN 指南推荐对 ER 和（或）PR（+）乳腺癌，1 年内未接受过既往内分泌治疗时，如果患者已绝经，推荐芳香化酶抑制药或选择性雌激素受体调节药或选择性雌激素受体调降药。AIOG 荟萃分析表明，芳香化酶抑制药较他莫昔芬可以显著降低患者的复发率，同时没有增加非乳腺癌死亡事件的发生。因此，此患者的一线治疗方案选择了芳香化酶抑制药来曲唑。

随后，患者于内分泌治疗 3 个月后肺部结节影明显缩小，但多发骨转移的信号没有明显改变，同时，于治疗 10 个月后出现新发肝转移病灶。此时表明，患者经内分泌治疗后病情继续进展。2017 版 NCCN 指南指出，连续 3 个月内分泌治疗无效，病情进展时，推荐化疗。对于既往未接受过蒽环或紫杉类药物辅助治疗的患者，优先考虑蒽环或紫杉类药物为基础的方案。因此，对于此患者，医师选择了注射用紫杉醇脂质体（力扑素）80 mg/m^2，每周 1 次；唑来膦酸（择泰）4 mg，每 28 天 1 次。

晚期乳腺癌的治疗目标包括控制疾病与症状，延长生命，尽可能减少毒性，维持机体和社会功能及生活质量。该患者化疗后肝转移瘤及骨转移瘤均较前明显缩小。然而，患者于第 27~30 次化疗期间出现了严重的不良反应，已影响其生活质量。这与晚期乳腺癌的治疗总则和治疗目标相悖。目前 NCCN 指南中，并无内分泌治疗无效后化疗出现不良反应的后续治疗方式。氟维司群是一种新型雌激素受体拮抗药。FIRST 研究表明，氟维司群组至疾病进展时间优于芳香化酶抑制药组，可显著延长无疾病进展时间 10.3 个月；同时氟维司群的总生存期长达 54.1 个月，也优于芳香化酶抑制药组。《中国晚期乳腺癌诊治专家共识 2016》指出，在辅助芳香化酶抑制药治疗后发生的复发转移，内分泌治疗可尝试氟维司群。CONFIRM 研究表明，治疗绝经后雌激素受体阳性晚期乳腺癌，氟维司群 500 mg 方案（第 0、14 和 28 天及此后每 28 天，500 mg，肌内注射）与患者无进展生存期显著延长有关，而与毒性增加无关；与氟维司群 250 mg 方案（每 28 天 1 次，肌内注射）相比，前者获益风险比较高。China CONFIRM 研究也得到了类似的结果。因此，治疗方案改为氟维司群（芙仕得）500 mg，首月加倍，每 28 天 1 次；唑来膦酸（择泰）4 mg，每 28 天 1 次。

对于激素受体阳性的晚期乳腺癌患者，该病例严格遵循 NCCN 指南及《中国晚期乳腺癌诊治专家共识 2016》的指导意见予以治疗。然而通过重新查阅患者 2001 年的病理信息，此患者为乳腺髓样癌。根据乳腺肿瘤 WHO 分类，髓样癌的免疫表型通常为 ER、PR 及 HER-2 阴性，即"三阴"。因此，该患者应为激素受体阴性的绝经后晚期乳腺癌患者。2017 版 NCCN 指南指出，对于 ER 和 PR（-）、HER-2（-）晚期乳腺癌患者，在有骨或软组织转移或无症状内脏转移时，如果没有内分泌治疗耐药，考虑再给予一次内分泌治疗或化疗。因此，患者目前的诊疗方式仍符合指南要求，并取得了一定的疗效。

（山东大学齐鲁医院　杨其峰　王晓龙）

复发转移性乳腺癌的主要治疗目标是延长生存时间、改善生存质量，优化抗肿瘤治疗模式是实现这一目标的重要手段。

在制订安全、合理的治疗方案前，风险评估和治疗决策所要考虑的因素包括与疾病相关和与患者相关的因素。与疾病相关的因素包括 DFS、既往治疗和反应、激素受体与 HER-2 状态等生物指标，以及肿瘤负荷、是否有需要快速控制的症状等；而与患者相关的因素包括患者意愿、年龄、月经状态、合并症和体力状态、社会经济和心理因素及治疗可及性等。在乳腺癌分类治疗时代，生物指标是重要的治疗决策因素。ESMO 指南建议：只要技术上可行，应努力获取组织病理学证据，至少重新评估一次转移病灶的激素受体和 HER-2 状态，因为回顾数据显示，原发灶和转移灶的激素受体/HER-2 状态不一致的患者预后更差，或因未根据生物指标的变化进行调整而给予了不恰当的治疗。2015 年 ASCO 指南也建议优先应用转移灶的 ER、PR 和 HER-2 状态指导治疗决策。对于该患者而言，既往病理结果不详，获得转移灶的病理学证据更加重要。相比于内脏和骨骼病灶，便捷安全的头皮软组织病灶的穿刺活检更易于被患者所接受。

荷兰真实世界数据表明，激素受体阳性转移性乳腺癌，一线内分泌治疗的生存获益显著优于化疗。由于毒性低、生存质量更好，几个重要的国际、国内指南与共识均推荐激素受体阳性、肿瘤负荷不大、病情进展较慢的转移性乳腺癌优先考虑内分泌治疗。三个经典的芳香化酶抑制药Ⅲ期临床研究均证实，阿那曲唑、来曲唑、依西美坦治疗的至疾病进展时间（TTP）的提高要优于他莫昔芬，从而成为绝经后转移性乳腺癌标准的一线内分泌治疗。化疗是内分泌耐药、HER-2（+）、晚期三阴性乳腺癌重要的系统治疗。Cochrane 系统评价数据库的 meta 分析，共纳入 12 项研究、2317 例患者，研究结果显示联合组的客观缓解率（ORR）高于单药序贯组，而 PFS 的改善单药序贯优于联合组，总生存两组相似，而不良反应则联合组更高。因此，根据该患者的临床特点初始选择来曲唑内分泌治疗、病情进展给予紫杉醇类单药化疗、因导管相关性感染停化疗改为氟维司群内分泌治疗并在抗肿瘤治疗同时联合骨保护药均是合理的方案。

当然，在抗肿瘤治疗中，根据实体瘤疗效评价标准（RECIST）进行清晰明确的客观疗效评价对临床医师调整治疗方案极为重要，无论是可测量病灶（如头皮病灶和进展后的肝转移病灶）还是不可测量病灶（骨转移病灶）。某些患者肿瘤标志物的监测也可以辅助判断疗效。

（北京大学首钢医院　莫雪莉）

【循证背景】

1. AIOG 荟萃分析　对几组比较芳香化酶抑制药与他莫昔芬疗效的大规模临床研究结果进行了荟萃分析。第一组为芳香化酶抑制药与他莫昔芬的直接比较研究（ATAC、BIG 1-98/IBCSG 18-98），第二组为 2~3 年他莫昔芬序贯芳香化酶抑制药的研究（GABG/ARNO、IES/BIG 2-97、ITA、ABCSG 8）。结果显示，在两组患者中，与他莫昔芬相比，芳香化酶抑制药均能显著降低复发率：第一组前 2 年和后 3 年的复发危险降低比例相同，第二组最大降低比例见于前 3 年。第一组乳腺癌病死率无显著差异（芳香化酶抑制药组 5 年时获益为 1.1%，8 年时为 0.5%），第二组芳香化酶抑制药组乳腺癌病死率显著降低（3 年时获益 0.7%，6 年时为 1.6%）。作者认为需要进一步随访以确定芳香化酶抑制药与他莫昔芬的相对疗效，并权衡利弊。

2. FIRST 研究（$n=205$）　研究主要入选标准为 ER（+）和（或）PR（+）局部晚期和转移性乳腺癌患者。该试验将患者分为两组，氟维司群组每月 500 mg，在第 1 个月的第 14 天追加给药 500 mg；阿那曲唑组给药 1 mg/d。在 79.5% 的患者治疗终止时开始随访分析，氟维司群组和阿那曲唑组的中位进展时间分别为 23.4 个月和 13.1 个月，氟维司群组的疾病进展风险下降了

34%（比值比 0.66，95%可信区间 0.47~0.92，$P=0.01$）。

3. **CONFIRM 研究**（$n=736$） 治疗绝经后雌激素受体阳性晚期乳腺癌，500 mg 氟维司群组（$n=362$）PFS 显著长于 250 mg 氟维司群组（$n=374$）[危险比（HR）0.80，95% CI 0.68~0.94，$P=0.006$]，而疾病进展风险降低 20%。两组患者的 ORR 相似（500 mg 组与 250 mg 组比较 ORR 分别为 9.1%、10.2%），临床获益率分别为 45.6%和 39.6%。500 mg 组的临床获益持续时间和总生存期分别为 16.1 个月和 25.1 个月，250 mg 组的临床获益持续时间和总生存期分别为 13.9 个月和 22.8 个月。此外，500 mg 组对治疗耐受性良好，无剂量依赖性不良事件发生，两组的生活质量相似。

4. **China CONFIRM**（$n=221$） 研究者将经内分泌治疗复发或进展的绝经后晚期乳腺癌患者按照随机 1:1 的比例分配到氟维司群 500 mg 剂量组（111 例）或 250 mg 剂量组（110 例），并根据既往是抗雌激素治疗或芳香化酶抑制药治疗进行分层。从结果可以看到，氟维司群 500 mg 治疗组的 PFS 期为 8.0 个月，250 mg 剂量组的 PFS 期为 4.0 个月，HR 0.75；且 500 mg 剂量组较 250 mg 剂量组在客观有效率（ORR）和临床获益率（CBR）都有所改善，且并不增加不良事件的发生。更值得注意的是，在对经芳香化酶抑制药治疗组进行亚组分析时发现，在经芳香化酶抑制药治疗后复发转移的患者亚组中，氟维司群 500 mg 治疗组较 250 mg 治疗组的 PFS 差异更为显著，可以延长 1 倍（5.8 个月与 2.9 个月比较），HR 为 0.65。

（山东大学齐鲁医院　杨其峰　王晓龙）

【指南背景】

1. **2016 版 ASCO 指南** 对于大多数激素受体阳性的晚期乳腺癌女性应优先接受序贯内分泌治疗，除非患者存在即刻威胁生命的疾病。

2. **2016 年 ESO-ESMO ABC3 指南** 激素受体阳性、HER-2 阴性晚期乳腺癌以内分泌治疗为主，除非患者发生了重要器官转移或有证据表明存在内分泌耐药的情况。

3. **《中国抗癌协会乳腺癌诊治指南与规范（2015 版）》** 复发转移性乳腺癌选择治疗方案，要考虑患者肿瘤组织的激素受体状况（ER/PR）、HER-2 情况、年龄、月经状态及疾病进展是否缓慢。原则上疾病进展缓慢的激素反应性乳腺癌患者可以首选内分泌治疗，疾病进展迅速的复发转移患者应首选化疗，而 HER-2 过表达的患者应考虑含曲妥珠单抗的治疗方案。

4. **2017 版 NCCN 指南** ER 和（或）PR（+）乳腺癌，1 年内未接受过既往内分泌治疗时，如果患者已绝经，推荐芳香化酶抑制药或选择性雌激素受体调节药或选择性雌激素受体调降药；连续 3 个月内分泌治疗无效，病情进展时，推荐化疗；对于 ER 和 PR（-）、HER-2（-）晚期乳腺癌患者，在有骨或软组织转移或无症状内脏转移时，如果没有内分泌治疗耐药，考虑再给予一次内分泌治疗或化疗。

5. **《中国晚期乳腺癌诊治专家共识 2016》** 在辅助芳香化酶抑制药治疗后发生的复发转移，内分泌治疗可尝试氟维司群。

（山东大学齐鲁医院　杨其峰　王晓龙）

【核心体会】

晚期乳腺癌患者目前尚缺乏公认的治疗方案，治疗目的是在保证患者生活质量的基础上控制肿瘤，减轻症状。内分泌治疗的不良反应少，患者耐受性较好。因此，对于晚期复发转移的乳腺癌患者，在无有效治疗手段的情况下，可尝试内分泌治疗。

（山东大学齐鲁医院　杨其峰　王晓龙）

乳腺癌的生物指标是风险评估和治疗决策重要的参考因素，也是优化抗肿瘤治疗模式的基础。

（北京大学首钢医院　莫雪莉）

参 考 文 献

[1] Zhang Q, Shao Z, Shen K, et al. Fulvestrant 500 mg vs 250 mg in postmenopausal women with estrogen receptor-positive advanced breast cancer: a randomized, double-blind registrational trial in China. Oncotarget, 2016, 7（35）: 57301-57309.

[2] Robertson JF, Lindemann JP, Llombart-Cussac A, et al. Fulvestrant 500 mg versus anastrozole 1 mg for the first-line treatment of advanced breast cancer: follow-up analysis from the randomized 'FIRST' study. Breast Cancer Res Treat, 2012, 136（2）: 503-511.

病例 57　肺癌转移至双侧乳腺病例

许　敬* 邱　霞　李亚玲　张斌杰　陈　诚

浙江省舟山医院

【病史及治疗】

➤ 患者女性，47 岁。既往（24 年前）有"流行性甲型肝炎"病史（已愈）；否认"高血压""糖尿病"病史，近 1 个月检查发现血糖升高至 7.33 mmol/L。配偶健康，适龄婚育，育有一子（体健）；未绝经。父亲死于"心脏病"，母亲及一兄有"糖尿病"病史，否认家族肿瘤病史。

➤ 患者因"腰背部伴有下颌部疼痛 2 个月，发现乳腺肿块 1 个月"入院。

➤ 查体：神志清楚，精神焦虑，双侧颈部可触及多枚增大、质硬的淋巴结，最大一枚约 1.5 cm，活动度差，甲状腺无增大，未触及明显结节，颈静脉无怒张，胸廓无畸形；双侧乳腺外形对称，右乳外下可触及一枚 2 cm×2 cm 肿块，质地偏硬，无压痛，活动度可，左乳外上可触及一枚结节，大小约 1 cm×1 cm，性质与右乳结节相似；双侧乳头无内陷、溢液及湿疹样改变；双腋窝可触及数枚增大淋巴结，其中右腋窝淋巴结更为明显，较大一枚淋巴结大小约 2 cm×1 cm，质地硬，活动度一般；肺部呼吸运动对称，叩诊呈清音，右上肺呼吸音略低，其余部位呼吸音清，未闻及干湿性啰音。

【辅助检查】

➤ 2016-06-20 颈部增强计算机体层摄影（computed tomography，CT）示双侧颈部、右侧锁骨上窝、右侧锁骨下窝及胸廓入口处多发增大淋巴结，考虑转移可能大；第 7 颈椎及第 1、2 胸椎骨质密度异常，考虑转移可能大；鼻炎右侧壁稍增厚；右上肺肿块。

➤ 2016-06-11 颅脑增强磁共振成像（magnetic resonance imaging，MRI）示脑实质 MRI 扫描未见明确异常。

➤ 2016-06-06 超声检查示肝内低回声结节，考虑转移性肝癌；左侧卵巢囊肿。乳腺增强 MRI 示右乳外下及左乳上方结节，不除外癌可能，乳腺影像报告和数据系统（breast imaging reporting and data system，BI-RADS）4B；双侧乳腺多发小结节（图 57-1）。

➤ 乳腺超声示双侧乳腺增生伴结节（BI-RADS 4B），左侧腋窝淋巴结结构异常。

➤ 甲状腺超声示双侧甲状腺质地欠均匀伴胶质囊肿，双侧颈部可见淋巴结（左侧颈部淋巴结结构欠佳）。

➤ 胸部 CT 平扫示右肺上叶肺癌，伴双肺多发转移瘤，双侧胸腔积液，胸椎及肋骨多发骨质异常，考虑转移；附见肝内低密度灶，考虑转移可能（图 57-2）。

---

* 为通信作者，邮箱：xuj201201@163.com

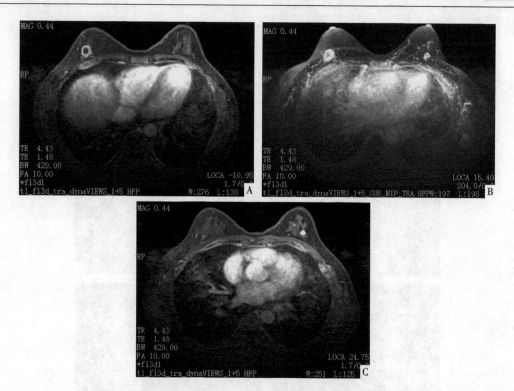

图 57-1 乳腺增强 MRI

注：A. 右侧乳腺肿块强化后图像，表现为边界清楚的环形病灶；B. T₁ 强化后的左侧乳腺肿块表现；C. 减影后双侧乳腺肿瘤表现

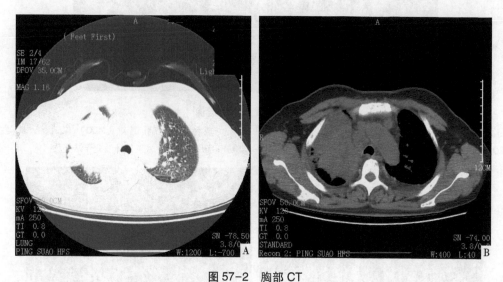

图 57-2 胸部 CT

注：A. 胸部 CT 肺窗模式下右肺巨大肿块；B. 纵隔窗显示的右肺巨大肿块

➤ 乳腺钼靶示右乳外下肿块，建议 MRI 进一步检查，BI-RADS 0；左乳腺体改变伴结节及钙化，BI-RADS 3（图 57-3）。

➤ 2016-06-15 腰椎、骶椎 MRI 示腰椎、骶椎椎体多发骨质信号异常，考虑转移可能；第 5 腰椎与第 1 骶椎椎间盘突出，腰椎退行性变（图 57-4）。

➤ 2016-06-20 下颌骨 CT 平扫示下颌骨骨质密度异常，转移？双侧颈部及锁骨上多发淋巴结增大，考虑转移（图 57-5）。

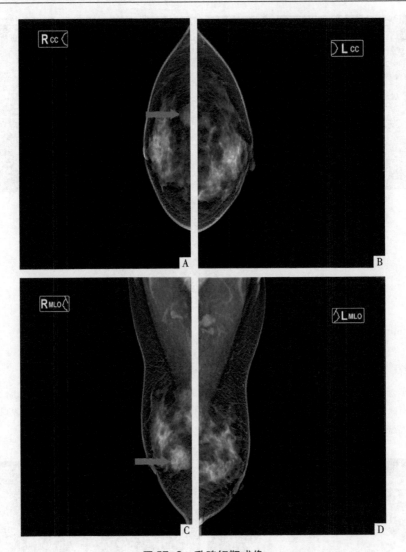

图 57-3　乳腺钼靶成像

注：A. 右乳头足轴（CC）位成像；B. 左乳头足轴（CC）位成像；C. 右乳侧斜（MLO）位成像；D. 左乳侧斜（MLO）位成像，提示右乳外下肿块（箭头），建议 MRI 进一步检查；BI-RADS 0；左乳腺体改变伴结节及钙化，BI-RADS 3

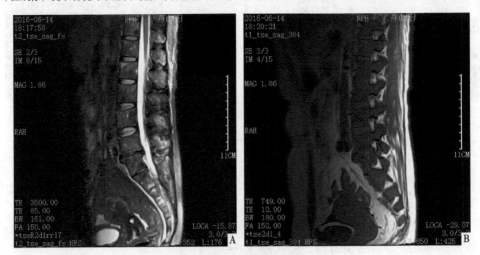

图 57-4　2016-06-15 腰椎、骶椎 MRI

注：A. T_2 加权成像；B. T_1 加权成像

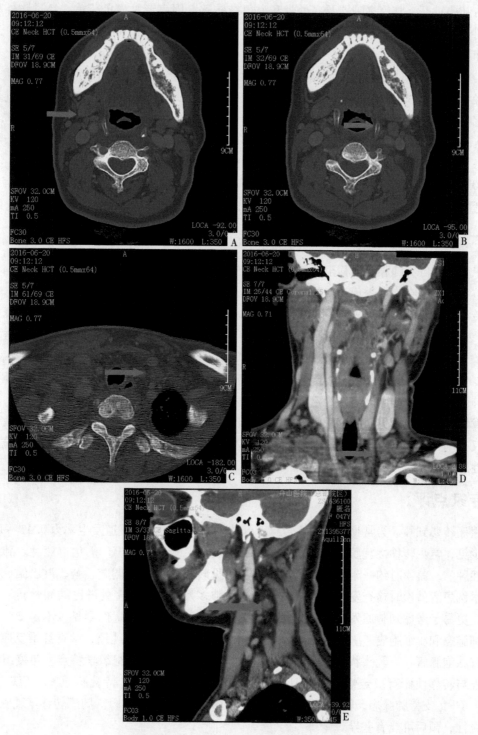

图57-5　2016-06-20 下颌骨CT平扫

注：A、B、C、D、E. 下颌骨骨质密度异常，转移？双
侧颈部及锁骨上多发淋巴结增大，考虑转移

> 乳腺肿块穿刺提示双侧乳腺浸润性癌。双侧乳腺癌标本免疫组织化学示雌激素受
体（estrogen receptor，ER）（-）、孕激素受体（progesterone receptor，PR）（-）、人上皮细胞生长
因子受体2（human epiderma growth factor receptor 2，HER-2）（2+），Ki-67（10%）；双侧乳腺肿

瘤标本荧光原位杂交（fluorescence in situ hybridization，FISH）检测均为阴性；初步诊断为双侧乳腺癌伴右肺癌；肝、肾等多脏器及多处骨和淋巴结转移，因患者肿瘤负荷重，经过胸外科会诊及科室内讨论后决定先给予紫杉醇针 100 mg 第 1、8、15、22 天+顺铂 30 mg，第 1、8、15 天，28 天为 1 个疗程化疗。

➤ 1 个疗程后评估颈部淋巴结及乳腺肿块缩小不明显，腰背部及下颌部疼痛仍较严重，且已开始使用羟考酮缓释片 10 mg，每 12 小时 1 次口服镇痛治疗；再次入院时请病理科重做乳腺肿块免疫组织化学检测，检测结果：巨囊性病液体蛋白-15（gross cystic disease fluid protein-15，GCDFP-15）（-），甲状腺转录因子（thyroid transcription factor，TTF）（+）；确定乳腺肿瘤系肺腺癌转移而来；患者转胸外科后拒绝行肺部肿块穿刺活检及靶向治疗。

➤ 2016-07-05 第二次化疗，方案为吉西他滨 1.6 g，第 1、7 天+奈达铂 100 mg，第 1、2 天，继续羟考酮镇痛治疗。患者自觉肿块无明显缩小，放弃化疗，回当地治疗，2016-11-25 死亡。

【本阶段总结】

该患者右侧巨大肺腺癌转移至双侧乳腺及其他脏器较为少见，需要与乳腺癌/肺癌同时双原发肿瘤相鉴别。一是在临床表现上，肺癌肿块较大，达到 10 cm，且肺内有多发卫星病灶，另外区域淋巴结转移也符合肺癌转移表现；其次，乳腺肿瘤表现还是符合转移性肿瘤的一般特征，如多发（该患者表现为双侧乳腺均有转移灶）、边界清楚、肿块周边强化等；第三，病理表现方面，乳腺部位肿瘤表现为腺癌，ER、PR、HER-2 阴性，FISH 基因检测 HER-2 基因无扩增，GCDFP-15（-）、TTF（+）。GCDFP-15 对于乳腺癌的诊断预测值和特异性可以达到 99%，而 TTF-1 特异性表达于肺和甲状腺中，因此可以确定为肺腺癌转移至双侧乳腺。

继发性乳腺癌较少见。中国医学科学院肿瘤医院收治乳腺癌 3094 例的同时间段，收治继发性乳腺癌仅 7 例（0.23%），比国外文献报道例数少。继发性乳腺癌可以来自人体其他部位，包括肺的原发性恶性肿瘤。

【专家点评】

乳腺癌转移到肺极为常见，而肺癌转移至乳腺极为罕见，国外报道发生率为 0.4%~1.3%，国内更为少见，常见转移性乳腺癌有白血病、淋巴瘤、黑色素瘤、肺癌、消化道癌肿。肺癌是最常见的恶性肿瘤，就诊时约一半患者有远处转移，常见转移部位有对侧肺、脑、淋巴结、骨、肾上腺等。本例患者就诊时检查发现右肺巨大肿块，两肺多发小结节、多处淋巴结和骨转移及双侧乳腺肿块，更易于考虑到肺原发肿瘤。文献报道的肺癌转移到乳腺的病例罕见，不足 200 例，其中有非小细胞癌和小细胞癌，腺癌有 30 例。原发乳腺癌组织学多为单纯癌，常有纤维反应，肺腺癌组织学有腺泡腺管状、乳头状或低分化实性结构，本例未提供肿瘤组织学特点。免疫组织化学对鉴别原发与转移性癌有决定性意义，ER（+）和 PDGFP15（+）支持乳腺原发，TTF-1（+）和 Napsin A（+）支持肺腺癌，转移到乳腺的肺腺癌病例中 TTF-1（83%）。肺癌转移至乳腺可为同时性或异时性，预后可能有差异。

（上海交通大学医学院附属仁济医院　刘　强）

乳腺是原发性肺癌罕见的转移部位，其相关报道多为个案。因其罕见，所以即使在有明确肺癌病史的患者中，乳腺的转移病灶仍易被误诊为原发性乳腺癌。乳腺继发恶性肿瘤少见，且没有特征性的影像表现，其影像学表现主要有两大类。一类表现为边界清楚的结节或肿块，皮肤、乳头无累及，类似良性肿瘤；另一类表现为皮肤广泛增厚，腺体致密、模糊，伴（或不伴）结构紊乱，类似炎性乳腺癌。乳腺 X 线片均未见微小钙化。因此，单纯从影像学特点来区分乳腺原发性或继发性肿瘤是非常困难的。本例患者右肺上叶占位从 CT 表现来看首先考虑原发性肺癌，同时伴有两肺、肝、多处骨转移及浅表淋巴结增大，当发现双乳具有恶性征象的结节时是一元论还是两元论考虑就非常重要，原发性乳腺癌与继发性乳腺癌的治疗与预后不同，因此鉴别诊断有很重要的意义。本例对乳腺结节进行了穿刺活检，并慎重地再次病理会诊、重做免疫组织化学检测，对乳腺继发性恶性肿瘤的临床病理特征进行分析，以避免不必要的乳腺切除术，更重要的是可以及时按照原发性肿瘤给予患者系统治疗。此外，对于大龄乳腺癌患者，诊断时也应想到有继发性乳腺癌的可能性，完善全身检查非常必要。

（上海交通大学医学院附属仁济医院　成　芳）

　　这是一个较为少见的病例。患者以多发骨痛为首发症状，同时发现肺部巨大占位、多发骨转移及双侧乳腺结节。临床上继发性乳腺转移瘤极为少见，因此医师的初步印象是乳腺原发性肿瘤伴肺、骨转移，抑或是原发性乳腺癌合并原发性肺癌伴骨转移。那么下一步需要明确的就是肺部及乳腺病灶的病理诊断。虽然患者拒绝了肺部肿瘤穿刺活检，但通过对乳腺病灶的穿刺标本进行免疫组织化学检测，最终明确为原发性肺腺癌伴多发骨转移，以及双侧乳腺转移瘤。根据 NCCN 指南，ⅣC 期（即伴有多个远处脏器转移）肺腺癌患者如伴有 *EGFR* 或 *ALK* 基因突变，可以首选相应的靶向治疗。由于患者因素无法进行基因检测，那么对于该患者只有应用化疗。病史中提及，患者先后应用了 DP 方案（紫杉醇+顺铂）的化疗，以及吉西他滨+奈达铂方案化疗，短期效果不明显。而在临床上，越来越多的肿瘤内科医师倾向于将培美曲塞联合顺铂作为肺腺癌的一线化疗方案，本例患者也可以采用此方案。另外，针对患者的多发骨转移带来的越发严重的骨痛，以及潜在的骨相关事件（SRE）风险，双膦酸盐骨修复治疗也是必要的。

（上海交通大学医学院附属仁济医院　林海平）

【核心体会】

　　乳腺癌患者首诊时即发现远处转移者并不少见，而同时被发现的不同脏器的多个原发性肿瘤亦非罕见。乳腺专科医师、胸外科医师、肿瘤科医师都应对此保持警惕，避免先入为主的惯性思维定式。精准治疗的前提是尽可能明确的病理诊断，无论是"原发灶"还是疑似的"转移灶"都应如此。而在治疗上，即便同一种恶性肿瘤，不同病理亚型甚至不同分子亚型的治疗方案均有不同，并可直接影响预后。因此，临床医师应当力劝患方在条件许可的情况下进行相应的分子病理检测，以获得较为理想的治疗方案。

（上海交通大学医学院附属仁济医院　林海平）

参 考 文 献

［1］Gown AM, Fulton RS, Kandalaft PL. Markers of metastatic carcinoma of breast origin. Histopathology, 2016, 68（1）:86-95.

［2］丁华野. 乳腺病理诊断和鉴别诊断. 北京：人民卫生出版社, 2014：46-47.

［3］Mun SH, Ko EY, Han B, et al. Breast metastases from extramammary malignancies：typical and atypical ultrasound features. Korean J Radiol, 2014, 15（1）：20-28.

病例 58　复发转移性乳腺癌临床治疗

冯　力*　张慧镌

铁岭市中心医院

【病史及治疗】

➤ 患者女性，36 岁，未绝经。已婚，育有 1 女。既往无高血压、冠状动脉粥样硬化性心脏病病史、糖尿病病史。患者外祖母患有乳腺癌。否认饮酒、吸烟史。

➤ 患者行 4 个疗程新辅助化疗后行乳腺癌改良根治术，术后病理示右侧乳腺浸润性导管癌（Ⅱ级），淋巴结转移 6/17，术后病理分期 $T_{4b}N_2M_0$ ⅢB 期，术后继续 2 个疗程辅助化疗。

➤ 2012-08-25 至 2012-09-27 于外院行右侧胸壁+右锁骨上下野放疗，普通放疗，共 50 Gy/25 次。

➤ 2012-10-02 至 2015-03-02 口服他莫昔芬 20 mg，每天 1 次内分泌治疗（共 2.5 年），无不适。

➤ 2015-03-03 患者于外院全面复查，超声提示子宫内膜增厚，其他无异常，自行停用内分泌治疗。

【病史及治疗续一】

➤ 2015-06-05 患者出现右侧胸壁疼痛，2015-06-12 于外院行胸部计算机体层摄影（computed tomography，CT）（图 58-1）检查示双肺结节，转移可能性大，右肺炎症，纵隔内淋巴结增大，右侧胸腔积液、双侧胸膜结节样增厚，右侧第 2 前肋密度增高，肝右叶低密度灶，囊肿？患者到外院会诊考虑出现胸膜转移，右侧胸腔积液，建议化疗。患者体表面积 1.43m²。

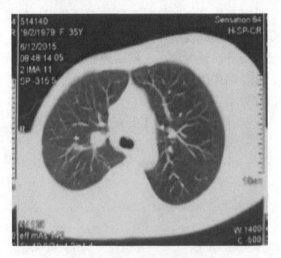

图 58-1　2015-06-12 患者胸部 CT

---

* 为通信作者，邮箱：fengli20010808@126.com

➤ 2015-06-17 至 2015-07-08 于我科住院行 2 个疗程 NX 方案（N，长春瑞滨；X，卡培他滨）化疗，具体为长春瑞滨 40 mg，第 1 天，30 mg，第 8 天静脉滴注＋卡培他滨每天 2.5 g，第 1~14 天，每天 1 次，口服。

【本阶段小结】

2 个疗程化疗后于 2015-07-30（图 58-2）复查胸部 CT，肺内病灶无缩小，右侧胸腔积液无减轻，疗效评价为病情稳定（stable disease，SD）。

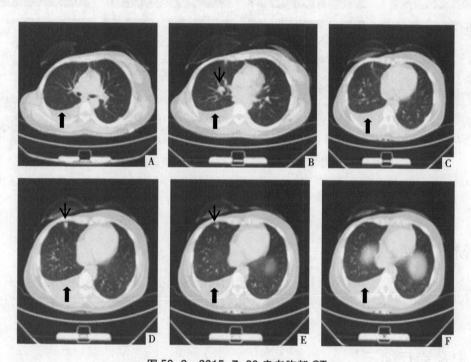

图 58-2　2015-7-30 患者胸部 CT
注：A~F. 图中粗箭头所示为胸腔积液，细箭头所示为肺结节

【病史及治疗续二】

➤ 2015-7-31 患者本人强烈要求更换化疗方案：多西他赛 100 mg，第 1 天，静脉滴注＋卡培他滨每天 2.5 g，第 1~14 天口服，1 个疗程。2015-10-12 复查胸部 CT，右侧胸腔积液明显增多（图58-3）。

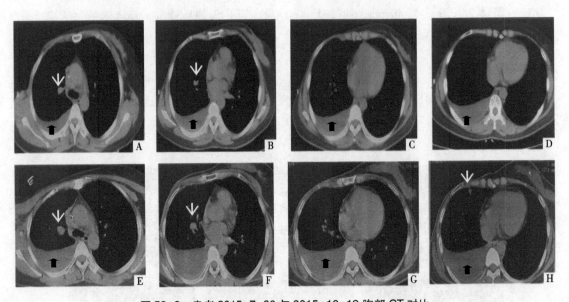

图 58-3　患者 2015-7-30 与 2015-10-12 胸部 CT 对比

注：A~D. 2015-07-30 胸部 CT；E~H. 2015-10-12 胸部 CT；图中粗箭头所示为胸腔积液，细箭头所示为肺结节

【本阶段小结】

多西他赛 + 卡培他滨方案 1 个疗程后因为严重的胃肠道反应，患者拒绝继续化疗，只行口服他莫昔芬内分泌治疗 1.5 个月。2015-10-05 患者出现前胸及后背部隐痛，复查胸部 CT，右侧胸腔积液明显增多，疗效评价疾病进展（progressive disease，PD）。

【病史及治疗续三】

➢ 2015-10-13 至 2015-12-15 患者来院要求化疗，给予 NX 方案化疗 2 个疗程，具体为长春瑞滨 40 mg，第 1 天；30 mg，第 8 天，静脉滴注 + 卡培他滨每天 2.5 g，第 1~14 天，每天 1 次，口服。

【本阶段小结】

患者右侧胸腔积液明显增多（图 58-4），疗效评价为疾病进展（progressive disease，PD）。

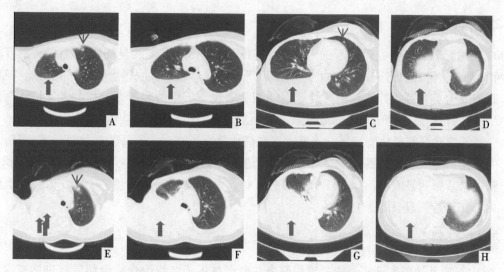

图58-4　患者2015-10-12与2016-01-18胸部CT对比

注：A~D. 2015-10-12胸部CT；E~H. 2016-01-18胸部CT；图中粗箭头所示为胸腔积液，细箭头所示为肺结节

【病史及治疗续四】

> 考虑化疗无效，于2016-01-19给予戈舍瑞林（诺雷得）3.6 mg，每4周1次，皮下注射+芳香化酶抑制药（来曲唑）2.5 mg，每天1次，口服，内分泌治疗，患者胸痛缓解，无任何不适，治疗4个月后来院复查胸部CT（图58-5）。

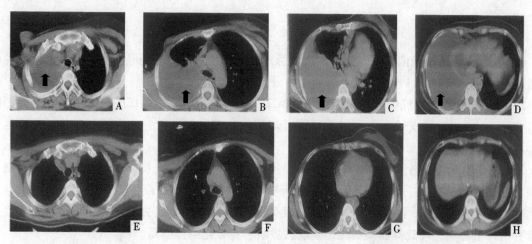

图58-5　2016-01-18与2016-05-16患者胸部CT对比，胸腔积液量明显减少

注：A~D. 2016-01-18胸部CT；E~H. 2016-05-16胸部CT；图中箭头所示为胸腔积液

> 患者乳腺癌复发后肿瘤标志物CEA水平上升，为7.97 μg/L，化疗后逐渐下降，随着化疗无效CEA再次升高，内分泌治疗有效后逐渐下降；乳腺癌复发后CA153水平升高，随着内分泌治

疗有效，CA153 水平逐渐下降接近正常。

【本阶段小结】

2003 年国际乳腺癌研究组发起的针对绝经前期激素受体阳性的早期乳腺癌患者的 TEXT 和 SOFT 两项大型随机Ⅲ期临床试验。对于 35 岁以下激素受体阳性乳腺癌患者，卵巢功能抑制+芳香化酶抑制药或他莫昔芬治疗 5 年的无乳腺癌间期显著优于 5 年他莫昔芬治疗。专家们认为对于小于 35 岁、辅助化疗后还处于绝经前雌激素水平、复发风险高特别是淋巴结 4 枚以上转移的患者需辅助内分泌治疗联合卵巢功能抑制。该患者存在高危复发风险，术前新辅助化疗，术后辅助化疗、放疗、内分泌治疗后病情进展，多线化疗后病情进展，戈舍瑞林+来曲唑治疗后右侧胸腔积液完全消退，肺内结节影明显缩小，疗效评价为部分缓解。戈舍瑞林（诺雷得）+芳香化酶抑制药（来曲唑）内分泌治疗明显获益。

【循证背景】

1. 国内一项Ⅱ期研究证实，依西美坦联合戈舍瑞林用于二线治疗绝经前局部进展或晚期乳腺癌，无进展生存期（progression-free-survival，PFS）达 13 个月，客观缓解率 38.6%，除了对骨或软组织转移有效，对肺转移等内脏转移患者，联合内分泌治疗也可获得较高的缓解率。

2. China CONFIRM 研究证实氟维司群 500 mg 对于芳香化酶抑制药治疗失败的患者具有临床优势。

3. PALOMA 1 研究结果表明，来曲唑联合 palbociclib 疗效明显优于单用来曲唑，显著提高了 PFS。

4. PALOMA 3 研究结果表明，与氟维司群单药治疗相比，palbociclib 联合氟维司群可显著延长患者 PFS，提示 palbociclib 联合氟维司群是乳腺癌内分泌治疗进展后有效的治疗选择。

（厦门市妇幼保健院　郭巨江）

【指南背景】

1. 2016 版 NCCN 指南　复发型或Ⅳ期乳腺癌的内分泌治疗对于绝经前激素受体阳性患者应采取卵巢剥除或抑制治疗，并遵循绝经后妇女内分泌治疗指南。

2. ESMO 晚期乳腺癌国际共识指南（ABC2）　激素受体阳性、HER-2 阴性晚期乳腺癌应该以内分泌治疗为主，除非患者发生了重要器官转移或病情发展迅速、急需缓解症状，否则首选内分泌治疗。

3.《中国晚期乳腺癌诊治专家共识 2016》　绝经前乳腺癌患者复发转移后，首选卵巢抑制（戈舍瑞林或亮丙瑞林）或手术去势联合内分泌药物治疗，如果辅助治疗中未使用他莫昔芬或者已中断他莫昔芬治疗超过 12 个月，可选择他莫昔芬联合卵巢功能抑制或去势。对于辅助治疗接受过他莫昔芬治疗的患者，可选择卵巢功能抑制或去势联合芳香化酶抑制药。

（厦门市妇幼保健院　郭巨江）

【核心体会】

与化疗相比，内分泌治疗更应该被用于激素受体阳性晚期乳腺癌患者的一线治疗，除非患者内分泌治疗抵抗或者疾病需要快速缓解。结合循证医学证据、治疗费用、药物不良反应及药物可获得性，对于他莫昔芬治疗后复发的患者，芳香化酶抑制药和氟维司群都是晚期一线内分泌治疗的优选。

（厦门市妇幼保健院　郭巨江）

参 考 文 献

［1］徐兵河，江泽飞，胡夕春，等. 中国晚期乳腺癌临床诊疗专家共识2016. 中华医学杂志，2016，96（22）：1719-1727.

［2］Wang J, Xu B, Yuan P, et al. Phase Ⅱ trial of goserelin and exemestane combination therapy in premenopausal women with locally advanced or metastatic breast cancer. Medicine, 2015, 94（26）：e1006.

病例59　新辅助化疗后病理完全缓解的 *HER-2* 过表达型乳腺癌

李洁静　葛　睿[*]

复旦大学附属华东医院

【病史及治疗】

➤ 患者女性，48 岁，已绝经，无恶性肿瘤家族史。

➤ 2015-11-05 因发现右乳腺肿块就诊，磁共振成像（magnetic resonance imaging，MRI）提示考虑乳腺癌可能大。

➤ 2015-11-06 行右乳腺肿块穿刺活检术，术后病理示右侧乳腺浸润性导管癌（Ⅱ级），雌激素受体（estrogen receptor，ER）（-），孕激素受体（progesterone receptor，PR）（-），HER-2（3+），Ki-67 阳性率（30%）。FISH 提示 HER-2（3+）。

➤ 2015-11-11 起接受 TCH 方案（T，多西他赛；C，卡铂；H，曲妥珠单抗）治疗，具体为多西他赛 110 mg，卡铂 500 mg，曲妥珠单抗 380 mg 方案，新辅助化疗 6 个疗程。

【辅助检查】

➤ 2015-11-05 乳腺 MRI 示右侧乳腺富血供占位（35 mm×33 mm），考虑乳腺癌可能性大（图 59-1）。

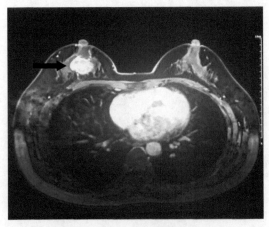

图 59-1　2015-11-05 乳腺 MRI

注：乳腺 MRI 示患者右侧乳腺富血供占位（箭头）

---

[*] 为通信作者，邮箱：rickyge1979@163.com

➤ 胸部计算机体层摄影（computed tomography，CT）示右腋窝淋巴结增大，大者长径 11 ~ 12 mm，考虑淋巴结转移（图 59-2）。

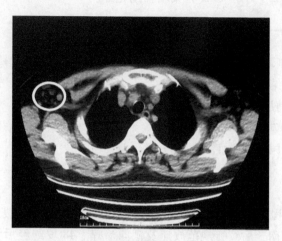

图 59-2　胸部 CT
注：胸部 CT 示患者右腋窝淋巴结增大（图中圈起部分），大者
长径 11~12 mm

➤ 2016-02-26 乳腺 MRI 示右侧乳腺癌治疗后，2015-11-05 MRI 所见右侧乳腺病灶消失，目前未见异常强化灶（图 59-3）。

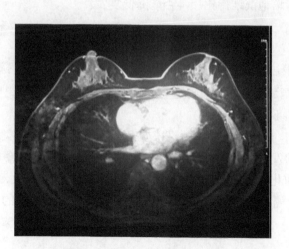

图 59-3　2016-02-26 乳腺 MRI

➤ 乳腺彩色超声示右乳外上象限实质性占位（21 mm×10 mm×27 mm），乳腺影像报告和数据系统（breast imaging reporting and data system，BI-RADS）4B，双侧腋窝未见增大淋巴结。

【本阶段小结】

绝经后妇女，美容意愿较强，根据美国国家综合癌症网络（National Comprehensive Cancer Network，NCCN）乳腺癌临床实践指南，规范化新辅助化疗 4 个疗程后，疗效显著，MRI 提示病灶消失，乳腺彩色超声提示腋窝淋巴结阴性，但仍可见右乳外上象限实质性占位（21 mm×10 mm×27 mm，BI-RADS 4B），考虑新辅助化疗有效，但病灶无法判别是否完全退缩，患者拒绝再次空芯针穿刺活检，故继续给予 2 个疗程 TCH 方案新辅助化疗。

【病史及治疗续一】

➢ 2016-03-24 行右侧乳腺癌改良根治术+背阔肌肌皮瓣乳房再造术+乳头成形术，术后病理未检出肿瘤组织，腋窝淋巴结 0 枚/23 枚。

➢ 2016-05-09 行辅助放疗，总剂量 50 Gy。

➢ 术后至今行曲妥珠单抗 380 mg 靶向治疗 5 个疗程。术后口服卡培他滨 1 个疗程，患者服药期间多次出现尿路感染及尿路刺激症状要求停药。

【本阶段小结】

患者在完成 6 个疗程 TCH 方案新辅助化疗后达到病理完全缓解（pathological complete remission，pCR），按照指南，后续行规范放疗及靶向治疗。48 岁绝经后女性，HER-2 过表达型乳腺癌患者，Ⅱ B 期，$T_2N_1M_0$，规范化 TCH 方案新辅助化疗 6 个疗程后病理完全缓解，改良根治术+背阔肌肌皮瓣乳房再造术后 4 个月，术后规范放疗及靶向治疗。口服卡培他滨 1 个疗程后，因不能耐受卡培他滨不良反应要求停药。

在此病例中需要考虑的一些问题：新辅助化疗的疗效评估方法是什么？除再次活检外，体检、影像学检查，出现结果不一致情况下，以何为准？后续需考虑：TCH 与 AC→TH 方案在新辅助化疗的选择问题；6 个疗程 TCH 新辅助化疗后达到 pCR，腋窝淋巴结阴性，放疗范围；新辅助化疗后达到 pCR，术后辅助卡培他滨维持化疗是否能降低复发？

【专家点评】

该患者为 HER-2 过表达型乳腺癌患者，Ⅱ B 期，$T_2N_1M_0$，TCH 方案新辅助化疗 6 个疗程后达pCR，行改良根治术+背阔肌肌皮瓣乳房再造术后 4 个月，术后放疗及靶向治疗。口服卡培他滨 1个疗程，因不能耐受药物不良反应停药。

BCIRG006 研究显示，TCH 方案较 AC→TH 方案更适用于对于蒽环类药物耐受性不佳的患者，可以降低患者不良反应的发生率。2015 年 SABCS 上报告的Ⅲ期临床试验 CREATE-X 研究提示，辅助卡培他滨可以为新辅助化疗后未达 pCR 的 HER-2（−）乳腺癌患者带来生存获益。对于已达pCR 的 HER-2（+）乳腺癌，目前尚无循证医学证据证实辅助卡培他滨的疗效。

（复旦大学附属肿瘤医院　王碧芸）

新辅助治疗最初被应用于局部进展性乳腺癌，目的是使不能手术切除的疾病经过药物治疗后能达到降期行手术治疗，或使原先不能保乳治疗的患者经治疗后可以保乳。目前新辅助治疗在早期乳腺癌中也越来越多地被应用，新辅助治疗后最终的病理反应（残留肿瘤的负荷 RCB）预示了患者的无病生存期和总生存期。新辅助治疗可以改变乳腺癌的期别，影响术后辅助放疗的决定，因此，在全身治疗开始前除了解乳房内病灶的性质和数量外，还应明确腋窝，锁骨上、下淋巴结及内乳淋巴结的状况，是否存在转移。对可疑的淋巴结在影像引导下穿刺可取得病理明确诊断。本病例在新辅助治疗开始前，对腋窝淋巴结的状态仅作了影像学上的评估，未作病理上的确诊，因此，该患者治疗前是否存在腋窝淋巴结转移还是一个无法明确的问题。

新辅助治疗疗效的评估研究发现，乳腺 MRI 对新辅助治疗的疗效判定较乳腺超声检查更为准确，特别是在治疗前后肿瘤体积的变化磁共振成像动态扫描（DCE-MRI）可预测最后的病理结果。治疗期间的超声检查可了解肿瘤对新辅助治疗的反应。

越来越多的临床试验提示腋窝淋巴结手术对早期乳腺癌患者的预后并未有大的影响，新辅助治疗可使40%的患者腋窝淋巴结降期，对于这部分患者通过前哨淋巴结活检可避免全腋窝淋巴结清扫术，减少术后上肢淋巴回流障碍等并发症。根据 NSABP B-18/B-27 试验，cT_2N_1 经新辅助治疗后达到 ypT_0N_0 的患者，未接受术后辅助放疗，10年的局部复发风险为0。因此 ypT_0N_0 患者不建议术后放疗。

HER-2（+）乳腺癌患者接受（新）辅助治疗时，抗 HER-2 治疗与化疗同时应用的方案已被多个临床试验证实可提高 pCR 率，除 NOAH 研究外，研究水平的 Meta 分析没有证明在未经选择人群的新辅助化疗 pCR *OR* 与无病生存期/总生存期 *HR* 有较强相关性。

早期的辅助临床试验中大多含有蒽环类药物作为化疗的基础药物，从数值上来看，含蒽环方案有较少复发事件数，而 BCIRG006 试验的10.3年随访结果发现，含蒽环方案组较 TCbH 组有更高的白血病和3~4级充血性心力衰竭的发生率。因此，AC→TH 和 TCbH 是同样有效的方案，对于有心脏功能下降风险的患者（年龄大于65岁，合并高血压，既往已有心功能不全的病史，高体质指数和糖尿病）TCbH 方案是可选择的方案。

已完成新辅助治疗疗程并达到病理上完全缓解的患者，术后无需再加用化疗。对于未达到病理缓解的患者术后加用卡培他滨有无病生存期上的获益只是基于在三阴性乳腺癌中得到的数据，且目前只有在一个临床研究 CREATE-X 中发现，其最终的研究结果还没有发表。

（上海交通大学医学院附属瑞金医院　李亚芬）

【循证背景】

1. BCIRG 006 研究（$n=3222$）　该研究将 HER-2（+）、淋巴结阳性或高危的淋巴结阴性乳腺癌患者分为三组，分别接受 AC→T、AC→TH、TCH 方案治疗。结果显示在含曲妥珠单抗的两组间无病生存期（disease free survival, DFS）无统计学差异。但就心脏毒性相比，TCH 组中左心室射血分数下降超过10%或充血性心力衰竭发生率均显著低于 AC→TH 组（9.4%与18.6%比较，$P<0.0001$；0.4%与2%比较，$P<0.001$）。

2. CREATE-X 研究（$n=910$）　该项研究纳入了经蒽环类和（或）紫杉烷新辅助化疗后有残留浸润性病灶（定义为非病理完全缓解或淋巴结阳性疾病）的 HER-2（−）乳腺癌患者，术后给予临床标准治疗±卡培他滨。结果显示，联合卡培他滨的患者2年 DFS 为87.3%，明显高于对照组80.5%（*HR* 0.688，98.66%*CI* 0.479~0.989，$P=0.001$），2年总生存率分别为96.2%与93.9%（*HR* 0.658，95%*CI* 0.407~1.065，$P=0.086$）。

（复旦大学附属肿瘤医院　王碧芸）

【指南背景】

1. 2016版 NCCN 指南　推荐应用 AC 序贯紫杉醇联合曲妥珠单抗作为 HER-2（+）乳腺癌患者辅助治疗方案。TCH 方案也是合理的选择，尤其是对于有心脏疾病高危因素的患者。

2.《中国抗癌协会乳腺癌诊治指南与规范（2015版）》　HER-2（+）乳腺癌曲妥珠单抗辅助治疗用药推荐如下。可以用多柔比星（或表柔比星）联合环磷酰胺，序贯每周紫杉醇12次或多西他赛4个疗程，紫杉类药物同时应用曲妥珠单抗治疗。或者采用剂量密集方案，即每2周1次的化疗方案：多柔比星（或表柔比星）联合环磷酰胺 4 个疗程序贯紫杉醇 4 个疗程，紫杉醇同时应用曲妥珠单抗，靶向治疗持续 1 年。不适合蒽环类药物的患者可以用 TCH 方案。最近有研究认为，对于一些淋巴结阴性的早期患者，可以选用每周紫杉醇联合曲妥珠单抗 1 年的辅助治疗。

（复旦大学附属肿瘤医院　王碧芸）

【核心体会】

在个体化医疗时代，应基于循证医学证据、临床医学指南与患者特征，选择最佳治疗方案。

（复旦大学附属肿瘤医院　王碧芸）

HER-2（+）乳腺癌患者术前新辅助治疗应用含曲妥珠单抗的方案可增加病灶病理完全缓解率。在治疗开始前明确乳腺及区域淋巴结状态，新辅助治疗后残存病灶的负荷对术后辅助治疗的制定非常重要，应避免治疗不足或过度治疗。

（上海交通大学医学院附属瑞金医院　李亚芬）

参 考 文 献

[1] Slamon D, Eiermann W, Robert N, et al. Adjuvant trastuzumab in HER2-positive breast cancer. N Engl J Med, 2011, 365：1273-1283.

病例60 激素受体阳性乳腺癌伴多发骨转移

孟 优*

苏州市肿瘤诊疗中心

【病史及治疗】

➤ 患者女性，25岁，未婚。既往无高血压、糖尿病病史，无手术、外伤史；月经史：12岁月经初潮，月经周期28~30天，经期3~5天，月经量正常，无异常阴道流血；家族无乳腺癌等遗传性疾病史。

➤ 2013-06-04因"发现右乳腺肿块半年"入院。查体：右侧乳腺偏大，右乳头凹陷，无溢液。右乳腺肿块10 cm×8 cm，质硬，边界不清，活动度差。肿块表面皮肤橘皮样改变。右腋窝可及1枚2.0 cm×2.0 cm增大、质硬的淋巴结。左乳未检及异常。患者入院后行右乳腺及右腋窝淋巴结穿刺活检。病理示右乳腺肿块浸润性导管癌Ⅱ级，右腋窝淋巴结纤维结缔组织间见癌细胞巢。雌激素受体（estrogen receptor，ER）（70%~80%）；孕激素受体（progesterone receptor，PR）（5%~10%）；Ki-67阳性率（5%~10%）；人类上皮细胞生长因子受体2（human epiderma growth factor receptor 2，HER-2）（2+），荧光原位杂交（fluorescence in situ hybridization，FISH）基因检测 *HER-2* 无扩增。

【辅助检查】

➤ 2013-06乳腺彩色超声（图60-1A）示右侧乳腺癌，右腋窝淋巴结转移。钼靶（图60-1B）示右侧乳腺实性占位（癌），右腋窝多发淋巴结转移性肿瘤可能，乳腺影像报告和数据系统（breast imaging reporting and data system，BI-RADS）5。全身发射型计算机体层成像（emission computed tomography，ECT）示第6、11、12胸椎，左侧肱骨上端骨形成活跃。胸部计算机体层摄影（computed tomography，CT）（图60-1C）示右侧乳腺癌伴右腋窝淋巴结增大，胸骨、肋骨、颈椎、骨盆广泛骨质破坏。颈、胸椎磁共振成像（magnetic resonance imaging，MRI）（图60-1D）示颈椎、胸椎多发转移瘤。正电子发射计算机断层显像（positron emission computed tomography，PET-CT）示右侧乳腺癌伴腋窝淋巴结转移，骨转移可能。肿瘤指标示癌胚抗原（carcino-embryonic antigen，CEA）6.96 μg/L（↑）；糖类抗原（carbohydrate antigen，CA）153 117.9 U/ml（↑）。

---

* 为通信作者，邮箱：mengyou072@163.com

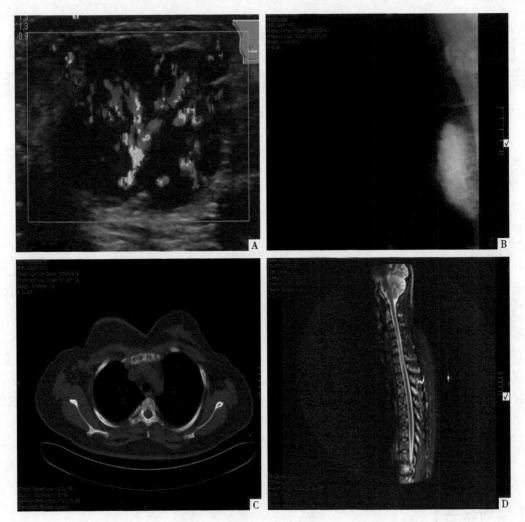

图 60-1　患者发病后的影像检查

注：A. 乳腺彩色超声示右侧乳腺癌伴右腋下淋巴结转移；B. 乳腺钼靶示右侧乳腺实性占位，右腋窝多发淋巴结转移性肿瘤可能，BI-RADS 5；C. 胸部 CT 示右腋窝淋巴结增大，胸骨、颈椎骨质破坏；D. 脊柱 MRI 检查示颈椎、胸椎多发转移瘤

【病史及治疗续一】

➢ 患者诊断为右侧乳腺癌伴右腋窝淋巴结转移，多发骨转移。医院乳腺中心 MDT 讨论，考虑Ⅳ期乳腺癌，局部肿瘤大，腋下淋巴结转移。暂时不予手术。于 2013-06-08 予 TEC 方案（T，多西他赛；E，表柔比星；C，环磷酰胺），具体为多西他赛 140 mg，表柔比星 140 mg，环磷酰胺 1000 mg 化疗。2013-06-10 予唑来膦酸抑制骨转移治疗。化疗后予粒细胞集落刺激因子（granulocyte colony stimulating factor, G-CFS）支持治疗。化疗后患者出现Ⅳ度骨髓抑制，白细胞、红细胞、血小板均减少，伴发热，请血液科会诊后进入层流病房，给予相应治疗。

➢ 2013-07-01 患者入院，医院乳腺中心 MDT 讨论，考虑上次予 TEC 方案化疗后出现Ⅳ度骨髓抑制伴发热，血液学毒性剧烈。讨论后 2013-07-02 改用予 XT 方案（X，卡培他滨；T，多西他赛），具体为多西他赛 140 mg，第 1 天+卡培他滨 2.0 g，每天 2 次，第 1~14 天化疗。静脉化疗后予 G-CFS 支持治疗。予唑来膦酸抑制骨转移治疗。

➤ 2013-07-23、2013-08-13、2013-09-03、2013-09-24 再次给予患者 XT 方案化疗。给予唑来膦酸抑制骨转移治疗。患者 2013-09-23 入院。2013-09 乳腺彩色超声（图 60-2A）示右侧乳腺癌治疗后改变，病灶与前次相比明显缩小，右腋下增大淋巴结。2013-09 胸部 CT（图 60-2B，图 60-2C）：右侧乳腺癌伴右腋窝淋巴结增大，胸骨、肋骨、颈椎、骨盆广泛骨质破坏。肿瘤指标示 CEA 1.24 μg/L；CA153 69.47 U/ml（↑）。

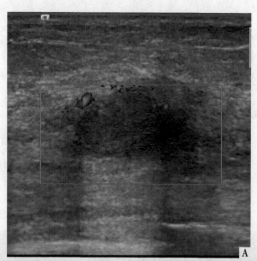

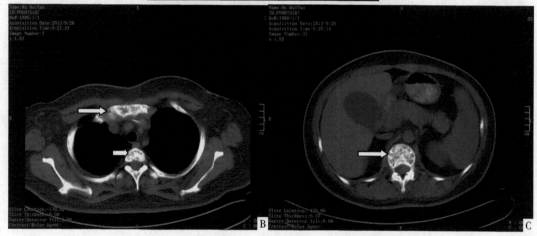

图 60-2　2013-09 乳腺彩色超声及胸部 CT 检查结果

注：A. 乳腺彩色超声示右侧乳腺癌治疗后改变，病灶与前次相比明显缩小，右腋窝增大淋巴结；B. 胸部 CT 示右侧腋窝淋巴结增大，胸骨（长箭）、颈椎（短箭）骨质破坏；C. 胸部 CT 示胸椎（长箭）骨质破坏

➤ 2013-10-01 患者因"确诊右侧乳腺癌 3 个月余，发热 1 天"入院。血常规示白细胞计数 $1.0×10^9$/L，中性粒细胞计数 $0.1×10^9$/L，体温 38.0℃，伴口腔溃疡。予 G-CFS 支持治疗，并予预防感染。

➤ 2013-10-21 患者入院。查体：右乳头凹陷，无溢液。右乳晕区质硬肿块 2 cm×2 cm，边界不清，活动度差，稍有压痛。肿块表面皮肤无水肿。右腋下可及 1.5 cm×1.0 cm 增大淋巴结。肿瘤指标示 CEA 1.17 μg/L，CA153 49.13 U/ml（↑）。患者及家属考虑化疗反应，拒绝化疗，要求行手术治疗。与患者及家属反复沟通，于 2013-10-23 在全身麻醉下行右侧乳腺癌改良根治术。术后病理示右侧乳腺浸润性导管癌Ⅱ级，乳头见癌累及，右腋窝淋巴结（14枚/25枚）癌转移；ER（100%），PR（10%），Ki-67 阳性率（<5%），HER-2（2+），FISH 检测 *HER*-2 基因无扩增。

【本阶段小结】

根据 MF07-01 临床试验，单纯骨转移亚组可以从局部手术中获益。ABC3 指南也指出，到目前为止，仅有骨转移的Ⅳ期初治 ABC 可能从原发灶切除中获益。

【病史及治疗续二】

➢ 2013-12-03 患者入院。肿瘤指标示 CEA 0.88 μg/L，CA153 43.60 U/ml（↑）。2013-12-03、2014-01-04 给予唑来膦酸治疗骨转移，期间请放疗科会诊后予放疗，他莫昔芬内分泌治疗。2014-02-07、2014-03-09、2014-04-07、2014-05-08 给予患者唑来膦酸抑制骨转移治疗。期间他莫昔芬内分泌治疗。

➢ 2014-06-09 患者入院，肿瘤指标示 CEA 3.58 μg/L，CA153 26.80 U/ml（↑）。2014-06-09 胸部 CT（图 60-3）示胸骨、肋骨、颈胸椎、骨盆广泛骨质破坏，颈部、锁骨上淋巴结增大。骨扫描示新增右侧第 5、7 前肋，左侧第 2、6、7 前肋，第 9 胸椎骨形成活跃。予唑来膦酸治疗骨转移。

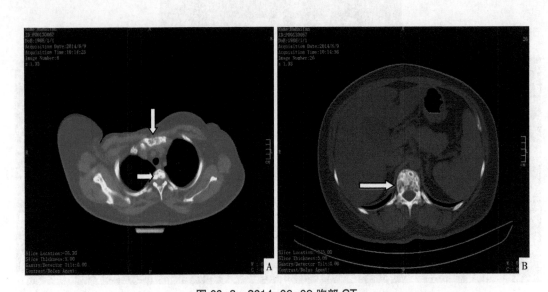

图 60-3　2014-06-09 胸部 CT

注：A. 胸骨（长箭）、颈椎（短箭）骨质破坏；B. 胸椎（长箭）骨质破坏

➢ 2014-07-08 患者入院，肿瘤指标示 CEA 4.68 μg/L，CA153 33.36 U/ml（↑）。考虑肿瘤指标较前增高。患者及家属要求进一步积极治疗。目前患者诊断：乳腺癌伴骨转移。考虑患者为年轻女性，晚期乳腺癌缓慢进展型，给予戈舍瑞林抑制卵巢功能，监测激素水平达到绝经后水平，给予依西美坦内分泌治疗。给予唑来膦酸抑制骨转移。

➢ 2014-08-08、2014-09-10、2014-10-07、2014-11-07、2014-12-05、2015-01-03 给予患者戈舍瑞林+依西美坦内分泌治疗，唑来膦酸抑制骨转移。2014-12-03 入院检查，肿瘤指标示CEA 4.48 μg/L（↑），CA153 46.21 U/ml（↑）。2014-12-04 颈胸椎 MRI（图 60-4）示颈椎、胸椎多发转移瘤治疗后改变。

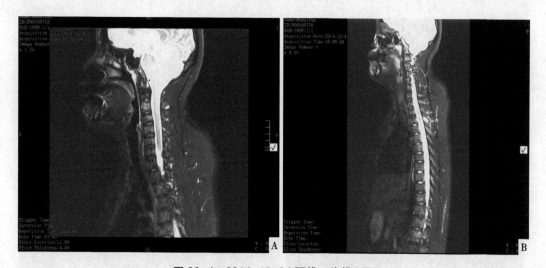

图 60-4　2014-12-04 颈椎、胸椎 MRI
注：A. 颈椎多发转移瘤治疗后改变；B. 胸椎多发转移瘤治疗后改变

➤ 2015-01-29 患者入院检查，肿瘤指标示 CEA 3.68 μg/L，CA153 30.04 U/ml（↑）。PET-CT 示右侧乳腺癌术后，脊柱多处、右股骨上端葡萄糖代谢增高。目前患者除骨转移外，未见其余转移。继续予戈舍瑞林+依西美坦内分泌治疗，给予唑来膦酸抑制骨转移。

➤ 2015-02-26、2015-03-26、2015-04-23、2015-05-21、2015-06-18、2015-07-16、2015-08-13、2015-09-10、2015-10-08 给予患者戈舍瑞林+依西美坦内分泌治疗，给予唑来膦酸抑制骨转移。

➤ 2015-11-05 患者入院检查，肿瘤指标示 CEA 24.24 μg/L（↑），CA153 99.43 U/ml（↑）。复查乳腺彩色超声示右侧乳腺癌术后，左乳未见异常。

➤ 2015-11-05 胸部 CT（图 60-5A，图 60-5B）示右侧乳腺癌术后，胸骨、肋骨、脊柱、骨盆广泛骨质破坏。

➤ 2015-11-06 颈椎、胸椎、腰椎 MRI（图 60-5C，图 60-5D）示脊柱多发转移瘤治疗后改变。继续予戈舍瑞林+依西美坦内分泌治疗，给予唑来膦酸抑制骨转移。

➤ 2015-12-30 给予患者戈舍瑞林+依西美坦内分泌治疗，给予唑来膦酸抑制骨转移。

➤ 2016-01-19 患者入院检查，肿瘤指标示 CEA 26.98 μg/L（↑），CA153 191.7 U/ml（↑）。

➤ 2016-01-21 腰椎 MRI（图 60-6）示脊柱多发转移瘤治疗后改变。

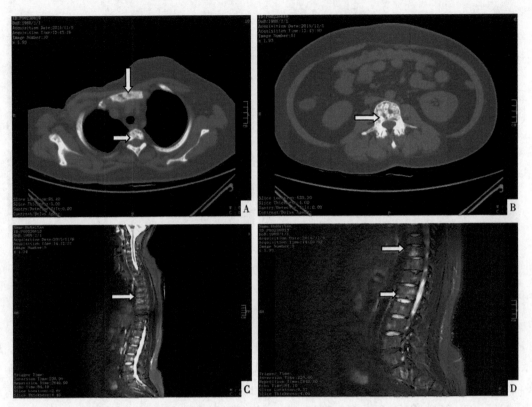

图 60-5　右侧乳腺外上象限浸润性导管癌 Ⅱ 级治疗后复查的影像学表现

注：A. 胸部 CT 示右侧乳腺癌术后，胸骨（长箭）、颈椎（短箭）骨质破坏；B. 胸部 CT 示胸椎（长箭）骨质破坏；C. 脊柱 MRI 检查示胸椎（长箭）多发转移瘤治疗后改变；D. 脊柱 MRI 检查示胸椎（长箭）、腰椎（短箭）多发转移瘤治疗后改变

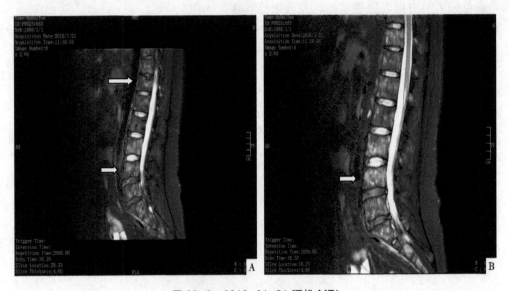

图 60-6　2016-01-21 腰椎 MRI

注：A. 胸椎（长箭）、腰椎（短箭）多发转移瘤治疗后改变；B. 腰椎（短箭）多发转移瘤治疗后改变

【本阶段小结】

指南指出,除非肿瘤为临床进展性疾病且必须得到快速缓解,或肿瘤对内分泌治疗是否敏感存有疑虑,内分泌治疗是激素受体阳性晚期乳腺癌患者的首选。只要患者为激素敏感型,就应尽可能让她们接受持续的内分泌治疗。由于化疗相关的毒性,对于合适的患者应尽可能地延长内分泌治疗。化疗应当留到患者出现激素抵抗时才使用。

【专家点评】

1. Ⅳ期乳腺癌的外科治疗 本例患者为年轻乳腺癌骨转移的病例。肿块较大,但入院检查未见肿块侵犯皮肤、胸壁,且患者一般情况尚可,为避免发生癌肿破溃、疼痛等,选择全身治疗控制后进行局部手术治疗,生活质量得到了保障,而且骨转移者可通过手术获得生存改善。

2. 激素受体阳性、HER-2阴性Ⅳ期乳腺癌患者的化疗 当这类患者的肿瘤为临床进展性疾病且必须得到快速缓解,或者出现内分泌治疗耐药时,应接受化疗以控制全身病灶。本例患者在较短时间完成化疗,病情得到有效控制,为局部手术创造了有利条件。对于未接受过蒽环类或紫杉类化疗的 ER(+)、HER-2(-)转移性乳腺癌患者,首选单药化疗。对于单纯骨转移的晚期乳腺癌患者,也建议使用单药化疗。优选单药包括蒽环类、紫杉类,此外还包括抗代谢类药物(卡培他滨、吉西他滨),非紫杉烷微管抑制药(艾瑞布林、长春瑞滨)。本例患者使用的 TX 方案,也是 NCCN 指南上针对Ⅳ期患者推荐的联合化疗方案。

3. 激素受体阳性Ⅳ期乳腺癌患者的内分泌治疗 对于激素受体阳性的复发或转移性乳腺癌患者首选内分泌治疗,已成为目前诊疗共识。对于未接受过抗雌激素治疗的绝经前患者,建议初始治疗为单药选择性雌激素受体调节药(他莫昔芬或托瑞米芬)治疗,或卵巢剥除/卵巢抑制药联合绝经后内分泌药物治疗。有研究认为,与他莫昔芬单药、他莫昔芬+卵巢抑制药相比,依西美坦+卵巢抑制药可以进一步提高治疗效果。由于激素受体阳性患者常出现内分泌治疗耐药,且耐药机制之一是 mTOR 活化,对出现疾病进展或肿瘤复发的激素受体阳性的晚期乳腺癌患者,在非甾体类芳香化酶抑制药依西美坦的基础上联合依维莫司,可显著延长中位 DFS。接受内分泌治疗后获得临床获益的患者在疾病进展时应接受二线或序贯的内分泌治疗,尽可能延长内分泌治疗。本例患者术后治疗终点依然是全身治疗,并且采用内分泌治疗长期维持,可有效控制全身转移灶。

4. 乳腺癌骨转移治疗 双膦酸盐可以有效治疗乳腺癌的骨转移。本例患者从化疗开始到内分泌治疗也一直接受双膦酸盐治疗。目前的研究支持接受最多 2 年的双膦酸盐治疗,延长使用可能增加获益,但未经临床试验证实。对于此例单纯骨转移的年轻晚期乳腺癌患者,长期双膦酸盐治疗可能利大于弊。

(上海岳阳医院　薛晓红)

【循证背景】

1. MF07-01 试验 <55 岁的 ER(+)、PR(+)、HER-2(-)的晚期乳腺癌患者中,单纯骨转移亚组可从局部手术获益。

2. 印度试验 入组 350 例首诊为转移性乳腺癌的患者,依据不同病理类型给予内分泌治疗或化疗后,173 例接受局部手术治疗,177 例未接受局部手术治疗,中位随访时间 23 个月。中位总生存期在手术组为 19.2 个月,非手术组为 20.5 个月,两组无统计学差异。该研究认为,局部手术治疗并不能提高转移性乳腺癌患者的总生存率。

3. BOLERO-2 试验 在接受非甾体类芳香化酶抑制药治疗期间，出现疾病进展或肿瘤复发的激素受体阳性的晚期乳腺癌患者，依西美坦联合依维莫司（mTOR 抑制药）的中位 PFS 显著延长（$P<0.0001$）。

4. SOFT 研究 SOFT 临床研究对 <35 岁的绝经前乳腺癌患者进行了亚组分析。这部分入组患者绝大多数在接受内分泌治疗前完成了化疗。患者分为他莫昔芬单药、他莫昔芬+卵巢抑制药、依西美坦+卵巢抑制药 3 组，其 5 年无复发生存率依次为 67.7%、78.9%、83.4%。

（上海岳阳医院　薛晓红）

【指南背景】

1. 2017 版 NCCN 指南 对于需要缓解症状，或者为避免即将发生的如皮肤溃疡、真菌感染和疼痛并发症的患者，可以考虑全身治疗后手术。只有在局部肿瘤能完全被切除且其他病变短期内不威胁生命的情况下才能进行手术。

2. ABC3 指南 ER 和（或）PR（+）复发或转移性乳腺癌患者首选内分泌治疗，特别是只有软组织和骨转移的患者。对于绝经前激素受体阳性的进展期乳腺癌患者，首选卵巢功能抑制/卵巢剥除联合绝经后内分泌治疗。

3.《中国晚期乳腺癌诊治专家共识 2016》 乳腺癌骨转移一般不直接构成生命威胁，不合并内脏转移患者的生存期相对较长，因此尽量避免不必要的强烈化疗。内分泌治疗更适合长期用药，可以尽量延长治疗用药时间，延长疾病控制时间。

（上海岳阳医院　薛晓红）

参 考 文 献

[1] 徐兵河. 中国晚期乳腺癌诊治专家共识（2015 版）. 北京：人民卫生出版社，2015.

[2] Francis PA, Regan MM, Fleming GF, et al. Adjuvant ovarian suppression in premenopausal breast cancer. N Engl J Med, 2015, 372：436-446.

[3] Thomas A, Khan SA, Chrischilles EA, et al. Initial surgery and survival in stage IV breast cancer in the United States, 1988-2011. JAMA Surg, 2016, 151：424-431.

病例 61　激素受体阴性、HER-2 阳性晚期乳腺癌

宋　晨　李　曼*

大连医科大学附属第二医院

【病史及治疗】

➤ 患者女性，46 岁，未绝经，孕 2 产 1，否认肿瘤家族史。

➤ 2013-05 发现右乳内上象限无痛性肿物，大小为 1 cm×1 cm，未在意，后肿物逐渐增大，遂就诊于我院。

➤ 2013-06-14 我院门诊乳腺超声示右乳内上象限约 2 点钟位距乳头 6 cm 腺体层内可见一低回声团块，大小为 1.4 cm×1.2 cm，边界不清，呈小叶状、成角、周边见毛刺征，未见钙化灶，可见少量血流信号。右腋窝可见一低回声光团，大小为 0.43 cm×0.31 cm，门髓结构消失，未见血流信号。

➤ 2013-06-19 就诊于中国医科大学附属第一医院，行右侧乳腺癌改良根治术及右侧胸大肌后扩张器置入术。术后病理：肿物 3 枚；大小均为 2 cm×1 cm×1 cm；2 枚浸润性导管癌 II 级，1 枚为导管内癌；腋窝淋巴结未见转移（0 枚/15 枚）；免疫组织化学示雌激素受体（estrogen receptor，ER）（−）、孕激素受体（progesterone receptor，PR）（−）、人类上皮细胞生长因子受体 2（human epiderma growth factor receptor 2，HER-2）（2+）；Ki-67 阳性率（<15%）。荧光原位杂交（fluorescence in situ hybridization，FISH）检测 *HER*-2 基因扩增阳性。

➤ 术后诊断为右侧乳腺浸润性导管癌改良根治术后，ⅠA 期，$pT_{1c*3}N_0M_0$，HER-2 过表达型。

➤ 术后 EC→T 方案（表柔比星 130 mg，环磷酰胺 1.0 g，紫杉醇 270 mg）辅助化疗 8 个疗程，曲妥珠单抗（首次 8 mg/kg，此后 6 mg/kg，每 21 天 1 次）靶向治疗 1 年；术后胸壁放疗 DT：5000 cGy/28 次。

➤ 2015-03 体检 CT（图 61-1）发现胸骨下段局部密度减低，膨胀，肿瘤不除外。追问病史近期有胸骨疼痛病史。

* 为通信作者，邮箱地址：limam126126@163.com

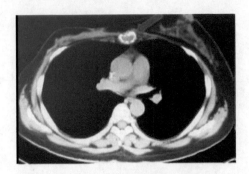

图 61-1　2015-03 胸部 CT

【辅助检查】

➤ 2016-03 骨发射型计算机体层成像（emission computerized tomography，ECT）（图 61-2）示胸骨体下端片状核素浓聚，为新发病灶。

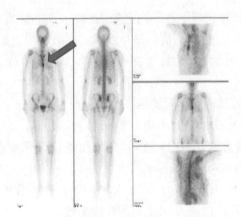

图 61-2　2015-03 骨 ECT

注：胸骨体下端片状核素浓聚，为新发病灶（箭头）

➤ 肿瘤标志物正常。未见其他复发及远处转移征象。

➤ CT 引导下胸骨穿刺活检术示细胞学找到较多成团的癌细胞。病理学为腺癌。免疫组织化学示 ER（60%）、PR（<1%）、HER-2（3+）、Ki-67 阳性率（60%）。

➤ 诊断为右侧乳腺癌术后，胸骨转移，右侧乳腺浸润性导管癌改良根治术后，ⅠA 期，$pT_{1c*3}N_0M_0$。此时停用曲妥珠单抗 6 个月，无病生存期（disease free survival，DFS）21 个月。

【本阶段小结】

患者于术后不到两年时间出现单发有症状的骨转移，转移后的分子分型由最初的 HER-2 过表达型变成了激素受体阳性、HER-2（+）的 Luminal B 型。该型无病生存期短，且转移病灶有相应临床症状，考虑内分泌治疗恐难获益，故治疗上建议一线治疗选择化疗。而对于单发骨转移，可考虑单药化疗。因转移后仍为 HER-2（+），在曲妥珠单抗辅助治疗 1 年停药 6 个月后出现病情进展，根据 EMILIA 和 BOLOERO3 研究中对靶向药耐药的定义，考虑患者存在曲妥珠单抗耐药。根据 NCCN 指南推荐可继续用抗 HER-2 靶向治疗，可选择的治疗策略有：拉帕替尼联合卡培他滨方案，与单药卡培他滨对照研究，联合拉帕替尼可延长无进展生存期（progression-free-survival，PFS）；继续用曲妥珠单抗，但需要更换化疗方案，GBG26 临床试验结果显示曲妥珠单抗治疗后病情进展时，联合卡培他滨方案可提高疾病控制率（disease control rate，DCR）并延长进展时间（time to progression，TTP）；两种靶向治疗药物联合应用，拉帕替尼联合曲妥珠单抗，与单用拉帕替尼相比，联合治疗可延长 PFS 和总生存期（overall survival，OS）。最终为该患选择拉帕替尼联合卡培他滨方案化疗。针对有骨痛的骨转移给予唑来膦酸抗骨转移治疗。

【病史及治疗续一】

➤ 卡培他滨单药化疗 6 个疗程（第 1、2 个疗程每天 3500 mg，第 1~14 天，每 21 天 1 次；第 3、4 个疗程每天 2500 mg，第 1~14 天，每 21 天 1 次；第 5、6 个疗程每天 2500 mg，第 1~14 天，每 28 天 1 次）+拉帕替尼（1250 mg，每天 1 次）+唑来膦酸（4 mg，每 28 天 1 次），治疗期间出现 Ⅱ~Ⅲ 度手足综合征。

➤ 疗效评价病情稳定（stable disease，SD）。肿瘤标志物始终处于正常水平。

➤ 症状改善情况：1 个疗程治疗后胸骨疼痛完全缓解。胸部 CT（图 61-3）示胸骨下端呈现成骨性改变，未见局部复发及新发远处转移。

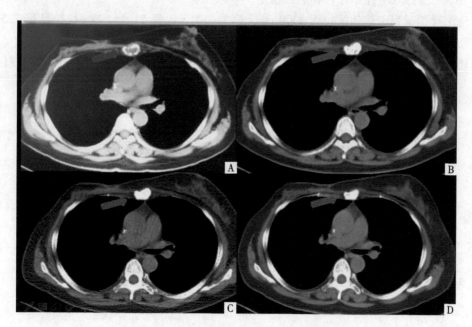

图 61-3 化疗前至化疗 6 个疗程时胸部 CT
注：A. 化疗前；B. 化疗 2 个疗程；C. 化疗 4 个疗程；D. 化疗 6 个疗程

【本阶段小结】

化疗联合靶向治疗患者获益，PFS 5 个月，疗效评价病情稳定，而胸骨转移病灶已呈现成骨性改变，此时可考虑加入放疗进行局部处理，并继续原方案维持治疗。考虑不良反应耐受情况，建议患者减量维持。

【病史及治疗续二】

➤ 维持治疗为卡培他滨每天 1000 mg，第 1~14 天，每 21 天 1 次+拉帕替尼（自行减量）500 mg，每天 1 次+胸骨放疗+唑来膦酸（剂量同前）。PFS 9 个月。

➤ 2015-12 胸部 CT（图 61-4）示双肺多发结节影，考虑转移可能性大。

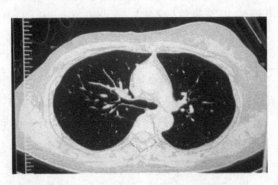

图 61-4　2015-12 胸部 CT（肺窗）

➤ 骨 ECT 及胸骨 CT 提示骨转移病灶稳定，余未见异常。

➤ 调整治疗剂量为卡培他滨每天 2000 mg，第 1~14 天，每 21 天 1 次+拉帕替尼 1250 mg，每天 1 次+唑来膦酸（用法同前），PFS 6 个月。

➤ 2016-10 胸部 CT（图 61-5）示左肺病灶及右肺胸膜下病灶较前增大，同时左肺出现新发病灶。

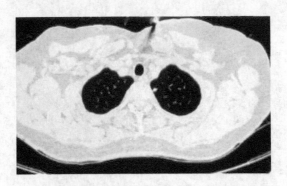

图 61-5　2016-10 胸部 CT（肺窗）

【本阶段小结】

卡培他滨单药化疗联合拉帕替尼靶向治疗有效，选择继续该方案减量维持治疗，并加入胸骨放疗。一线化疗加维持治疗 9 个月后出现肺转移，考虑维持治疗剂量不足，而既往方案患者获益，肺转移无明显症状，故仍按原方案足剂量化疗联合靶向治疗；6 个月后再次出现病情进展，肺内出现新发病灶，无其他远处脏器转移，此时我们对下一步治疗该如何选择？

【专家点评】

患者为ⅠA期HER-2过表达型乳腺癌患者，术后予以EC→TH方案、放疗、曲妥珠单抗满1年标准辅助治疗，停用曲妥珠单抗6个月后出现单发有症状的骨转移。对于复发或转移性乳腺癌，再次穿刺活检具有重要意义，该患者的转移灶再次活检提示病理类型变为Luminal B型。转移后一线治疗选择拉帕替尼联合卡培他滨治疗，最佳疗效为病情稳定，后改为减量维持及局部治疗。疾病进展后再次原方案足剂量治疗6个月后，目前出现疾病进展。

病史表述不够清晰，应标明每线治疗开始的时间、疾病进展时间与PFS。PFS的定义为治疗开始至疾病进展或死亡的时间，由于该病例采用原方案减量维持，未达PFS终点，病例中PFS的表述存在歧义。

根据EMILIA和BOLOERO 3研究中对靶向药耐药的定义，考虑患者存在曲妥珠单抗耐药。结合我国国情，可选择拉帕替尼联合卡培他滨、继续用曲妥珠单抗更换化疗方案、曲妥珠单抗联合拉帕替尼等治疗方案。该患者接受拉帕替尼联合卡培他滨治疗为合理选择。

该患者一线治疗后用原方案减量治疗维持、进展后再次原方案治疗，该治疗策略目前缺乏循证医学证据。由于患者转移灶再活检为ER（+）、HER-2（+）、Luminal B型乳腺癌，在经过一线化疗联合靶向治疗后达到病情稳定，化疗存在毒性难以耐受，维持治疗可以考虑内分泌治疗联合靶向治疗。关于内分泌治疗联合抗HER-2靶向治疗在ER（+）、HER-2（+）乳腺癌患者治疗中的作用仍有一定争议。目前已发表研究尚未证实这种治疗策略的生存获益，还有待进一步长期随访结果。值得一提的是TAnDEM研究初步展现联合治疗组具有生存获益的趋势。ABC3指南及《中国晚期乳腺癌诊治专家共识2016》均建议，对于ER（+）、HER-2（+）转移性乳腺癌患者，可考虑采用曲妥珠单抗联合内分泌治疗策略。但该策略目前仅适用于高选择性患者，例如有化疗禁忌、不愿接受化疗、无病间期较长、疾病负荷小的患者。目前直接比较靶向治疗与化疗或内分泌治疗联合应用的临床试验已在开展当中，相信这些临床试验的结果会为这一问题提供更多循证医学证据。

（复旦大学附属肿瘤医院 王碧芸）

这是一例中年绝经前患者，术后病理结果提示为$pT_{1c}N_0M_0$，ⅠA期，HER-2（+）型，根据NCCN指南、ESMO指南以及St. Gallen专家共识，应给予化疗联合靶向治疗。结合患者多原发病灶的特点，EC→TH的方案是比较合理的，而术后辅助放疗无明确指征。

患者术后21个月出现单发胸骨转移，骨转移灶病理免疫组织化学检测结果为ER转为阳性，与原发灶不一致，此时应再检测原发灶免疫组织化学。如确认原发灶激素受体阴性，DFS小于2年，一线解救治疗首选靶向治疗联合化疗；如为阳性，则考虑复发转移或未给予辅助内分泌治疗所致，可能因此改变策略。

该病例一线拉帕替尼+卡培他滨有效，骨痛缓解、骨质修复，此时增加胸骨转移灶放疗、卡培他滨减量维持获益不确定，相反可能因放疗的加入被迫下调化疗剂量而降低全身控制的效果。出现肺转移后，将原方案药物上调至标准剂量的策略应该慎重采用，因不能确定病情进展是剂量不足还是继发耐药所致。目前肺转移再度进展，可以明确肿瘤对拉帕替尼和卡培他滨获得耐药。而辅助阶段停用曲妥珠单抗6个月后出现复发转移，尚不能确定产生耐药。另一方面，HER-2过表达的晚期乳腺癌，在病情进展后保留曲妥珠单抗更换不同细胞毒药物的PFS要优于单用化疗组。因此，二线方案如果药物可及首选曲妥珠单抗-DM1，也可以考虑曲妥珠单抗基础上联合单药化疗（如长春瑞滨），目前肺转移肿瘤负荷不大，联合内分泌治疗也是合理的选择。

（北京大学首钢医院 莫雪莉）

【循证背景】

TAnDEM 研究为Ⅲ期临床研究，比较了阿那曲唑联合曲妥珠单抗与阿那曲唑单药治疗 208 例 ER（+）、HER-2（+）转移性乳腺癌患者的疗效，结果显示联用组 PFS 较单药组延长 1 倍（4.8 个月与 2.4 个月比较，$P=0.0016$），但两组总生存期未观察到统计学差异。由于 70%阿那曲唑单药组的患者在疾病进展后接受了含曲妥珠单抗的治疗方案，可能会影响总生存期结果，探索性分析比较了联合组与单药组中未交叉接受靶向治疗的患者，结果提示联合组具有生存优势（Wilcoxon $P=0.048$）。

（复旦大学附属肿瘤医院　王碧芸）

【指南背景】

1. 2016 版 NCCN 指南　HER-2（+）乳腺癌的一线推荐药物为曲妥珠单抗联合帕妥珠单抗联合多西他赛或紫杉醇。其他可选择药物包括曲妥珠单抗-DM1、曲妥珠单抗联合紫杉醇±卡铂、曲妥珠单抗联合多西他赛/长春瑞滨/卡培他滨。对于曲妥珠单抗治疗失败的患者可选择的方案为拉帕替尼联合卡培他滨、曲妥珠单抗联合卡培他滨、曲妥珠单抗联合拉帕替尼、曲妥珠单抗联合其他化疗药。部分研究提示在激素受体阳性、HER-2 阳性乳腺癌患者中，在内分泌治疗基础上加入抗 HER-2 靶向治疗可以进一步提高患者 PFS。

2. ABC3 指南　对于 ER（+）、HER-2（+）的转移性乳腺癌，当选择内分泌治疗时，需同时应用抗 HER-2 靶向治疗（曲妥珠单抗或拉帕替尼）。当一线治疗选择化疗联合靶向治疗时，可考虑将内分泌治疗联合靶向治疗作为维持治疗。尽管目前还未在随机临床试验中证实，但临床经验及内分泌药物的安全性均使得该策略成为一个合理的治疗选择。

3.《中国晚期乳腺癌诊治专家共识 2016》　辅助治疗未使用过曲妥珠单抗或曲妥珠单抗治疗结束后超过 1 年复发转移的 HER-2（+）晚期乳腺癌，曲妥珠单抗联合化疗的疗效和安全性均优于拉帕替尼联合化疗。一线抗 HER-2 治疗方案首选曲妥珠单抗联合帕妥珠单抗和紫杉类药物，除了联合紫杉醇、多西他赛以外，也可联合其他化疗药物。

二线以后的治疗，在无法获得曲妥珠单抗-DM1 时可选择其他方案，包括继续曲妥珠单抗联合另一种细胞毒药物；拉帕替尼联合卡培他滨、曲妥珠单抗联合拉帕替尼双靶向治疗。有证据证实，相比于阿法替尼，曲妥珠单抗作为二线抗 HER-2 治疗与长春瑞滨联合有更多生存获益。另有研究显示，mTOR 抑制药依维莫司联合曲妥珠单抗对于既往接受过曲妥珠单抗治疗的晚期乳腺癌患者有一定的生存获益，也可作为二线治疗的选择。

激素受体阳性患者可以考虑曲妥珠单抗联合内分泌维持治疗。

4.《中国抗癌协会乳腺癌诊治指南与规范》　曲妥珠单抗联合紫杉醇或多西他赛，可以作为首选的一线方案。曲妥珠单抗联合紫杉醇的同时也可加用卡铂进一步提高疗效。曲妥珠单抗也可联合长春瑞滨、卡培他滨等其他化疗药物作为一线治疗。

曲妥珠单抗治疗疾病进展后的治疗策略：在曲妥珠单抗-DM1 不能获得的情况下，可有下列治疗策略：拉帕替尼联合卡培他滨、曲妥珠单抗联合卡培他滨、曲妥珠单抗联合拉帕替尼的非细胞毒药物、继续使用曲妥珠单抗、更换其他化疗药物。

（复旦大学附属肿瘤医院　王碧芸）

【核心体会】

重申转移病灶再次活检与基于循证医学证据及患者疾病特点制订个体化治疗的重要性。在激素受体阳性、HER-2阳性乳腺癌患者中，内分泌治疗联合抗HER-2靶向治疗的地位尚不明确，但可考虑作为维持治疗的选择之一。

（复旦大学附属肿瘤医院　王碧芸）

参 考 文 献

[1] Gori S, Inno A, Rossi V, et al. Predictive factors of lapatinib and capecitabine activity in patients with HER2-positive, trastuzumab-resistant metastatic breast cancer: results from the Italian retrospective multicenter HERLAPAC study. PLoS One, 2016, 11 (5): e0156221.

[2] von Minckwitz G, Schwedler K, Schmidt M, et al. Trastuzumab beyond progression: overall survival analysis of the GBG 26/BIG 3-05 phase III study in HER2-positive breast cancer. Eur J Cancer, 2011, 47 (15): 2273-2281.

病例 62　首诊局部晚期的 HER-2 过表达乳腺癌

黄　真*

广西医科大学附属肿瘤医院

【病史及治疗】

➤ 患者女性，43 岁，月经史、个人史、家族史无特殊。

➤ 患者因右侧乳腺肿物入院。查体示右侧乳腺红肿，较左侧乳腺明显增大，右侧乳腺皮肤无糜烂及破溃。局部皮肤可见橘皮征。乳头、乳晕无糜烂，乳头无内陷或抬高。右侧乳腺内上下象限可触及一大小 10 cm×8 cm 肿物，表面欠光滑，质硬，无压痛，边界清，活动度欠佳。右腋窝可触及数枚大小为 2.0 cm×1.5 cm 的淋巴结，质硬，固定。右侧锁骨上可触及一增大的淋巴结，大小为 2.5 cm×2.0 cm，质硬，固定。左侧乳腺、左腋窝未见明显异常。

【辅助检查】

➤ 肿瘤标志物糖类抗原（carbohydrate antigen，CA）153（电化学发光）58.25 U/ml（↑）。

➤ 骨发射型计算机体层成像（emission computerized tomography，ECT）示全身骨骼显像未见异常。

➤ 胸部计算机体层摄影（computed tomography，CT）（图 62-1，图 62-2）示右侧乳腺肿物，

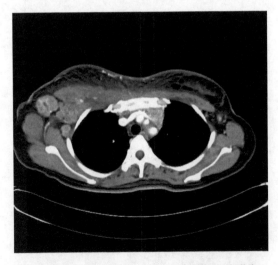

图 62-1　化疗前胸部 CT 示右腋窝淋巴结增大

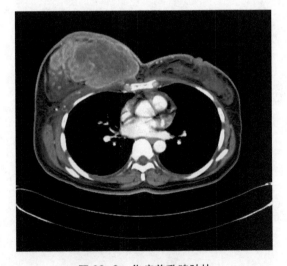

图 62-2　化疗前乳腺肿块

* 为通信作者，邮箱：48577880@qq.com

考虑右侧乳腺癌侵犯皮肤及右侧胸大肌，伴右侧腋窝、肌间隙、胸骨旁、双侧锁骨上、纵隔淋巴结转移可能性大；双侧胸膜增厚并少量胸腔积液，胸膜转移待排；肝内多发囊肿；左肾囊肿可能性大。

【病史及治疗续一】

➢ 2015-12-15 行右侧乳腺肿物空芯针穿刺术+右腋窝及右锁骨上淋巴结细针穿刺术。

➢ 病理示浸润性小叶癌。免疫组织化学示雄激素受体（50%），雌激素受体（estrogen receptor，ER）（-），孕激素受体（progesterone receptor，PR）（-），人类上皮细胞生长因子受体2（human epiderma growth factor receptor 2，HER-2）（3+），Ki-67 阳性率（30%）。右腋窝、右锁骨上淋巴结穿刺涂片均找到癌细胞。

➢ 给予 TCH 方案（T，多西他赛；C，卡铂；H，曲妥珠单抗）6 个疗程新辅助化疗，具体剂量为卡铂 AUC = 6 576 mg，第 1 天+多西他赛 75 mg/m^2，108 mg，第 1 天+曲妥珠单抗 6 mg/kg 384 mg，第 2 天，每 21 天 1 个疗程。6 个疗程后予胸部 CT 评估疗效（图 62-3，图 62-4），结果提示右侧乳腺未见明显肿物，腋窝淋巴结无增大。6 个疗程化疗后影像学评估疗效达临床完全缓解（clinical complete remission，cCR）。

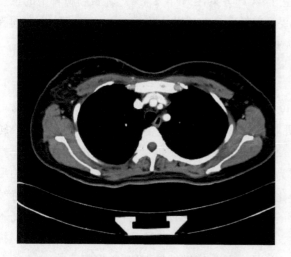 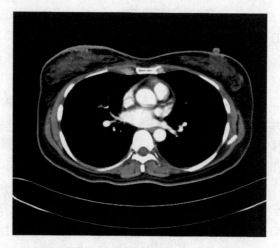

图 62-3　6 个疗程新辅助化疗后的腋窝情况　　　　　图 62-4　6 个疗程新辅助化疗后的乳房情况

【病史及治疗续二】

➢ 2016-05-09 行右侧乳腺癌改良根治术。

➢ 术后病理示右侧乳腺浸润性小叶癌。原穿刺部位周围全取材，见少量癌细胞残存。癌细胞变性，间质纤维增生伴玻璃样变性，淋巴细胞、组织细胞浸润，符合化疗后改变，化疗后病理疗效评价 MP 分级为 3 级。片内未见脉管癌栓及神经侵犯。周围乳腺组织增生伴导管内乳头状瘤病。基底切缘、皮肤、乳头未见癌。（胸肌间淋巴结）均为脂肪组织。送检（右腋窝淋巴结）8 枚均呈慢性炎改变，其中 5 枚淋巴结伴有化疗反应，未见癌组织。ER（-），PR（-），雄激素受体（-），HER-2（3+），Ki-67 阳性率（约 10%）。

➢ 术后于 2016-06-28 起给予放疗，放疗靶区 CTV 包括双颈Ⅲ~Ⅴ区、右侧锁骨上区、纵隔双侧胸壁及右侧腋窝，PCTV 为 CTV 外扩 5 mm，计划放疗处方剂量：PCTV 50 Gy/25 次/5 周。正常组织限量：脊髓≤45 Gy；双肺 V20<30%，V30<20%；心脏 V30<40%，V40<30%。

【本阶段小结】

该病例为首诊时为浸润性小叶癌，临床分期 $cT_4N_3M_0$，ⅢC 期，HER-2 过表达型。根据美国国家综合癌症网络（National Comprehensive Cancer Network，NCCN）指南，对于ⅢC 期局部晚期患者，可考虑先行新辅助化疗。根据 GETN（A）-1 试验，对于Ⅱ~Ⅲ期 HER-2 过表达的乳腺癌患者，新辅助化疗的临床有效率可高达95%，病理完全缓解率为39%。故此病例采用了 TCH 方案新辅助化疗。6 个疗程化疗结束评估疗效达部分缓解。由于本例患者首诊评估右腋窝及右锁骨上区淋巴结转移，术后予以放疗。

【专家点评】

该患者诊断为乳腺癌伴腋窝、锁骨上淋巴结转移。就诊时肿块大，淋巴结转移范围广，影像学上甚至怀疑胸膜转移。但是通过曲妥珠单抗联合 TC 方案化疗，肿块退缩明显，最终使手术得以进行。该患者为 HER-2 过表达型，根据 NeoSphere 研究结论，曲妥珠单抗联合多西他赛的方案中加入帕妥珠单抗明显提高了病理完全缓解率，但在我国帕妥珠单抗尚未上市，因此 HER-2（+）乳腺癌患者仍可选含曲妥珠单抗的方案。BCIRG006 试验则确立了 TCH 方案在 HER-2（+）乳腺癌患者中的重要地位，证明了不含蒽环类药物的 TC 方案作为与曲妥珠单抗联合的辅助化疗具有与 AC→TH 方案同等的有效性。NCCN 指南也将 TCH 方案作为 HER-2（+）患者新辅助治疗的首选方案之一。

（复旦大学附属肿瘤医院　王碧芸）

根据患者初诊临床检查结果，应更正分期为Ⅳ期（合并纵隔淋巴结及左锁骨上淋巴结转移），所以是一例激素受体阴性、HER-2（+）转移性乳腺癌患者。对于激素受体阴性、HER-2（+）转移性乳腺癌，首选化疗联合靶向治疗。并且根据 ASCO 指南，对于 HER-2（+）进展期乳腺癌，推荐使用曲妥珠单抗+帕妥珠单抗+紫杉烷类药物作为一线治疗方案。但由于国内无法商业获得帕妥珠单抗及经济因素，故只能选择曲妥珠单抗联合化疗。患者接受曲妥珠单抗联合化疗时，应持续至少 6~8 个疗程，取决于肿瘤疗效和患者对化疗的耐受程度。抗 HER-2 治疗的最佳持续时间尚不明确，如果没有出现疾病进展或不可耐受毒性，曲妥珠单抗治疗可持续使用至疾病进展。抗 HER-2 失败后的患者，持续抑制 HER-2 通路可带来生活获益，应继续抗 HER-2 治疗。

目前针对Ⅳ期乳腺癌原发灶手术价值的争论从未停止。NCCN 指出，Ⅳ期乳腺癌在局部肿瘤可以完全切除，主要针对转移灶的病情不危及生命的情况下，即在全身治疗有效的情况下可考虑局部治疗。而德国 AGO 指南并未"推荐"任何形式的局部治疗，甚至放疗也没有推荐。一项在土耳其进行的多中心试验，前期结果发表于 2013 年 *CANCER RESEARCH*，共纳入293 例患者，手术+全身治疗对照全身治疗组，主要研究终点为总生存期，结果显示两者无统计学差异。而在非预设的亚组分析中，手术延长了单发骨转移患者的生存期。故目前多数学者认为，对于单发骨转移的Ⅳ期乳腺癌可考虑给予原发灶手术治疗。

（上海交通大学附属仁济医院　白永瑞）

【循证背景】

1. NeoSphere 试验（$n = 417$）　局部晚期非炎性或早期 HER-2（+）乳腺癌患者，随机分为 T+D（曲妥珠单抗+多西他赛）、P+T+D（帕妥珠单抗+曲妥珠单抗+多西他赛）、P+D 和 P+T 组进行 4 个疗程的新辅助治疗后接受手术、术后辅助化疗、常规曲妥珠单抗治疗，进疗效评价。结果显示 P+T+D 组疗效获得了明显的统计学差异，主要临床终点乳腺病理完全缓解率提高了16.8%（95%*CI* 3.5~30.1，*P*=0.014 1），乳腺和腋窝的全部病理完全缓解率提高了17.8%。

2. BCIRG006 试验　该试验入组了 3222 例 HER-2（+）的腋窝淋巴结阳性或腋窝淋巴结阴性但高危的乳腺癌患者，随机分组至 AC→T、AC→TH 和 TCH 组。研究结果显示，与 AC→T 组相比，加用曲妥珠单抗治疗的 AC→TH 组和 TCH 组，患者 5 年无病生存率（84%与 75%比较，*HR* 0.64，*P*<0.001；81%与 75%比较，*HR* 0.75，*P*=0.04）及 5 年总生存率（92%与 87%比较，*HR* 0.63，*P*<0.001；91%与 87%比较，*HR* 0.77，*P*=0.038）都明显提高。且加用曲妥珠单抗治疗的 AC→TH 组和 TCH 组，患者 5 年无病生存率及 5 年总生存率相似。BCIRG 006 试验同时表明，不含蒽环类药物的 TC 方案作为与曲妥珠单抗联合的辅助化疗具有同样的有效性。

3. NOAH 试验（*n*=235）　HER-2（+）局部晚期或炎性乳腺癌患者，按 1∶1 随机分入两组：CT+H 组（新辅助化疗联合曲妥珠单抗，术后序贯曲妥珠单抗）和 CT 组（单纯新辅助化疗）。结果分析显示，CT+H 组 5 年无事件生存时间有明显获益（57.5%与 43.3%比较，*P*=0.016）。且在达到病理完全缓解的患者中，新辅助化疗联合曲妥珠单抗治疗较单纯新辅助化疗也显著提高 5 年无事件生存期（87%与 55%比较，*P*=0.000 8）。

（复旦大学附属肿瘤医院　王碧芸）

【指南背景】

1. NCCN 指南　①新辅助化疗的指征有不可手术切除的患者争取手术；不可保乳的患者争取保乳；②对于 HER-2（+）乳腺癌新辅助/辅助化疗药物的选择，推荐方案有 AC→TH 或 TCH。

2.《中国抗癌协会乳腺癌诊治指南与规范（2015 版）》　新辅助化疗一般适用于临床Ⅱ、Ⅲ期乳腺癌患者，临床分期为ⅢA（不含 T_3、N_1、M_0）、ⅢB、ⅢC 期进行新辅助化疗以达到降期手术的目的。临床分期为ⅡA、ⅡB、ⅢA（仅 T_3、N_1、M_0）期希望缩小肿块、降期保乳的患者，也可考虑新辅助化疗。

（复旦大学附属肿瘤医院　王碧芸）

【核心体会】

对于 HER-2（+）乳腺癌患者，TCH 方案疗效佳。

（复旦大学附属肿瘤医院　王碧芸）

对于 HER-2（+）转移性乳腺癌，推荐使用曲妥珠单抗+帕妥珠单抗+紫杉烷类药物作为一线治疗方案。并建议曲妥珠单抗治疗，可持续使用至疾病进展。目前针对Ⅳ期乳腺癌原发灶是否行手术治疗尚存在争议。

（上海交通大学医学院附属仁济医院　白永瑞）

参 考 文 献

［1］Coudert BP，Largillier R，Arnould L，et al. Multicenter phase Ⅱ trial of neoadjuvant therapy with trastuzumab, docetaxel, and carboplatin for human epidermal growth factor receptor-2-overexpressing stage Ⅱ or Ⅲ breast cancer: results of the GETN（A）-1 trial. J Clin Oncol, 2007，25（19）：2678-2684.

病例 63　Luminal B、HER-2 阳性乳腺癌，未行靶向治疗

蒋　奕*

广西医科大学附属肿瘤医院

【病史及治疗】

➢ 患者女性，55 岁，49 岁已停经，孕 2 产 1，无肿瘤家族史。

➢ 发现左侧乳腺肿物 1 年余，位于左侧乳腺外下象限，触诊肿物固定，左侧乳腺外下象限可见酒窝征，左侧乳腺乳头凹陷、固定，左腋窝淋巴结固定。磁共振成像示肿物 3.8 cm×1.6 cm，位于左侧乳腺外下象限，左腋窝多发淋巴结，最大者约为 2.7 cm×2.1 cm，于 2016-04-19 行左侧乳腺肿物空芯针穿刺活检术，术后病理示浸润性导管癌 III 级，雌激素受体（estrogen receptor，ER）（≥1%），孕激素受体（progesterone receptor，PR）（2%~5%），人类上皮细胞生长因子受体 2（human epiderma growth factor receptor 2，HER-2）（3+），Ki-67 阳性率（40%~50%），腋窝淋巴结穿刺阳性，临床分期为 $cT_4N_1M_0$。

➢ 患者局部肿瘤固定，临床分期 $cT_4N_1M_0$，给予术前新辅助化疗，患者由于自身原因拒绝使用曲妥珠单抗（赫赛汀）靶向治疗，拟行 EC→T 方案（E，表柔比星；C，环磷酰胺；序贯以 T，多西他赛）方案 4 个疗程辅助化疗。2016-04-26 开始行 EC→T 方案化疗。

【辅助检查】

➢ 肿瘤指标糖类抗原（carbohydrate antigen，CA）153　22.53 U/ml，癌胚抗原（carcino-embryonic antigen，CEA）1.89 μg/L。

➢ 2016-04-18 乳腺磁共振成像（magnetic resonance imaging，MRI）（图 63-1）示肿物位于左侧乳腺外下象限，大小为 3.8 cm×1.6 cm，左侧乳头固定、凹陷。

---

* 为通信作者，邮箱：1258617710@qq.com

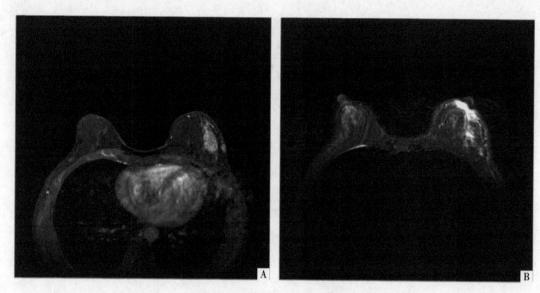

图 63-1　2016-04-18 乳腺 MRI
注：A. 肿物位于左乳外下象限，最大径为 3.8 cm×1.6 cm；B. 左侧乳头固定、凹陷

【本阶段小结】

患者为已绝经中年妇女。临床分期及分子分型为 $cT_4N_1M_0 III B$ 期，Luminal B2 型，患者有术前新辅助化疗指征，因自身经济原因，未使用曲妥珠单抗靶向治疗。给予蒽环类联合紫杉类方案化疗。

【病史及治疗续一】

➢ 化疗 2 个疗程后返院，触诊左乳肿物不明显，左腋窝淋巴结约 1 cm×1 cm，患者由于自身经济原因，当时拒绝复查乳腺 MRI 及计算机体层摄影（computed tomography，CT），肿瘤指标示 CA153　18.73U/ml。

➢ 化疗 4 个疗程后返院，左乳临床未触及明显肿物，左腋窝淋巴结明显缩小，较大者 1 cm×1 cm。

➢ 2016-07-25 复查乳腺 MRI（图 63-2）与 2016-04-17 片对比，左侧乳腺癌化疗后，左乳外下象限瘤灶较前缩小，左腋窝多发淋巴结转移瘤较前缩小、减少。临床评估部分缓解。

➢ 2016-07-26 行右侧乳腺癌改良根治术，术后病理示乳腺癌新辅助化疗后，肿物大小为 0.8 cm×1.1 cm，伴局部纤维化。送检腋窝组织融合成块，可见大量纤维化，找到 7 枚淋巴结，其中 2 枚淋巴结有癌转移，免疫组织化学示 ER（+），PR（+），HER-2（3+），Ki-67 阳性率（36%）

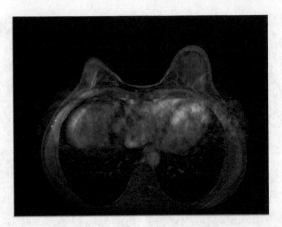

图 63-2　2016-07-25 乳腺 MRI

【本阶段小结】

患者为分子分型为 Luminal B2 患者，临床分期为 $cT_4N_1M_0$，具有新辅助化疗指征，因自身原因拒绝使用曲妥珠单抗治疗，使用 EC→T 方案辅助化疗。化疗 4 个疗程后，评价部分缓解，行左侧乳腺癌改良根治术，术后病理提示肿物明显缩小，但腋窝淋巴结仍有 2 枚/7 枚阳性。拟术后继续行 4 个疗程 T 方案辅助化疗，化疗完成后，拟行术后辅助放疗及内分泌治疗。

【专家点评】

2016-4-18 乳腺 MRI 示左乳外下象限结节灶伴左乳头及乳晕区皮肤凹陷（BI-RADS 5 级），考虑恶性肿瘤，侵犯乳头可能性大，请结合病理结果。

2016-7-25 化疗 4 个疗程后复查乳腺 MRI，与前片（2016-4-18）比较，左乳病灶明显缩小、强化程度减弱。

（上海交通大学医学院附属仁济医院　张　庆）

该患者为 Luminal B 型，术前分期晚，病灶淋巴结转移范围较广。患者 HER-2（+），根据 NeoSphere 研究结论，在 HER-2（+）乳腺癌患者的新辅助化疗中，曲妥珠单抗联合多西他赛的方案中加入帕妥珠单抗明显提高了病理完全缓解率，但在我国帕妥珠单抗尚未上市，因此 HER-2（+）乳腺癌患者仍选含曲妥珠单抗的方案。由于该患者自身原因，拒绝曲妥珠单抗的治疗，选择了 EC→T 方案进行新辅助化疗，临床评价为部分缓解。但是，若在手术前将辅助化疗全程做完，再行手术更佳。

（复旦大学附属肿瘤医院　王碧芸）

【循证背景】

NeoSphere 试验（$n=417$）　局部晚期非炎性或早期 HER-2（+）乳腺癌患者，随机分为 T+D（曲妥珠单抗+多西他赛）、P+T+D（帕妥珠单抗+曲妥珠单抗+多西他赛）、P+D 和 P+T 组进行 4 个疗程新辅助治疗后接受手术、术后辅助化疗、常规曲妥珠单抗治疗，进行疗效评价。结果显示 P + T + D 组疗效获得了明显的统计学差异，主要临床终点乳腺病理完全缓解率提高了 16.8%（95%*CI* 3.5~30.1，*P* = 0.014 1），乳腺和腋窝的全部病理完全缓解率提高了 17.8%。

（复旦大学附属肿瘤医院　王碧芸）

【指南背景】

1. NCCN 指南　①新辅助化疗的指征有不可手术切除的患者争取手术；不可保乳的患者争取保乳；②对于 HER-2（+）乳腺癌新辅助/辅助化疗药物的选择，推荐方案有 AC→TH 或 TCH。

2.《中国抗癌协会乳腺癌诊治指南与规范（2015 版）》　新辅助化疗一般适用于临床 Ⅱ、Ⅲ 期乳腺癌患者，临床分期为 Ⅲ A（不含 T_3、N_1、M_0）、Ⅲ B、Ⅲ C 期进行新辅助化疗以达到降期手术的目的。临床分期为 Ⅱ A、Ⅱ B、Ⅱ A（仅 T_3、N_1、M_0）希望缩小肿块、降期保乳的患者，也可考虑新辅助化疗。

（复旦大学附属肿瘤医院　王碧芸）

【核心体会】

对于 HER-2（+）乳腺癌患者进行新辅助治疗，国际上已经使用双靶向联合化疗，但是仍有患者因为经济原因连曲妥珠单抗也不能使用。

（复旦大学附属肿瘤医院　王碧芸）

参 考 文 献

［1］Bear HD, Anderson S, Brown A, et al. The effect on tumor response of adding sequential preoperative docetaxel to preoperative doxorubicin and cyclophosphamide：preliminary results from National Surgical Adjuvant Breast and Bowel Project Protocol B-27. J Clin Oncol, 2003, 21（22）：4165-4174.

［2］Henderson IC, Berry DA, Demetri GD, et al. Improved outcomes from adding sequential paclitaxel but not from escalating doxorubicin dose in an adjuvant chemotherapy regimen for patients with node-positive primary breast cancer. J Clin Oncol, 2003, 21（6）：976-983.

［3］Roché H, Fumoleau P, Spielmann M, et al. Sequential adjuvant epirubicin-based and docetaxel chemotherapy for node-positive breast cancer patients：the FNCLCC PACS 01 Trial. J ClinOncol, 2006, 24（36）：5664-5671.

病例 64　晚期转移性乳腺癌姑息性化疗

周　晓*

广西医科大学附属肿瘤医院

【病史及治疗】

➢ 患者女性，56 岁，已绝经 10 年，既往史、个人史、月经及婚育史无特殊，家族中无乳腺癌、卵巢癌、甲状腺癌等肿瘤病史。

➢ 2005-10 发现左乳肿物（2.0 cm×1.5 cm），自服中成药（具体不详）后缩小，期间未复查。至 2014-11 开始左乳肿物变硬且进行性增大至 5.0 cm×5.0 cm，于 2015-05-21 到某医院就诊。

【辅助检查】

➢ 2015-05 乳腺磁共振成像（magnetic resonance imaging，MRI）示考虑左侧乳腺癌（2 个瘤灶）侵犯左侧乳后间隙、左乳皮肤、乳头并左侧腋窝多发淋巴结转移可能性大 [乳腺影像报告和数据系统（breast imaging reporting and data system，BI-RADS）4 级]（图 64-1）。

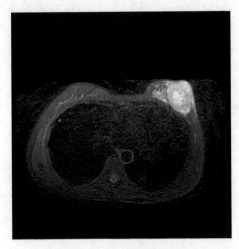

图 64-1　双侧乳腺 MRI

➢ 2015-05 颅脑+胸部+上腹部计算机体层摄影（computed tomography，CT）示考虑左侧乳腺癌并双肺、左腋窝淋巴结转移可能性大；肝内多发小囊肿；颅脑未见明确异常（图 64-2）。

---

* 为通信作者，邮箱：21125679@qq.com

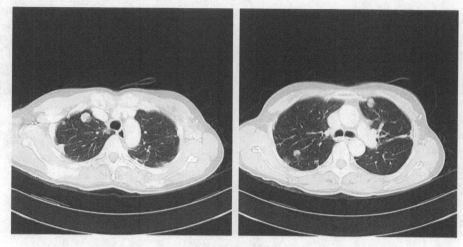

图64-2　胸部CT

➤ 2015-05-25行左乳肿物空芯针（14G）穿刺活检病理示左侧乳腺浸润性导管癌Ⅱ级。免疫组织化学示ER（>90%），PR（约80%），HER-2（-），Ki-67阳性率（50%）。

➤ 2015-05-25左腋窝淋巴结细针穿刺细胞学检查示涂片见异形细胞，提示癌转移。诊断为左侧乳腺浸润性导管癌并肺转移（$cT_4N_2M_1$ Ⅳ期，Luminal B1型）。

➤ 2015-05-28全身骨ECT示全身骨扫描未见明显异常。

➤ 2015-06-03、2015-06-24行TEC方案（T，多西他赛；E，表柔比星；C，环磷酰胺）姑息性化疗，具体为多西他赛75 mg/m²，第1天+表柔比星100 mg/m²，第1天+环磷酰胺500 mg/m²，第1天，化疗各1个疗程，每3周1次。

【本阶段小结】

患者为晚期转移性乳腺癌（$cT_4N_2M_1$ Ⅳ期），局部肿瘤较大，且同侧腋窝有融合淋巴结转移，CT提示双肺多发转移，根据美国国家综合癌症网络（National Comprehensive Cancer Network，NC-CN）指南，患者可行姑息性化疗使左乳局部好转后再行姑息性手术以改善生存质量，患者分子分型为Luminal B1型，目前瘤负荷较大，因此选择TEC方案姑息性化疗较为合理，争取尽快降低瘤负荷。

【病史及治疗续一】

➤ 2个疗程姑息性化疗后复查乳腺MRI（图64-3），示左乳肿物较前明显缩小（肿物内见大片坏死成分），其内缘结节较前稍缩小，左侧腋窝多发淋巴结较前缩小。影像学评估达部分缓解。

➤ 2个疗程姑息性化疗后复查胸部CT，示双肺多发转移瘤较前缩小。影像学评估达部分缓解（图64-4）。

➤ 2015-07-18、2015-08-08再行TEC方案化疗各1个疗程（剂量如前）。

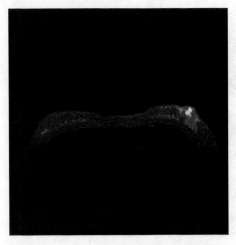

图 64-3　2 个疗程姑息性化疗后双乳 MRI

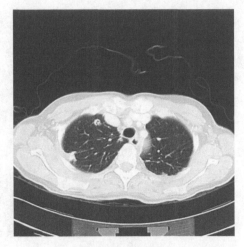

图 64-4　2 个疗程姑息性化疗后胸部 CT

【本阶段小结】

患者 2 个疗程 TEC 方案新辅助化疗后临床查体及复查乳腺 MRI 评估均达部分缓解，右乳原发肿瘤及右腋窝淋巴结较前明显缩小，因此继续再行 2 个疗程原方案新辅助化疗。

【病史及治疗续二】

➤ 4 个疗程姑息性化疗后复查乳腺 MRI，示左乳外上象限癌灶及其内缘子灶较前缩小，左腋窝淋巴结也较前缩小。影像学评估有效（图 64-5）。

➤ 4 个疗程姑息性化疗后复查胸部 CT，示双肺多发转移瘤部分较前缩小。影像学评估达有效（图 64-6）。

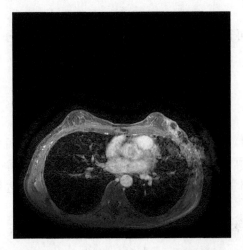

图 64-5　4 个疗程姑息性化疗后双乳 MRI

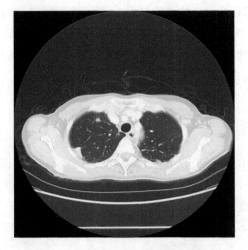

图 64-6　4 个疗程姑息性化疗后胸部 CT

➤ 2015-09-01全身麻醉下行左乳单纯切除术+左腋窝淋巴结清扫术。

➤ 术后病理示左侧乳腺浸润性导管癌Ⅱ级，片内见多量癌栓，癌细胞变形、坏死、胆固醇结晶形成及大量泡沫细胞反应，乳腺间质纤维显著增生、变性，符合治疗后改变（Miller-Payne病理疗效评价分级：2级），肿物累及皮肤下方，乳头及基底切缘未见癌组织；（胸肌间组织）为纤维脂肪组织，未见癌组织；（左腋窝淋巴结）（2枚/9枚）淋巴结有转移癌，转移灶最大径0.5cm，其余结节为癌结节，可见纤维组织增生伴大量泡沫细胞反应，符合治疗后改变。免疫组织化学示ER（>90%），PR（约90%），HER-2（-），Ki-67阳性率（80%）。

➤ 患者4个疗程TEC方案姑息性化疗后临床查体及复查乳腺MRI、胸部CT评估疗效均达部分缓解，可行姑息性手术，因此手术方式选择左乳单纯切除术+左腋窝淋巴结清扫术，术后继续于2015-09-08、2015-09-29行TEC方案化疗2个疗程。根据美国国家综合癌症网络（National Comprehensive Cancer Network，NCCN）指南，患者分子分型为Luminal B1型，其ER（>90%），PR（约90%），化疗结束后行内分泌维持治疗以延长无进展生存期（progression-free-survival，PFS）及总生存期（overall survival，OS），内分泌治疗考虑患者已绝经，则选择非甾体类芳香化酶抑制药来曲唑2.5mg，每天1次。6个疗程姑息性化疗后复查乳腺MRI（图64-7）及胸部CT（图64-8）。

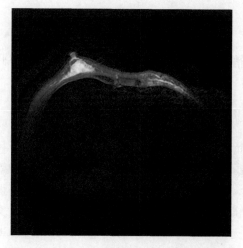

图64-7 术后6个疗程姑息性化疗后双乳MRI

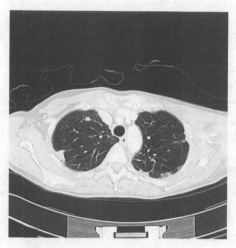

图64-8 6个疗程姑息性化疗后胸部CT

【病史及治疗续三】

➤ 2016-03-18患者返院复查，诉咳嗽、咳白色泡沫痰进行性加重1个月余。

➤ 复查颅脑+胸部+上腹部CT示双肺转移灶较前增多、增大，纵隔淋巴结较前增大，部分胸膜较前增厚，综合考虑转移瘤可能性大；肝内多发小囊肿；颅脑未见明确异常。影像学评估为疾病进展（progressive disease，PD）（图64-9）。

➤ 患者口服来曲唑内分泌治疗3个月后返院复查提示病情明显进展，且目前为有症状内脏转移进展，与患者及家属沟通为尽快控制病情，选择替吉奥40mg/m²，每天2次，第1~28天，每6周1次，维持口服化疗。

➤ 2016-06-05患者返院复查，诉咳嗽、咳白色泡沫痰已明显好转。

➤ 复查颅脑+胸部+上腹部CT示双肺转移灶较前缩小、减少，纵隔淋巴结较前缩小，部分胸膜较前大致相同；肝内多发小囊肿；颅脑未见明确异常。影像学评估为部分缓解（图 64-10）。

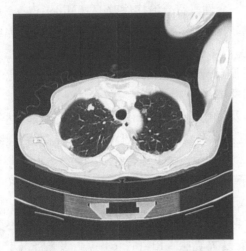

图 64-9 胸部 CT（内分泌治疗后）

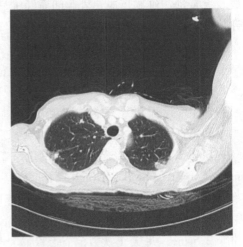

图 64-10 胸部 CT（替吉奥治疗后）

【本阶段小结】

患者口服替吉奥维持化疗 3 个月后返院复查提示病情明显好转，疗效评估为部分缓解，因此应继续予患者替吉奥维持口服化疗。

【专家点评】

患者作为初治为Ⅳ期的晚期乳腺癌，分子分型为 Luminal B、HER-2（-）亚型，这类患者目前的策略有两种方式：一种是先行系统治疗，待控制全身和局部肿瘤后给予手术治疗；另一种策略是先行手术治疗，再行系统治疗。2012 年 SABCS 会议公布的进展期乳腺癌国际共识 1（Advanced Beast Cancer，ABC1），ABC1 并没有阐述Ⅳ期乳腺癌患者切除原发性肿瘤的实际意义或价值，但是明确晚期乳腺癌治疗的目的或最佳终点是无进展生存期和生活质量。2016 年 ASCO 口头报道的两项关于Ⅳ期是否需要进行乳腺原发灶手术切除的Ⅲ期前瞻性临床研究的摘要，土耳其 MF07-01 试验为阳性结果，而印度研究（Tata Memorial trial，NCT00193778）为阴性结果，这两项前瞻性研究为什么会得出不一致的结果值得商榷。如何看待原发灶姑息性手术在Ⅳ期乳腺癌患者中的地位？对晚期转移性乳腺癌患者来说，原发灶姑息性切除手术应该是控制全身情况后选择适期手术，首先手术并非必须；其次手术不能影响系统性治疗的效果。

（浙江省肿瘤医院 王晓稼）

【指南背景】

1. Ⅳ期乳腺癌局部手术相关

（1）2016 版 NCCN 指南：对于转移性乳腺癌，主要治疗措施是保留原发肿瘤的全身治疗，延长生存期，提高生存质量，但不可治愈；对于那些需要缓解症状或即将出现并发症，如皮肤溃疡、出血和疼痛的患者，在初步治疗后可考虑手术治疗。手术应在保证肿瘤局部完全获得清除，而其他转移灶不会立即威胁生命的情况下进行。

（2）ABC3 共识：目前发现，Ⅳ期乳腺癌患者原发病灶的切除与延长生存期无关，但是骨相关疾病的患者可能除外。在某些患者仍可以考虑进行原发灶切除，特别是为了提高生活质量，通常会考虑到患者的意愿（ⅡB）。一小部分但非常重要的晚期乳腺癌患者，如对系统治疗高度敏感的寡转移疾病或低负荷转移性疾病患者，可以达到完全缓解和长期生存，这些患者应考虑多种治疗方法的结合，包括局部治疗（专家意见，91%同意）。

（3）《中国晚期乳腺癌诊治专家共识2016》：对于初治Ⅳ期乳腺癌患者切除原发灶是否能够获益尚有争议，部分患者可以考虑姑息性手术。

2. 初始芳香化酶抑制药治疗失败后全身治疗相关

（1）2016 版 NCCN 指南：对于 ER 和（或）PR（+）但多次内分泌治疗无反应的复发或Ⅳ期乳腺癌患者，仅有骨转移或软组织转移或无症状的内脏转移，如果患者病情允许，考虑严格遵循GCP 原则试用一次内分泌治疗或行化疗；若出现有症状的内脏转移，则可选择化疗。关于内分泌治疗方案，满足 BOLERO-2 合格标准的患者可考虑依西美坦与依维莫司混合的治疗方案；对于内分泌治疗进展的绝经后激素受体阳性、HER-2（-）转移性乳腺癌患者，可行 palbociclib 联合氟维司群（Ⅰ类）。化疗方面，可选择单药卡培他滨。

（2）ABC3 共识：对于 ER（+）、HER-2（-）、Luminal 型晚期乳腺癌，即使存在内脏疾病，内分泌治疗仍是激素受体阳性疾病的首选方案，除非有脏器危象或有内分泌抵抗的证据（ⅠA）。绝经后患者使用非甾体类芳香化酶抑制药后发生疾病进展，加入依维莫司与芳香化酶抑制药联用，是一个有效的选择，因为可显著延长 PFS，但无总生存期获益。必须考虑此联合方案的个体相关毒性，进行个体化治疗决策（ⅠB）。CDK4/6 抑制药 palbociclib 联合芳香化酶抑制药用于绝经后患者的一线治疗（除外辅助芳香化酶抑制药结束<12 个月内复发的患者），且毒性可接受，因此可作为首选的治疗方案之一。总生存期结果仍在等待中（ⅠA）。

（3）《中国晚期乳腺癌诊治专家共识2016》：原发性内分泌耐药：术后辅助内分泌治疗 2 年内出现复发转移，或转移性乳腺癌内分泌治疗 6 个月内出现疾病进展。对于激素受体阳性、HER-2（-）转移性乳腺癌，病变局限在乳腺、骨和软组织及无症状、肿瘤负荷不大的内脏转移患者，可以优先选择内分泌治疗。目前对一线内分泌治疗失败后的转移性乳腺癌，可以选择的药物包括：他莫昔芬、托瑞米芬、不同机制的芳香化酶抑制药、氟维司群等。对于乳腺癌内分泌治疗耐药后的靶向治疗选择，可选择 mTOR 抑制药依维莫司，但目前依维莫司尚未在中国获批此适应证。对内分泌耐药、肿瘤快速进展、内脏广泛转移或症状明显、需要快速减轻肿瘤负荷的患者应该先给予化疗等更有效的治疗。对于晚期乳腺癌患者，尽可能考虑单药化疗作为首选方案。既往使用过蒽环类及紫杉类，可优先考虑口服卡培他滨单药的方案。

（南京医科大学第一附属医院　刘晓安）

【循证背景】

1. Ⅳ期乳腺癌局部手术相关

（1）土耳其 MF07-01 试验：共纳入了 278 例初诊Ⅳ期乳腺癌患者，在行全身治疗之前将患者随机分为手术组与非手术组，所有患者均按需接受全身治疗。长期随访结果显示，ER（+）、HER-2（-）、单灶骨转移及年龄<55 岁亚组的患者，可从原发灶手术中显著获益，而伴多灶性肝/肺转移的患者接受局部手术增加了死亡风险。

（2）印度 TaTa 中心的研究：入组 350 例Ⅳ期乳腺癌患者，均行 6 个疗程蒽环类为基础的化疗，患者达到完全缓解或部分缓解，随机分为手术组（有指征时放疗）和未手术组。一线化疗敏感的初诊Ⅳ期乳腺癌患者接受原发灶手术和腋窝淋巴结清扫后没有总生存获益，局部手术可能促进远处转移灶的生长。

（3）TBCRC 013 试验：共纳入 127 例Ⅳ期乳腺癌患者，其中 112 例具有完整原发灶，对其中一线治疗敏感（病情稳定、部分或完全缓解）的患者，选择性行局部手术治疗。结果提示，85%的患者对一线治疗有效，从而带来生存获益；接受局部手术的患者多为接受一线治疗且单器官转移；对于系统治疗有效的患者，局部手术不影响患者的 PFS 及总生存期；不推荐Ⅳ期乳腺癌患者行原发灶手术。

2. 初始芳香化酶抑制药治疗失败后全身治疗相关

（1）BELLE-2 试验：纳入 1147 例绝经后、激素受体阳性的局部晚期或转移性乳腺癌患者，比较了氟维司群 500 mg+buparlisib（PI3K 抑制药）（$n=576$）和氟维司群（$n=571$）的疗效。患者需在辅助芳香化酶抑制药治疗期间或之后 12 个月内出现复发，或者芳香化酶抑制药一线治疗期间出现疾病进展。结果显示，氟维司群+buparlisib 组的 PFS 显著优于氟维司群组。

（2）BOLERO-2 试验：纳入了 724 例绝经后、ER（+）晚期乳腺癌患者，均是在既往来曲唑或阿那曲唑治疗进展后的患者，给予依西美坦+依维莫司（mTOR 抑制药）（$n=485$）或依西美坦（$n=239$）治疗。结果显示，依西美坦+依维莫司组的 PFS 显著长于依西美坦组，但两组间的总生存期并无显著差异。该研究建议依维莫司联合依西美坦应用于无病间期（内分泌不再敏感）的患者。

（3）PALOMA-3 试验：纳入了 521 例激素受体阳性晚期乳腺癌患者，均于既往内分泌治疗期间出现复发或疾病进展，比较氟维司群+palbociclib（CDK4/6 抑制药）（$n=347$）或氟维司群（$n=174$）的疗效。结果显示，氟维司群+palbociclib 组的 PFS 显著长于氟维司群组。

（南京医科大学第一附属医院　刘晓安）

【核心体会】

对于Ⅳ期乳腺癌患者，所有的治疗都是姑息性的，全身系统治疗是首选的方式，对于该患者，选择了 TEC 方案的姑息性化疗。该患者在 4 个疗程的 TEC 方案姑息性化疗后临床查体及复查乳腺 MRI、胸部 CT 评估疗效达部分缓解，此时选择了行姑息性原发灶手术治疗。根据现有的证据，在有效的系统治疗的基础上，单灶骨转移患者可从局部手术中显著获益；而伴多灶性肝/肺转移的患者接受局部手术可能促进远处转移灶的生长，甚至增加死亡风险，因此对于这部分患者不推荐行原发灶手术，只有当患者的原发灶出现局部症状时才需要手术干预，目的在于控制局部症状和改善生活质量，而非生存获益。

患者口服来曲唑内分泌治疗 3 个月后返院复查提示病情明显进展，考虑患者为原发性内分泌耐药，对于激素受体阳性、HER-2（-）乳腺癌患者，可考虑尝试靶向药物联合内分泌治疗；但该患者为有症状的内脏转移进展，为尽快控制病情，可转为选择化疗。根据指南推荐，建议口服单药希罗达维持。该患者选择的是口服替吉奥维持化疗，维持化疗 3 个月后返院复查提示病情明显好转，疗效评估为部分缓解。虽然不是指南推荐用药，但评估有效，可继续予口服替吉奥维持化疗。

（南京医科大学第一附属医院　刘晓安）

参 考 文 献

[1] Cuzick J, Sestak I, Baum M, et al. Effect of anastrozole and tamoxifen as adjuvant treatment for early-stage

breast cancer: 10-year analysis of the ATAC trial. Lancet Oncol, 2010, 11 (12): 1135-1141.

[2] Regan MM, Neven P, Giobbie-Hurder A, et al. Assessment of letrozole and tamoxifen alone and in sequence for post-menopausal women with steroid hormone receptor-positive breast cancer: the BIG 1-98 randomised clinical trial at 8. 1 years median follow-up. Lancet Oncol, 2011, 12 (12): 1101-1108.

[3] Bliss JM, Kilburn LS, Coleman RE, et al. Disease-related outcomes with long-term follow-up: an updated analysis of the intergroup exemestane study. J Clin Oncol, 2011, 30 (7): 709-717.

病例 65　乳腺癌解救化疗病例

成　名*

广西中医药大学附属瑞康医院

【病史及治疗】

➤ 患者女性，58 岁。月经初潮 14 岁，经期 5~7 天，周期 28 天，48 岁自然绝经，平素月经规则，颜色正常，无血块，无痛经史，绝经后无阴道异常流血、排液。24 岁结婚，孕 5 产 3，足月顺产 2 女 1 子，人工流产 2 次，无异常妊娠及分娩史。既往史、个人史、家族史无特殊。

➤ 患者因发现右乳腺肿物 1 个月余，于 2016-02-18 入院。查体：生命体征平稳，一般情况可，正力体型，自主体位，查体合作，心、肺、腹未见异常。右乳明显隆起，可见橘皮征，右乳头稍凹陷、固定，右乳外上象限可触及一大小为 10 cm×7 cm 肿物，质硬，边界不清，表面不平，活动度差，右侧腋窝触及数个增大融合的淋巴结，最大为 3 cm×2 cm，质硬，边界清，活动度差。左乳及左侧腋窝（-），双侧锁骨上、下窝（-）。

➤ 入院后完善相关检查评估病情，并行右乳肿物穿刺术明确诊断。

【辅助检查】

➤ 2016-02-19 乳腺彩色超声（图 65-1）示右外上象限见一大小为 5.4 cm×6.1 cm×2.1 cm 低回声肿块，形态不规则，边界欠清，周边呈"蟹足样"改变，内部回声不均匀，内部及边缘见较丰富血流信号，见动脉谱。右腋窝探及多个低回声，最大为 2.5 cm×1.5 cm。

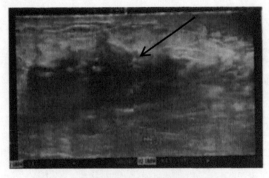

图 65-1　2016-02-19 乳腺彩色超声
注：超声示右侧乳腺肿物如箭头所示

---

* 为通信作者，邮箱：81821214@qq.com

➤ 2016-02-19 腹部彩色超声示肝、胆、脾、胰未见异常。

➤ 2016-02-19 子宫附件彩色超声示子宫实性占位（考虑子宫肌瘤）。

➤ 2016-02-19 颅脑+胸部计算机体层摄影（computed tomography，CT）（图 65-2）示颅脑 CT 未见异常，双肺多发转移瘤。

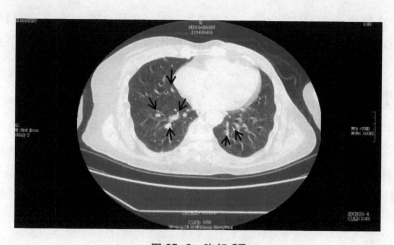

图 65-2　胸部 CT

注：2016-02-19 胸部 CT 示肺转移瘤（如箭头所示）

➤ 2016-02-25 乳腺磁共振成像（magnetic resonance imaging，MRI）（图 65-3）示右乳外上象限见一大小为 5.6 cm×3.1 cm 不规则团块影，边界不清，周边见细长毛刺，右乳凹陷，乳晕皮肤增厚明显，不均匀强化，右腋窝见多个增大淋巴结影，部分融合；左乳未见明显异常。

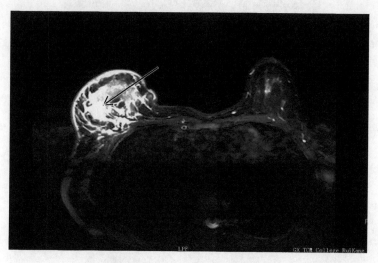

图 65-3　2016-02-25 乳腺 MRI

注：乳腺 0MRI 示右乳肿物如箭头所示

➤ 2016-02-28 全身骨发射型计算机体层成像（emission computerized tomography，ECT）示全身骨骼显像未见异常。

➢ 右乳肿物穿刺病理示浸润性微乳头状癌，免疫组织化学示雌激素受体（estrogen receptor, ER）（−）、孕激素受体（progesterone receptor, PR）（−）、CerbB-2（−）、Ki-67 阳性率（约20%）。

【病史及治疗续一】

➢ 2016-03-01 起给予 TEC 方案（T，多西他赛；E，表柔比星；C，环磷酰胺）行解救性化疗，具体用药：盐酸表柔比星（法码新）140 mg，第 1 天＋环磷酰胺 0.8 g，第 1 天＋多西他赛 130 mg，第 1 天。2 个疗程后复查。

【本阶段小结】

绝经后女性，诊断"右侧乳腺浸润性微乳头状癌、$T_3N_2M_1$、Ⅳ期"，未曾治疗，现属于晚期乳腺癌，三阴性。按美国国家综合癌症网络（National Comprehensive Cancer Network，NCCN）指南，建议行解救性化疗，TAC 方案（T，多西他赛；A，吡柔比星；C，环磷酰胺）为首选方案，但 TEC 方案已被证实有同样疗效且毒性更小，故选定行 TEC 方案治疗，每 2 个疗程全面复查以评估病情，指导下一步治疗。

【辅助检查】

➢ 2016-04-13 返院治疗，查体见右乳及右腋窝肿物较前缩小。

➢ 2016-04-15 复查乳腺彩色超声（图 65-4）示右乳外上见一大小为 6.7 cm×3.8 cm×1.9 cm 低回声影，边界模糊，形态不规则，周边呈蟹足样改变，内见丰富血流信号，右腋窝见数个低回声团，最大者 2.5 cm×1.2 cm。

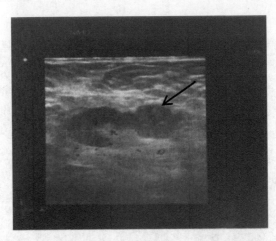

图 65-4　2016-04-15 乳腺彩色超声（右乳肿物如箭头所示）

➢ 2016-04-16 乳腺 MRI（图 65-5）示右乳外上象限见一大小为 4.3 cm×2.3 cm 不规则团块影，边界不清，周边见短粗毛刺，右乳头凹陷，乳晕皮肤增厚明显，呈不均匀强化，病灶内见点状坏死区；右腋窝见多个增大淋巴结影，部分融合。左乳未见明显异常。

➢ 继续予 TEC 方案行解救性化疗，具体用药：盐酸表柔比星（法码新）140 mg，第 1 天＋环磷酰胺 0.8 g，第 1 天＋多西他赛 130 mg，第 1 天。2 个疗程后复查。

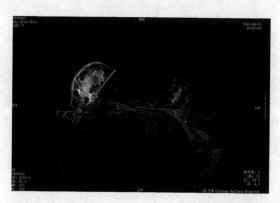

图 65-5　2016-04-16 乳腺 MRI（右乳肿物如箭头所示）

【本阶段小结】

右乳肿物及右腋窝淋巴结缩小，疗效评价为部分缓解。现有研究表明，不同组织学类型的乳腺癌对新辅助化疗的反应有统计学差异，最容易获得病理性完全缓解（pathologic complete response，pCR）的是 HER-2（+）/ER（-），其次是三阴性乳腺癌。故继续按原方案治疗，2 个疗程后再次复查。

【病史及治疗续二】

➤ 4 个疗程解救性化疗后复查。

➤ 2016-05-28 乳腺彩色超声（图 65-6）示右乳外上象限可见一大小为 4.5 cm×4.7 cm×1.8 cm 低回声肿块，形态不规则，边界欠清，周边呈"蟹足样"改变，内部回声不均匀，后方衰减，内部及边缘见较丰富血流信号，见动脉谱。右腋窝探及多个低回声，最大为 1.4 cm×1.0 cm。

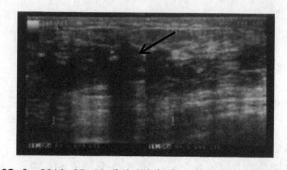

图 65-6　2016-05-28 乳腺彩色超声（右乳肿物如箭头所示）

➤ 于 2016-06-01 行右侧乳腺癌改良根治术。术后病理示右侧乳腺浸润性微乳头状癌，大小约为 3.2 cm×2.0 cm×1.5 cm，其余乳腺组织呈腺病改变。腋窝淋巴结见转移癌（15 枚/19 枚）；（肌间组织）纤维脂肪组织未见癌。

【本阶段小结】

术前解救化疗可以显著缩小乳腺肿块的体积，方便手术过程中的操作，可以在一定程度上降低乳腺癌的临床分期，抑制肿瘤的转移，进而减少相应不良预后因素，显著提高患者生存时间及生活质量。该患者入院后为降低肿瘤分期，抑制肿瘤生长转移，综合考虑后给予 TEC 方案（T，多西他赛；E，表柔比星；C，环磷酰胺）化疗，疗效评估部分缓解。术后辅助化疗应根据术前解救化疗的疗程、疗效及术后病理检查结果确定治疗方案，故术后继续 2 个疗程 TEC 方案的化疗，化疗后放疗。患者属晚期乳腺癌患者，三阴性，无内分泌治疗适应证，故化疗结束后建议予卡培他滨长期维持治疗。

【专家点评】

本例患者为右侧乳腺癌双肺转移（Ⅳ期，三阴性），经过挽救治疗，局部肿瘤缩小后成功手术治疗的病例。关于初始Ⅳ期乳腺癌局部手术的价值仍然存在争议，既往大宗病例的回顾性研究倾向于局部治疗对初诊Ⅳ期乳腺癌带来生存获益，联合化疗及内分泌治疗时作用更显著，但存在选择性偏倚和其他混杂的因素。最近发表的几项与Ⅳ期乳腺癌手术治疗相关的前瞻性研究早期结果也不一致。一项印度的前瞻性研究是在初诊的Ⅳ期乳腺癌患者中，将应用化疗有效的患者随机分为局部治疗组和非局部治疗组，结果两组的总生存时间、2 年的生存率无显著差异，即使根据年龄、ER 状态、HER-2 状态、转移灶部位和数目进行调整，局部治疗与非局部治疗组总生存率也无差异。而在土耳其Ⅲ期随机对照临床研究中，评价初诊Ⅳ期乳腺癌患者，全身治疗前接受与不接受原发肿瘤局部治疗的生存差异，两组 3 年生存率无显著差异，但 5 年生存率手术组优于非手术组，且在 ER（+）、PR（+），年龄<55 岁及仅有孤立性骨转移的亚组中也都得到同样的结果。另一项北美的多中心前瞻性研究，主要评价手术治疗对Ⅳ期乳腺癌患者的价值，在全身治疗有效，两队列联合分析时发现，原发肿瘤手术对提高 2 年的总生存存在获益。然而，上述几项前瞻性的研究病例数较少，最多的也仅为 350 例，故对于初诊Ⅳ期的乳腺癌手术的价值仍需要更多前瞻性随机临床研究明确，并进一步明确手术获益人群、手术时间选择等相关问题。本例患者在化疗有效的情况下，选择性进行局部手术的个体化治疗也是可以的。

（宁波大学医学院附属鄞州医院　徐正阳）

【循证背景】

1. 印度 Tata Memorial central 的研究　前瞻性随机对照试验，主要研究局部治疗对初诊Ⅳ期乳腺癌患者总生存的影响。在初诊Ⅳ期乳腺癌的患者中，应用全身化疗后或者内分泌治疗，客观有效的患者随机分为局部治疗组（$n=173$）和非局部治疗组（$n=177$）。结果显示，局部治疗组和非局部治疗组中位总生存期分别为 19.2 个月、20.5 个月（$P=0.79$），相应的 2 年存活率分别为41.9%、43%，两组无显著差异。对于一线化疗有效的初始Ⅳ期乳腺癌患者，也不支持后续局部治疗作为常规的方法。

2. 土耳其 MF07-01 研究　随机对照比较在初诊Ⅳ期乳腺癌患者全身治疗前，接受与不接受原发肿瘤局部治疗的总生存差异。入组可评估的 274 例患者中，初始局部治疗后全身治疗组（手术组）138 例和全身治疗组（非手术组）136 例。结果显示，手术组、非手术组的 3 年生存率分别为 60%、51%（$P=0.1$），而 5 年生存率分别为 41.6%、24.4%（$P=0.005$）；在 ER（+）、PR（+）、HER-2（-）、年龄<55 岁及仅有孤立性骨转移的亚组中手术组都有优势（$P<0.05$）。

3. 北美 TBCRC013 研究 该多中心前瞻性研究主要评价手术治疗对Ⅳ期乳腺癌患者的影响。共纳入了 128 例可供评估的患者，并将其分为两个队列，A 队列 112 例，为原发肿瘤伴转移的患者；B 队列 16 例，为在进行原发肿瘤手术治疗后 3 个月内出现转移的患者。A 队列中，全身治疗无效组 30 个月存活率为 24%，有效组为 78%（$P<0.001$）。在 A 队列全身治疗有效组的 94 例患者中，39 例进行了择期手术，B 队列（$n=16$）和 A 队列择期手术患者（$n=39$）联合分析时，原发肿瘤手术对提高 2 年总生存存在获益（96% 与 74% 比较，$P=0.002$）。大部分初诊Ⅳ期乳腺癌患者的生存与接受一线治疗的反应率相关，手术并不是负面的影响，需要更深入地研究手术获益的患者亚群。

（宁波大学医学院附属鄞州医院　徐正阳）

【指南背景】

1. 2016 版 NCCN 指南 对于初始转移性Ⅳ期乳腺癌，局部手术治疗的价值仍不明确，总体而言局部治疗应该考虑在初始系统治疗有效的患者中使用。

2. 2014 ESO-ESMO ABC2 指南 初诊Ⅳ期乳腺癌手术切除原发肿瘤的真正意义尚不明确，手术不作为常规手段，但可根据具体问题具体分析，选择合适的患者。

3.《中国抗癌协会乳腺癌诊治指南与规范（2015 版）》 手术在初治为Ⅳ期乳腺癌中的价值还不明确。只有当全身药物治疗取得很好的疗效时，才可考虑姑息性的局部治疗，以巩固全身治疗的效果。

（宁波大学医学院附属鄞州医院　徐正阳）

【核心体会】

Ⅳ期乳腺癌属于难以治愈的晚期乳腺癌，原则上应采用全身综合治疗为主、局部外科治疗为辅的治疗策略，在部分挽救治疗有效的患者中，可以采取手术局部治疗控制肿瘤负荷、减少肿瘤相关的症状与并发症，以及提高生活质量的个体化治疗。

（宁波大学医学院附属鄞州医院　徐正阳）

参 考 文 献

[1] Kaufmann M, Hortobagyi GN, Goldhirsch A, et al. Recommendations from an international expert panel on the use of neoadjuvant（primary）systemic treatment of operable breast cancer：an update. J Clin Oncol, 2006, 24（12）：1940-1949.

[2] Gu X, Zhang Y, Chen L, et al. Efficacy of neo-adjuvant chemotherapy with TEC regimen on breast cancer. Cancer Chemother Pharmacol, 2015, 75（2）：301-308.

病例 66　乳腺癌晚期无免疫组织化学结果患者治疗体会

蒋　慧*

青岛市海慈医疗集团

【病史及治疗】

> 患者女性，53 岁，既往糖尿病、高脂血症病史。绝经，孕 1 产 1，否认家族遗传病史。

> 患者 11 年前（2005 年）发现左乳腺肿块，行左侧乳腺癌改良根治术。2005-07-07 术后病理示左侧乳腺浸润性小叶癌，皮肤、乳头、基底切缘未见癌组织浸润，腋窝淋巴结（1 枚/7 枚）癌浸润。患者术后有病理结果，无免疫组织化学结果。患者术后行 CMF 方案（C，环磷酰胺；M，甲氨蝶呤；F，氟尿嘧啶）化疗 6 个疗程，药物具体用量不详，化疗后未行放疗及内分泌治疗。此后 10 年患者无明显不适，未定期复查，未行任何治疗。

> 患者 2 年前（2014 年）无明显诱因出现胸闷、憋气明显，活动后逐渐加重，时咳嗽，就诊我院呼吸科门诊，行胸部计算机体层摄影（computed tomography，CT）检查。

【辅助检查】

> 2014-01-07 胸部 CT 示左侧大量胸腔积液伴肺不张，左侧下叶支气管狭窄；双肺多发结节，纵隔淋巴结多发增大，胸骨、胸椎骨质破坏，均考虑转移。

> 2014-01-10 胸腔彩色超声示左侧胸腔积液（大量）。

【病史及治疗续一】

> 结合患者病史及病理结果，患者 2 年前（2014 年）入院时胸闷、憋气明显，活动后加重，2014-01-07 查胸部 CT 示左侧大量胸腔积液伴肺不张，首先选择胸腔闭式引流，先减轻患者症状，再行积极化疗治疗。

> 患者于 2014-01-10 行胸腔闭式引流术引流。

> 2014-01-14 复查胸部彩色超声示胸腔积液，并在其中找到恶性瘤细胞，胸腔灌注顺铂控制胸腔积液量。

> 患者于 2014-01-24 行多西他赛联合表柔比星化疗共 4 个疗程，21 天为 1 个疗程，疗效评价为部分缓解。

> 化疗 2 个疗程后，双肺小结节较前减少，左侧仍有少量胸腔积液。

> 化疗 4 个疗程后，双肺小结节较前明显减少，左侧胸腔积液减少。

---

* 为通信作者，邮箱：jianghui-1017@163.com

➢ 患者化疗4个疗程后，病情稳定，定期复查。4个月后患者左侧胸腔积液再次增多，再次给予胸腔放液，并胸腔灌注顺铂控制胸腔积液量增长。此后行长春瑞滨联合卡培他滨化疗6个疗程后，一直单药口服卡培他滨至今，病情稳定。

【治疗小结】

晚期转移性乳腺癌患者，常规治疗手段是化疗和内分泌治疗。结合患者病史及病理结果，患者11年前（2005年）行乳腺癌手术治疗，术后有病理结果，可惜无免疫组织化学结果。结合患者病理结果，即左侧乳腺浸润性小叶癌，皮肤、乳头、基底切缘未见癌组织浸润，腋窝淋巴结（1枚/7枚）浸润。患者术后行CMF方案（C，环磷酰胺；M，甲氨蝶呤；F，氟尿嘧啶）化疗6个疗程，化疗后未行放疗及内分泌治疗。考虑患者11年前化疗后未行内分泌治疗，2年前（2014年）病情进展，全身多发转移，首选积极化疗。

患者雌二醇在正常范围，心脏彩色超声无明显异常。首选方案考虑表柔比星有效率偏高的一线用药，联合多西他赛化疗，4个疗程时疗效评价为部分缓解。对于晚期转移性乳腺癌患者，治疗后中位存活时间为2~3年。目前患者仍在化疗中，单药口服卡培他滨至今，病情稳定。

【专家点评】

1. 内脏危象化疗 内脏危象由症状、体征、实验室检查、疾病快速进展确认的数个脏器功能异常。内脏危象并非单纯指存在内脏转移，而是指危重的内脏情况需快速、有效治疗以控制疾病进展，尤其指进展后就失去化疗概率的情况。该例患者激素受体阳性、HER-2状态不明，左侧大量胸腔积液伴肺不张，存在内脏危象，化疗为首选治疗方案。目的是在保证患者生活质量的基础上，控制肿瘤，减轻症状。化疗采用细胞毒药物杀伤肿瘤，有效率高，比内分泌治疗起效更快，但是常常伴有明显的不良反应，影响患者的生活质量。对于病情进展迅速、存在内脏危象或需要迅速缓解症状、控制疾病进展的患者，可选择联合化疗。既往未接受过蒽环或紫杉类药物辅助治疗，优先考虑蒽环或紫杉类药物为基础的方案。既往使用过蒽环及紫杉类，不需要联合化疗的患者，可优先考虑口服卡培他滨单药的方案。联合化疗有效之后的单药维持治疗，根据患者的毒性反应及耐受情况，选用原联合方案中的一个药物进行维持，优先考虑选择使用方便、耐受性好的药物，如口服卡培他滨。综合分析现有临床研究结果及一项近期荟萃分析结论认为，在晚期乳腺癌中应用贝伐珠单抗，可以在无进展生存期（progression-free-survival，PFS）方面得到有限的获益，但对总生存期没有延长，临床实践中应慎重选择患者。

2. 乳腺癌伴恶性胸腔积液 恶性胸腔积液需接受全身治疗+局部处理。对临床诊断不明确者，可行诊断性胸腔穿刺术。临床常见假阴性结果。临床症状明显的胸腔积液可行引流术。在尽量引流胸腔积液后，可注入博来霉素、生物反应调节药等药物。

3. 激素受体状态分析 由于激素受体检测存在假阴性，专家组认为对具有肿瘤进展缓慢、无复发生存时间较长、单纯骨和软组织转移等特征的ER（-）、PR（-）转移性乳腺癌人群仍有可能从内分泌治疗中获益；美国国立综合癌症网络（NCCN）指南也特别指出，对于这部分患者也可给予内分泌治疗。该例患者术后9年出现转移，激素受体阳性可能性大，后期胸腔积液控制稳定后建议试用他莫昔芬。

（安徽省立医院 潘跃银）

该患者为绝经后女性，11年前行左侧乳腺癌改良根治术，术后行CMF方案化疗，2年前出现肺部症状，CT检查提示肺转移、胸膜转移、骨转移。虽然患者术后未行免疫组织化学检查，但术后较长时间才出现进展，若发生骨软组织转移或无症状的内脏转移，即使 ER 为阴性，仍可尝试内分泌治疗。此患者发生了有症状的内脏转移，给予多西他赛+表柔比星一线化疗，疗效评价部分缓解，4 个月后患者出现进展，PFS 仅为 4 个月。目前蒽环类联合紫杉类方案已经不推荐使用，尤其是针对转移性乳腺癌。后行胸腔放液并灌注顺铂，长春瑞滨+卡培他滨化疗，后用卡培他滨单药维持治疗。此患者无病间期长，可以在病情稳定期尝试内分泌治疗，非常遗憾没有机会使用内分泌控制病情。为何复发转移后未再取病理重新检测 ER 和 HER-2 状态也未提及。

（复旦大学附属肿瘤医院　王碧芸）

【循证背景】

E2100 研究（$n=722$）、RIBBON-1 研究，将复发或转移性乳腺癌患者分为贝伐珠单抗+多西他赛组和多西他赛组。最终结果显示，PFS（11.8 个月与 5.9 个月比较），无总生存期获益。

（安徽省立医院　潘跃银）

1. NCT01126138 试验（$n=206$）　206 例晚期转移性乳腺癌患者被随机分配到 TX 组（$n=104$）和 NX 组（$n=102$），两组都接受卡培他滨维持用药。与 NX 组相比，TX 组中位 PFS 更长（8.4 个月与 7.1 个月比较，$P=0.0026$，HR 1.65），中位缓解持续时间（DOR）也更好（7.8 个月与 6.6 个月比较，$P=0.0451$）。TX 组 48 位（46.2%）患者和 NX 组 42 位（41.2%）患者接受维持用药。TX 组的总生存期较 NX 组长（35.3 个月与 19.8 个月比较），但无统计学意义。考虑到 PFS 和总生存期，年龄 ≥40 岁患者、绝经后患者和肿瘤内脏转移的患者更有可能从 TX 方案获益。

2. Meta 分析　来自 Gennari 等的 Meta 分析纳入了 11 个随机对照临床试验，共 2269 例患者入组。研究者分析了一线化疗时间长短对转移性乳腺癌 PFS 和总生存期的影响。对照组均是采用固定的疗程数，研究组根据方案的设计分为 3 类：①与对照组相同的化疗方案，延长疗程至肿瘤进展；②与对照组相同的化疗方案，延长至固定的疗程数；③与对照组相同的方案治疗后，换成不同的维持治疗方案（联合或单药）。结果显示，更长的一线化疗时间显著改善患者总生存期，肿瘤相关病死率降低 9%（HR 0.91，$P=0.046$），PFS 亦有显著改善（HR 0.64，$P<0.001$）。不同方案设计间无显著差异。

（复旦大学附属肿瘤医院　王碧芸）

【指南背景】

1.《中国晚期乳腺癌诊治专家共识 2016》　化疗采用细胞毒药物杀伤肿瘤，有效率高，比内分泌治疗起效更快，但是常常伴有明显的不良反应，影响患者的生活质量，通常用于激素受体阴性患者；对于激素受体阳性患者，如果疾病发展迅速、症状明显或内分泌耐药、出现内脏危象可以考虑给予化疗。常用化疗药物：蒽环类，如多柔比星、表柔比星、吡柔比星、聚乙二醇化脂质体多柔比星；紫杉类，如紫杉醇、多西他赛、白蛋白结合紫杉醇；抗代谢药，如卡培他滨和吉西他滨；非紫杉类微管形成抑制药，如长春瑞滨、艾日布林。其他有效的药物包括环磷酰胺、顺铂、口服依托泊苷等。

由于激素受体检测存在假阴性，专家组认为对具有肿瘤进展缓慢、无复发生存时间较长、单纯骨和软组织转移等特征的 ER（-）、PR（-）转移性乳腺癌人群，仍有可能从内分泌治疗中获益；美国国立综合癌症网络（NCCN）指南也特别指出，对于这部分患者也可给予内分泌治疗。

2. ABC3 指南　恶性胸腔积液需要进行全身治疗+局部治疗，在尽量引流胸腔内积液后，可注入博来霉素、生物反应调节药等药物。

（安徽省立医院　潘跃银）

1. NCCN 指南　对于复发或转移性的乳腺癌患者，NCCN 指南推荐的联合用药方案有：CAF/FAC、FEC、AC、EC、CMF、多西他赛/卡培他滨、GT、吉西他滨/卡铂、紫杉醇/贝伐珠单抗。

2. ABC3 指南　对于 ER（+）、HER-2（-）的晚期乳腺癌患者，若患者有快速的临床进展、危及生命的内脏转移或需要快速地控制症状或疾病时，优选蒽环或紫杉类药物作为一线治疗，其他选择有卡培他滨、长春瑞滨等。辅助治疗使用过紫杉类药物者，复发后可再使用，特别是无病生存期 1 年以上者。其他可选药物为吉西他滨、铂类、脂质体阿霉素等。通常每个方案（除蒽环类）应给予直至疾病进展或出现不可耐受的毒性反应。

（复旦大学附属肿瘤医院　王碧芸）

【核心体会】

无论激素受体状态，存在内脏危象的晚期乳腺癌，化疗是首选治疗。

（安徽省立医院　潘跃银）

有症状的内脏转移首选化疗。

（复旦大学附属肿瘤医院　王碧芸）

参 考 文 献

[1] Cardoso F, Costa A, Senkus E, et al. 3rd ESO-ESMO international consensus guidelines for advanced breast cancer (ABC 3). Ann Oncol, 2017, 28 (1): 16-33.

[2] 徐兵河，江泽飞，胡夕春，等. 中国晚期乳腺癌临床诊疗专家共识 2016. 中华医学杂志，2016, 96 (22): 1719-1727.

[3] Miles DW, Chan A, Dirix LY, et al. Phase Ⅲ study of bevacizumab plus docetaxel compared with placebo plus docetaxel for the first-line treatment of human epidermal growth factor receptor 2-negative metastatic breast cancer. J Clin Oncol, 2010, 28 (20): 3239-3247.

[4] Gennari A, stockler M, Puntoni M, et al. Duration of chemotherapy for metastatic breast cancer: a systematic review and meta-analysis of randomized clinical trials. J clin Oncol, 2011, 29 (16): 2144-2149.

病例 67　乳腺癌紫杉醇化疗后出现罕见不良反应出血性甲剥离

吕　叶　尹清云　刘新兰*

宁夏医科大学总医院肿瘤医院

【病史及治疗】

➢ 患者女性，48 岁，育有 2 女，无肿瘤家族史。

➢ 发现右乳肿物伴疼痛 15 天。

➢ 2013-05-07 行左侧乳腺癌改良根治术，术后病理示左侧乳腺髓样癌，肿瘤大小为 2.0 cm ×1.8 cm ×1.8 cm，未见原位癌成分；左腋窝淋巴结见（1 枚/25 枚）癌转移。雌激素受体（estrogen receptor，ER）（-）、孕激素受体（progesterone receptor，PR）（-）、CerbB-2（30%）、Ki-67 阳性率为 70%。荧光原位杂交（fluorescence in situ hybridization，FISH）检测人类上皮细胞生长因子受体 2（human epiderma growth factor receptor 2，HER-2）基因无扩增。术后给予非密集表柔比星 130 mg（87 mg/m²），环磷酰胺 0.9 g（600 mg/m²），序贯以紫杉醇 120 mg（80 mg/m²）化疗，在第 7 周疗紫杉醇化疗后开始出现甲下出血，11 周化疗时双侧手、足的指（趾）甲完全脱落，停止化疗。

➢ 查体：左侧乳腺缺如，右侧乳腺 4 点钟方向距乳头 3 cm 处触及一肿物，大小约为 2.0 cm×1.0 cm，质韧，形态不规则，边界不清，活动度差，有压痛。

【辅助检查】

➢ 2016-01-04 乳腺超声示右侧乳腺低回声结节［乳腺影像报告和数据系统（breast imaging reporting and data system，BI-RADS）4a］。

➢ 全面检查未见远处转移征象。

【病史及治疗续一】

➢ 2016-01-13 行右侧乳腺癌改良根治术，术后病理示右侧乳腺伴髓样特征的癌（髓样癌），3 级，癌灶最大直径 1 cm，未见原位癌成分，未见脉管癌栓及神经侵犯；右腋窝淋巴结见（1 枚/17 枚）癌转移。ER<（1%），PR（<1%），HER-2（-），Ki-67 阳性率为 70%。

➢ 诊断：异时性双乳腺癌（右侧乳腺髓样癌改良根治术后 $pT_1N_1M_0$ ⅡA 期，三阴性；左侧乳腺髓样癌改良根治术后 $pT_1N_1M_0$ ⅡA 期，三阴性）；左侧乳腺髓样癌术后右侧乳腺、右侧腋窝淋巴结转移待排。

* 为通信作者，邮箱：nxliuxinlan@163.com

【本阶段小结】

目前双侧原发性乳腺癌诊断标准大多采用的是 Robbings 和国内的阚秀等提出的标准，具体要求如下。①部位：原发癌多位于外上象限乳腺实质内，而转移癌多见于对侧乳腺内侧或尾部脂肪组织中。②病理类型：双侧乳腺癌的病理类型完全不同或核分化程度存在明显差异。③原位癌病变：双侧乳腺癌组织中分别找到原位癌成分，是原发癌最可靠的证据。④生长方式：原发癌多为单发，浸润性生长；转移性癌多为多发，膨胀性生长。⑤目前认为首发乳腺癌术后 5 年以上，无局部复发或远处转移证据，对侧多为原发。该患者右侧乳腺癌病理虽然未见明显的原位癌成分，但是为单发病灶，且先发者（左侧乳腺癌）未见局部复发及远处转移情况，因此临床诊断考虑为异时性双侧原发乳腺癌。两者病理类型及分子分型完全一致，也不能除外左侧乳腺癌右侧乳腺转移的可能。该患者目前均为术后辅助治疗。

【病史及治疗续二】

➢ 胸部计算机体层摄影（computed tomography，CT）、骨扫描、腹部超声等全面检查未见肿瘤客观征象。制定 AC→T 方案辅助化疗。

➢ 于 2016-03-02 开始给予吡柔比星 90 mg（60 mg/m^2），环磷酰胺 0.9 g（600 mg/m^2）。化疗 4 个疗程，不良反应轻。

【本阶段小结】

该患者有 1 枚淋巴结转移，目前有多项研究显示在含蒽环类方案基础上加紫杉类药物可进一步改善患者转归。根据美国国家综合癌症网络（National Comprehensive Cancer Network，NCCN）指南及 2013 St. Gallen 共识辅助化疗方案的推荐意见，为患者制定了表柔比星+环磷酰胺，序贯以紫杉醇方案辅助化疗。因患者既往使用紫杉醇化疗方案过程中出现罕见的不良反应——出血性甲剥离，故后续能否再次使用紫杉醇类药物需谨慎考虑，并需有相关证据支持。查阅相关文献，目前国内报道极少，仅两篇相关的外文文献显示，出血性甲剥离为紫杉烷类药物引发的指甲毒性的特征表现，临床罕见，机制尚不明确。同为紫杉烷类药物，多西他赛引发甲剥离的概率高于紫杉醇。如果患者既往发生过紫杉烷引起的甲剥离，可能会在二次使用紫杉类药物时有再发甲剥离的风险。建议患者转上级医院指导后续治疗。

【病史及治疗续三】

➢ 患者就诊于中国人民解放军第三〇七医院乳腺内科，经多学科综合治疗后于 2016-06-06 开始给予多西他赛方案辅助化疗 2 个疗程。

➢ 现患者一般情况可，暂无明显指甲毒性反应发生。

【本阶段小结】

因出血性甲剥离毒性相对罕见，故对于已发生过该毒性反应的患者，可否再次使用紫杉烷类药物及使用后再次发生甲剥离毒性反应的概率和严重程度，尚无相关循证依据，须积累相关临床经验。

【专家点评】

指甲最主要的作用是保护手指末端、参与形成触觉和调节外周体温。甲剥离（onycholysis）是常见的临床疾病，可由多种原因引起：严重营养缺乏、外周神经障碍、严重感染、黄甲综合征、职业性长期接触化学物质损伤、化疗药物、靶向治疗（如表皮生长因子受体抑制药）等。因为指甲处于不断增殖更新中（平均生长速度为每月 3 mm），肿瘤患者化疗过程中细胞毒药物导致的化疗药物源性甲剥离也比较常见。在一项针对 91 例罹患晚期癌症的女性患者前瞻性研究中，21 例（23%）出现指甲变化，其中 5 例（24%）女性认为这种不利影响是最令人不快的不良反应。一项由 Gustave Roussy（巴黎、法国）报道的单中心研究显示，该项研究 2008-08-01 至 2011-12-31 入组 607 例肿瘤患者，研究皮肤、头发或指甲由抗癌药物导致的不良事件。调查结果显示，235 例（39%）患者出现指甲变化，该种不良事件在接受靶向治疗和接受细胞毒化疗药物的患者之间分布均衡。靶向治疗中，西妥昔单抗是发生甲沟炎最常见的原因，18 例（20%）患者接受西妥昔单抗后出现指甲变化。

研究报道紫杉醇和多西他赛引起的指甲毒性发生率为 0~40%，当与其他化疗药物联用时发生指甲毒性的概率增大，大多为不同类型的指甲改变，如指甲剥离、Beau 线，以及指甲剥离引起的出血、甲下血肿、甲下脓肿和感觉异常等，严重出血性甲剥离比较少见。此外，分离后常继发的甲下细菌或真菌感染和物理或化学的损伤往往会影响分离的愈合，甚至会加重原有的分离。

甲剥离是指由甲床上皮细胞毒反应导致的甲板从甲床分离。甲床上皮细胞的完全松解（表皮松解）会导致出血性水疱的形成，导致甲板下压力增加，与甲床疼痛性分离。出血性甲剥离是紫杉烷类化合物引起的特征性毒性作用，多西紫杉醇比紫杉醇更易发生。紫杉类相关性甲剥离有时与手背部炎性红斑相关，并成为 PATEO 综合征（关节周围手掌/足底红斑合并甲剥离为特征）。

化疗过程中发生甲剥离后建议按照 CTCAE 4.0 的指甲改变（指甲变色、指甲隆起、指甲丢失）分度及出血分级进行判断，临床上治疗可参照以下几点进行：①加强指甲局部处理与消毒，保持甲剥离处干燥清洁，防治感染。②使用化疗药物前用冷冻手套降低手足部位的循环和代谢。③根据出血及甲剥离程度减量或延迟使用化疗药物，必要时中断治疗更换药物。④维 A 酸类的药物治疗：维胺酯作为第一代的维 A 酸类的药物，除了具有促进上皮细胞的正常性分化、促进上皮细胞正常角化的作用外，还具有抑制细菌、抵抗炎症和免疫性调节的作用。⑤改善全身营养状态。

（上海交通大学附属第一人民医院　王红霞）

参 考 文 献

［1］Hackbarth M，Haas N，Fotopoulou C，et al. Chemotherapy-induced dermatological toxicity：frequencies and impact on quality of life in women's cancers. Results of a prospective study. Support Care Cancer，2008，16（3）：267-273.

［2］Lau CP，Hui P，Chan TC. Docetaxel-induced nail toxicity：a case of severe onycholysis and topic review. Chin Med J（Engl），2011，124（16）：2559-2560.

病例 68　三阴性乳腺癌术后纵隔淋巴结转移

徐玲玉*

江苏省常州市肿瘤医院

【病史及治疗】

➤ 患者女性，56 岁，已绝经。生育史：孕 1 产 1，为顺产，母乳喂养 10 个月余。口服避孕药 20 余年，具体药物不详。否认家族性遗传性疾病史。

➤ 因"发现右乳腺肿块 3 月余"入院。2013-08-29 在我科行"右侧乳腺癌改良根治术"，术后病理示右侧乳腺浸润性导管癌 Ⅱ～Ⅲ 级，大小为 3.5 cm×3 cm×2 cm，（腋窝淋巴结 21 枚）其中 10 枚示转移性癌。免疫组织化学示雌激素受体（estrogen receptor，ER）（–），孕激素受体（progesterone receptor，PR）（–），人类上皮细胞生长因子受体 2（human epiderma growth factor receptor 2，HER-2）（–），Ki-67 阳性率（30%）。

➤ 术后于 2013-09-24 给予 AC→T 方案（A，多柔比星；C，环磷酰胺；序贯以 T，多西他赛）4 个疗程化疗，具体为表柔比星 130 mg，第 1 天+环磷酰胺 0.9 g，第 1 天；多西他赛 120 mg，第 1 天。

➤ 2014-04-02 开始术后放疗，6MV-X 及 6Mevβ 线，右胸壁 Dt 50 Gy/25 次/36 天，6MV-X 及 9Mevβ 线，右锁骨上 Dt 50 Gy/25 次/36 天，右腋窝 Dt 50 Gy/27 次/39 天。其后按期常规复查，无特殊异常。

【本阶段小结】

该患者为三阴性乳腺癌，三阴性乳腺癌占全部乳腺癌的 10%～17%，常见于较为年轻的绝经前妇女和乳腺癌易感基因-1 突变携带者妇女，其特性为超强的侵袭性，总生存率和无病生存率均较低，肺转移的发生较其他类型早，复发多发生在治疗结束的 1～3 年内，放化疗为其主要的治疗手段。Carey 等研究显示，三阴性乳腺癌对环磷酰胺和多柔比星联合方案临床反应率较高，但总的预后仍较差。该患者术后予 AC→T 方案化疗 8 个疗程，并按期放疗。

【病史及治疗续一】

➤ 2015-03-23 胸部计算机体层摄影（computed tomography，CT）示纵隔及两肺门未见明显增大的淋巴结。

➤ 2015-08-03 胸部 CT 示纵隔气管前间隙见短径约 1.2 cm 淋巴结。

➤ 2015-12-14 胸部 CT 示纵隔气管前间隙、气管隆突下见几枚增大的淋巴结影，最大短径约

---

* 为通信作者，邮箱：xly9911269@126.com

1.7 cm（原为 1.2 cm），较前增大。患者自觉无特殊不适。

➤ 2015-12-17 于我院胸外科行纵隔镜"纵隔淋巴结活检术"，术后病理示转移性腺癌，考虑乳腺来源，ER（30%），PR（-），HER-2（2+），Ki-67 阳性率（30%）。

➤ 2016-01-19、2016-02-16 予紫杉醇脂质体 270 mg，第 1 天+表柔比星 120 mg，第 2 天，化疗 2 个疗程。

➤ 2016-03-15 胸部 CT（图 68-1）示纵隔气管前间隙、气管隆突下见几枚增大淋巴结影，最大短径约 2.1 cm（原为 1.7 cm），较前增大。自觉无特殊不适，无胸闷，无咳嗽、咳痰。

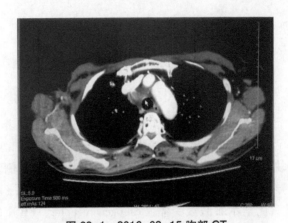

图 68-1　2016-03-15 胸部 CT

注：复查胸部 CT 示化疗 2 个疗程后纵隔淋巴结（箭头）较前增大

➤ 2016-03-17、2016-04-13 继续予紫杉醇脂质体 270 mg，第 1 天+表柔比星 120 mg，第 2 天，化疗 2 个疗程。

➤ 2016-05-13 复查胸部和腹部 CT（图 68-2）示纵隔气管前间隙、气管隆突下见几枚增大淋巴结影，最大短径约 2.1 cm（原为 2.1 cm），较前无明显变化。

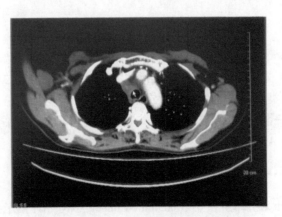

图 68-2　2016-05-13 复查胸部、腹部 CT

注：胸部、腹部 CT 示化疗 4 个疗程后纵隔淋巴结（箭头）较前无明显变化

➤ 2016-05-18、2016-06-14 给予长春瑞滨 40 mg，第 1、8 天，化疗 2 个疗程。

> 2016-07-06 胸部 CT 示纵隔气管前间隙、气管隆突下见几枚增大淋巴结影，最大短径约 2.1 cm（原为 2.1 cm），较前无明显变化。

【本阶段小结】

该患者术后病理提示右侧乳腺浸润性导管癌Ⅱ~Ⅲ级，大小为 3.5 cm×3 cm×2 cm，（腋窝淋巴结 21 枚）其中 10 枚示转移性癌。关印、徐兵河等研究发现，有无淋巴结转移、有无脉管瘤栓与三阴性乳腺癌的预后密切相关，有淋巴结转移和脉管瘤栓者生存率明显降低；且多因素分析结果显示，淋巴结转移是三阴性乳腺癌的独立预后因素，有淋巴结转移的患者死亡风险增加近 5 倍（$P=0.001$）。

三阴性乳腺癌易发生肺、肝、脑等部位转移，且更易发生局部复发。该患者术后 27 个月发现纵隔淋巴结转移，其他部位未发现明显异常，而三阴性乳腺癌合并单纯纵隔淋巴结转移比较罕见。三阴性乳腺癌作为一种具有特殊生物学特性的乳腺癌类型，需要更细化的研究，探索与其预后相关的生物学标志物。

【专家点评】

文中所给图像并未将淋巴结的动态演变显示出来。还需要注意以下几点：①术前及术后放化疗没有转移时的纵隔情况；②初次发现淋巴结并行纵隔镜检查时的淋巴结；③化疗 2 个疗程后淋巴结并未继续增大的图像；④继续 2 个疗程化疗后淋巴结并未继续增大的图像。

患者为 $T_2N_1M_0$ 绝经期三阴性乳腺癌患者，淋巴结转移数超过 3 枚，术前应对患者行详细的基线评估。术后 2 年出现纵隔淋巴结转移。用 2 个疗程 PE 方案化疗，病情稳定（SD）后换用 2 个疗程长春瑞滨单药化疗。

对非 BRCA 突变相关的三阴性晚期乳腺癌，目前没有证据支持使用不同或特定治疗方案针对该类型乳腺癌，几乎所有专家赞成该观点，即：适合 HER-2（-）乳腺癌的化疗方案也适用于该类乳腺癌治疗。无论 BRCA 状态如何，既往用过紫杉类、蒽环治疗的患者，Ⅲ期临床试验显示卡铂单药治疗效果与多西他赛相似，且毒性低，因此考虑卡铂作为三阴性乳腺癌的治疗选择，在晚期乳腺癌治疗国际专家共识中，绝大多数专家赞成此观点，且认为 BRCA 突变患者使用卡铂效果更优。中国研究者的Ⅱ、Ⅲ期临床试验结果表明，顺铂联合多西他赛、顺铂联合吉西他滨的方案优于非铂类两药联合方案。对于考虑一线使用联合方案治疗的患者，推荐含顺铂的联合方案用于晚期三阴性乳腺癌的治疗。

（新疆医科大学附属肿瘤医院　欧江华）

【指南背景】

《中国晚期乳腺癌诊治专家共识 2016》：多数转移性乳腺癌是不可治愈的，治疗的目的是在保证患者生活质量的基础上，控制肿瘤，减轻症状。化疗采用细胞毒药物杀伤肿瘤，有效率高，比内分泌治疗起效更快，但是常常伴有明显的不良反应，影响患者的生活质量，通常用于激素受体阴性的患者。

联合化疗和单药化疗都是合理的选择。对于晚期乳腺癌患者，应尽量保证患者生存质量，尽可能考虑单药化疗作为首选方案。对于病情进展迅速、存在内脏危象或需要迅速缓解症状、控制疾病进展的患者，可选择联合化疗。

（新疆医科大学附属肿瘤医院　欧江华）

【循证背景】

多数转移性乳腺癌是不可治愈的，治疗的目的是在保证患者生活质量的基础上，控制肿瘤，减轻症状。化疗采用细胞毒药物杀伤肿瘤，有效率高，比内分泌治疗起效更快，但是常常伴有明显的不良反应，影响患者的生活质量，通常用于激素受体阴性的患者；对于激素受体阳性的患者，如果疾病发展迅速、症状明显或内分泌耐药、出现内脏危象可以考虑给予化疗。常用化疗药物：蒽环类，如多柔比星、表柔比星、吡柔比星、聚乙二醇化脂质体多柔比星；紫杉类，如紫杉醇、多西他赛、白蛋白结合紫杉醇；抗代谢药，如卡培他滨和吉西他滨；以及非紫杉类微管形成抑制药，如长春瑞滨、艾日布林。其他有效的药物包括环磷酰胺、顺铂、口服依托泊苷等。治疗应遵循如下原则。

1. 联合化疗和单药化疗都是合理的选择。对于晚期乳腺癌患者，应尽量保证患者的生存质量，尽可能考虑单药化疗作为首选方案。对于病情进展迅速、存在内脏危象或需要迅速缓解症状、控制疾病进展的患者，可选择联合化疗。

2. 既往未接受过蒽环或紫杉类药物辅助治疗，优先考虑蒽环或紫杉类药物为基础的方案，其他有效的方案包括卡培他滨、长春瑞滨、吉西他滨等，特别是有避免脱发意愿的患者。

3. 对于蒽环类药物耐药或蒽环类药物达到累积剂量或者出现蒽环类药物的剂量限制性毒性（例如心脏毒性），并且既往未用过紫杉类药物的转移性乳腺癌患者，后续化疗通常选择以紫杉类药物为基础的方案，优选紫杉类单药方案。

4. 既往使用过蒽环类药物及紫杉类药物，不需要联合化疗的患者，可优先考虑口服卡培他滨单药的方案。

5. 对于在辅助治疗中已经用过紫杉类药物，在紫杉类辅助化疗结束后 1 年以上出现的肿瘤进展患者，复发转移后仍可考虑再次使用，但建议优先考虑之前未使用过的药物。

6. 化疗的持续时间和能否接受多线化疗可根据患者的具体情况进行个体化选择，荟萃分析表明，一线化疗持续时间长能够延长疾病控制时间，并可能延长总生存期。因此可持续应用直至疾病进展或出现不可耐受的毒性，也可考虑单药维持治疗。

7. 联合化疗有效之后的单药维持治疗，根据患者的毒性反应及耐受情况，选用原联合方案中的一个药物进行维持，优先考虑选择使用方便、耐受性好的药物，如口服卡培他滨。

8. 节拍化疗方案更注重患者生活质量，口服耐受性好，可选方案包括口服卡培他滨、环磷酰胺、甲氨蝶呤、依托泊苷（VP16）胶囊等。

9. 综合分析现有临床研究结果及一项近期荟萃分析结论认为，在晚期乳腺癌中应用贝伐珠单抗，可以在 PFS 方面得到有限的获益，但总生存期没有延长，临床实践中应慎重选择患者。

10. 对非 *BRCA* 突变相关的三阴性晚期乳腺癌，目前没有证据支持使用不同或特定治疗方案，适合 HER-2（-）乳腺癌的化疗方案也适用于该类乳腺癌患者的治疗。

11. 中国研究者的 Ⅱ 期、Ⅲ 期临床试验结果表明，顺铂联合多西他赛、顺铂联合吉西他滨的方案优于非铂类两药联合方案。对于考虑一线使用联合方案治疗的患者，推荐含顺铂的联合方案用于三阴性晚期乳腺癌患者的治疗。

（新疆医科大学附属肿瘤医院　欧江华）

【核心体会】

联合化疗和单药化疗都是合理的选择。对于晚期乳腺癌患者，应尽量保证患者的生存质量，尽可能考虑单药化疗作为首选方案。对于病情进展迅速、存在内脏危象或需要迅速缓解症状、控制疾病进展的患者，可选择联合化疗。

（新疆医科大学附属肿瘤医院　欧江华）

参 考 文 献

[1] Carey LA, Dees EC, Sawyer L, et al. The triple negative paradox：primary tumor chemosensitivity of breast cancer subtypes. Clin Cancer Res, 2007, 13（8）：2329-2334.

[2] 关印，徐兵河. 三阴性乳腺癌的临床病理特征及预后分析. 中华肿瘤杂志, 2008, 30（3）：196-199.

[3] 黄红艳，江泽飞，王涛. 卡培他滨单药或联合方案治疗晚期乳腺癌的疗效和安全性. 中华肿瘤杂志, 2011, 33（11）：850-853.

[4] Fan Y, Xu BH, Yuan P, et al. Docetaxel-cisplatin might be superior to docetaxel-capecitabine in the first-line treatment of metastatic cripie-negative breast cancer. Ann Oncol, 2013, 24（5）：1219-1225.

[5] Yuan P, Di L, Zhang X, et al. Emcacy of oral etoposide in pretreated metastatic breast cancer：a multicenter phase 2 study. Medicine, 2015, 94（17）：e774.

病例 69　左侧乳腺浸润性导管癌术后胸壁、内乳淋巴结转移

管晓翔*

南京军区南京总医院

【病史及治疗】

> 患者女性，53 岁，末次月经 2009-12-20。无其他重要合并症，家族史无特殊。

> 2009-04 行左侧乳腺癌改良根治术。

> 术后病理和免疫组织化学示左侧乳腺浸润性导管癌（3 cm×2.5 cm×2.0 cm）、$T_2N_0M_0$ ⅡA 期，乳头未见癌累及，腋窝淋巴结（−），雌激素受体（estrogen receptor，ER）（2+）、孕激素受体（progesterone receptor，PR）（2+）、CerbB-2（+）、Ki-67 未检测。

> 辅助治疗方案疗程：术后辅助化疗 CMF 方案（C，环磷酰胺；M，甲氨蝶呤；F，氟尿嘧啶）×3，他莫昔芬口服 1 年后自行停药。

> 2013-12 患者自觉左侧胸壁质硬包块，伴有疼痛。

【辅助检查】

> 2014-03-14 PET-CT（图 69-1）示前胸壁病灶、纵隔病灶葡萄糖代谢增高；仅有皮肤、淋巴结转移，无内脏危象。

【病史及治疗续一】

> 2014-03 开始氟维司群肌内注射治疗。

> 用氟维司群治疗 1 年后疗效评估部分缓解（图 69-2），患者家庭条件良好，选择继续使用氟维司群治疗。

> 2016-03-11 胸部 CT 示双肺平扫未见明显实质病变。隆突下淋巴结增大？双侧胸腔未见明显游离积液；胸骨骨质异常，转移性改变不能排除，建议进一步检查；脂肪肝。

> 2016-06-30 腹部超声示轻中度脂肪肝；胆囊壁毛糙；胰、脾未见明显异常；左侧乳腺切除术后；右侧乳腺未见明显肿块。

> 目前用氟维司群已经 27 个月余，患者在门诊随访疗效评估病情稳定（stable disease，SD）。

---

* 为通信作者，邮箱：xyguan@hotmail.com

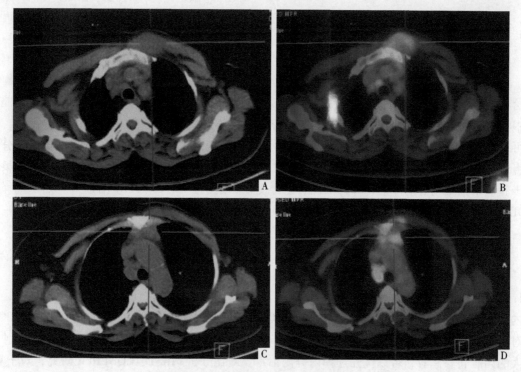

图69-1 2014-03-14 PET-CT

注：A、B. 前胸壁病灶；C、D. 纵隔病灶

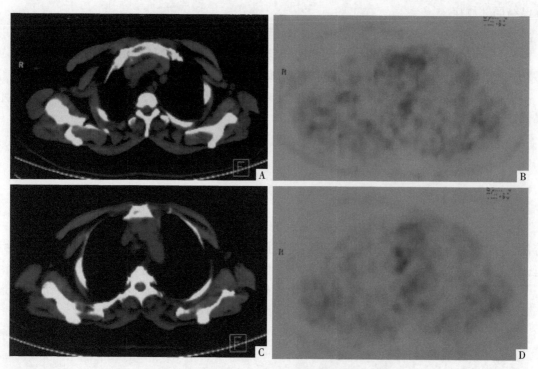

图69-2 氟维司群治疗1年后疗效评估部分缓解

注：A、B. 前胸壁病灶；C、D. 纵隔病灶

【专家点评】

该病例的特点为中年女性，化疗后绝经，由于 Ki-67 未检测，仅能得出激素受体阳性、HER-2（−）、$T_2N_0M_0$，术后辅助化疗不规范，内分泌治疗仅 1 年，时限不足，自行停药 3 年后胸壁复发，给予氟维司群治疗，目前治疗 27 个月后部分缓解转为 SD。根据美国 NCCN 指南、ESMO 指南、中国抗癌协会乳腺癌诊疗指南及中国晚期乳腺癌诊治专家共识，患者胸壁局部复发后，局部病灶可行局部手术切除，并辅以放疗，同时针对激素受体阳性、HER-2（−）可继续给予内分泌治疗，患者经济条件好，可以选择氟维司群。STUDY、CONFIRM、FIRST、FALCON 等研究结果已经进一步验证了氟维司群的疗效，并且该患者已经受益，现达到 SD。下一步治疗可有如下选择：根据 BOLERO-2 研究结果选择依西美坦+依维莫司；根据 PALOMA-3 研究结果选择来曲唑+帕博西尼。后者考虑到安全性及国内市场购买渠道窄等因素可行性略差，可酌情选择。

（中国医科大学附属第一医院　陈　波）

1. 该患者为绝经后 ER（+）、HER-2（−）乳腺癌，未完成足程辅助化疗及内分泌治疗，且于中止内分泌治疗 4 年后出现进展，病程进展较缓慢，符合 Luminal 型肿瘤特点。根据美国 NCCN 指南：对于绝经后激素受体阳性的转移性乳腺癌，病变局限在乳腺、骨和软组织及无症状、肿瘤负荷不大的内脏转移患者，可以优先选择内分泌治疗。对比分析 FIRST、CONFIRM 研究，对于复发、转移性乳腺癌患者，特别是未经内分泌治疗或内分泌治疗敏感的患者，氟维司群一线治疗可显著延长无进展生存期。该病例中选择的是氟维司群，并获得了较好的疗效。

2. 患者的复发部位局限于胸壁及内乳淋巴结区，在全身治疗有效的前提下，可采用胸壁及区域淋巴结局部放疗。

3. 该治疗中尚有些许缺憾，相关文献报道，转移灶与原发肿瘤病理间可能有 20%~30% 的差异，因此 2016 版 NCCN 指南推荐：对乳腺癌转移患者，应尽可能对转移灶再次活检以确定 ER、PR 及 HER-2 状态，获取充分的病理信息，为后续治疗提供更多依据。该患者未行胸壁复发灶活检，缺少相关病理资料；另外，术后病理中未明确淋巴结清扫的个数，因此无法评估是否与术后的局部复发存在内在关联。

（上海交通大学医学院附属仁济医院　谢华英　叶　明）

【核心体会】

对于 ER（+）、HER-2（−）绝经后乳腺癌患者，如果没有内脏危象，首选内分泌治疗，一线内分泌治疗失败后，需除外原发内分泌耐药后更换内分泌药物。氟维司群在一、二、三线治疗中可延长无进展生存期。对于乳腺癌转移灶，应尽可能对转移灶再次活检。

（上海交通大学医学院附属仁济医院　谢华英　叶　明）

病例70 左侧乳腺癌术后胸壁多发结节伴胸腔积液

罗香蓉 徐 滔 戴 斌*

邵阳市中心医院

【病史及治疗】

➢ 患者女性，53岁，已绝经。

➢ 患者因"体检发现左乳肿块1天"入院，2008-09-13于我院在全身麻醉下行左侧乳腺癌改良根治术。术后病理示左侧乳腺浸润性导管癌（Ⅱ级，7分，最大直径1.0 cm）。脉管（−），神经（−），乳头皮肤未见癌浸润。同侧腋窝淋巴结转移（2枚/9枚）。免疫组织化学示雌激素受体（estrogen receptor，ER）（2+），孕激素受体（progesterone receptor，PR）（2+），CerB-2（2+），Ki-67阳性率（20%）。术后建议行6个疗程AT（A，吡柔比星；T，多西他赛）方案，具体为吡柔比星60 mg+多西他赛100 mg化疗（3周方案），患者因出现恶心、呕吐、腹胀、便秘、白细胞计数降低，评估为Ⅳ度化疗不良反应，给予3个疗程AT方案化疗后自行停药。未行内分泌治疗。后不定期复查。

➢ 2016-01无意中发现左胸壁一个肿块，大小为2.0 cm×0.8 cm，呈长条状，边界不清，形态不规则，无压痛，活动度差。1个月内胸壁肿块增多至5个，最大为2.5 cm×2.0 cm，位于手术切口上方。未予治疗。3个月前患者受凉后咳嗽、咳痰，晨起咳嗽明显，痰为脓黄色，量多，不随体位改变加重或缓解。无咯血、胸闷、胸痛、气促等不适。未予检查，至当地予抗炎治疗（具体药物不详），效果欠佳。2016-05-17至我院门诊就诊。

【辅助检查】

➢ 2016-05-17（本院门诊）右乳、左胸壁彩色超声：左侧胸壁可见多个低回声结节，其中一个大小为16 mm×13 mm，形态尚规则，内回声不均匀，其内未见明显血流信号。提示左侧胸壁低回声结节，建议进一步检查。

➢ 2016-05-17（本院门诊）肺部CT（图70-1）示支气管疾病合并右肺感染；右侧胸腔积液；双肺小结节；左侧乳腺癌术后改变。

➢ 2016-05-18心脏超声示射血分数为66%。

➢ 2016-05-18颅脑磁共振成像（magnetic resonance imaging，MRI）示脑白质轻度变性。

➢ 2016-05-18上腹部计算机体层摄影（computed tomography，CT）示上腹部未见明显异常，右侧胸腔积液。

---

* 为通信作者，邮箱：691470646@qq.com

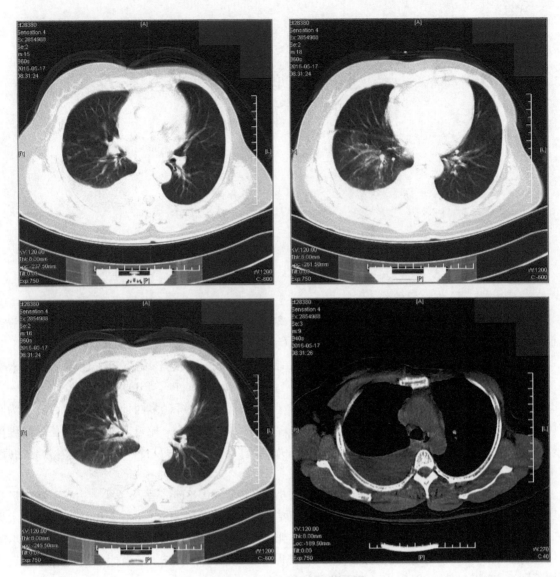

图 70-1 2016-05-17 肺部 CT

> 2016-05-19 全身骨 ECT 示全身骨未见明显骨转移瘤征象。

> 2016-05-20 骨密度 -2.8S。

> 2016-05-20 痰培养示正常咽喉杂菌生长。

> 2016-05-21 胸腔积液生化示李凡他试验（+），比重 1.028，白细胞计数 $3.4×10^9/L$，红细胞计数 $4.2×10^9/L$。胸腔积液总蛋白 49.46 g/L。胸腔积液癌胚抗原（CEA）293.69 U/ml。胸腔积液培养未见细菌生长。

> 左胸壁肿块切取活检术术后病理示左胸壁浸润性导管癌。免疫组织化学示 ER（90%），PR（90%），CerB-2（2+），Ki-67（20%）。FISH 检测 *CerB-2* 基因无扩增。考虑左侧乳腺癌复发。

> 治疗前与化疗过程中胸部 X 线检查显示胸腔积液较前减少（图 70-2）。

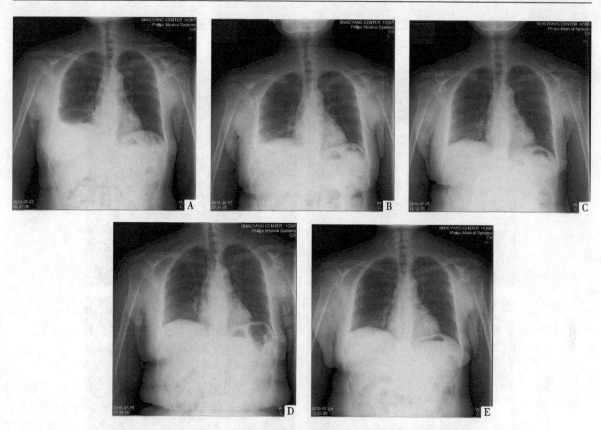

图 70-2 治疗前与化疗过程中 X 线胸片检测结果

注：A. 2016-05-23 治疗前胸部 X 线检查，右侧少量胸腔积液；B. AC 方案化疗第 2 个疗程前 2016-06-17 胸部 X 线检查，右侧胸膜炎；C. AC 方案化疗第 3 个疗程前 2016-07-01 胸部 X 线检查，未见右侧胸腔积液；D. AC 方案化疗第 4 个疗程前 2016-07-16 胸部 X 线检查，双肺纹理增粗、增多，余肺野未见实质性病变；E. 2016-07-29AC 方案化疗第 5 个疗程前胸部 X 线检查，两肺未见实质性病变

➢ 2016-05-28 至 2016-07-16 治疗前后 CA 153 缓慢增加，2016-07-02 达高峰后迅速下降；CEA 亦出现缓慢增加，2016-07-02 达高峰后缓慢下降。

➢ 2016-05-18 至 2016-07-27 治疗前后射血分数（ejection fraction，EF）缓慢下降（图 70-3）。

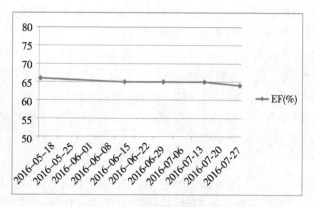

图 70-3 患者 EF 的变化趋势

➢ 2016-07-29 肺部 CT 示气管疾病合并右肺感染，左侧乳腺癌术后改变（图 70-4）。

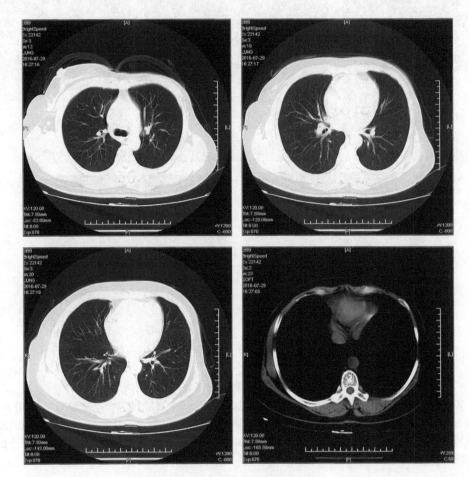

图 70-4　2016-07-29 肺部 CT

➢ 2016-07-30 右乳、左胸壁彩色超声示左乳已切除，左侧胸壁未见明显肿块，右侧乳腺增生。

【病史及治疗续一】

➢ 化疗第 2 个疗程后出现双腋窝、双手、腰部、大腿内侧色素沉着。

➢ 2016-05-21 在局部麻醉下行右侧胸腔穿刺术，抽取右侧胸腔积液约 700 ml。

➢ 2015-05-25 在局部麻醉下行左胸壁肿块切取活检术。

➢ 2016-05-21、2016-06-20、2016-07-20 给予唑来膦酸 4 mg 预防骨相关事件。同时予碳酸钙 D_3（钙尔奇）1 片，每天 2 次，口服补钙。

➢ 2015-06-04、2016-6-18、2016-07-02、2016-07-16 行 AC 方案（多柔比星 40 mg+环磷酰胺 900 mg）解救化疗，给予右丙亚胺护心。2016-07-30 行 P 方案（紫杉醇 270 mg）解救化疗。

【本阶段小结】

患者于 7 年前在我院行左侧乳腺癌改良根治术，由于医疗水平所限，患者术后检测淋巴结数量不足 10 个，病理结果欠规范，未完善 FISH 检测。由于患者化疗不良反应及家庭经济原因，患者自行放弃化疗、放疗及内分泌治疗，且未按期规范门诊随访。术后 7 年余出现左胸壁复发及肺转移。根据 2015 版美国国家综合癌症网络（National Comprehensive Cancer Network，NCCN）晚期乳腺癌治疗指南，再次取样获得组织病理。患者初次出现有症状的肺转移，根据患者术后治疗方案及无病生存期（disease free survival，DFS），患者对 AT 方案化疗敏感，但使用剂量未达到负荷量，故暂不选择内分泌治疗，拟行 AC→P 方案（A，多柔比星；C，环磷酰胺；序贯以 P，紫杉醇）方案解救化疗，化疗后再行放疗及内分泌治疗。化疗期间密切监测患者心脏功能，未见明显心脏损害。脂质体多柔比星是一种新型脂质体类药物，相比传统蒽环类药物可以降低心脏毒性及骨髓抑制。考虑到患者既往使用过吡柔比星 180 mg，再次使用可能造成严重的心脏损害，故选用多柔比星，同时予右丙亚胺护心，密切监测心脏功能未见明显心脏损害。在 4 个疗程 AC 方案化疗后患者咳嗽症状明显好转，复查 CT 及胸部 X 线显示胸腔积液消失，肺部结节消失，胸壁肿块消失。疗效评价临床完全缓解。在对大鼠和犬进行的重复给药实验中，用相当于临床应用的剂量可见严重的皮肤炎症和溃疡形成。其皮肤毒性大，本患者最主要的化疗不良反应为皮肤毒性。

对于蒽环类药物初次治疗有效的患者，复发转移时间较长的患者可选用脂质体多柔比星维持化疗，化疗期间特别注意其皮肤毒性。

【专家点评】

2016 年患者出现局部复发，诊断为晚期乳腺癌，后行切取活检术，术后病理显示为激素受体依赖型乳腺癌。对于肺转移的明确诊断，应行 CT 介导下肿块穿刺术及 PET-CT 检查，无影像学及病理学的支持，故诊断为乳腺癌肺转移证据不足。对于晚期激素受体阳性乳腺癌无明显内脏转移症状的患者，应行内分泌治疗而非化疗，局部切除后应考虑行局部放疗。

（哈尔滨医科大学附属第二医院　张建国）

患者为 Luminal 亚型晚期乳腺癌，复发部位为胸壁多发结节伴胸腔积液，DFS 达 7 年，复发时年龄 60 岁，根据晚期乳腺癌诊治指南，这类患者优先考虑内分泌治疗作为一线解救治疗，由于患者未给予辅助治疗，本次复发就诊年龄为 60 岁，一线解救内分泌治疗以第三代芳香化酶抑制药为优先选择，如果经济条件允许，依据最近公布的 FALCON 研究结果，氟维司群 500 mg 为最优选择策略，特别是该研究提示对于软组织和骨转移患者的 PFS 氟维司群较芳香化酶抑制药延长更明显。该例患者选择序贯方案（蒽环类序贯紫杉类）值得商榷，特别是患者辅助治疗已经选择蒽环联合紫杉方案。如果首选化疗作为解救治疗手段，优先推荐紫杉类单药。

（浙江省肿瘤医院　王晓稼）

【循证背景】

FALCON 试验：此试验入组人群为之前未经历过内分泌治疗的患者，比较了氟维司群 500 mg 与阿那曲唑 1 mg 用于绝经后激素受体阳性晚期乳腺癌一线内分泌治疗的疗效和安全性，是一项三期临床试验。在中位随访 25 个月后，与阿那曲唑治疗组相比，氟维司群能够显著改善患者 PFS（氟维司群与阿那曲唑：16.6 个月与 13.8 个月比较），证实了单药氟维司群 500 mg 明显优于阿那曲唑 1 mg。

（哈尔滨医科大学附属第二医院　张建国）

【指南背景】

《中国晚期乳腺癌诊治专家共识 2016》：对于激素受体阳性、HER-2 阴性转移性乳腺癌，病变局限在乳腺、骨和软组织及无症状、肿瘤负荷不大的内脏转移患者，可以优先选择内分泌治疗；在内分泌治疗期间，应每2~3个月评估一次疗效，对病情稳定、部分缓解的患者应继续维持治疗，乳腺肿瘤出现进展，应根据病情决定更换新的内分泌治疗或改用化疗等其他治疗。

（哈尔滨医科大学附属第二医院　张建国）

参 考 文 献

［1］Artioli G，Mocellin S，Borgato L，et al. Phase II study of neoadjuvant gemcitabine，pegylated liposomal doxorubicin，and docetaxel in locally advanced breast cancer. Anticancer Res，2010，30（9）：3817-3821.

［2］Xu L，Wang W，Sheng YC，et al. Pharmacokinetics and its relation to toxicity of pegylated-liposomal doxorubicin in Chinese patients with breast tumours. J Clin Pharm Ther，2010，35（5）：593-601.

［3］Trudeau ME，Clemons MJ，Provencher L，et al. Phase II multicenter trial of anthracycline rechallenge with pegylated liposomal doxorubicin plus cyclophosphamide for first-line therapy of metastatic breast cancer previously treated with adjuvant anthracyclines. J Clin Oncol，2009，27（35）：5906-5910.

［4］中国抗癌协会乳腺癌专业委员会. 中国抗癌协会乳腺癌诊治指南与规范（2015版）. 中国癌症杂志，2015，25（9）：693-754.

病例71 受体阳性乳腺癌术后肝、骨转移

吴小红 张 颖[*]

江南大学附属无锡市第四人民医院

【病史及治疗】

➤ 患者女性，1974-08-12 出生，体力活动状态（performance status，PS）评分 0 分，初诊时未绝经，月经规律。

➤ 2009-01-23 行左侧乳腺肿块切除术；术后病理示左侧乳腺浸润性导管癌 II 级，肿块大小为 3 cm×2 cm×2 cm，脉管见癌栓，免疫组织化学示雌激素受体（estrogen receptor，ER）（+），孕激素受体（progesterone receptor，PR）（2+），CerbB-2（-），P53（-）。

➤ 2009-02-13 左侧乳腺癌改良根治术，术后病理示腋窝淋巴结（12 枚/28 枚）、第 2 组淋巴结（1 枚/2 枚）、第三组淋巴结（3 枚/3 枚）查见癌；术后分期 $pT_2N_3M_0$ III C 期。

➤ 2009-02-21 起予以 TAC 方案（T，多西他赛；A，多柔比星；C，环磷酰胺），辅助化疗 6 个疗程。50 Gy/25 次辅助放疗。

➤ 戈舍瑞林辅助内分泌治疗至 2012-03；他莫昔芬内分泌治疗至 2012-10。

【本阶段小结】

患者为绝经前女性，淋巴结转移超过 4 枚，激素受体阳性，HER-2 阴性，故术后有辅助化疗、辅助放疗及辅助内分泌治疗指征。SOFT 和 TEXT 临床试验结果均支持降低年轻乳腺癌患者体内雌激素水平可进一步改善生存，故对该患者给予他莫昔芬联合戈舍瑞林辅助内分泌治疗。

【病史及治疗续一】

➤ 2012-10 腹部磁共振成像（magnetic resonance imaging，MRI）检查提示肝内多发转移瘤。骨扫描示右侧第 6 肋骨病变，考虑肿瘤骨转移，左侧股骨小转子骨病变。肝穿刺活检病理示（肝转移灶）纤维组织可见异型细胞增生呈小巢团状及条索状排列，倾向转移性乳腺癌；免疫组织化学示 ER（>80%），PR（-），CerbB-2（+），Ki-67 阳性率（约 10%）。

➤ 辅助治疗过程中疗效评价出现肝转移（图 71-1）、骨转移。

➤ 2012-11-02 至 2013-04-05 给予吉西他滨 1.7 g，第 1、8 天+紫杉醇 150 mg，第 1、8 天方案治疗。

➤ 2013-05-12 行胆囊切除+肝转移瘤切除术；病理示肝肿块倾向为乳腺来源，转移性腺癌 II~III 级；免疫组织化学示 ER（+），PR（+），CerbB-2（+），Ki-67 阳性率（约 10%）。

---

* 为通信作者，邮箱：verxing@136.com

➢ 化疗后给予戈舍瑞林+阿那曲唑治疗。

➢ 于2014-03-13行腹腔镜下双附件切除术。手术去势后继续给予阿那曲唑内分泌治疗和一线化疗，过程中CEA、CA153呈下降趋势。

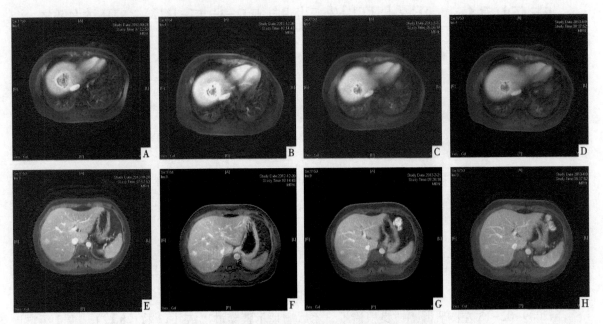

图71-1　吉西他滨+紫杉醇治疗过程中肝病灶的疗效评价

注：A、E. 2012-10-24腹部MRI所示肝病灶；B、F. 2012-12-20腹部MRI所示肝病灶；C、G. 2013-02-21腹部MRI所示肝病灶；D、H. 2013-04-09腹部MRI所示肝病灶

【本阶段小结】

对于晚期乳腺癌，应尽可能在决定治疗方案前对复发或转移部位进行活检，以明确诊断和重新评估肿瘤的ER、PR和HER-2状态。该患者为内脏转移，且为多发肝转移，故一线考虑化疗，病情稳定后予以内分泌治疗。

局部治疗，如手术和放疗在初治Ⅳ期乳腺癌的价值还不明确，只有当全身药物治疗取得很好的疗效时，才可考虑姑息性的局部治疗，以巩固全身治疗的效果。

在绝经后晚期乳腺癌一线内分泌治疗中，FIRST临床试验比较500 mg氟维司群与1 mg阿那曲唑在晚期乳腺癌一线内分泌治疗中的疗效，氟维司群组和阿那曲唑组的中位进展时间分别为23.4个月和13.1个月，氟维司群组的疾病进展风险下降了34%。两组在后续治疗中的总体最佳疗效率和临床获益率相似，并且氟维司群组没有新发的安全问题报告。

【病史及治疗续二】

➢ 2015-01胸CT示左侧乳腺癌术后、肝转移术后，右侧局部肋骨改变，考虑局部肋骨改变，转移可能性大；双肺未见明显转移征象。骨扫描示全身多发性转移性骨病变，病变较前进展。肝MRI示左侧乳腺癌术后、肝转移术后。疗效评价为骨转移进展。

➢ 2015-01-28江原医院行核素治疗控制骨转移，依西美坦内分泌治疗。

【本阶段小结】

患者一线内分泌治疗无进展生存期（progression-free-survival，PFS）超过18个月，失败后可以更改其他内分泌治疗药物，如明确内分泌耐药还可以联合逆转耐药的药物或转为化疗。BOLERO-2临床试验得到结论，提示非甾体类芳香化酶抑制药进展后，换成甾体类芳香化酶抑制药依西美坦联合依维莫司，无论是从PFS还是总生存期方面，都优于依西美坦。PI3K-AKT-mTOR信号通路目前认为和内分泌治疗耐药密切相关，mTOR阻滞药依维莫司能够逆转内分泌治疗的耐药，尤其在芳香环酶抑制药辅助治疗期间治疗失败的患者，采用依维莫司PFS可以长达15个月，但总生存期未能有明显改善。

【病史及治疗续三】

➢ 2015-04腹部MRI（图71-2）示肝左内叶异常信号灶。骨扫描示全身多发性骨病变，病变较前（2015-01）进展。疗效评价骨转移及肝转移均进展。

➢ 2015-04-24入组"比较替吉奥（商品名：维达康）和卡培他滨单药治疗转移性乳腺癌的随机、对照、开放、多中心Ⅲ期临床研究"，随机号：415，为卡培他滨单药治疗组。

➢ 2015-04-25开始予以卡培他滨晚2.0 g/2.5 g交替14天化疗至2016-02，期间复查骨扫描病情平稳，复查胸、腹部CT示肝左内叶病灶不能查及。

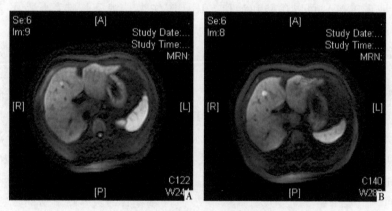

图71-2 核素及依西美坦治疗前后腹部MRI
注：A. 2015-01-19腹部MRI；B. 2015-04-23腹部MRI

➢ 2016-02骨扫描示全身多发转移性骨病变较前进展。胸部CT及腹部MRI均见明显新发病灶。疗效评价：骨转移进展。

➢ 2016-03-02起给予长春瑞滨40 mg，第1、8、15天，化疗6个疗程，末次化疗2016-08-01（尚未完成末次化疗）。

➢ 定期复查胸部CT及腹部MRI均见明显新发病灶。

➢ 长春瑞滨治疗6个疗程中肿瘤标志物CEA、CA153整体呈下降趋势。

【专家点评】

该病例为2009年诊断治疗的乳腺癌患者，治疗处理规范，从目前的观点来看，可以考虑以下几点。

1. 根据目前激素受体的检测标准，关于 ER 等的定量表达强度，应该给予百分数指示，以预测其内分泌敏感性。

2. 患者为 35 岁，绝经前乳腺癌，诊断为ⅢC 期乳腺癌，为药物卵巢去势的绝对适应证，只是仅仅给予 3 年去势治疗基础上的内分泌治疗，治疗可能不足。基于 SOFT/TEXT 研究，根据晚期乳腺癌治疗共识（ABC3），结合 2017 年 St. Gallen 共识投票，应给予足够时间的卵巢功能抑制+芳香化酶抑制药的内分泌治疗更为妥当。

3. 关于肝转移灶穿刺标本和 GT 解救化疗后切除标本中 ER 表达的明显差异，是否为异质性还是检测本身的问题，或者是治疗压力下的克隆选择，需要考虑。

4. 关于Ⅳ期乳腺癌的局部治疗，肝内病灶为多发性转移瘤，在化疗有效、分子分型已经明确的情况下，如果病灶不在肝门等重要结构附近，不存在需要手术切除压迫等情况，是否需要进行转移灶手术切除，值得商榷。根据《中国晚期乳腺癌诊治专家共识 2016》，在全身治疗的基础上，对于急需缓解症状或解除合并症的患者可采用局部治疗。

5. 内分泌治疗后进展的乳腺癌，尽管可能存在着内分泌耐药可能性，是否换药继续内分泌治疗还是转为化疗，需要明确是否存在明显的原发性内分泌耐药或存在内脏危象。该病例患者为内分泌治疗不足，同时，尽管为肝多发转移瘤且骨转移，如果没有内脏危象，是否也可以继续内分泌解救治疗，值得商榷。

6. 发现骨转移并治疗的整个过程中，未见唑来膦酸或地诺单抗进行骨转移治疗，以延缓骨相关事件（skeletal-related event，SRE）发生。根据《中国晚期乳腺癌诊治专家共识 2016》，骨调节药（双膦酸盐或地诺单抗）可以预防和治疗 SRE，应作为乳腺癌骨转移治疗的基础用药。结合 2017 版 St. Gallen 共识投票，更多的专家选择双膦酸盐作为基础的抗骨转移用药。

7. 本例患者在非甾体类芳香化酶抑制药治疗 27 个月进展后，为继发性内分泌耐药，根据 EFECT 的研究，是可以转换为甾体类芳香化酶抑制药的，但根据 BOLERO-2 的研究，进行依西美坦+依维莫司更为稳妥。如果在现有情况下，仅有骨转移进展，根据 PLOMA3 或者 PrG0102 的结果，在氟维司群基础上，联合 CDK4/6 抑制药或者依维莫司，也是个体化选择下的合理方案。

总之，年轻乳腺癌存在着较高的复发转移风险，药物卵巢去势为基础的内分泌治疗应着重考虑；在晚期解救中，依然需要平衡疗效和生活质量，个体化选择化疗和多线的内分泌治疗手段；需要在全身治疗的基础上，考虑适当的局部治疗。

（福建医科大学附属协和医院　宋传贵）

这是 1 例首发为激素受体阳性、HER-2 阴性局部晚期乳腺癌。在 2009 年，初始辅助内分泌治疗时，使用卵巢功能抑制联合他莫昔芬，可能更多出于年轻患者卵巢功能保护的考量。SOFT 和 TEXT 研究显示，对于高危或年轻患者卵巢功能抑制联合他莫昔芬的疗效优于单用他莫昔芬。如果从目前的研究结论来看，更倾向选择卵巢功能抑制联合芳香化酶抑制药治疗。首次发现肝转移时，无内脏危象情况，内分泌治疗是首选的一线治疗方案。内脏转移并非内分泌治疗的禁忌证。首次发现肝转移后，给予 8GT，疗效评价不详。姑息性局部治疗应放在初始全身疗法有效后才予以考虑，肝转移瘤切除术值得商榷。首次发现骨转移时，建议使用唑来膦酸。芳香化酶抑制药治疗失败的晚期乳腺癌患者，可以选择的内分泌治疗方案有：氟维司群 500 mg；依西美坦联合依维莫司；内分泌治疗联合 CDK4/6 抑制药。

（复旦大学附属妇产科医院　吴克瑾）

【循证背景】

1. SOFT 和 TEXT 研究 高危或年轻患者卵巢功能抑制联合依西美坦的疗效优于卵巢功能抑制联合他莫昔芬。

2. FIRST 研究 氟维司群 500 mg 疗效优于芳香化酶抑制药。

3. BOLERO-2 研究 在非甾体类芳香化酶抑制药治疗失败后使用依西美坦联合依维莫司可明显改善患者的无进展生存期。

（复旦大学附属妇产科医院　吴克瑾）

【指南背景】

1. 2015 版《中国乳腺癌内分泌治疗专家共识》 激素受体阳性乳腺癌患者发生转移后，内分泌治疗是首选的一线治疗方案，特别是无病间期较长、肿瘤进展缓慢、无症状或轻微症状的晚期患者。内脏转移并非内分泌治疗的禁忌证。

2. 2017 版 NCCN 指南 初诊为转移性乳腺癌的患者，目前尚不清楚是否会从姑息性局部手术和（或）放疗中获益。一般而言，姑息性局部治疗一般考虑用于对初始系统治疗应答之后。

3.《中国晚期乳腺癌诊治专家共识 2016》 对于激素受体阳性、HER-2 阴性进展期乳腺癌，病变局限在乳腺、骨和软组织及无症状、肿瘤负荷不大的内脏转移患者，可以优先选择内分泌治疗。对于不适合内分泌治疗的患者，可先行化疗将疾病有效控制后再给予内分泌治疗。既往使用过蒽环及紫杉类，不需要联合化疗的患者，可优先考虑口服卡培他滨单药等方案。在进行内分泌治疗时绝经前乳腺癌复发转移后首选卵巢抑制或手术去势联合内分泌治疗；芳香化酶抑制药是绝经后患者的首选治疗方案，但对于经济条件受限的地区和人群，他莫昔芬或托瑞米芬也可作为备选治疗方案。

（复旦大学附属妇产科医院　吴克瑾）

【核心体会】

对于激素受体阳性、HER-2（-）局部晚期乳腺癌，无病间期较长、肿瘤进展缓慢，即使远处转移，在有效治疗后，带瘤生存期仍然比较长。

（复旦大学附属妇产科医院　吴克瑾）

参 考 文 献

[1] Pagani O, Regan MM, Walley BA, et al. Adjuvant exemestane with ovarian suppression in premenopausal breast cancer. N Engl J Med, 2014, 371（2）：107-118.

[2] Robertson JF, Lindemann JP, Llombart-Cussac A, et al. Fulvestrant 500 mg versus anastrozole 1 mg for the first-line treatment of advanced breast cancer：follow-up analysis from the andomized 'FIRST' study. Breast Cancer Res Treat, 2012, 136（2）：503-511.

[3] Baselga J, Campone M, Piccart M, et al. Everolimus in ostmenopausal hormone-receptor-positive advanced breast cancer. N Engl J Med, 2012, 366（6）：520-529.

第二篇

典型病例
——重点解析

病例 72　Luminal B 型局部晚期乳腺癌患者的新辅助化疗

黄胜超　张远起　李建文*

广东医科大学附属医院

【病史及治疗】

➤ 患者女性，48 岁，初潮年龄 13 岁，已经自然停经 3 年，未婚未育，无乳腺癌、卵巢癌等家族史，无高血压、糖尿病等慢性疾病史。

➤ 患者因 "发现左侧乳腺无痛性肿物 3 年余" 入院。查体：左侧乳腺可扪及一个肿块，大小为 12 cm×12 cm，质硬，无压痛，边界欠清，活动度差，占据大部分乳房（图72-1）；左腋窝扪及多个增大淋巴结，部分融合成团，较大一个大小为 2.3 cm×1.7 cm，质硬，左侧锁骨上未及增大淋巴结。

➤ 乳腺彩色超声、钼靶均提示乳腺影像报告和数据系统（breast imaging reporting and data system，BI-RADS）5，胸部及上腹部计算机体层摄影（computed tomography，CT）提示肺、肝未见转移，全身骨扫描未见骨转移，癌胚抗原（carcino-embryonic antigen，CEA）、糖类抗原（carbohydrate antigen，CA）153 水平正常。

➤ 行空芯针穿刺病理提示左侧乳腺浸润性导管癌（Ⅱ级），免疫组织化学示雌激素受体（estrogen receptor，ER）（90%）、孕激素受体（progesterone receptor，PR）（30%）、CerbB-2（+）、Ki-67 阳性率（50%）。

➤ 诊断为左侧乳腺癌（$cT_4N_2M_0$，ⅢB 期，Luminal B 型），决定行新辅助化疗，EC→T 方案（E，表柔比星；C，环磷酰胺；序贯以 T，多西他赛），具体为环磷酰胺 1000 mg，表柔比星 160 mg，序贯以多西他赛 160 mg 4 个疗程。

【本阶段小结】

局部晚期的乳腺癌患者，可通过新辅助化疗获得手术的机会，本病例若经济允许，可行 PET-CT 及乳腺磁共振成像（magnetic resonance imaging，MRI）检查。指南推荐的新辅助化疗方案包括：TAC 方案（T，多西他赛；A，多柔比星；C，环磷酰胺）、AC→T 方案（A，多柔比星；C，环磷酰胺；序贯以 T，多西他赛）、FEC→T 方案（F，氟尿嘧啶；E，表柔比星；C，环磷酰胺；序贯以 T，多西他赛）等。在辅助化疗阶段，AC→T 方案已经取代了 TAC 方案，但在新辅助治疗中，仍然有许多医师选择 TAC 方案，主要原因是起效快、避免蒽环类无效后方案难以调整。但有研究表明，新辅助化疗时，采用 AC→T 方案比 TAC 方案更能使乳腺癌患者获益。

---

* 为通信作者，邮箱：xgjrwk@163.com

【病史及治疗续一】

> 2 个疗程 EC 方案后，评估为疾病进展（progressive disease，PD）（图 72-2）。遂更改新辅助化疗方案，改为紫杉醇 130 mg（第 1、8、15、22 天），顺铂 40 mg（第 1、8、15 天），经过 4 个疗程（16 次）化疗后，评估为部分缓解（图 72-3），行左侧乳腺癌改良根治术+背阔肌肌皮瓣修复术（图 72-4）。术后病理提示乳房可见多发癌灶，最大约为 3.0 cm×2.5 cm，皮肤切缘未见癌，腋窝淋巴结见癌转移（3/21）。术后诊断为左侧乳腺癌（$ypT_2N_1M_0$，ⅡB 期，Luminal B 型）。术后行放疗及内分泌治疗（依西美坦 25 mg，每天 1 次）。

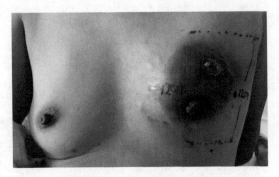

图 72-1　化疗前乳房外观

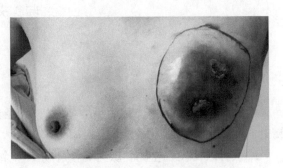

图 72-2　第 2 个疗程化疗后乳房外观

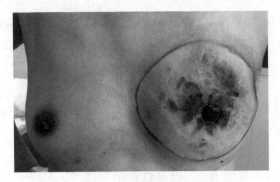

图 72-3　第 6 个疗程化疗后乳房外观

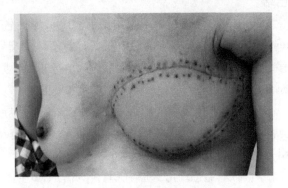

图 72-4　术后乳房外观

【本阶段小结】

本病例初定方案为 EC→T，但 2 个疗程 EC 后病情进展，考虑可能对蒽环类原发耐药，若改单用多西他赛可能效果不好，考虑患者的经济及化疗耐受性等因素，决定参考上海交通大学附属仁济医院陆劲松教授的临床试验，即《紫杉醇联合顺铂对局部晚期乳腺癌患者术前化疗的临床研究》中的方案，本病例选择的是国产紫杉醇，费用极低，而且不良反应少，所以患者能够坚持治疗（2 个疗程的 EC 方案化疗期间出现Ⅲ度消化道反应及骨髓抑制，患者曾经想放弃治疗）。考虑患者为 Luminal 型，对化疗不敏感（是否可以选择新辅助内分泌治疗），而且患者不愿意再接受化疗，因此术后行内分泌治疗及放疗。

参 考 文 献

[1] Vriens BE, Aarts MJ, de Vries B, et al. Doxorubicin/cyclophosphamide with concurrent versus sequential docetaxel as neoadjuvant treatment inpatients with breast cancer. Eur J Cancer, 2013, 49 (15): 3102-3110.

病例 73 激素受体阳性乳腺癌综合治疗后多发肺、骨转移

夏 雯* 王树森

中山大学肿瘤防治中心

【病史及治疗】

➢ 患者女性，2012 年初次就诊于我院，38 岁，绝经前。个人史、家族史、过敏史无特殊。生育史：孕 1 产 1，25 岁初次妊娠，生育 1 男婴，哺乳 1 年。14 岁初潮，5~6 天/33~36 天。左侧乳腺癌术后月经不规律，末次月经时间为 2010-09。

➢ 2009 年自检发现左乳肿物，大小约 1 cm。外院就诊，穿刺病理提示左侧乳腺浸润性癌。2009-05-11 行左侧乳腺癌改良根治术。病理：肿块 1.5 cm，浸润性导管癌（invasive ductal carcinoma，IDC）2 级，淋巴结（4 枚/14 枚）转移。雌激素受体（estrogen receptor，ER）（3+），孕激素受体（progesterone receptor，PR）（3+），人类上皮细胞生长因子受体 2（human epiderma growth factor receptor 2，HER-2）（-），Ki-67（+）。初诊手术临床分期为 $pT_1N_2M_0$ ⅢA 期，Luminal 型 HER-2 阴性。

➢ 2009-06 至 2009-10 行 FEC 方案（F，氟尿嘧啶；E，表柔比星；C，环磷酰胺）化疗 6 个疗程，具体为氟尿嘧啶 750 mg+表柔比星 135 mg+环磷酰胺 750 mg，术后行辅助放疗。

➢ 2009-12 至 2010-09 给予他莫昔芬治疗。

➢ 2010-10 至 2013-07 给予卵巢去势+阿那曲唑治疗。

➢ 2013-07 患者主因剧烈咳嗽、腰部疼痛 2 个月就诊于我院。查体：身高 156 cm，体质量 53 kg，BSA 体表面积 1.51 m^2，Karnofsky 体力状态评分 80 分。

➢ 2013-07 查 HBsAg（+），HBV-DNA 7.88×10^5 U/L。给予恩替卡韦抗病毒治疗，后定期复查 HBV-DNA 维持在 10^2 U/L 以下。

【辅助检查】

➢ 胸部计算机体层摄影（computed tomography，CT）扫描示多发肺转移。

➢ 骨 ECT 示全身多发骨转移。

【病史及治疗续一】

➢ 患者左侧乳腺浸润性导管癌综合治疗后多发肺、骨转移，Ⅳ期、Luminal B、HER-2 阴性型。患者症状重，进展快，芳香化酶抑制药治疗中进展。联合化疗：多西他赛+卡培他滨。镇痛治疗：

---

* 为通信作者，邮箱：xiawen@sysucc.org.cn

盐酸羟考酮。护骨治疗：唑来膦酸+碳酸钙 D_3（钙尔奇 D）。

TX（多西他赛+卡培他滨）方案治疗 8 个疗程后咳嗽好转，疼痛减轻。

➢ 2014-01 接受双侧卵巢切除术，后接受氟维司群维持治疗。

【本阶段小结】

综合治疗、分型治疗、维持治疗是晚期乳腺癌治疗的基本原则。一线诱导化疗后应用内分泌治疗维持是临床上常用的，对部分患者也是合理的治疗模式。

参 考 文 献

[1] Di Leo A, Jerusalem G, Petruzelka L, et al. Results of the CONFIRM phase Ⅲ trial comparing fulvestrant 250 mg with fulvestrant 500 mg in postmenopausal women with estrogen receptor-positive advanced breast cancer. J Clin Oncol, 2010, 28（30）：4594-4600.

[2] Chia S, Gradishar W, Mauriac L, et al. Double-blind, randomized placebo controlled trial of fulvestrant compared with exemestane after prior nonsteroidal aromatase inhibitor therapy in postmenopausal women with hormone receptor-positive, advanced breast cancer：results from EFECT. J Clin Oncol, 2008, 26（10）：1664-1670.

[3] Ring A, Dowsett M. Mechanisms of tamoxifen resistance. Endocrine-Related Cancer, 2004, 11（4）：643-658.

[4] Moy B, Goss PE. Estrogen receptor pathway：resistance to endocrine therapy and new therapeutic approaches. Clin Cancer Res, 2006, 12（16）：4790-4793.

病例 74　氟维司群治疗晚期乳腺癌

徐　菲*

中山大学附属肿瘤医院

【病史及治疗】

➢ 患者女性，54岁，绝经。既往史、家族史无特殊。

➢ 患者左侧乳腺癌术后9年余，多发转移1年余。

➢ 2006年行左侧乳腺癌改良根治手术，术后免疫组织化学检测提示雌激素受体（estrogen receptor，ER）（80%），孕激素受体（progesterone receptor，PR）（－），人类上皮细胞生长因子受体2（human epidermal growth factor receptor 2，HER-2）（－），Ki-67阳性率（5%）。术后予紫杉醇+表柔比星化疗6个疗程，后口服他莫昔芬治疗5年。

➢ 2013-11发现多发骨转移，行局部放疗及多西他赛+卡培他滨（希罗达）化疗3个疗程。2014年因左股骨颈骨折行人工股骨头置换手术，术后免疫组织化学示ER（90%），PR（20%），HER-2（－），Ki-67阳性率（8%）。

➢ 2014-04发现右肺及肝右叶转移，行多西他赛+卡培他滨（希罗达）化疗6个疗程，后加护骨治疗。2014-12因复查提示疾病进展，行吉西他滨+紫杉醇化疗8个疗程。

➢ 2015-03发现脑转移。2015-04行左侧颈部淋巴结活检，病理提示符合乳腺浸润性癌转移，免疫组织化学示ER（+），PR（－），HER-2（－）。2015-03-27开始给予氟维司群+依维莫司治疗。

【辅助检查】

➢ 2015-03（图74-1A）对比2014-04（图74-1B）PET-CT示双侧锁骨上窝、双肺门、纵隔内、肝门区、胰腺周围、腹膜后区、双侧髂总动脉多发转移淋巴结，较前增多、增大；肝内多发转移，较前增多；左侧后胸膜转移，为新发病灶；全身多发骨转移，较前无明显变化。考虑疾病进展。

➢ 氟维司群+依维莫司治疗后腹部CT（图74-2A）对比治疗前（图74-2B）示肝多发占位，考虑转移瘤，较前未见明显变化。肝门区、腹主动脉旁淋巴结，较前缩小。

* 为通信作者；邮箱：xufei@sysucc.org.cn

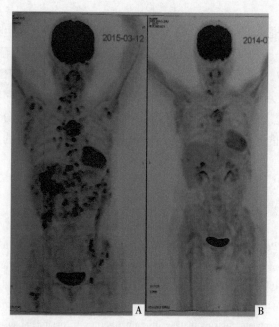

图 74-1　2015-03 与 2014-04 PET-CT 检查比较

注：图 A 与图 B 比较，双侧锁骨上窝、双肺门、纵隔内、肝门
区、胰腺周围、腹膜后区、双侧髂总动脉多发转移淋巴结，较前增
多、增大；肝内多发转移，较前增多；左侧后胸膜转移，为新发病
灶；全身多发骨转移，较前无明显变化

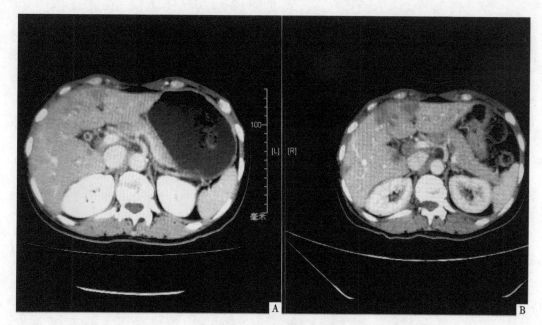

图 74-2　治疗前后腹部 CT

注：A. 治疗后腹部 CT；B. 治疗前腹部 CT；氟维司群联合依维莫司治疗后与治疗前比较，肝多发占位，考虑转移瘤，
较前未见明显变化；肝门区、腹主动脉旁淋巴结，较前缩小

【本阶段小结】

PALOMA-3 临床研究提示，氟维司群高剂量组（500 mg）无进展生存期（progression-free-survival，PFS）为 3.8 个月。EFECT 临床研究提示，氟维司群 250 mg 组无进展生存期（progression-free-survival，PFS）为 3.7 个月，与依西美坦相比无显著差异。CONFIRM 临床研究提示，氟维司群高剂量（500 mg）对于芳香化酶抑制药治疗失败的患者获益小。化疗与内分泌的选择目前无金标准。氟维司群 500 mg 是首选。联合逆转耐药的靶向药物为最佳。内分泌治疗是激素受体阳性疾病患者的首选，即使在有内脏转移的疾病中，除非存有对内分泌耐药的顾虑或证据，或需要疾病快速缓解。

参 考 文 献

[1] Di Leo A, Jerusalem G, Petruzelka L, et al. Results of the CONFIRM phase Ⅲ trial comparing fulvestrant 250 mg with fulvestrant 500 mg in postmenopausal women with estrogen receptor-positive advanced breast cancer. J Clin Oncol, 2010, 28 (30): 4594-4600.

[2] Chia S, Gradishar W, Mauriac L, et al. Double-blind, randomized placebo controlled trial of fulvestrant compared with exemestane after prior nonsteroidal aromatase inhibitor therapy in postmenopausal women with hormone receptor-positive, advanced breast cancer: results from EFECT. J Clin Oncol, 2008, 26 (10): 1664-1670.

[3] Ring A, Dowsett M. Mechanisms of tamoxifen resistance. Endocrine-Related Cancer, 2004, 11 (4): 643-658.

[4] Moy B, Goss PE. Estrogen receptor pathway: resistance to endocrine therapy and new therapeutic approaches. Clin Cancer Res, 2006, 12 (16): 4790-4793.

病例 75　氟维司群治疗转移性乳腺癌

徐　菲*

中山大学附属肿瘤医院

【病史及治疗】

➢ 患者女性，47 岁，未绝经。既往史、家族史无特殊。

➢ 患者左侧乳腺癌术后 4 年余，现主因"左髋部疼痛 1 个月"（视觉模拟评分，visual analogue scale/score，VAS 5 分）入院。

➢ 2009-05 确诊为左侧乳腺浸润性导管癌，当地行左侧乳腺改良根治术，术后分期 $T_1N_2M_0$，ⅢA 期，雌激素受体（estrogen receptor，ER）（+），孕激素受体（progesterone receptor，PR）（+），人类上皮细胞生长因子受体 2（human epidermal growth factor receptor 2，HER-2）（−），术后给予 FEC 方案（F，氟尿嘧啶；E，表柔比星；C，环磷酰胺），化疗 6 个疗程，之后放疗，他莫昔芬口服 1 年，因子宫内膜增厚改用托瑞米芬（法乐通）。

【辅助检查】

➢ 发射型计算机体层成像（emission computerized tomography，ECT）（图 75-1）示多发骨（颈椎、胸椎、骶髂关节等）转移。

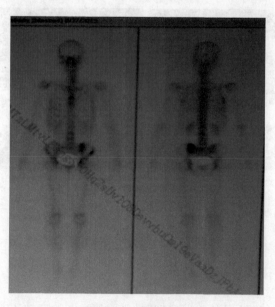

图 75-1　患者 ECT

---

* 为通信作者，邮箱：xufei@sysucc.org.cn

➢ 腹部 CT（图 75-2）示肝单发转移病灶。

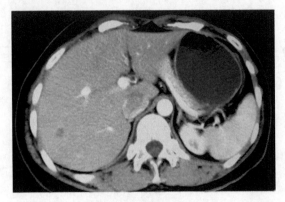

图 75-2　患者腹部 CT

【病史及治疗续一】

➢ 2013-06 发现多发骨转移、肝转移，后给予多西他赛+卡培他滨 4 个疗程化疗后骨痛缓解，疗效评价为病情稳定（stable disease，SD）；后出现Ⅲ度手足综合征，卡培他滨减量后改善不明显，停药后好转；5~8 个疗程后改用单药多西他赛，耐受可，疗效评价 SD。

➢ 2014-01 化疗结束后行内分泌治疗，行双侧卵巢切除术+氟维司群。持续缓解状态 19 个月。

➢ 腹部 CT 示与治疗前（图 75-3A）比较，治疗后（图 75-3B）提示肝 S8 结节，考虑转移瘤可能性大，较前未见明显变化。疗效评价 SD。

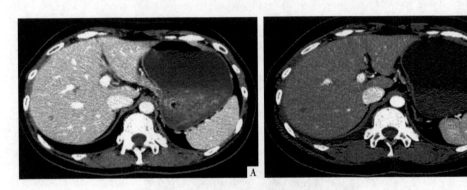

图 75-3　患者化疗前后腹部 CT
注：A. 治疗前腹部 CT；B. 治疗后腹部 CT

【本阶段小结】

氟维司群 500 mg 治疗绝经后 ER（+）转移性乳腺癌患者的疗效和安全性值得肯定。氟维司群是芳香化酶抑制药治疗失败后可选择的重要治疗手段。氟维司群 500 mg 与 250 mg 两组的客观有效率及临床获益率均相近；中位无进展生存期 500 mg 组比 250 mg 组显著延长；临床持续缓解时间

500 mg 组比 250 mg 组可能延长。三级以上注射部位反应及其他不良反应相似，两组比较无显著性差异。氟维司群是治疗受体阳性转移性乳腺癌患者的有效内分泌治疗药物，安全性较好。

参 考 文 献

［1］姜航，王涛，张少华，等.氟维司群治疗曾接受过芳香化酶抑制剂治疗的复发转移性乳腺癌的临床研究.中国癌症杂志，2013，3：224-228.

［2］王佳玉，袁芃，马飞，等.氟维司群治疗绝经后转移性乳腺癌患者的疗效及安全性.中国癌症杂志，2011，6：461-464.

［3］赵燕南，张淑娟，陈潇雨，等.500 mg 氟维司群治疗绝经后雌激素受体阳性转移性乳腺癌患者的疗效和安全性.中华乳腺病杂志（电子版），2015，5：292-297.

［4］张彦，王军华，孙红，等.氟维司群治疗受体阳性转移性乳腺癌患者的疗效及安全性.中国实用医药，2014，21：1-3.

病例 76 左侧乳腺癌改良根治术后 6 年，局部复发 1 年

路晓庆[*]

山西医科大学第二医院

【病史及治疗】

➤ 患者女性，今年 44 岁，未绝经。类风湿关节炎 20 年。系统性红斑狼疮 3 年。脾大 12 年（巨脾至前正中线脐下 5 指）。肝硬化、门静脉高压、脐疝病史 4 年。

➤ 2008-12 于北京某医院行左侧乳腺癌改良根治术，$T_1N_0M_0$。并未提供免疫组织化学结果。

➤ 术后因患者肝硬化及门静脉高压未行化疗及放疗，并遵医嘱口服他莫昔芬。2013-01 行左胸壁肿物切除术，考虑乳腺癌局部复发。免疫组织化学示雌激素受体（estrogen receptor, ER）（3+），孕激素受体（progesterone receptor, PR）（-），人类上皮细胞生长因子受体 2（human epiderma growth factor receptor 2, HER-2）（-）。左胸壁伤口愈合不良 1 年余，溃烂、出血、脱屑、恶臭（图 76-1），换药时，血流如注。最终考虑为乳腺浸润性导管癌，并继续口服他莫昔芬直至 2014-11-04。

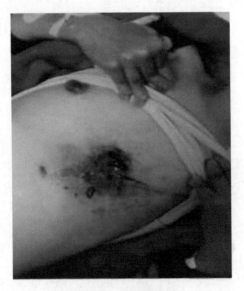

图 76-1 左胸壁伤口

* 为通信作者，邮箱：ellva09@qq.com

【辅助检查】

➤ 肿瘤标志物示 CK19 6.29 ng/ml。性激素检查示孕酮 1.49 nmol/L，促黄体生成素 0.69 nmol/L，雌二醇 254 nmol/L。血常规示血小板计数 $32×10^9$/L。

➤ 腹部彩色超声示肝硬化、门静脉高压、脾大，胆、胰、双肾未见明显异常。

➤ SPECT 示左侧第 7 前肋、右侧第 4 侧肋、髂前上棘局限性显影剂浓聚影。

➤ 免疫组织化学示 ER（80%）、PR（-）、P53（-）、CerbB-2（+）、Ki-67（90%）、CK（+）、Vimentin（1+）、GCDFP-15（部分弱+）；*HER-2* 基因 FISH 检测（-）。

【病史及治疗续一】

➤ 2014-11-13 起予以 LH-RHa+阿那曲唑+双膦酸盐治疗，内科疾病请相关科室会诊后均对症支持治疗。

【本阶段小结】

综合以上患者情况，遵循循证医学理念，根据 2015 版 NCCN 指南：对于激素受体阳性晚期乳腺癌患者，内分泌治疗应该是标准的一线治疗，除非存在威胁患者生命的内分泌耐药情况。根据 2013 版 ESMO 指南：除非肿瘤为临床进展性疾病必须得到快速缓解，或对肿瘤内分泌治疗是否敏感存有疑虑，内分泌治疗是激素受体阳性转移性乳腺癌患者的首选。根据以上指南推荐，选择停止患者他莫昔芬治疗，而给予戈舍瑞林+阿那曲唑治疗。双膦酸盐治疗患者骨转移，缓解骨痛。遵循上述治疗半个月后对比发现伤口边缘略有扩大。

【病史及治疗续二】

➤ LH-RHa+氟维司群 500 mg，第 1 个月为 500 mg/2 周，第 2 个月开始为 500 mg/28 天。11 月 28 日上午 10 时伤口处血流如注，恶臭，碎屑脱落；中午 12 时第 1 次肌内注射氟维司群 500 mg；下午 16 时伤口处出血减缓，脱屑减少。

【本阶段小结】

根据 2014 年 NCCN 指南推荐：内分泌敏感型患者建议优选连续 3 次内分泌治疗方案；而对于复发或转移性乳腺癌，内分泌治疗策略中提出对于芳香化酶抑制药治疗失败的患者及非甾体类芳香化酶抑制药治疗失败的患者可选氟维司群。根据 FIRST 研究显示，氟维司群 500 mg 较芳香化酶抑制药能够显著延长至肿瘤进展时间长达 10 个月。另有 CONFIRM 研究显示，氟维司群500 mg 与 250 mg 相比较而言，500 mg 能够显著延长中位生存时间，降低进展风险 20%。综上所述，给予该患者氟维司群 500 mg 治疗。经治疗后，多发显影剂异常浓聚影较前相比明显减轻。经过 LH-RHa+氟维司群治疗 5 个月后患者病情稳定，伤口好转。原病灶区域癌组织完全脱落，由正常组织填充修复。骨转移征象明显减轻。继续使用 LH-RHa+氟维司群+双膦酸盐。

参 考 文 献

［1］邵志敏，李俊杰. 2015 版《中国抗癌协会乳腺癌诊治指南与规范》：外科部分解读. 中华乳腺病杂志（电子版），2016，10（1）：1-5.

［2］赵菲. 2014 年美国临床肿瘤学会指南更新：激素受体阳性乳腺癌的辅助内分泌治疗. 中华乳腺病杂志（电子

版），2014，8（5）：373-374.

［3］宋三泰，郑登云.阿那曲唑、他莫昔芬、阿那曲唑与他莫昔芬联合对绝经后乳腺癌新辅助治疗的多中心随机双盲研究.循证医学，2007，7（3）：141-143.

［4］赵燕南，张淑娟，陈潇雨.500 mg 氟维司群治疗绝经后雌激素受体阳性转移性乳腺癌患者的疗效和安全性.中华乳腺病杂志（电子版），2015，9（5）：292-297.

病例 77　极年轻乳腺癌与卵巢功能抑制

王懋莉　殷初阳　吴克瑾*

复旦大学附属妇产科医院

【病史及治疗】

➢ 患者女性，35岁。母亲患乳腺癌（58岁发病）。既往体健。孕1产1，绝经前。

➢ 患者发现左侧乳腺肿块2年，无明显增大，期间未予诊治。

➢ 体格检查示左侧乳腺外上象限直径2 cm肿块，质硬，边界欠清，活动度欠佳；腋窝未扪及增大的淋巴结。

【辅助检查】

➢ 乳腺超声示左侧乳腺外上象限实质性占位伴钙化，大小为13 mm×12 mm×7 mm，乳腺影像报告和数据系统（breast imaging reporting and data system，BI-RADS）4B；左腋窝多发实质性占位，较大者14 mm×9 mm，转移灶可能；子宫及双附件未见明显异常。

➢ 2014-12钼靶（图77-1）示左乳腺上方结节伴多发细钙化灶，14 mm×10 mm，BIRADS 4B；双腋窝未见增大的淋巴结。

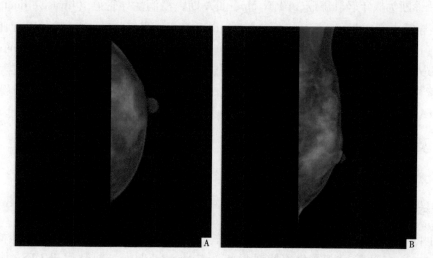

图 77-1　2014-12 患者术前左乳钼靶检查

注：A. 患者术前左乳钼靶头足位（craniocaudal，CC）片；B. 患者术前左乳钼靶侧斜位（med-iolateral oblique，MLO）片；均提示左乳上方结节伴多发细钙化灶

---

* 为通信作者，邮箱：kejinwu@163.com

【病史及治疗续一】

➢ 2014-12-15 于全身麻醉下行左乳肿块切除活检+前哨淋巴结活检术，术中冰冻病理提示左侧乳腺浸润性乳腺癌，前哨淋巴结（4 枚/5 枚）见癌转移。遂行左侧乳腺癌改良根治术。

➢ 术后病理示左侧乳腺浸润性导管癌Ⅲ级，非特殊类型，合并中-高级别导管原位癌，肿块大小为 2.0 cm×2.0 cm×0.8 cm，脉管内见癌栓；左乳前哨淋巴结（4 枚/5 枚）见癌宏转移；左侧乳腺改良根治术标本残腔及基底部切缘见中-高级别导管原位癌累及，乳头、皮肤未见癌累及。腋窝淋巴结（4 枚/12 枚）见癌宏转移。免疫组织化学示 CK7（+），人类上皮生长因子受体 2（human epiderma growth factor receptor 2，HER-2）（+），E-cad（+），P53（+），雌激素受体（estrogen receptor，ER）（99%），孕激素受体（progesterone receptor，PR）（95%），Ki-67 阳性率（60%），P63、CK14、Calponin（肌上皮）（-），CD31、D240（+，提示脉管内癌栓）。

【本阶段小结】

患者术前初步诊断为极年轻乳腺癌，临床分期 $T_1N_1M_0$。美国国家综合癌症网络（National Comprehensive Cancer Network，NCCN）推荐临床腋窝淋巴结阳性者，进行术前腋窝淋巴结穿刺活检。当时我院腋窝淋巴结穿刺活检还未开展，向患者交代病情，患者知情，同时其提出期望，尽早手术，尽可能减小腋窝淋巴结手术范围，提高术后生活质量，其要求行术中左乳肿块活检+腋窝前哨淋巴结活检。

【病史及治疗续二】

➢ 患者术后接受 TAC 方案（T，多西他赛；A，多柔比星；C，环磷酰胺），6 个疗程化疗。化疗不良反应可耐受，未出现 3 级以上化疗毒性反应。

【本阶段小结】

患者术后诊断为极年轻乳腺癌，$pT_1N_2M_0$、ⅢA 期，浸润性导管癌（invasive ductal carcinoma，IDC）Ⅲ级伴导管内癌（ductal carcinoma in situ，DCIS）Ⅱ～Ⅲ级，Luminal B（HR+/HER-2-）型，伴脉管浸润（lymphovascular invasion，LVI）（+）。患者美国东部肿瘤协作组（Eastern Cooperative Oncology Group，ECOG）评分 0 分。根据病情制定患者术后辅助化疗方案，考虑在蒽环类药物的基础上加用紫杉类药物。患者腋窝淋巴结（8 枚/17 枚）见癌宏转移，希望尽早开展术后辅助放疗，故选择 TAC 方案 6 个疗程辅助化疗。

【病史及治疗续三】

➢ 患者化疗结束后于外院行辅助放疗，放疗结束后接受他莫昔芬辅助内分泌治疗。

【本阶段小结】

制定辅助内分泌治疗方案时，SOFT&TEXT 联合分析结果已公布，提示卵巢功能抑制（ovarian function suppression，OFS）+芳香化酶抑制药（aromatase inhibitor，AI）优于 OFS+他莫昔芬，但 SOFT 试验对比 OFS+他莫昔芬与他莫昔芬单药疗效的结果还没有出来。向患者告知后，患者要求行他莫昔芬单药辅助内分泌治疗。

【本阶段小结】

关于卵巢功能抑制（OFS）在绝经前乳腺癌中的运用争议已久。目前已有的一些临床试验，如 POEMS 试验在激素受体（hormone receptor，HR）（-）绝经前乳腺癌化疗同时联合 OFS，从而保护卵巢功能，同时无病生存期得到提高；PROMISE 试验在 HR（+/-）绝经前乳腺癌化疗同时联合 OFS，卵巢功能得到保护。该患者无生育意愿，但单从保护生育能力的角度，以现有的证据可以推荐患者考虑在行辅助化疗的同时即联合 OFS。

SOFT 亚组分析提示<35 岁女性，OFS+他莫昔芬优于他莫昔芬，SOFT&TEXT 联合分析提示在高危人群中，OFS+芳香化酶抑制药优于 OFS+他莫昔芬。以目前的证据，更推荐患者接受 OFS+芳香化酶抑制药 5 年的辅助内分泌治疗，同时建议患者治疗期间监测激素水平，做好不良反应管理。

病例 78 三阴性乳腺癌术后局部复发

陈建华 徐谔文*

苏州市立医院东区

【病史及治疗】

➢ 患者女性，48 岁，未停经，孕 1 产 1；否认家族遗传性疾病史。

➢ 患者因右侧乳腺癌于 2014-06-10 在外院行右侧乳腺癌改良根治术。术后病理示右侧乳腺浸润性癌，右侧乳头及基底未见癌组织，残腔周围见癌组织浸润。右腋窝淋巴结未见癌转移（0枚/16 枚）。雌激素受体（estrogen receptor，ER）（−），孕激素受体（progesterone receptor，PR）（−），CerbB-2（−），Ki-67 阳性率（约 50%）。

➢ 术后予环磷酰胺 800 mg，表柔比星（艾达生）90 mg，氟尿嘧啶 750 mg 方案化疗 1 个疗程；环磷酰胺 1000 mg，表柔比星 140 mg 方案化疗 3 个疗程；紫杉醇（力朴素）300 mg，第 1 天方案化疗 4 个疗程。

➢ 2014-11 复查计算机体层摄影（computed tomography，CT）示右前胸壁可疑结节，彩色超声示右胸壁皮下实性占位。

➢ 2015-01-06 在外院行局部麻醉下右胸壁肿块切除术，术后病理示右胸壁转移性腺癌，免疫组织化学示符合乳腺癌来源，ER（−），PR（−），CerbB-2（−），Ki-67 阳性率（约 80%）。

➢ 2015-02-06 患者入本院，诊断为右侧乳腺癌术后，胸壁转移癌。入院后行放疗 1 个疗程。

➢ 2015-03-27 出院。每 3 个月定期随访复查，血肿瘤指标均在正常范围。彩色超声示肝、盆腔、左乳未见明显肿瘤转移病灶；子宫肌瘤。

【辅助检查】

➢ 血常规、血生化、肿瘤指标大致正常。颅脑、腹部及胸部 CT 示右侧乳腺癌术后改变，颅脑、两肺及腹盆腔未见明显肿瘤转移病灶。循环肿瘤细胞数 0 个/7.5 ml 外周血；铂类（顺铂等）敏感度中偏高，可以选择；吉西他滨敏感度中偏高，可以选择。

【本阶段小结】

一般认为乳腺癌术后局部复发的可能原因为：①原发灶向周围浸润；②手术切口种植；③肿瘤细胞逆向移动到手术切口边缘。胸壁复发的高危因素为：①原发灶较大；②原发灶固定于皮肤；③淋巴结阳性数≥4，尤其是原发灶病理分化且淋巴管或血管广泛受侵；④原发灶固定于胸壁或手术范围不恰当。目前外科手术仍是乳腺癌的主要治疗手段。虽然手术方式很多，但术式选择应坚

* 为通信作者，邮箱：xew2000@163.com

持整体观念，要明确大多数乳腺癌具有浸润生长或较多发生区域性淋巴结转移的特点，在做到早发现、早治疗的基础上，应强调乳腺癌的规范化治疗。规范化综合治疗是乳腺癌治疗成功的关键。对"可切除乳腺癌"而言，手术虽可达到临床治愈的目的，但即使是一些早癌，手术后仍有一部分出现局部复发和远处转移，如能在手术前后辅以放、化疗和内分泌治疗，则可以减少局部复发和远处转移，提高临床治愈率，特别是放疗能显著降低局部复发率。有报道乳腺癌局部复发的5年生存率为42%~49%，无论局部复发病例是否有亚临床转移或临床远处转移，局部复发灶的治愈可改善患者的生存质量。

该患者为绝经前三阴性乳腺癌，复发转移风险较高。术后行辅助化疗。但术后5个月即出现局部复发，考虑肿瘤对应用的化疗药物不敏感。行病灶切除后放疗1个疗程。现定期复查随访中，一旦肿瘤指标和循环肿瘤细胞数升高，需考虑肿瘤复发转移倾向。已行药物敏感度试验，可选择含铂类及吉西他滨的方案化疗。

病例 79　首诊Ⅳ期乳腺癌脑转移、肺转移的综合治疗

宋　晨　李　曼*

大连医科大学附属第二医院

【病史及治疗】

➤ 患者女性，52 岁，未绝经，孕 2 产 1，否认肿瘤家族史。

➤ 患者 2013－08 出现头痛伴右侧肢体麻木感，外院颅脑计算机体层摄影（computed tomography，CT）提示双顶叶占位（左叶 1.5 cm，右叶 1.4 cm）。乳腺超声提示右乳肿物 2 枚，大小分别为 5 cm×4 cm、4 cm×2 cm，乳腺影像报告和数据系统（breast imaging reporting and data system，BI-RADS）4C~5 级；右腋窝增大淋巴结，大小为 2.3 cm×1.5 cm。

➤ 入院查体：右乳 6~7 点钟位可触及 1 个 4 cm×2 cm 肿物，轻压痛，质硬，形态不规则，活动度可，局部皮肤橘皮样改变，右乳头内陷；右乳 9~10 点钟位可触及 1 个约 2.5 cm×2 cm 肿物，轻压痛，质硬，形态不规则，边界清，活动度可；右腋窝可触及多个增大、融合的淋巴结，最大为 2.5 cm×1.5 cm，质硬，固定，边界欠清；右侧肢体活动障碍，肌力Ⅳ级。

【辅助检查】

➤ 肿瘤标志物示癌胚抗原（carcino-embryonic antigen，CEA）、糖类抗原（carbohydrate antigen，CA）153 均正常。

➤ 上腹部 CT 及全身骨扫描均未见异常。

➤ 乳腺超声示右侧乳腺实性结节（BI-RADS 4C~5 级），右腋窝增大淋巴结（考虑转移）。

➤ 2013－08－02 胸部 CT（图 79-1）示左肺上叶及右肺中叶可见 2 个转移性结节，最大直径为 1 cm。

➤ 2013－08－22 行右侧乳腺肿物穿刺活检术。穿刺病理示（右乳 6 点钟位、9~10 点钟位）均为浸润性导管癌Ⅱ级；免疫组织化学示雌激素受体（estrogen receptor，ER）（20%）、孕激素受体（progesterone receptor，PR）（20%）、HER-2（2+~3+）、Ki-67 阳性率（20%）。荧光原位杂交（fluorescence in situ hybridization，FISH）检测提示人类上皮细胞生长因子受体 2（human epiderma growth factor receptor 2，HER-2）基因有扩增。

➤ 2013－08－26 脑磁共振成像（magnetic resonance imaging，MRI）（图 79-2）示双顶叶占位（左叶最大径为 1.5 cm，右叶最大径为 1.4 cm），病灶周围有大面积水肿带。

---

* 为通信作者，邮箱：limam126126@163.com

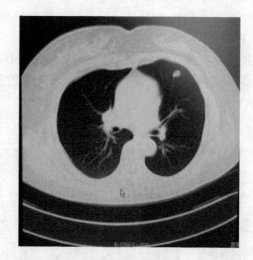

图 79-1　2013-08-02 胸部 CT

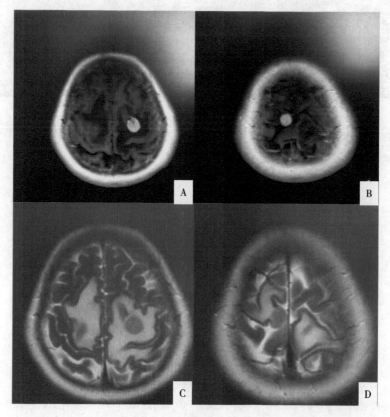

图 79-2　2013-08-26 脑 MRI

注：A. T_1 加权左顶叶病灶；B. T_1 加权右顶叶病灶；C. T_2 加权左顶叶病灶伴水肿；D. T_2 加权右顶叶病灶伴水肿

> 初步诊断为右侧乳腺癌 $cT_4N_2M_1$ Ⅳ期；右腋窝淋巴结转移，脑转移，双肺转移。

> 治疗方案：全脑放疗（6MV-X 线 DT：45 Gy/25 次）+他莫昔芬（20 mg，每天 1 次，口服）+戈舍瑞林（3.6 mg，每 28 天 1 次）+曲妥珠单抗（首次 8 mg/kg，之后 6 mg/kg，每 21 天 1 次）。

➢ 放疗结束后疗效评价为病情稳定（stable disease，SD），具体表现为右侧乳腺肿块无变化，右腋窝淋巴结无变化；双肺病灶无变化（图 79-3）；颅内病灶略缩小，病灶周围水肿带较前吸收（图 79-4）。继续他莫昔芬联合曲妥珠单抗治疗。

➢ 放疗 1.5 个月后疗效评价疾病进展（progressive disease，PD），表现为双肺病灶稳定（图 79-3）；颅脑病灶较前缩小（1.5 cm→0.9 cm），病灶周围水肿带较前明显吸收（图 79-4）；右侧乳腺肿物及腋窝淋巴结增大（图 79-5）。

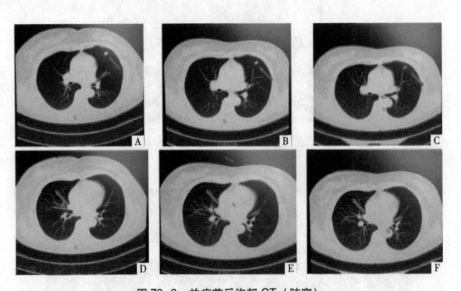

图 79-3 放疗前后胸部 CT（肺窗）

注：A、D. 治疗前胸部 CT；B、E. 放疗结束时胸部 CT；C、F. 放疗后 1.5 个月时胸部 CT

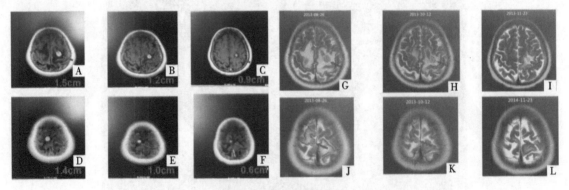

图 79-4 放疗前后脑 MRI

注：A、D. 治疗前 T_1 成像；B、E. 放疗结束时 T_1 成像；C、F. 放疗后 1.5 个月时 T_1 成像；G、J. 治疗前 T_2 成像；H、K. 放疗结束时 T_2 成像；I、L. 放疗后 1.5 个月时 T_2 成像

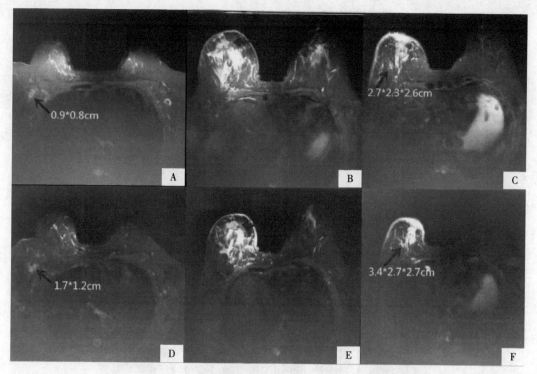

图 79-5　放疗结束后及放疗后 1.5 个月乳腺 MRI

注：A. 放疗结束时右侧腋窝淋巴结；B. 放疗结束时右侧乳腺 10 点钟位肿物；C. 放疗结束时右侧乳腺 6 点钟位肿物；
D. 放疗后 1.5 个月右侧腋窝淋巴结；E. 放疗后 1.5 个月右侧乳腺 10 点钟位肿物；F. 放疗后 1.5 个月右侧乳腺 6 点钟位肿物

【本阶段小结】

本病例是初始治疗即为Ⅳ期的乳腺癌患者，首发症状为脑转移引起的神经系统症状，这也是亟需解决的危及生命的问题，故首选治疗为全脑放疗以快速控制脑转移病灶。患者当时的体力状态情况无法耐受化疗，因此全身治疗考虑选择内分泌治疗。根据当时美国国家综合癌症网络（National Comprehensive Cancer Network，NCCN）指南建议，对于这种激素受体和 HER-2 均表达阳性、1 年内未接受内分泌治疗的绝经前患者可考虑卵巢功能抑制联合绝经后内分泌治疗药物或选择性雌激素受体调节药（selective estrogen receptor modulator，SERM）类药物。因此我们为患者选择他莫昔芬联合卵巢功能抑制（ovarian function suppression，OFS），同时联合曲妥珠单抗靶向治疗。放疗结束后疗效评价稳定，但继续内分泌联合靶向治疗 1.5 个月后再次评价疗效为疾病进展，右乳及右腋淋巴结较前增大，而颅脑病灶继续缩小，考虑与放疗有关。通过上述治疗，患者神经系统症状得到完全缓解，体力状态评分恢复到 1 分。下一步治疗是考虑内分泌治疗起效晚而继续原方案治疗，还是调整治疗方案。如果调整方案，是考虑更换药物继续内分泌治疗还是改成化疗。经多学科讨论后，最终建议行晚期一线 GT 方案（G，紫杉醇；T，吉西他滨）全身化疗。

【病史及治疗续一】

➤ 一线化疗：GT 方案（紫杉醇 270 mg，第 1 天；吉西他滨 1.4 g，第 1 天，1.2 g，第 8 天，每 21 天 1 次）6 个疗程+曲妥珠单抗（剂量同前）。

➤ 总体疗效评价为部分缓解，颅脑 MRI（图 79-6）示颅内病灶（右顶叶病灶消失、左顶叶病灶缩小），疗效评价部分缓解；胸部 CT（图 79-7）示双肺病灶（右肺稳定，左肺缩小），疗效评价病情稳定（stable disease，SD）。

➤ 乳腺 MRI（图 79-8）示右侧乳腺 2 枚病灶均缩小，右侧腋窝淋巴结缩小，疗效评价 SD。

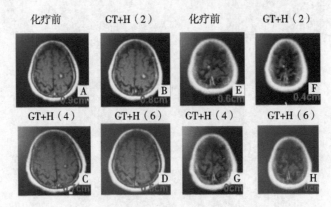

图 79-6　化疗前后颅脑 MRI

注：A、B、C、D. 分别为治疗前、GT+曲妥珠单抗（H）治疗 2 个疗程、GT+曲妥珠单抗治疗 4 个疗程、GT+曲妥珠单抗治疗 6 个疗程时 MRI，示左顶叶病灶缩小；E、F、G、H. 分别为治疗前、GT+曲妥珠单抗治疗 2 个疗程、GT+曲妥珠单抗治疗 4 个疗程、GT+曲妥珠单抗治疗 6 个疗程时 MRI，示右顶叶病灶消失

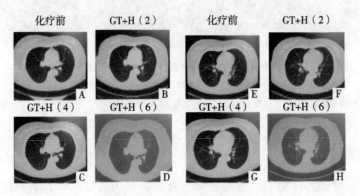

图 79-7　化疗前后胸部 CT

注：A、B、C、D. 分别为治疗前、GT+曲妥珠单抗（H）治疗 2 个疗程、GT+曲妥珠单抗治疗 4 个疗程、GT+曲妥珠单抗治疗 6 个疗程时胸部 CT，示左肺病灶缩小；E、F、G、H. 分别为治疗前、GT+曲妥珠单抗治疗 2 个疗程、GT+曲妥珠单抗治疗 4 个疗程、GT+曲妥珠单抗治疗 6 个疗程时胸部 CT，示右肺病灶稳定

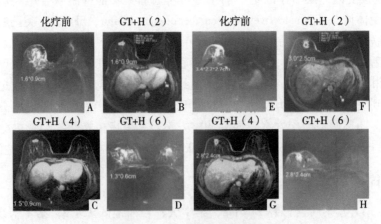

图 79-8　化疗前后乳腺 MRI

注：A、B、C、D. 分别为治疗前、GT+曲妥珠单抗（H）治疗 2 个疗程、GT+曲妥珠单抗治疗 4 个疗程、GT+曲妥珠单抗治疗 6 个疗程时乳腺 MRI，示乳 1 个病灶缩小；E、F、G、H. 分别为治疗前、GT+曲妥珠单抗治疗 2 个疗程、GT+曲妥珠单抗治疗 4 个疗程、GT+曲妥珠单抗治疗 6 个疗程时乳腺 MRI，示右乳另一病灶缩小

【本阶段小结】

6个疗程GT方案化疗后疗效评价部分缓解（partial response，PR），患者化疗期间出现Ⅲ度骨髓抑制及Ⅱ度神经毒性。下一步治疗需要考虑是选择继续化疗维持还是转换为内分泌治疗。文献报道长疗程化疗可延长晚期乳腺癌的总生存期。根据韩国的KCSG-BR07-02研究结果，GT方案化疗有效可考虑继续该方案维持化疗。

【病史及治疗续二】

➢ 维持治疗中采用GT方案化疗2个疗程，同时继续联合曲妥珠单抗，因患者不能耐受骨髓抑制及神经毒性而终止维持化疗。改行来曲唑联合曲妥珠单抗治疗5个月，治疗前予卵巢手术去势治疗。疗效评价持续部分缓解：颅脑MRI（图79-9）示颅内病灶（右顶叶仍无病灶，左顶叶病灶无变化），疗效评价持续部分缓解；胸部CT（图79-10）示双肺病灶无变化，疗效评价SD；乳腺MRI（图79-11）示右侧乳腺2枚病灶均无明显变化，疗效评价SD。

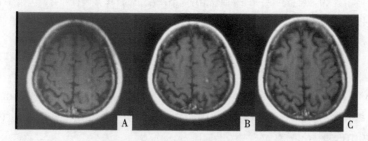

图79-9 维持治疗期间颅脑MRI

注：A. 紫杉醇维持化疗前左顶叶病灶；B. 2个疗程紫杉醇维持化疗后左顶叶病灶；C. 来曲唑治疗5个月后左顶叶病灶

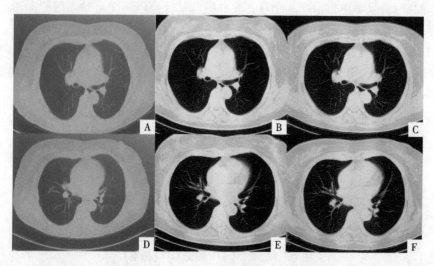

图79-10 维持治疗期间胸部CT（肺窗）

注：A. 紫杉醇维持化疗前左肺病灶；B. 2个疗程紫杉醇维持化疗后左肺病灶；C. 来曲唑治疗5个月后左肺病灶；D. 紫杉醇维持化疗前右肺病灶；E. 2个疗程紫杉醇维持化疗后右肺病灶；F. 来曲唑治疗5个月后右肺病灶

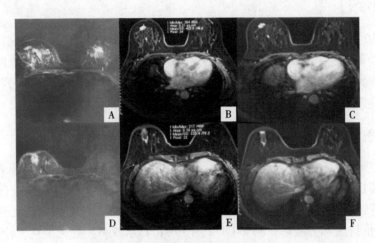

图 79-11　维持治疗期间乳腺 MRI

注：A. 紫杉醇维持化疗前右侧乳腺 10 点钟位肿物；B. 2 个疗程紫杉醇维持化疗
后右侧乳腺 10 点钟位肿物；C. 来曲唑治疗 5 个月右侧乳腺 10 点钟位肿物；D. 紫杉醇
维持化疗前右侧乳腺 6 点钟位肿物；E. 2 个疗程紫杉醇维持化疗后右侧乳腺 6 点钟位
肿物；F. 来曲唑治疗 5 个月右侧乳腺 6 点钟位肿物

➤ 2014-12-13 行右侧乳腺癌改良根治术；病理示浸润性导管癌 Ⅲ 级，Luminal A 型；乳头皮
肤及大导管未见癌累及；腋窝淋巴结转移（9 枚/9 枚）；免疫组织化学示 ER（3+）、PR（3+）、
HER-2（-）、Ki-67 阳性率（>75%）。

➤ 术后复查乳腺超声示右侧乳腺及腋窝淋巴结（-）。胸部 CT 示左肺上叶及右肺中叶转移性
结节（0.1～0.3 cm）。颅脑 MRI 示左顶叶转移灶，直径 0.5 cm。上腹部计算机体层摄
影（computed tomography，CT）及全身骨扫描均未见异常。

➤ 继续来曲唑+曲妥珠单抗治疗 8 个月，在曲妥珠单抗应用满 2 年时停用靶向治疗。继续来曲
唑治疗 4 个月后出现病情进展。

➤ 2015-12 胸部 CT（图 79-12）示左肺上叶结节增大（0.3 cm→1.4 cm→1.7 cm）；右肺中叶
结节无明显变化。颅脑 MRI 示未见明确转移病灶。其他部位未见异常。疗效评价病情进展（pro-
gressive disease，PD），无进展生存期（progression-free-survival，PFS）24 个月。

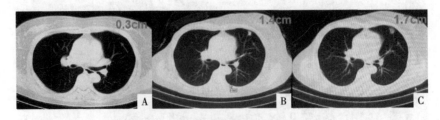

图 79-12　2015-12 胸部 CT（肺窗）

注：A. 曲妥珠单抗联合来曲唑治疗 5 个月时的左肺病灶；B. 曲妥珠单抗联合来曲唑治疗 8 个月
时的左肺病灶；C. 停用曲妥珠单抗 4 个月时的左肺病灶

➤ 2015-12-16 行胸腔镜下左肺上叶部分切除术，术后病理示（左肺上叶肿物）腺癌，结合病

史及免疫组织化学染色结果，符合乳腺癌转移。免疫组织化学示 ER（60%）、PR（-）、HER-2（3+）、Ki-67 阳性率（20%~40%）。

【本阶段小结】

2 个疗程 GT 方案维持化疗后患者因不能耐受不良反应而停药，选择内分泌治疗进行维持治疗。根据指南建议，对于绝经前受体阳性晚期乳腺癌，内分泌治疗二线用药可选择芳香化酶抑制药联合 OFS。根据 eLEcTRA 试验结果，对于受体阳性且 HER-2 阳性的晚期乳腺癌患者，来曲唑联合曲妥珠单抗靶向治疗比单用来曲唑获益更多。因此选择来曲唑联合曲妥珠单抗维持治疗。无进展生存时间近 1 年时，考虑患者远处转移病灶稳定，且属于内分泌治疗敏感性，预计可获得较长生存期，故建议患者行乳腺癌手术。根治术后免疫组织化学提示为受体阳性、HER-2 阴性，HER-2 转阴不能除外与长期抗 HER-2 治疗有关。在曲妥珠单抗治疗满 2 年时患者因经济原因要求停用靶向治疗，此后来曲唑单药治疗 4 个月时出现左肺病灶进行性增大，此时 PFS 22 个月。经多学科会诊讨论后，建议针对肺内转移病灶进行手术治疗，术后病理提示仍为受体阳性且 HER-2 阳性。此时我们需要思考几个问题：术后是否需要继续内分泌治疗？如果需要内分泌治疗，是继续使用来曲唑还是换药？是否需要再次联合靶向治疗？HER-2 的变化如何来解释？我们认为术后患者处于无瘤状态，考虑既往来曲唑获益时间长，患者因经济原因无法继续靶向治疗，故进一步治疗建议继续来曲唑内分泌治疗。

【病史及治疗续三】

➤ 术后继续来曲唑治疗至今。

➤ 复查胸部 CT（图 79-13）示右肺中叶病灶稳定，左肺无新发病灶。颅脑 MRI 示双侧颅脑未见明确转移病灶。疗效评价 SD，PFS 7 个月余。

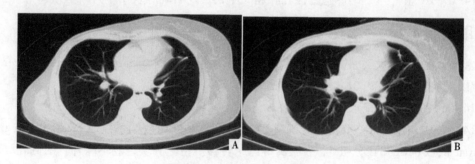

图 79-13　胸部 CT（肺窗）

注：A/B. 右肺中叶病灶稳定，左肺无新发病灶

参 考 文 献

［1］Gennari A, Stockler M, Puntoni M, et al. Duration of chemotherapy for metastatic breast cancer: a systematic review and meta-analysis of randomizedclinical trials. J Clin Oncol, 2011, 29 (16): 2144-2149.

［2］Park YH, Jung KH, Im SA, et al. Phase Ⅲ, multicenter, randomized trial of maintenance chemotherapy versus obser-vation in patients with metastatic breast cancer after achieving disease control with six cycles of gemcitabine plus pacli-taxel as first-line chemotherapy: KCSG-BR07-02. J Clin Oncol, 2013, 31 (14): 1732-1739.

［3］Huober J, Fasching PA, Barsoum M, et al. Higher efficacy of letrozole in combination with trastuzumab compared to letrozole monotherapy as first-line treatment in patients with HER2-positive, hormone-receptor-positive metastatic breast cancer-results of the eLEcTRA trial. Breast, 2012, 21 (1): 27-33.

病例 80　隐匿性乳腺癌

徐谔文*

苏州市立医院东区

【病史及治疗】

> 患者女性，48 岁，已停经。

> 患者 2011-08 无意中发现右腋窝增大淋巴结，在苏州大学附属第一医院行"右侧腋窝增大淋巴结切除术"，术后病理示右侧腋窝淋巴结转移性腺癌，考虑乳腺癌来源可能性大，免疫组织化学示癌细胞 CK7 阳性，CerbB-2 弱阳性（+/-），Ki-67 阳性（20%），雌激素受体（estrogen receptor，ER）、孕激素受体（progesterone receptor，PR）、甲状腺转录因子 1、甲状腺球蛋白、甲胎蛋白均阴性。苏州大学附属第一医院查乳腺磁共振成像（magnetic resonance imaging，MRI）示左侧外下象限内结节，考虑纤维瘤恶变。诊断为隐匿性乳腺癌，予 CEF 方案（C，环磷酰胺；E，表柔比星；F，氟尿嘧啶）化疗 6 个疗程。

> 2014-07-01 患者因"确诊隐匿性乳腺癌 3 年，发现右乳肿块 1 个月"入院。

【辅助检查】

> 血常规、血生化大致正常。肿瘤标志物示癌胚抗原（carcino-embryonic antigen，CEA）41.89 μg/L，角蛋白 CYFRA 21-1 4.64 μg/L。

> 2014-06-20 本院钼靶示双乳结节。

> 2014-07-03 本院 MRI 示右侧乳腺癌，乳腺影像报告和数据系统（breast imaging reporting and data system，BI-RADS）分级 5，右腋窝淋巴结转移。左乳肿块，癌不除外。两侧乳腺增生。

> PET-CT 示左乳外下象限结节、右乳外下象限不均质结节、右腋窝增大淋巴结，均伴葡萄糖代谢增高。

【病史及治疗续一】

> 于 2014-07-09 在静脉麻醉下行双乳肿块切除术+右侧腋窝淋巴结清扫术，术中快速冰冻病理示左乳纤维腺瘤、双乳腺病，右乳腺体结构不良。术后病理示"右乳外侧、右乳上方乳腺病伴导管扩张，局灶导管上皮示大汗腺化生。（左乳上方）乳腺病。（左乳下方）乳腺病伴纤维腺瘤形成趋势。（右腋窝）淋巴结转移性腺癌（1/19），结合病史考虑为'乳腺癌'转移；'右腋下脂肪'未见癌转移。ER（-）、PR（-）、CerbB-2（2+）、Ki-67 阳性率（约 10%）"。荧光原位杂交（fluorescence in situ hybridization，FISH）检测 HER-2 基因扩增。术后予放疗 1 个疗程。卡培他

---

* 为通信作者，邮箱：xew2000@163.com

滨（希罗达）+曲妥珠单抗（赫赛汀）维持治疗，末次时间为2015-09。其后每3个月定期复查。血肿瘤指标均大致正常。复查CT示两肺及腹盆腔未见明显肿瘤转移病灶。

➢ 2015-12-17本院MRI示右侧乳腺内上象限、左侧乳腺外下象限肿块样改变，左侧乳腺外上象限结构扭曲，考虑术后瘢痕可能。评估病情稳定，无明确复发或转移依据。

【本阶段小结】

隐匿性乳腺癌为临床较少见的一类乳腺癌，多见于40~60岁女性，其发病率约占乳腺癌总发病率的0.3%~1.0%。隐匿性乳腺癌通常以腋窝淋巴结或其他部位转移癌为首发症状，临床常用的影像学诊断方法均难以发现乳腺内原发病灶，导致隐匿性乳腺癌检出率低，影响临床治疗和预后。

有报道认为隐匿性乳腺癌的治疗原则应等同于非隐匿性乳腺癌，术前应对患者原发病灶及腋窝肿块进行全面检查，对预后进行认真评估。由于隐匿性乳腺癌存在事实上的淋巴结转移，而转移阳性淋巴结数是决定预后最主要的因素。行保留乳房的治疗，不影响复发与生存，术前行辅助化疗、腋窝淋巴结清扫，术后辅助全乳放疗对隐匿性乳腺癌是有效、系统的治疗方法。

本例患者为激素受体阴性、HER-2（+）隐匿性乳腺癌。手术后无明确肿瘤病灶。故辅助放疗1个疗程，卡培他滨+曲妥珠单抗维持治疗1年。密切随访复查。现无肿瘤复发或转移。

参 考 文 献

[1] 贾晓斌，李强. 36例隐匿性乳腺癌的临床特征及预后情况分析. 实用临床医药杂志，2015，19（19）：159-161.
[2] 邹智勇. 隐匿性乳腺癌5例诊治体会. 海南医学，2009，20（5）：257-259.

病例 81 双侧乳腺癌术后，化疗致骨髓抑制

魏金荣 蒋国勤[*]

苏州大学附属第二医院

【病史及治疗】

➢ 患者女性，63 岁，绝经 2 年。已婚已育，孕 1 产 1，无家族性遗传病史及其他高危因素。

➢ 因"发现右乳肿块 1 年余"入院，穿刺结果示：右侧乳腺癌。颅脑、胸部、腹盆腔 CT 及全身骨扫描检查未见癌转移，于 2010-03-27 行右侧乳腺癌改良根治术，术后病理示：右侧乳腺浸润性导管癌，Ⅱ级，肿块直径 45 mm，淋巴结未见癌转移（0/8）。免疫组织化学示：雌激素受体（estrogen receptor，ER）阴性，孕激素受体（progesterone receptor，PR）阴性，人类上皮细胞生长因子受体 2（human epiderma growth factor receptor 2，HER-2）阴性，荧光原位杂交（fluorescence in situ hybridization，FISH）*HER-2* 基因不扩增，Ki-67（20%），脉管内未见癌栓。

➢ 术后拟行 EC→T 方案（E，表柔比星；C，环磷酰胺；序贯以 T，多西他赛）。患者在 EC 化疗期间骨髓抑制明显，曾多次出现"粒系减少"和一次肺部感染。第 5 次化疗 1 周后血常规示白细胞计数 $0.7×10^9$/L、红细胞计数 $3.40×10^{12}$/L、血小板计数 $59×10^9$/L。

➢ 骨髓穿刺结果示红系增生活跃，粒系比例减低；巨核细胞轻度成熟障碍，血小板轻度减少。给予集落刺激因子（惠尔血）150 g/d 皮下注射，患者不能耐受集落刺激因子引起的骨痛，拒绝进一步化疗。之后患者每 3 个月行一次乳腺彩色超声检查，每年行一次颅脑、胸部及腹盆腔 CT、全身骨扫描检查。

【本阶段小结】

绝经后女性，三阴性乳腺癌，肿块直径 45 mm，组织学分级为浸润性导管癌Ⅱ级，腋窝淋巴结未见转移（0 枚/8 枚）。按 2010 版 NCCN 指南，给予 EC→T 方案辅助治疗方案较为合理。但是患者由于化疗过程中出现三系减少，骨髓造血功能不足，而且患者不能耐受集落刺激因子所带来的不良反应，所以未能完成标准疗程。

【病史及治疗续一】

➢ 患者 2016-05 复查发现左乳肿块遂来诊；乳腺彩色超声结果示左乳肿块，BI-RADS（breast imaging reporting and data system）5（图 81-1）。乳腺钼靶（图 81-2）示左乳外份多枚微小点状钙化，BI-RADS 4B。颅脑、胸部及腹盆腔 CT 及全身骨扫描未见远处转移。

➢ 2016-05-17 行左乳肿块切除术，快速冰冻病理示左乳浸润性导管癌。遂行左侧乳腺癌改良

---

[*] 为通信作者，邮箱：jiang_guoqin@163.com

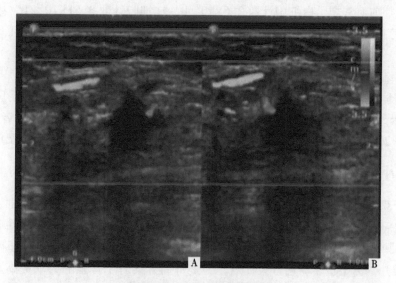

图 81-1　2016-05 乳腺超声

注：A、B. 左乳内A区4点钟位，大小为 13 mm×11 mm×12 mm 异常回声，边界不清，性质待查，BI-RADS 5，左腋窝多发淋巴结增大，较大一处为 18 mm×8 mm，内部回声均匀，部分内部回声异常

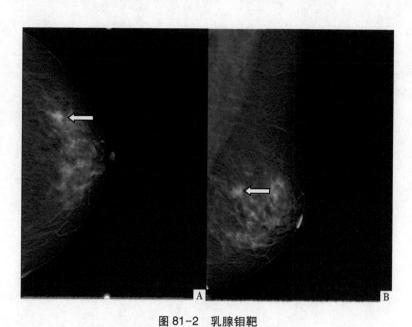

图 81-2　乳腺钼靶

注：A、B. 左乳外份多枚微小点状钙化，BI-RADS 4B

根治术。术后病理示左侧乳腺浸润性导管癌，WHO（World Health Organization） Ⅱ级，腋窝淋巴结（15枚/19枚）转移。雌激素受体（estrogen receptor，ER）（80%），孕激素受体（progesterone receptor，PR）阴性，人类上皮细胞生长因子受体2（human epiderma growth factor receptor 2，HER-2）阳性，Ki-67 阳性率（15%），P63 阴性。

➢ 诊断为 $T_{1c}N_2M_0$，ⅢA 期、HER-2（+）乳腺癌，术后拟行 PCH 方案（紫杉醇+卡铂+曲妥珠单抗）辅助化疗+放疗+H（曲妥珠单抗）靶向治疗+内分泌治疗。

➤ 第 1 次化疗前血常规示白细胞计数 2.6×10^9/L、红细胞计数 3.51×10^{12}/L、中性粒细胞计数 1.4×10^9/L。化疗后 3 天出现腹泻，伴发热，复查血常规示白细胞计数 1.1×10^9/L、中性粒细胞计数 0.1×10^9/L。

➤ 骨髓穿刺结果示骨髓增生低下，粒红比例降低，巨核细胞及血小板减少。

➤ 经我院多学科会诊讨论，共两个方案供患者选择：改用 PH（紫杉醇+曲妥珠单抗）化疗或者停用化疗，给予内分泌治疗、曲妥珠单抗靶向治疗、放疗。患者考虑后选择后者。

➤ 2016-07-20 给予阿那曲唑（瑞宁得）内分泌治疗、曲妥珠单抗靶向治疗及放疗综合治疗。

【本阶段小结】

此患者属于双侧原发性乳腺癌，属于高危人群。PCH 方案（紫杉醇+卡铂+曲妥珠单抗）的选择依据为双侧腺癌，考虑 *BRCA1/2* 扩增的可能性比较大，因此选择卡铂。随机临床试验证明，对于 HER-2（+）肿瘤患者，加入紫杉类药物为基础的化疗疗效有所改进。虽然指南推荐 P（紫杉类）和 C（铂类）周方案优于 3 周方案疗效，但是每周方案对于骨髓的要求更高。鉴于患者既往化疗三系减少史，因此我们选择了 3 周方案。但鉴于患者在 5 年前和此次化疗过程中均出现严重的粒细胞缺乏，且此次骨髓穿刺显示三系增生低下，不能继续耐受辅助化疗，故需更改原治疗方案，应优先选择不良反应尽可能小的治疗方案。毒性较小的内分泌治疗优于细胞毒治疗。故芳香化酶抑制药内分泌治疗+曲妥珠单抗+放疗对于该患者是较为合适的治疗选择。

参 考 文 献

[1] Trainer AH, Lewis CR, Tucker K, et al. The role of BRCA mutation testing in determining breast cancer therapy. Nature Reviews Clin Oncol, 2010, 7（12）：708-717.

病例 82　Ⅳ期乳腺癌解救治疗失败

魏金荣　蒋国勤*

苏州大学附属第二医院

【病史与治疗】

➤ 患者女性，62岁，已绝经10年，孕2产2，既往体健，无家族性遗传病史及其他乳腺癌高危因素。

➤ 患者1年余前无意中发现左乳肿块，无特殊不适主诉，至我院就诊。查体：左乳及左腋窝皮肤水肿，呈"橘皮征"，左乳可扪及1枚肿块，大小为9 cm×7 cm，质硬，边界不清，胸壁轻度粘连，无压痛。左腋窝可及一大小为9 cm×8 cm的肿块，质中，边界不清；左锁骨上可及数枚增大的淋巴结；双侧腹股沟分别可及一枚增大的淋巴结，大小为1.5 cm，质中，活动度可。余无特殊。

【辅助检查】

➤ 乳腺超声（图82-1）示左侧乳腺形态失常，未见明显正常乳腺组织，内上象限可见一个低回声，大小为88 mm×64 mm×39 mm，不规则形，界限不清，内部回声不均匀，后方声影。周围组织结构扭曲。异常回声内部见多处红蓝色点条状血流信号，Adler Ⅲ级，动脉峰值流速46 cm/s，阻力指数0.91。左侧乳腺其他象限区及腋窝皮肤水肿增厚，回声增强。左侧腋窝可见一个低回声，大小约为85 mm×75 mm×49 mm，形态不规则，界限不清，内部回声不均匀，后方回声无变化。异常回声内部见多处红蓝色点条状血流信号，动脉峰值流速21 cm/s，阻力指数0.81。左侧腹股沟见数处低回声，其中一个大小为14 mm×9 mm，形态尚规则，呈椭球形，内部回声欠均匀，未见淋巴门回声。右腹股沟见数处低回声，较大一处为22 mm×6 mm，形态规则，呈椭球形，内部回声尚均匀，淋巴门回声可见。

➤ 胸、腹、盆腔CT（图82-2）示左乳内多发肿块，最大为49 mm×35 cm×60 mm，增强后呈明显强化；左腋窝、肌间隙及锁骨上多发肿块影，部分融合成团，最大一枚大小为72 mm×51 mm×80 mm，部分与胸大肌分界不清；肝左叶内段见一大小为26 mm×19 mm片状低密度结节，增强后呈明显强化；左侧髋臼上缘及部分骶骨见小的类圆形高密度影。

➤ 乳腺MRI示肝左叶多发异常信号灶，较大灶大小为26 mm（横断面）×30 mm（矢状面）×27 mm（冠状面），其旁及左外叶见2枚点状类似信号灶，结合病史考虑转移可能性大；左乳多发异常信号灶，左侧腋窝多发增大淋巴结，左侧胸腹壁皮下水肿，请结合临床。

➤ 全身骨显像示左侧第一前肋及胸骨剑突病变，不排除转移性可能；左乳增大且摄骨显像剂弥漫性异常增多。

---

* 为通信作者，邮箱：jiang_guoqin@163.com

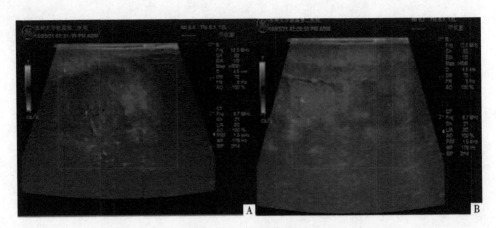

图 82-1　乳腺超声检查

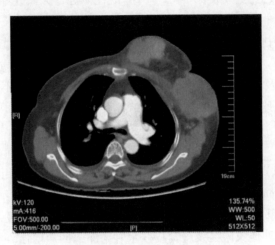

图 82-2　胸、腹、盆腔 CT

➤ 2016-03-10 超声引导下行左乳肿块空芯针活检术，示左侧乳腺浸润性癌，雌激素受体（estrogen receptor，ER）阴性，孕激素受体（progesterone receptor，PR）阴性，人类上皮细胞生长因子受体2（human epiderma growth factor receptor 2，HER-2）阴性，Ki-67（60%），CK7 阳性。

【本阶段小结】

绝经后女性，三阴性乳腺癌，肿块较大，伴远处转移，肿瘤分期 $T_4N_3M_1$，属于Ⅳ期晚期乳腺癌。根据指南，对于肿瘤无法手术的非炎性乳腺癌的局部晚期乳腺癌患者，标准治疗以基于蒽环类药物±紫杉类化疗方案作为术前初始治疗。所以为患者选择"EC→T（E，表柔比星；C，环磷酰胺；序贯以 T，多西他赛）"治疗方案较为合理。

【病史及治疗续一】

➤ 2016-03 至 2016-07 给予"FEC 方案（F，氟尿嘧啶；E，表柔比星；C，环磷酰胺）"，具体为氟尿嘧啶 750 mg+表柔比星 120 mg+环磷酰胺 800 mg，共 4 次，前 2 次化疗肿块有明显缩小，缩小至 73 mm×45 mm×70 mm，但是后 2 次化疗肿块没有明显缩小，因此需要更换化疗方案。按原计划多西他赛治疗 2 个疗程，在第 7 次入院化疗时查体发现患者乳房肿物较前未见明显变化，腋下肿块破溃（图 82-3），患者胸骨疼痛加重。

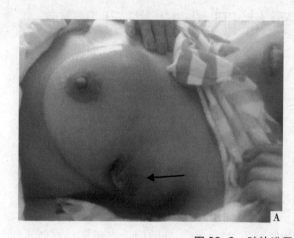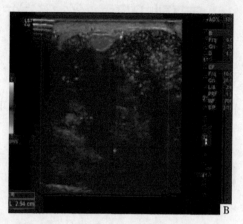

图 82-3　肿块进展及超声结果

注：A. 患者腋下肿块（箭头）进展、破溃；B. 2016-07 复查乳腺超声

【病史及治疗续二】

➢ 考虑患者行多西他赛治疗 2 个疗程后肿瘤进展，需更改化疗方案。经我院 MDT 讨论结果，拟行"白蛋白紫杉醇+卡铂"周方案化疗。患者因经济原因放弃治疗。

【本阶段小结】

三阴性乳腺癌全身治疗中，以化疗为主。针对三阴性乳腺癌，目前没有一种是标准化的、疗效肯定的方案。针对三阴性乳腺癌，铂类能提高新辅助化疗的病理完全缓解率，这奠定了铂类在三阴性乳腺癌治疗中的地位。鉴于本例患者的经济能力，没有进行 *BRAC1/2* 基因检测，在 FCE→T 方案失效的情况下，改用 PC（紫杉醇+铂类）周方案密集型治疗更为合理。

参 考 文 献

[1] Clark AS, O'Dwyer P, Troxel A, et al. Palbociclib and paclitaxel on an alternating schedule for advanced breast cancer. Cancer Research, 2016, 76（4 Suppl）：P61308.

病例 83　绝经前受体阳性晚期乳腺癌

陈建华　　徐谔文*

苏州市立医院东区

【病史及治疗】

> 患者女性，39 岁，未停经，孕 1 产 1，否认家族遗传性疾病史。

> 患者因"发现右侧乳腺肿块 8 个月"，2015-07-06 入院。外院门诊查钼靶示右侧乳腺外上象限占位。查计算机体层摄影（computed tomography，CT）示右侧乳腺肿块，右上肺肿块影，两肺多发结节。查血肿瘤指标示糖类抗原（carbohydrate antigen，CA）199 97.71 U/ml，CA125 49.30 U/ml，CA153 58.20 U/ml，CYFRA 21-1 72.77 μg/L，神经元特异性烯醇化酶（neuron specific enolase，NSE）69.75 μg/L。查正电子发射计算机断层显像示右侧乳腺外上象限软组织肿块，两侧腋窝增大淋巴结，肺多发结节，肝多发低密度灶，左肱骨及左髂骨病灶，均伴葡萄糖代谢增高，考虑乳腺癌伴淋巴结、肺、肝、骨转移。当时诊断为右侧乳腺癌，淋巴结转移癌，肺转移癌，肝转移癌，骨转移癌。

> 2015-07-10 行彩色超声定位下右乳肿块穿刺活检，穿刺病理示右侧乳腺浸润性导管癌；右腋窝穿刺活检示纤维结缔组织中散在癌巢，累及神经。免疫组织化学示雌激素受体（estrogen receptor，ER）（90%），孕激素受体（progesterone receptor，PR）（-），人类上皮细胞生长因子受体 2（human epiderma growth factor receptor 2，HER-2）（2+），E-cad（+），P53（散在+），CK5/6（-），Ki-67 阳性率（50%），P63（-）。荧光原位杂交（fluorescence in situ hybridization，FISH）检测 HER-2 基因无扩增。

> 建议行化疗及内分泌治疗，患者及其家属商议后拒绝化疗，接受内分泌治疗，给予"戈舍瑞林 3.6 mg，每 4 周 1 次+他莫昔芬 10 mg，每天 2 次"内分泌治疗。

> 内分泌治疗 2 个月后，复查肿瘤标志物 CA125 89.47 U/ml，癌胚抗原（carcino-embryonic antigen，CEA）6.34 μg/L，CA199 >1000 U/ml，CA153 262.50 U/ml，CA724 10.04 U/ml，角蛋白 CYFRA 21-1 37.71 μg/L，NSE 83.40 μg/L。

> 胸、腹部 CT 示右乳占位，腋窝淋巴结增大，双肺多发转移（图 83-1）；肝多发转移（图 83-2）；多发骨转移。

> 考虑内分泌治疗效果不佳，建议行化疗，患者及其家属同意。置输液港，给予 CEF 方案（C，环磷酰胺；E，表柔比星；F，氟尿嘧啶）化疗 3 个疗程，T（多西他赛）方案化疗 5 个疗程，TX（T，多西他赛；X，卡培他滨）方案化疗 2 个疗程。末次静脉化疗时间为 2016-04-01，当时查肿瘤指标 CA125 79.53 U/ml，CEA 13.99 μg/L，CA199 703.60 U/ml，CA153 111.90 U/ml，

---

* 为通信作者，邮箱：xew2000@163.com

CA724 26.56 U/ml，CYFRA 21-1 37.20 μg/L；继而卡培他滨维持化疗。

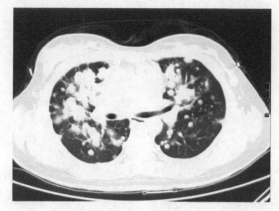

图83-1 胸部CT

注：右乳占位，腋窝淋巴结增大，双肺多发转移

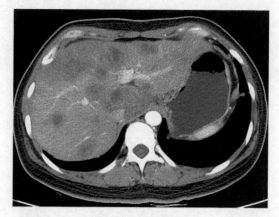

图83-2 腹部CT

注：肝多发转移

【本阶段小结】

患者为绝经前激素受体阳性、HER2（-）晚期乳腺癌病例，伴有多脏器转移。初诊时无内脏危象，且患者尚未接受化疗，故给予内分泌治疗。但肿瘤病灶较多、肿瘤负荷较大，内分泌治疗短期未见明显好转迹象。后患者接受化疗，根据美国国家综合癌症网络（National Comprehensive Cancer Network，NCCN）指南，给予一线化疗。经过共10个疗程治疗后，肿瘤指标较前明显下降，肿瘤稳定。